Inhaltsübersicht

Grauer Teil

Behandlungsgrundsätze und Befunderhebung 1

Blauer Teil

Krankheitsbilder und Grundsätze ihrer physiotherapeutischen Behandlung 31

Roter Teil

Befundung und Behandlung von Krankheitsfolgen und Funktionsdefiziten 106

Grüner Teil

Therapien und Hilfsmittel 284

Checkliste Physiotherapie

in der Neurologie

Otto Schimpf

186 Abbildungen
16 Tabellen

1999
Georg Thieme Verlag
Stuttgart · New York

Zeichnungen: Friedrich Hartmann, Nagold
Umschlaggrafik: Cyclus DTP Loenicker, Stuttgart

Otto Schimpf
Eibenweg 16 a
76149 Karlsruhe

Die Deutsche Bibliothek – CIP-Einheitsaufnahme

Schimpf, Otto:
Checkliste Physiotherapie in der Neurologie : 16 Tabellen / Otto Schimpf. Unter Mitarb. von Christel Jourdan. [Zeichn.: Friedrich Hartmann]. - Stuttgart ; New York : Thieme, 1999
(Checklisten der aktuellen Medizin)

Wichtiger Hinweis:

Wie jede Wissenschaft ist die Medizin ständigen Entwicklungen unterworfen. Forschung und klinische Erfahrung erweitern unsere Erkenntnisse, insbesondere was Behandlung und medikamentöse Therapie anbelangt. Soweit in diesem Werk eine Dosierung oder eine Applikation erwähnt wird, darf der Leser zwar darauf vertrauen, daß Autoren, Herausgeber und Verlag große Sorgfalt darauf verwandt haben, daß diese Angabe dem **Wissensstand bei Fertigstellung des Werkes** entspricht.

Für Angaben über Dosierungsanweisungen und Applikationsformen kann vom Verlag jedoch keine Gewähr übernommen werden. **Jeder Benutzer ist angehalten,** durch sorgfältige Prüfung der Beipackzettel der verwendeten Präparate und gegebenenfalls nach Konsultation eines Spezialisten festzustellen, ob die dort gegebene Empfehlung für Dosierungen oder die Beachtung von Kontraindikationen gegenüber der Angabe in diesem Buch abweicht. Eine solche Prüfung ist besonders wichtig bei selten verwendeten Präparaten oder solchen, die neu auf den Markt gebracht worden sind. **Jede Dosierung oder Applikation erfolgt auf eigene Gefahr des Benutzers.** Autoren und Verlag appellieren an jeden Benutzer, ihm etwa auffallende Ungenauigkeiten dem Verlag mitzuteilen.

Geschützte Warennamen (Warenzeichen) werden **nicht** besonders kenntlich gemacht. Aus dem Fehlen eines solchen Hinweises kann also nicht geschlossen werden, daß es sich um einen freien Warennamen handele.

Printed in Germany

Unsere Homepage: http://www.thieme.de

Satz und Druck: Druckhaus Götz GmbH, Ludwigsburg
Gesetzt auf CCS Textline (Linotronic 630)

ISBN 3-13-116241-4 1 2 3 4 5 6

Physiotherapeuten, die nicht regelmäßig Patienten mit neurologischen Erkrankungen behandeln, haben es oft schwer, einen klaren Überblick über die bestehenden Symptome und deren teilweise komplexen Zusammenhänge zu erhalten, um eine effektive und zielgerichtete Therapie zu planen. Ich denke, daß sie in dieser Checkliste einen raschen und dennoch umfangreichen Zugang zu den verschiedenen Problemstellungen und auch Lösungsansätzen finden. Ärzten soll die Checkliste einen Einblick über physiotherapeutische Möglichkeiten in der Neurologie vermitteln. Angehörige anderer Fachberufe des therapeutischen Teams können sicher auch die Informationen, wie z. B. über Hilfsmittel, zu den Lagerungen und Transfers der Patienten und zu den Behandlungsprinzipien der Physiotherapie bei neurologisch bedingten sensomotorischen Störungen, für ihre Arbeit nutzen.

Neurologische, insbesondere zentralneurologische Störungsbilder sind dadurch charakterisiert, daß sich aus einem pathologischen Prozeß meist mehrere, miteinander verwobene Schädigungen und Funktionsstörungen entwickeln. Beispielhaft seien ischämische Insulte der Gehirnarterien genannt, aus denen sich spastische Paresen mit Wahrnehmungsstörungen entwickeln können, die wiederum zu Störungen der posturalen Kontrolle, des Gehens und/oder des Schluckens führen können. Die Krankheitsfolgen einer Pathologie reichen dabei von völliger Restitution bis zu hochgradiger Behinderung. Die Darstellung dieser Zusammenhänge und die wechselseitige Abhängigkeit der unterschiedlichen Symptome, ihre Auswirkungen auf z. B. motorische Funktionen und die Möglichkeit der therapeutischen Einflußnahme, waren ein wesentliches Anliegen beim Erstellen dieser Checkliste.

Im Abschnitt über die Grundlagen der Physiotherapie habe ich den Schwerpunkt auf die Darstellung der klinischen Beweisführung, die Einteilung der Krankheiten und ihrer Folgen, und die zu beachtenden therapieinternen und -externen Faktoren gelegt. Die Einteilung der Krankheiten und ihrer Folgen erfolgt in einer von S. Rayerson modifizierten Form des ICIDH (International Classification of Impairments, Disabilities and Handicaps) der WHO. Für die Therapieplanung und -durchführung ist es von großer Wichtigkeit zu wissen, welcher dieser Krankheitsebenen der jeweilige Befund und die gewählten Therapiemaßnahmen zuzuordnen sind.

Bei der Untersuchung habe ich mich an der klinisch-ärztlichen Befundung orientiert, diese jedoch auf die physiotherapeutischen Bedürfnisse zugeschnitten.

Neurologische Erkrankungen sind mit Klinik, Verlauf und den jeweils möglichen physiotherapeutischen Zielsetzungen und Therapiemaßnahmen beschrieben.

Die umfangreiche Darstellung der Impairments (z. B. Spastik, Tremor, Schmerzen) und der Funktionsstörungen werden durch die Kapitel über Transfer und Lagerungen abgerundet. Starre Befund- und Behandlungsschemen finden Sie nicht, da es sie einerseits in der Physiotherapie nicht bzw. noch nicht gibt und andererseits einer differenzierten Behandlungsplanung nicht gerecht werden.

Die physiotherapeutischen Therapiekonzepte und Techniken werden in Grundzügen in ihrer historischen Entwicklung und mit ihren konzepteigenen Spezifitäten vorgestellt. Bei den Hilfsmitteln versuchte ich, die Möglichkeiten, die sie bieten, umfassend darzustellen und habe dabei Anwendungsprinzipien sowie Vor-, aber auch Nachteile beschrieben.

Herzlichen Dank möchte ich allen denjenigen sagen, die mich bei der Realisierung dieser Checkliste unterstützt haben. Viele Mitarbeiter des Klinikums Karlsbad-Langensteinbach haben mir mit ihren Anregungen und ihrer Kritik, aber auch beim Herstellen der Fotos sehr geholfen und damit zum Gelingen des Buches beigetragen. Bei Christel Jourdan, die die Kapitel zu den Querschittsverletzungen, zur Elektrotherapie und Rollstuhlversorgung geschrieben hat, möchte ich mich ebenso

ganz besonders bedanken wie bei Christine Stein, die mir beratend bei den Kapiteln zu den Wahrnehmungsstörungen und zur Therapie nach Affolter zur Seite stand und einige andere Kapitel durch ihre kritische Mitarbeit beeinflußte. Ausdrücklich erwähnen möchte ich auch meine Kollegen und Kolleginnen U. Dirk, I. Finkenbeiner, M. Geisenhof, G. Jacobs, A. Levering, D. Mayer, S. Müller, D. Senger, S. Stanschus und J. Treu. Mein Dankeschön gilt auch den Patienten, die sich für die Fotos zur Verfügung gestellt haben.
Auch den Mitarbeitern des Thieme Verlages möchte ich danken: Frau Haarer-Becker für die Betreuung während des Projektes, Frau Gehrig für die Redaktionsarbeit, Herrn Hartmann für die ausgezeichneten Grafiken und Frau Elwing, die sich um die Herstellung des Buches kümmerte.
Abschließend möchte ich mich bei meiner Frau, Heidi Knaus, und meiner Tochter Isabel bedanken. Meine Frau hat die Erstellung der Manuskripte in vielen Teilen kritisch begleitet, und beide haben mir für diese Arbeit den Rücken freigehalten.

Karlsruhe, März 1999 Otto Schimpf

Grauer Teil

Behandlungsgrundsätze und Befunderhebung 1
Behandlungsgrundsätze 1
Physiotherapeutische Befunderhebung in der Neurologie 13

Blauer Teil

Krankheitsbilder und Grundsätze ihrer physiotherapeutischen Behandlung 31
Allgemeines 31
Zerebrovaskuläre Traumen und Schädelhirntrauma 32
Degenerative Erkrankungen des Gehirns und seiner Hüllen 45
Entzündliche Erkrankungen des Gehirns und seiner Hüllen 50
Erkrankungen des Rückenmarks, der Cauda und der Dura 53
Degenerative Erkrankungen des Rückenmarks 58
Periphere Nervenverletzungen 61
Muskelerkrankungen 100
Epilepsie/Anfälle 104

Roter Teil

Befundung und Behandlung von Krankheitsfolgen und Funktionsdefiziten 106
Spastische Paresen 106
Hypotone Paresen 127
Störungen der Sensibilität, der Wahrnehmung und der neuropsychologischen Leistungen 137
Ataxien 148
Schmerzen 154
Schwindel 169
Einschränkungen der Gelenkbeweglichkeit 173
Neurodynamische Störungen 178
Störungen der posturalen Kontrolle und des Gleichgewichts 187
Neurogene Gangstörungen 192
Neurogen bedingte Arm- und Handfunktionsstörungen 212
Neurogene orofaziale Störungen, Schluckstörungen und Gesichtslähmungen 227
Stehen 249
Treppensteigen 253
Transfers 259
Patientenlagerung 276

Grüner Teil

Therapien und Hilfsmittel 284
Therapieformen und -konzepte 284
Hilfsmittel und Hilfen 321

Sachverzeichnis 354

Erster Teil

Zweiter Teil

Dritter Teil

Sachverzeichnis

Allgemeines

- **Die Effizienz** einer physiotherapeutischen Therapie ist von der Qualität folgender Bereiche abhängig:
  - *Fachspezifische Kompetenz bezüglich der*
    - Befundung (S. 13 ff);
    - Formulierung der Therapieziele (S. 2);
    - Behandlungsplanung (S. 3);
    - Therapiemethoden und -techniken (grüner Teil);
    - Anwendung störungsspezifischer Therapiemaßnahmen (roter Teil);
  - *Kenntnis der therapierelevanten Einflüsse* (S. 1);
  - *Durchführung der klinischen Beweisführung* (S. 18).
- **Therapierelevante Einflüsse:** Für die Formulierung der Therapieziele, die Behandlungsplanung, die Anwendung der Therapiemaßnahmen und für die Durchführung der klinischen Beweisführung ist es für den Therapeuten notwendig, sich aller Einflußfaktoren zu vergewissern, die auf das Krankheitsbild und dessen Therapie Einfluß haben. Diese Einflußfaktoren lassen sich in folgende, zum Teil miteinander verwobene Bereiche aufteilen:
  - *Ebenen der krankheitsbedingten Einschränkungen* (S. 5 ff);
  - *Therapieinterne Einflüsse* (S. 10 f);
  - *Therapieexterne Einflüsse* (S. 11 f);
- **Klinische Beweisführung** (nach A. Jones): Die Entscheidung für eine spezifische physiotherapeutische Maßnahme ergibt sich u. a. aus dem Krankheitsbild des Patienten, dessen Befundung sowie der sich daraus ableitenden Zielsetzung und Behandlungsplanung. Diese Entscheidung ist kein einmaliges punktuelles Ereignis, sondern ein komplexer, ständig im Fluß befindlicher Arbeits- und Denkprozeß des Therapeuten, durch den er seine Arbeitshypothesen bezüglich Befundung und Behandlungsplanung sichert. Bestandteile dieser klinischen Beweisführung sind:
  - *Informationsgewinnung und Datensammlung* durch Befunderhebung bezüglich aller:
    - Krankheitsbedingten Einschränkungen, wie Pathologie, Impairment, Funktionsstörung, Grad der Behinderung und Einschränkung der Selbständigkeit.
    - Therapieexternen Einflüsse.
  - *Fachkenntnisse des Therapeuten.*
  - *Hypothesenbildung:* Aufgrund der ärztlichen Diagnose, der therapeutischen Fachkenntnisse und der aus der Befunderhebung gewonnenen Daten werden Arbeitshypothesen für folgende Bereiche aufgestellt:
    - Therapierelevante Einflüsse:
      a) Art und Ausmaß der Pathologie;
      b) Art und Ausmaß der Impairments und ihr Zusammenhang zur Funktionsstörung;
      c) Art und Ausmaß der Bewegungsstörung;
      d) Art und Ausmaß der Funktionsstörung;
      e) Therapieexterne Faktoren.
    - Vorsichtsmaßnahmen und Kontraindikationen bezüglich Befund, Behandlung, Heimprogramm und Patientenselbständigkeit;
    - Therapieziele und Prognose (s. u.);
    - Therapieplanung und -maßnahmen (S. 3);

- *Hypothesenüberprüfung:* Die aufgestellten Hypothesen müssen regelmäßig in allen Bereichen überprüft und gegebenenfalls korrigiert werden.
  - Die Dichte der Überprüfung hängt von der Stabilität des Krankheitsbildes ab. Je schneller die Krankheitsprogression bzw. -regression fortschreitet und je sensibler die Reaktionen des Krankheitsbildes auf therapeutische Maßnahmen sind, desto engmaschiger ist die Überprüfung der Hypothesen. Dies kann nach einer einzelnen therapeutischen Maßnahme, nach einer Einheit oder einer Behandlungsserie erfolgen.
  - ***Beachte:*** Es sind nicht nur Faktoren zu überprüfen, die eine Hypothese stützen, sondern auch jene, die sie widerlegen.

➤ **Therapieziele**

- *Gemeinsame Absprache*: Für eine wirksame Therapie sollte mit dem Patienten Einigkeit über die zu erreichenden Therapieziele bestehen. Dies setzt u. a. eine ausreichende Kommunikationsfähigkeit und Krankheitseinsicht des Patienten voraus. Bei Bedarf sind die betreuenden/pflegenden Personen, der verordnende Arzt und andere Therapiebereiche miteinzubeziehen. Es ist nicht sinnvoll, dem Patienten Therapieziele zu diktieren.
- *Ebenen der Therapieziele*: Die Ziele werden formuliert bezüglich:
  - Verschiedener Ebenen der krankheitsbedingten Einschränkungen (Pathologie, Impairment, Bewegungsanomalien, Funktionsstörung, Behinderung s. S. 5 ff);
  - Verschiedener zeitlicher Ebenen (einzelner Maßnahmen, Therapieeinheit, Behandlungsserie, Fernziele).
- *Zu berücksichtigende Faktoren* bei der Formulierung der Ziele sind:
  - Krankheitsbild / Diagnose: Welche Erkrankung und Pathologie liegen zugrunde und wie sind der bisherige und der zu erwartende Krankheitsverlauf (S. 31)?
  - Schwere, Ausmaß und therapeutische Beeinflußbarkeit der Impairments, der Funktionsstörungen (grüner Teil) und der Behinderung.
  - Anwendbarkeit indizierter Therapiekonzepte und -techniken (grüner Teil). Dies hängt u. a. von der Kompetenz des Therapeuten, den ärztlichen Verordnungen und den räumlichen Gegebenheiten (z. B. Hausbesuch) ab.
  - Ausmaß und Therapierbarkeit der krankheitsbedingten Einschränkungen.
  - Qualität der internen und externen Therapieeinflüsse (S. 10 ff).
- *Schwerpunkte setzen:* Da meist mehrere Ziele gewählt werden, gilt es, hierbei Schwerpunkte zu setzen.
  - Eine Verbesserung der Selbständigkeit und der Funktionsstörung sollte immer therapeutisches Ziel sein.
  - Soweit möglich, ist grundsätzlich über die Beeinflussung der Pathologie bzw. der Impairments eine Verbesserung der Bewegungsanomalien und der Funktionsstörungen zu erreichen.
  - Bei völliger Pflegeabhängigkeit gilt es, sekundäre Impairments zu vermeiden und die Pflegefähigkeit zu erleichtern.
  - Liegen keine funktionellen Einschränkungen, aber primäre Impairments bzw. Bewegungsanomalien vor, sind Strategien zur Vermeidung sekundärer Impairments zu bedenken. Letztere können zu erheblichen Folgeerkrankungen mit Funktionsstörungen führen.

- Kompensationsbewegungen und -mechanismen (S. 7f) sind anzustreben, wenn sich auf der Ebene der Impairments keine Verbesserungen erzielen lassen. Gründe hierfür können Therapieresistenz oder auch ein enges Zeitbudget (fehlende Nach- bzw. Folgebehandlungen) sein.

– *Die Überprüfung* der gesetzten Ziele sollte in regelmäßigen Abständen erfolgen. Gegebenenfalls ist eine Neuformulierung der Therapieziele erforderlich.

➤ **Behandlungsplanung:**

– Eine Behandlungsplanung ist abhängig vom klinischen Befund, anderer Einflußfaktoren und der Zielsetzung zu erstellen.

– Die Planung der Therapiemaßnahmen bezieht sich auf:
  - Die Festlegung der Therapieschwerpunkte bezüglich Impairments und Funktionsstörung.
  - Die Auswahl geeigneter Methoden und Techniken (grüner Teil);
  - Die Intensität der therapeutischen Maßnahmen (s. u.);
  - Den Grad der Einbeziehung von Patient und anderen Personen (Angehörige, Pfleger, etc.) in die Therapiemaßnahmen;
  - Den Zeitpunkt und die Dauer einer Therapieunterbrechung bzw. Beendigung.

➤ **Intensität der Therapiemaßnahmen:** Therapie- und Befundmaßnahmen müssen je nach Therapiesituation eine unterschiedliche Intensität haben. Eine wichtige therapeutische Aufgabe ist, das richtige Maß zu finden. Bei einer Unterdosierung verfehlen die Therapiemaßnahmen ihren Effekt und die Befundungen ihre Aussagekraft, während bei Überdosierung die Gefahr vorübergehender oder dauerhafter Schädigungen bzw. eines Vertrauensverlusts des Patienten besteht.

– *Die Intensität bezieht sich auf folgende Parameter*:
  - Die zeitliche Dauer der einzelnen Maßnahmen, z. B. einer Dehnung, tonuslösenden Maßnahme oder einer Koordinationsübung;
  - Die Endgradigkeit der Bewegungen, z. B. bei der Gelenkmobilisation oder bei neurodynamischen Übungen;
  - Respektieren des Schmerzes, z. B. sofortiges Stoppen beim ersten Schmerzzeichen oder bewußtes Arbeiten in den Schmerzbereich;
  - Ausmaß der vom Patienten aufzuwendenden Kraft und Ausdauer bei allen aktiven und assistiven Übungen und Trainingsmaßnahmen;
  - Dichte der einzelnen Maßnahmen und der Therapieeinheiten.

– *Endscheidungskriterien* für die Intensität sind:
  - Manche Pathologien erfordern geringere Intensität.
    Beispiele:
    a) Osteoporose erlaubt nur endgradige Bewegungen, die nicht in den passiven Widerstand hineinziehen.
    b) Kontinuitätsverletzungen von Nervengewebe verbieten neurodynamische Dehnungen.
    c) Eine vegetative Instabilität erlaubt nur eine geringe Herz-Kreislauf-Belastung.
    d) Akute Entzündungen erlauben nur eine stark limitierte Mobilisierung, häufig ist eine Ruhigstellung der betroffenen Strukturen für wenige Tage notwendig.

- Leicht auslösbare und anhaltende Irritationen bedürfen einer Intensität, die eine Reproduktion der Symptome vermeidet.
  Beispiele:
  a) Langanhaltende und heftige Mißempfindungen bei leichten Störungen eines Nervs erlauben nur wenige leichte bis gar keine Provokationstests.
  b) Leicht provozierbare und anhaltende Spastik darf während der Therapie nicht reproduziert werden, wenn die Tonussenkung im Vordergrund steht.
- Schmerzzustände, die den Patienten einschränken, dürfen meist nicht reproduziert werden.
- Die klinische Beweisführung gibt Auskunft über die zu wählende Intensität:
  a) Verstärken sich die Impairments (S. 6f) nach einer Maßnahme, kann dies ein Hinweis dafür sein, daß zwar die richtige Struktur getroffen wurde, die Intensität jedoch zu hoch ist.
  b) Zeigt sich keine der gewünschten Veränderungen, ist entweder die Intensität zu gering oder die Maßnahme untauglich.
  c) Zeigt sich eine geringe Verbesserung, kann die Intensität in den unterschiedlichen Qualitäten gesteigert werden. Günstig ist jedoch, immer nur eine Qualität zu steigern.
  d) Bei guten Therapiefortschritten gilt „Never change a winning team!"

➤ **Eigenübungsprogramm**
- *Effekte* von Eigenübungen können sein:
  - Stabilisation des erreichten Therapieergebnisses;
  - Förderung der Compliance und Eigenverantwortlichkeit des Patienten bezüglich Krankheitsbild und dessen Beeinflußbarkeit;
  - Unabhängigkeit vom Therapeuten.
- ***Beachte:***
  - Die Übungen müssen einen therapeutischen Zweck erfüllen.
  - Dieser und die Durchführung des Eigenprogrammes ist zu kontrollieren.
  - Die Übungen müssen für den Patienten schmerzfrei, einfach zu verstehen und in der Ausführung unkompliziert sein. Sonst werden sie nicht durchgeführt.
  - Die Wirkung der Übung sollte für den Patient nachprüfbar sein.
  - Es gilt: Weniger ist mehr! Besser wenige (2–4) Übungen gut ausgeführt, als viele Übungen, die dann ungenau und ineffektiv absolviert werden.

➤ **Patienteninstruktion** (s. Therapieinterne Faktoren S. 10f)
- *Teamarbeit* ist insbesondere bei schweren zentralneurologischen Erkrankungen sehr sinnvoll. Sie gewährleistet, daß alle – professionelle Helfer und Patient/Angehörige – an einem Strang ziehen.
- Durch die Aufteilung von Aufgaben in sich überschneidenden Aufgabenbereichen reduziert sich letztlich der Aufwand für den einzelnen Therapeuten.
- Gute Kommunikation erhöht die Effizienz der therapeutischen Maßnahmen und rechtfertigt den entsprechenden Zeiteinsatz.
- *Begrenzende Faktoren* der Teamarbeit sind einerseits die Zeit zur Kommunikation und andererseits die Teamfähigkeit ihrer Mitglieder. Eine nicht bestehende Teamfähigkeit ist außerhalb von Kliniken kaum herzustellen.

Ebenen der krankheitsbedingten Einschränkungen

- **Grundsätze:** Die nachfolgende Einteilung orientiert sich an der nach Ryerson modifizierten ICIDH (International Classification of Impairments, Disabilities and Handicap) der WHO.
  - Die Begrifflichkeit ist insbesondere im deutschen Sprachraum diffus und uneinheitlich. Einerseits führt dies bei der Kommunikation mit anderen professionellen Helfern zu Mißverständnissen, andererseits erschwert es die Formulierung der Therapieziele. Aus diesen Gründen wurde auf eine Übersetzung des Begriffs „Impairment" verzichtet.
  - Die krankheitsbedingten Einschränkungen vollziehen sich auf verschiedenen Ebenen (Abb. 1.1).
  - Die Beziehung dieser Ebenen ist nicht zwingend linear. Gleiche oder ähnliche Impairments (S. 6 f) können zu unterschiedlichen Graden der Bewegungseinschränkung, der Funktionsstörung (S. 8 f) und letztendlich der Behinderung führen. Die Größe der Variationsbreite unterliegt den internen (S. 10 f) und externen (S. 11 f) Therapieeinflüssen und nimmt mit jeder Ebene zu.
- **Pathologie:** Pathomorphologische Veränderungen des Nervensystems verursachen neurologische Erkrankungen, die sich dann in den verschiedensten Formen der Krankheitsbilder darstellen. Sie und die auslösende Grunderkrankung sollten in der ärztlichen Diagnose / Verordnung zum Ausdruck kommen.
  - *Ärztliche Aufgabe* ist es, u. a. soweit wie möglich über Medikamente oder operative Eingriffe auf dieser Ebene therapeutisch einzugreifen.
  - Hinweise für Vorsichtsmaßnahmen und Kontraindikationen können sich aus der Pathologie ergeben.

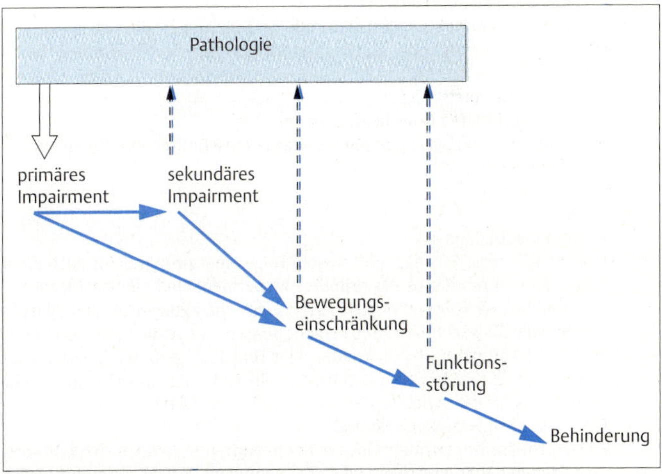

Abb. 1.1 Ebenen der krankheitsbedingten Einschränkungen. Pathologie – primäres Impairment – sekundäres Impairment – Bewegungseinschränkung – Funktionsstörung – Behinderung

- *Die Prognose* und der Rahmen der zu erwartenden Therapieergebnisse läßt sich grob aus dem Ausmaß der pathomorphologischen Schädigung und dem Krankheitsverlauf erschließen. Wobei es keine zwingende Kongruenz zwischen bildgebenden Befunden und den zu erwartenden Impairments und Funktionsstörungen gibt.
- Pathomorphologische Veränderungen führen nicht immer sofort zu Funktionsstörungen bzw. Impairments.
  - *Beispiele:*
    a) Viele Bandscheibenvorfälle sind asymptomatisch.
    b) Nicht jeder MS-Herd führt gleich zu Ausfallerscheinungen.
- *Die physiotherapeutischen Eingriffsmöglichkeiten* auf dieser Ebene sind begrenzt. Sie bestehen z.T. bei Engpaßsyndromen des Nervensystems und bei der Unterstützung der Regeneration von Gewebeschädigungen.

➤ **Impairment:**
- *Begriff*: Die Auswirkungen eines Pathomechanismus auf die Körperstrukturen bzw. körperliche Grundfähigkeiten werden als Impairments bezeichnet.
- *Primäre Impairments* sind die unmittelbaren Auswirkungen eines pathologischen Geschehens. Sie können sich auch aus anhaltenden sekundären Impairments und Funktionsstörungen entwickeln bzw. verstärken. Hierzu gehören für die Neurologie u.a. folgende Störungen:
  - Tonusänderungen der Muskulatur (Hypo- und Hypertonus);
  - Kraftminderungen;
  - Sensibilitäts- und Wahrnehmungsstörungen;
  - Koordinationsstörungen;
  - Störungen von Muskeln, Gelenken und neurodynamischen Strukturen;
  - Psychische Störungen;
  - Neurogene Schmerzen.
- *Sekundäre Impairments* sind strukturelle Veränderungen, die sich aus primären Impairments und/oder Funktionsstörungen entwickeln können. Hierzu gehören:
  - Hypertonus, meist Spastik;
  - Kontrakturen und Gewebeadhäsionen;
  - Fehlstellungen (Dysalignment) von Körperabschnitten und Gelenken;
  - Schmerzsyndrome;
  - Druckstellen;
  - Ödeme;
  - Ateminsuffizienz u.ä.
- *Hypertonus, meist Spastik*, kann sowohl Folge einer primären als auch einer sekundären Störung sein. Als primäres Impairment sind die Spastikzeichen die unmittelbare Folge einer zentralnervösen Schädigung, während Spastikerhöhungen als sekundäres Impairment beispielsweise die Folge von Wahrnehmungsstörungen, Hyperaktivität oder Fehlstellungen der Gelenke oder von Körperabschnitten (Dysalignment) sein kann. Für das therapeutische Vorgehen ist es sehr wichtig, dies zu erkennen. (S. 106ff)
- *Physiotherapeutische Nahziele* sind:
  - Die primären Impairments in ihrer Remission zu unterstützen bzw. ihr Fortschreiten bei progressivem oder stagnierendem Verlauf zu minimieren.
  - Die sekundären Impairments durch Therapie der primären Impairments zu vermeiden oder zu minimieren bzw. die sekundären Impairments unmittelbar zu reduzieren oder zu beseitigen.

- *Physiotherapeutische Fernziele* sind, durch die Behandlung dieser Impairments:
  - Die Funktionsstörungen (S. 8 f) zu minimieren und die Unabhängigkeit des Patienten zu fördern. Dies bedeutet, dass, sobald eine funktionelle Zielsetzung angestrebt ist, die Therapie der Impairments immer mit Blick auf diese funktionelle Zielsetzung erfolgen muß.
  - Die Pflegefähigkeit der Patienten zu erleichtern, die keine aktiven funktionellen Ziele erreichen können.
  - Bei progressivem Verlauf möglichst den Zustand zu erhalten.
  - Vermeidung von Folgeschäden/Folgeerkrankungen.

➤ **Bewegungsanomalien:**
- *Begriff*: Bewegungsanomalien sind durch Impairments verursachte Abweichungen vom „normalen" Bewegungsverhalten. Diese zeigen sich durch insuffiziente oder unausgewogene Bewegungen der Extremitäten, des Rumpfes oder des ganzen Körpers.
- *Auslösende Faktoren* sind alle primären und sekundären Impairments. Modulierenden Einfluß haben alle psychosozialen Faktoren (S. 11 f).
- *Drei Formen* sind zu unterscheiden:
  - Bewegungseinschränkungen: Spezifische Muskelaktivitäten bzw. Bewegungskomponenten können wegen primärer oder sekundärer Impairments nicht oder nur eingeschränkt durchgeführt werden.
    Beispiele:
    a) Verlust isolierter Extremitätenaktivitäten oder der Rumpfkontrolle durch Paresen und/oder Tonusstörungen;
    b) Fehlende Gelenkbeweglichkeit.
  - Atypische Bewegungen: Diese Bewegungen stellen eine Abweichung vom „normalen" Bewegungsverhalten dar, ohne daß eine Bewegungseinschränkung vorliegt. Hierzu zählen z. B.:
    a) Hyperkinetische Bewegungsmuster (Formen sind Bewegungen mit einem Tremor, athetotische, choreatische, ballistische Bewegungsverhalten oder dystone Hyperkinesen);
    b) Hypertone Bewegungen (Spastik oder Rigor) ohne Gelenkeinschränkungen;
    c) Bewegungen in hypermobilen Gelenken (z. B. überstreckte Kniegelenke in der Standbeinphase).
  - Kompensationsbewegungen: Dabei handelt es sich um Bewegungen, die normale Bewegungsmuster ersetzen, um funktionelle Ziele/Aufgaben zu erfüllen. Motivierte Patienten, die trotz ihrer Impairments rasch ihre Funktionsdefizite und ihre Abhängigkeit von dritten überwinden wollen, benutzen so bald wie möglich alle nur erdenklichen Kompensationsmechanismen. Das Bewegen mit Hilfsmitteln kann auch dieser Gruppe zugeordnet werden.
- *Vorteil der Kompensation*: Die Patienten erlernen meist eine größere Unabhängigkeit von Helfern, und der Umgang mit der Erkrankung ist aktiver, wenn es sich nicht um eine Problemverdrängung handelt.

- *Nachteile der Kompensation*:
  - Durch das Vermeiden einer Auseinandersetzung mit den Folgen des Impairments wird dessen Remission unterlaufen und der Entstehung sekundärer Impairments Vorschub geleistet.
  - Der betroffene Körperabschnitt wird evtl. vernachlässigt. Bei Patienten mit Wahrnehmungsstörungen kann dies zu einer deutlichen Stabilisierung des Krankheitsbildes führen.
  - Patienten mit spastischen Paresen benutzen zur Kompensation meist pathologische Reflexmuster, wodurch sich ihre Spastik stabilisiert bzw. noch verstärkt.
  - Die negativen Auswirkungen können gravierend sein und beispielsweise eine Spastik oder Fehlstellung von Gelenken oder Körperabschnitten derart verstärken, daß der zunächst erreichte funktionelle Gewinn wieder verlorengeht und eine therapeutische Beeinflussung der Impairments in weite Ferne rückt.
- *Das Abwägen* der Vor- und Nachteile muß sehr gründlich erfolgen. Ein zu schnelles Anpeilen von Funktionsgewinnen kann sich als Pyrrhussieg erweisen. In der Regel gilt es, die möglichen Gefahren einer Verschlechterung der für die funktionellen Fähigkeiten relevanten Impairments gegeneinander abzuwägen. Zu berücksichtigen sind vor allem der Therapieverlauf der Impairments, der zur Verfügung stehende Ressourcenrahmen (vor allem Therapiedichte und Zeit) und die Fähigkeit des Patienten, diese Kompensationen selbst zu beeinflussen.

➤ **Funktionsstörung (engl.: disability):**
- *Begriff:* Funktionsstörung beschreibt die Einschränkung bzw. Unfähigkeit, Bewegungen auszuführen, die einer zweckorientierten Handlung dienen (funktionelle Bewegungen). Hierzu gehören u.a. das Gehen, die posturale Kontrolle, alle Transfers, das Essen und Trinken, alle Armfunktionen, wie z.B. An-, und Ausziehen, alle Hygienemaßnahmen, Essenszubereitung und -aufnahme, alle Tätigkeiten im Haushalt und Beruf, Kinderversorgung, Sport und Hobbys.
  - ***Beachte:*** Funktionsstörungen im o.g. Sinn haben nichts mit dem im Medizinbereich verwendeten Begriff der funktionellen Störungen zu tun. Dieser beschreibt Störungen, denen keine somatische Pathologie zuzuordnen ist, wie z.B. funktionelle Lähmungen oder Herzbeschwerden. Meist ist es ein verklausulierter Ausdruck für psychogene bzw. psychosomatische Störungen.
- *Auslösende Faktoren* können alle primären und sekundären Impairments und Bewegungsanomalien sein. Die Relation zwischen Impairments und Funktionsstörungen ist nicht linear. Gleiche oder ähnliche Impairments können bei verschiedenen Patienten zu unterschiedlichsten Funktionsstörungen führen. Gründe hierfür sind u.a.:
  - Unterschiedliche Kompensationsmöglichkeiten, beispielsweise bedingt durch Unterschiede bezüglich Kraft, Ausdauer, geistige und motorische Mobilität;
  - Unterschiedliche Möglichkeiten, therapeutische Maßnahmen einschließlich Hilfsmittelversorgung nutzen zu können;
  - Qualität der angebotenen Therapiemaßnahmen;

- *Physiotherapeutische Ziele* auf dieser Ebene können sein:
  - Behandlung der Impairments, die die jeweilige Funktionsstörung verursachen.
  - Aufzeigen und Einüben von Kompensationen durch Hilfsmittel oder entsprechende Kompensationsbewegungen.
  - Welches Ziel vorzuziehen ist, hängt von der Diagnose/Pathologie, der therapeutischen Beeinflußbarkeit der Impairments und den verfügbaren Ressourcen (zeitlich, räumlich, personell, etc.) ab (s. S. 2).
  - Kompensationsmöglichkeiten sind häufig schneller zu erreichen. Meist stabilisieren oder verstärken sie aber die schon vorliegenden Impairments und führen langfristig eher zu weiteren Störungen oder verhindern das Erreichen einer dauerhaften qualitativen Verbesserung.
  - Vermeidung neuer bzw. Verstärkung bereits bestehender Impairments und Pathologien (z. B. Kontrakturen, Spastikerhöhungen oder Schmerzen einerseits und Herz-Kreislauf-Störungen oder Arthrosen andererseits).

➤ **Behinderung (engl.: handicap)** umschreibt den Grad des Verlusts an Selbständigkeit, Freiheit und sozialer Kompetenz. Es faßt das Ausmaß der negativen sozialen Konsequenzen einer Erkrankung zusammen.
- Andere Aspekte einer Behinderung sind: ständig auf Hilfe angewiesen sein, Einschränkung bzw. Aufgabe von Beruf und Freizeitbeschäftigung, Einschränkung sozialer Kontakte durch Rückzug des Patienten oder Meidung anderer, bis zur totalen Isolierung.
- *Die Selbständigkeit zu vergrößern* bzw. zu stabilisieren ist ein wesentliches Ziel der Physiotherapie in der Neurologie.
- *Gleiche oder ähnliche Störungen*, sowohl Impairments und als auch Funktionsstörungen, können zu ganz unterschiedlichen Ausprägungen des Verlusts an Selbständigkeit führen.
  - Trotz gleicher Funktionsstörungen gehen die einen immer noch bzw. wieder einer Arbeit nach und sind sozial integriert, während andere ihren Beruf aufgeben müssen und finanziell und sozial abhängig werden.
  - Trotz gleicher Funktionsstörungen bemühen sich die einen, ihr Leben weitestgehend unabhängig zu gestalten, während andere von dritten versorgt werden müssen.
- Häufig bleibt der Patient weit hinter seinen Möglichkeiten zurück.
  - Eine Überversorgung mit Hilfsmitteln und Hilfsangeboten schränkt den Patienten in der Entfaltung seines Potentials stark ein. Sind er und sein Umfeld an einer größeren Selbständigkeit interessiert, lassen sich meist innerhalb kurzer Zeit gute Fortschritte erreichen.
  - Bei einer Unterversorgung des Patienten hängt eine Steigerung der Selbständigkeit sehr stark vom Ausmaß der durch die Unterlassung entstandenen sekundären Impairments und ihrer therapeutischen Beeinflußbarkeit ab.
  - Der Einsatz adäquater Hilfsmittel einschließlich der Nutzung von Kompensationsbewegungen kann schnelle und effektive Hilfe leisten.
- *Die psychosozialen Faktoren*, die nicht unbedingt vom Patienten zu verantworten sind, üben hierbei einen entscheidenden Einfluß aus.

Behandlungsgrundsätze

Behandlungsinterne Einflußfaktoren

- **Begriff:** Alle therapeutisch relevanten Faktoren, die der Beeinflussung des Therapeuten unterliegen.
- **Befunderhebung**;
- **Therapieziele** (S. 2 f);
- **Klinische Beweisführung** (S. 1 f);
- **Behandlungsplanung** (S. 3);
- **Auswahl und Intensität der Therapiemaßnahmen** (S. 3 f).
- **Patientenmotivation:** Bei den meisten physiotherapeutischen Therapiemaßnahmen ist man auf die Mitarbeit des Patienten angewiesen, wobei die Motivation des Patienten eine große Rolle spielt. Diese unterliegt vielen, auch therapieexternen Faktoren (S. 11 f). Einige vom Therapeuten beeinflußbare Momente werden im folgenden genannt:
  - *Gemeinsame Therapieziele*: Patient und Therapeut sollten sich – soweit kommunizierbar – auf das Nah- und Fernziel der therapeutischen Bemühung einigen.
  - *Wahrnehmbare Therapieeinflüsse:* Der Patient sollte die Unterschiede vor und nach einer Therapiemaßnahme spüren können, damit er die therapeutische Wirkung „sieht". Die Kunst ist, die für den Patienten geeigneten Parameter zu wählen. Hierzu soll der Patient zum einen den Zustand vorher und nachher erspüren und vergleichen, zum anderen wählt man entsprechend meßbare Befundparameter (S. 13 ff), die auch dem Patienten den Therapieverlauf anzeigen.
  - *Positive Korrektur*: Insbesondere für Patienten nach traumatischen zerebralen Ereignissen, die häufig ihr Bewegungsverhalten neu erlernen müssen, ist es sehr frustrierend, wenn ihnen ständig vorgehalten wird, ihre Bewegungsabläufe seien „falsch". Es ist daher günstiger, zusammen mit dem Patienten die korrigierte Bewegung erneut durchzuführen und ihn die Vorteile dieser Korrektur erspüren zu lassen. Kommentare wie „Nein, nicht so" oder „Schon wieder falsch" sind kontraproduktiv.
  - *Patienten fordern*: Die meisten Patienten wollen – unabhängig von Alter und Krankheitsausmaß – gefordert werden. Dies bezieht sich mit den Komponenten Kraft und Ausdauer nicht nur auf das Körperliche, sondern auch auf das Geistige. Das bedeutet, die Patienten sollen wach und geistig aktiv mitarbeiten, beispielsweise indem sie Unterschiede im Bewegungsverhalten beobachten und beurteilen oder zu einem exakten, koordinativ anspruchsvollen Bewegungsverhalten aufgefordert werden.
  - *Eine Überforderung* des Patienten ist zu vermeiden.
  - *Eigenverantwortung*: Dem Patienten sollte – soweit es sein Zustand erlaubt – Mitverantwortung für seine Genesung übertragen werden. Dies beinhaltet beispielsweise die Übernahme eines Heimprogrammes oder die Beobachtung des Symptomverhaltens.
  - *Vertrauensverhältnis Patient – Therapeut:* Der Patient muß sich in guten Händen fühlen. Er darf keine schlechten Erfahrungen mit der Therapie machen. Bestandteile dieses Vorgehens sind:
    - Berechenbarkeit: Der Patient ist über unangenehme Techniken, z. B. Behandlung unter Provokation von Schmerzen, im voraus zu informieren und aufzuklären.

- Sichere Handhabung: Dies ist der taktile Teil der eindeutigen Therapieanweisung und meint, daß die Griffe des Therapeuten sicher und möglichst flächig plaziert sind. Der Patient muß sich in „sicheren Händen" fühlen. Unfälle oder ungeplante Stürze sind unbedingt zu vermeiden.
- Angstfreiheit: Die Therapiesituation muß – auch wenn sie sich am Limit des Patienten befindet – so gestaltet sein, daß sie der Therapeut jederzeit im Griff hat. Dies gilt meist für funktionelle Übungssituationen, wie z.B. beim Gehen oder Treppensteigen.

➤ **Patienteninstruktionen** müssen verständlich und nachvollziehbar sein. Mögliche Instruktionshilfen:

- *Eine dem Patienten verständliche Sprache* sprechen. Die Verwendung von Fachtermini ist eher störend.
- *Die Wahrnehmung des Patienten ansprechen.*
  - Für den Patienten markant spürbare, sichtbare Körperpunkte oder Distanzen von Punkten wählen, um eine Bewegung oder Haltung zu beschreiben.
    Beispiele:
    a) „Der Daumen bewegt sich zur Nase" (Bewegung).
    b) „Der Abstand Ohr – Schulterecke bleibt hierbei gleich". Unterstützend können dabei die genannten Distanzpunkte berührt werden. (Distanzbeschreibung).
  - Bewegungen taktil stimulieren.
    Beispiele:
    a) Streichungen oder Tapping der zu aktivierenden Muskeln;
    b) Bewegungen in bestimmten Gelenken durch Strichziehung mit dem Fingernagel verdeutlichen; so zieht man für die Dorsalextension im Handgelenk auf der Dorsalseite mit dem Fingernagel einen scharfen Strich vom Malleolus medialis zum Malleolus lateralis.
  - *Instruktionen nicht nur verbal,* sondern auch durch manuelle Führung geben. Dies kann gleichzeitig geschehen.
- *Bewegungen zeigen oder mitmachen.*
- *Dem Patienten Zeit geben* zur Verarbeitung der Instruktionen.
- *Häufige Instruktionsfehler*:
  - Verwendung von Fachausdrücken;
  - Verwendung von Negationen;
  - Widersprüchliche verbale und taktile Informationen;
  - Ausschweifende Erklärungen, die der Patient gar nicht hören will.

Behandlungsexterne Einflußfaktoren

➤ **Begriff:** Alle Faktoren, die nicht krankheitsbedingt sind und nicht dem unmittelbaren Einfluß des Therapeuten unterliegen. Hierzu gehören:

➤ **Ausmaß der Therapieressourcen:** Die Anzahl der zur Verfügung stehenden Therapieeinheiten, ihre zeitliche Dauer, die zur Verfügung stehenden Hilfsmittel und die Möglichkeiten, als Therapieteam arbeiten zu können sind entscheidende Faktoren für einen Therapieerfolg. Sind die Rahmenbedingungen schlecht (z.B.: Bei einem frischen Schlaganfallpatient einmal pro Woche ein Hausbesuch in einem schlecht ausgerüsteten Pflegeheim), so sind die therapeutischen Ziele eher auf einem niedrigen Niveau zu formulieren.

Behandlungsgrundsätze

- **Kooperation im Patientenumfeld:** Bei Schwer- und Schwersterkrankten ist die Mitarbeit im Patientenumfeld ein wichtiger Faktor. Sind Angehörige oder pflegende Bereiche nicht in der Lage, die notwendigen pflegerisch-therapeutischen Maßnahmen oder die erreichten funktionellen Verbesserungen des Patienten in den Alltag miteinzubeziehen, sind die therapeutischen Möglichkeiten sehr eingeschränkt. Zu diesen Maßnahmen gehören u.a.: den Patienten richtig lagern und eventuell durchbewegen, in den Rollstuhl umsetzen und/oder einige Schritte am Tag mit ihm gehen.
- **Alter des Patienten:** Mit zunehmendem Alter werden die Genesungschancen und das Remissionstempo geringer. Gründe sind u.a. die zunehmende geistige und motorische Immobilität, die abnehmende Geweberegeneration und Lernfähigkeit sowie der Anstieg der Neben- oder Grunderkrankungen, wie z.B. Durchblutungsstörungen oder Diabetes mellitus.
- **Prämorbides Körpergefühl:** Bei vielen Erkrankungen muß der Patient ein neues bzw. verändertes Bewegungsverhalten erlernen. Waren seine Körperwahrnehmung und sein Bewegungsvermögen schon vor der Erkrankung insuffizient, wird es für die Therapie meist deutlich schwerer. Frühere Sportaktivitäten sind kein Garant für ein gutes Körpergefühl.
- **Psychosoziale Faktoren des Patienten:** Eine sehr wichtige Rolle spielt die Motivation des Patienten, seine Einstellung und sein Umgang mit der Erkrankung, die sich zu einem wesentlichen Teil aus seiner Biographie und seinem sozialen Umfeld erklären. Die nachfolgend genannten Faktoren erheben keinen Anspruch auf Vollständigkeit. Auf die meist komplexe Vernetzung untereinander sei hingewiesen, ohne sie im weiteren genauer aufzuführen.
  - *Begriff:* Alle Faktoren, die sich aus der Biographie des Patienten, seiner sozialen Situation und seiner psychischen Befindlichkeit ergeben.
  - *Psychische Traumen oder Erkrankungen*: Patienten mit psychischen Traumen, wie z.B. traumatische Kindheitserlebnisse oder Depressionen, haben meist einen verzögerten Genesungsverlauf.
  - *Therapieerfahrung*: Hatte der Patient bisher schlechte Erfahrungen mit Therapeuten, wird er der Therapie mit großer Skepsis begegnen. Um einen möglichen Zugang zum Patienten zu erreichen, bedarf es eines sehr offenen Umgangs. Man sollte versuchen, den Patienten in die Therapieverantwortung miteinzubeziehen.
  - *Krankheitsgewinn*: Hat der Patient durch die Erkrankung einen sozialen oder materiellen Gewinn, so kann die Prognose deutlich ungünstiger sein.
    - *Beispiele:*
      a) Mehr Aufmerksamkeit und Zuwendung;
      b) Verlängerte Krankschreibung;
      c) Aussicht auf Berentung oder Schmerzensgeld.
  - *Negative Krankheitserfahrung*: Patienten, die den Umgang mit Krankheit nicht erlernt haben, lehnen diese meist ab oder ignorieren sie. Durch diese Einstellung ist eine kooperative Therapiegestaltung nur schwer möglich.

Physiotherapeutische Befunderhebung in der Neurologie

Allgemeines

- **Grundsätze:**
  - *Eine qualifizierte Befunderhebung* ist Grundlage für die:
    - Formulierung der geeigneten Therapieziele (S. 2);
    - Behandlungsplanung (S. 3);
    - Auswahl der geeigneten Behandlungstechniken und -methoden (grüner Teil) und die jeweils spezifischen Therapiemaßnahmen (roter Teil);
    - Klinische Beweisführung (S. 1 f).
  - *Ein einheitliches und gleichbleibendes Befund- und Testrepertoire* ist für den Therapeuten wichtig, um sich einen standardisierten Durchführungsmodus zuzulegen. Dies fördert die Vergleichbarkeit der erhobenen Befunde und die Konsolidierung des eigenen Erfahrungsschatzes bezüglich Normalbefunden und ihrer pathologischen Abweichungen.
  - *Stimmigkeit der Befundergebnisse*: Die erhobenen Befundergebnisse müssen zur Diagnose und zueinander passen. Ist dies nicht der Fall, gibt es folgende Möglichkeiten:
    - Die Befunderhebung war ungenau.
    - Die Diagnose stimmt nicht.
    - Der Patient tut seinerseits etwas dazu. Dies ist Zeichen für eine unbewußte psychische Überlagerung oder bewußte Simulation.
    - Kombination der drei genannten Punkte.
- **Folgende Bereiche** sollten durch den Befund abgedeckt werden:
  - *Pathologie* (S. 5 f): Dies ist Aufgabe der ärztlichen Befundung und Diagnostik. Der Physiotherapeut erhält seine Informationen durch die Überweisung des Arztes oder durch die Anamnese. Aus der Pathologie ergeben sich wichtige Hinweise für Vorsichtsmaßnahmen und Kontraindikationen.
  - *Impairments* (S. 6 f): Hierzu gehören die Untersuchung des Tonus, der Hirnnerven, der Kraft, der Reflexe, der Koordination und Hyperkinesen, der Neurodynamik, der Gelenkmobilität und letztlich der Sensibilität, Wahrnehmung, Neuropsychologie und der Art und Ausbreitung von Schmerzen.
  - *Bewegungsanomalien* (S. 7 f). Zur Befundung S. 27 f.
  - *Funktionsstörungen* (S. 8 f): Hierzu gehört die Befundung allgemeiner und für den Patienten spezifischer Aktivitäten (Beruf, Hobbys).
  - *Selbständigkeit* als ein wichtiger Faktor einer Behinderung (S. 9).
  - *Therapieexterne Einflüsse* (S. 11 f): Hierzu zählen u. a. psychosoziale Faktoren und der allgemeine Untersuchungsbefund (S. 16).
  - *In der zeitlichen Abfolge der Befundung* sollte die der Funktionsstörungen nach der Anamnese und vor der Befundung der strukturellen Störungen liegen.
- **Meßbare Befundergebnisse:** Befunde, die sich durch meßbare und nachprüfbare Parameter ausdrücken, sind in ihrer Aussagekraft objektiver. Sie erleichtern die Verlaufskontrolle bei der klinischen Beweisführung (S. 1 f), auch für therapiefreie Intervalle.
  - *Grundsätze*:
    - Sowohl für die Impairments/strukturellen Störungen als auch für die Funktionsstörungen lassen sich meßbare Befunde finden.
    - Einheitliche standardisierte Messungen haben sich in der Physiotherapie – mit Ausnahme bei Gelenk- und Kraftmessungen – nicht etabliert.
    - Für einige Impairments (z. B. Tonus, Koordination, Sensibilität) gibt es in der Regel keine oder nur grobe Skalierungen.

  - Funktionsstörungen lassen sich leichter in meßbaren Daten ausdrücken.
  - Ein „gutes" Meßergebnis (z.B.: Kann eine Bewegung oder Übung oft und schnell durchgeführt werden) hat keine zwingende Aussagekraft wie physiologisch und/oder ökonomisch eine Bewegung ausgeführt wird.
  - Die Wahl der zu messenden Leistung und der zur Messung der Leistung geeigneten Parameter ist entscheidend. Das Gemessene muß in einem Zusammenhang mit dem Impairment und dem funktionellen Problem des Patienten stehen. So nützt beispielsweise einem Ataktiker eine Kraftsteigerung beim Krafttest wenig.
  - Die Parameter können miteinander verbunden werden; z.B. Strecke mit Zeit oder Grad (bei Gelenkmessungen) mit dem Punkt des ersten oder maximalen Schmerzes.
- *Formen der Messung*: Zwei Formen der Messung sind möglich:
  - Die Messung der Leistung in den gängigen Maßeinheiten wie m/cm, Sek., kp oder Grad.
  - Skalierung der erbrachten Leistungen; z.B. die Kraftwerte 0–5 oder die Spastikbeurteilung nach der Ashforth-Skala (S. 17 f). Einteilungen in einen Skalenwert sind auch eine Meßform, jedoch ungenauer.
- *Gleichbleibende Testbedingungen*: Die Testbedingungen müssen immer gleich sein. Je identischer die Ausführungsbedingungen, desto objektiver ist das Ergebnis. Zu berücksichtigen sind insbesondere:
  - Ausgangsstellung des Patienten und Therapeuten bei stationären Tests, Länge der Gehstrecke, etc.;
  - Größe der Unterstützungsfläche? Wie und wo stützt sich der Patient ab?
  - Räumliche Gegebenheit: So können beispielsweise die unterschiedlichen Möglichkeiten, sich abzufangen, die Patientenreaktion verändern. Dies gilt besonders für Koordinations- und Tonustests.
  - Das Vorgehen des Therapeuten (z.B. hektisch oder ruhig und Sicherheit gebend) kann die Tests deutlich beeinflussen.
  - Die Testbedingungen sind für die Dokumentation festzuhalten.
- *Vorteile*:
  - Erleichterung der Dokumentation für die Verlaufskontrolle und die klinische Beweisführung.
  - Insbesondere bei langsam fortschreitender Besserung sind meßbare Ergebnisse eine gute Motivationshilfe für den Patienten.
  - Qualitative Verbesserungen, d.h. ökonomischere und physiologischere Bewegungsabläufe werden nicht direkt beurteilt. Verbesserungen in diesem Bereich werden sich aber oft in Form besserer Testergebnisse niederschlagen.
- *Nachteil*: Die Wahl eines falschen Parameters kann nachteilige Folgen für die Rehabilitation haben. Dies gilt insbesondere, wenn die Testung nicht im Zusammenhang mit dem aktuellen funktionellen Problem des Patienten steht.
  - *Beispiele:*
    1. Ein Patient mit einer sechs Wochen alten spastischen Hemiplegie, deutlich hypotonem Rumpf und einer durch Fußballenkontakt leicht auslösbaren Streckspastik kann frei stehen und mit therapeutischer Hilfe einige Meter gehen, ohne daß die Spastik deutlich ansteigt.
    2. Der Patient kann ebenfalls einige Schritte frei gehen, dabei steigt jedoch die Spastik auf der hemiplegischen Seite stark an.

3. Würde zu diesem Zeitpunkt der Rehabilitation die Vergrößerung der Gehstrecke zum Maß allen Fortschritts erhoben und nun das freie Gehen trainiert werden, könnte der Patient eventuell in zwei Wochen 50 Meter frei gehen. Dies hätte aber wahrscheinlich folgende, dem Rehabilitationsziel des ökonomischen Gehens entgegenstehende Konsequenzen:
   a) Eine Manifestation der Spastik auf der betroffenen Seite, die keine selektiven Bewegungen von Rumpf und Extremitäten zuließe.
   b) Orthopädische Folgeschäden und sekundäre Impairments sind zu befürchten, da die Wirbelsäule und die Beine fehlbelastet werden.
   c) Das Bewegungsverhalten des Patienten wäre dauerhaft sehr auffällig.

- In diesem Fall wären die Befunde auf der Impairmentebene (posturale Kontrolle, Tonusregulation in den Funktionen der Stand- und Spielbein phase) relevanter als ein schnelles Vergrößern der Gehstrecke. Der Patient wäre kurzfristig wahrscheinlich langsamer in seinen funktionellen Fortschritten, langfristig aber selbständiger und weniger stark von sekundären Impairments (S. 6) betroffen.

– *Mögliche Parameter* und *Beispiele*:
  - Zurückgelegte Strecken:
    a) Gehstrecken, die der Patient zurücklegt.
    b) Abstände, die der Patient zwischen einem Fixpunkt und einem mobilen Körperabschnitt zurücklegen kann, z. B. die Höhe der Armelevation im Finger-Boden-Abstand gemessen oder der Abstand der Ferse von der Unterlage beim Lasègue-/Straight-Leg-Raise-Test (SLR).
  - Umfangmaße.
  - Distanzen zu einem Ziel, das verfehlt bzw. nicht erreicht wird.
    Beispiele:
    a) Abstand in cm beim Finger-Nase-Versuch (Koordinationstest).
    b) Abstand in cm, den ein Finger bei Gelenkeinschränkungen oder Kraftminderungen zur Nase bewegt werden kann, letzteres evtl. mit Gewichten.
  - Abweichungen von einer vorgegebenen Linie, beispielsweise beim Seiltänzergang, beim Rhomberg-Stehversuch oder beim Nachzeichnen einer vorgegebenen Linie mit einem Stift.
  - Benötigte Zeit, um eine vorgegebene Aufgabe zu lösen, wie z. B. Kleider anziehen, bestimmte Gehstrecke oder feinmotorische Aufgaben bewältigen, Einbeinstand halten, etc.
  - Anzahl der Wiederholungen in einem vorgegebenen Zeitraum.
  - Winkelgrade, die eine bestimmte Gelenkstellung definieren, z. B. Beginn eines Schmerzes, Gelenkstellung bei Einwirkung einer Spastik, Ende einer Bewegungsmöglichkeit.
  - Gewichte, die bewegt oder übernommen werden können. Beispielsweise das Heben von Hanteln, das Ziehen von Gewichten an Seilzügen oder Federwaagen oder das Gewicht, das auf das Standbein übernommen werden kann.

Befundung der Pathologie

- **Begriff:** Hierunter fallen alle Auslöser für neurologische Krankheiten. Exemplarisch sind zu nennen: Entzündungen, Blutungen, Gefäßverschlüsse, Kompressionen, Rupturen, degenerative Gewebeveränderungen, etc (S. 5 f).
- **Aufgabe des Arztes** ist es, diese Befundung durchzuführen.
- **Hinweis für Vorsichtsmaßnahmen und Kontraindikationen** können sich aus der Pathologie ergeben.
- **Die Prognose** und der Rahmen der zu erwartenden Therapieergebnisse läßt sich grob aus dem Ausmaß der pathomorphologischen Schädigung und dem Krankheitsverlauf erschließen. Dabei gibt es keine zwingende Kongruenz zwischen bildgebenden Befunden und den zu erwartenden Impairments und Funktionsstörungen.
- **Physiotherapeutische Befundungen** in diesem Bereich sind eingeschränkt, aber notwendig. Größtenteils beschränken sie sich auf die Kenntnis der Diagnose und anamnestische Angaben zum Krankheitsverlauf. Im Zweifelsfall ist der Arzt zu befragen. Die praktische Befundung auf dieser Ebene hat meist einen approximativen Charakter. Folgende Bereiche sind zu befunden:
  - Einschätzung der allgemeinen Leistungsfähigkeit u. a. durch Puls- und Blutdruckkontrolle;
  - Abfragen nach Grunderkrankungen, wie z. B. kardiopulmonale Störungen, Osteoporose, Diabetes mellitus, die die Belastbarkeit des Patienten begrenzen und Hinweise für Vorsichtsmaßnahmen oder Kontraindikationen darstellen.
  - Im Zweifelsfall ist der behandelnde Arzt zu konsultieren.
  - Spezifische klinische Untersuchungen bezüglich der Pathologie sind für einige Engpaßsyndrome bei peripheren Nervenläsionen durch Provokationstests möglich, die hier jedoch nicht dargestellt werden (s. entsprechende manualtherapeutische Literatur).

Befundung der Impairments

- **Begriff:** Hierzu gehören Untersuchungen des Tonus, der Kraft, der Reflexe, der Koordination und Hyperkinesen, der Neurodynamik, der Gelenkmobilität und letztlich der Sensibilität und Wahrnehmung, der Hirnnerven, der Neuropsychologie und der Schmerzen (s. S. 17 ff).
- **Grundsätze:**
  - Die Befundung der Impairments ist ein Teil der Diagnosenstellung und insoweit Aufgabe der Ärzte.
  - Der Physiotherapeut muß dieses Befundschema aus folgenden Gründen beherrschen:
    - Die Diagnosenstellung des Arztes kann so offen gehalten sein, daß nicht ersichtlich ist, welche Impairments/strukturellen Störungen der Patient aufweist, z. B. „Gangunsicherheit unklarer Genese".
    - Die Diagnose, z. B. Multiple Sklerose, läßt alle Impairments offen, so daß der Physiotherapeut in der Lage sein muß, diese zu bestimmen.
    - Manche neurologischen Erkrankungen schreiten fort bzw. es kann eine zusätzliche Erkrankung hinzukommen. Letztere Möglichkeit zeigt sich beispielsweise in einer Änderung der Impairments. Ein Physiotherapeut sollte diese Tatsache in seinen Grundzügen erkennen können, um den Arzt zu informieren.

- Das klinische Bild der Impairments stimmt nicht immer mit dem Befund von bildgebenden Verfahren überein, z. B. ein im MNR dargestellter Bandscheibenprolaps L3/4 bei klinischen Zeichen einer Wurzelläsion L5/S1.

– *Funktionsabhängige Beurteilung:* Die Befundung der Impairments darf nicht ausschließlich in Ruhe/Rückenlage erfolgen. Viele Impairments erlangen ihre störende Wirkung erst in höheren Ausgangsstellungen bzw. bei Handlungen /Bewegungen. Dies gilt insbesondere für Tonus, Koordination und bei neurogenen Schmerzen. Sie müssen daher auch in diesen Ausgangsstellungen bzw. bei diesen Aktivitäten beurteilt werden.
  - Zur funktionsabhängigen Testung der Impairments s. roter Teil.

– Bei komplexen und sehr im Fluß befindlichen Störungsbildern ist eine engmaschige klinische Beweisführung (S. 1 f) notwendig.

➤ **Befundziel:** Das alleinige Wissen, welche Impairments bei einem Patienten vorliegen, ist für eine physiotherapeutische Behandlung nicht ausreichend. Für eine effektive Therapie ist die Beantwortung folgender Fragen unerläßlich:
  - Welche Impairments zeigen sich in welcher Körperregion?
  - Welche Bewegungen bzw. sonstigen Faktoren haben welchen Einfluß auf die Impairments?
  - In welchem Zusammenhang stehen die festgestellten Impairments und dem zuvor formulierten funktionellen Problem?
  - Ist beim Vorliegen mehrerer Impairments eine qualitative Stufung in bezug auf das funktionelle Problem gegeben?
  - Welche Faktoren beeinflussen die Impairments, und sind diese Faktoren beeinflußbar?
  - Wie und in welchem Umfang beeinflussen sich die Impairments gegenseitig?
  - Welche Impairments sind wie stark beeinflußbar?

➤ **Untersuchung des Tonus:**

– Wichtigste Grundüberlegung bei der Tonusprüfung ist, ob man lediglich eine Tonusveränderung feststellen will oder untersucht, welche Auswirkung unterschiedliche Funktionen und Ausgangsstellungen auf eine Tonusentwicklung haben.
  - Die erstgenannte Form erfolgt in entspannter Rückenlage. Bei passiven Bewegungen oder Führen einer Extremität fällt ein erhöhter oder verminderter Bewegungswiderstand auf. Dieser läßt meist bei einer weichen Dehnung nach. Bei einem plötzlichen Dehnimpuls steigt der Tonus an.
  - Bei der zweiten Möglichkeit wird in der jeweiligen funktionellen Ausgangsstellung getestet. Insbesondere die Spastik kann je nach Ausgangsstellung oder Funktion sowohl in ihrem Ausmaß als auch in ihrer funktionellen Relevanz sehr stark differieren (S. 111 ff).

– *Formen der Tonusanomalien und ihre Befundung:*
  - Die Spastik ist eine Tonuserhöhung der agnostischen Muskulatur, die willkürlich nicht zu regulieren ist. Beim schnellen Bewegen zeigt sich ein erhöhter federnder Dehnungswiderstand. Sie ist Zeichen für eine zentrale Störung. Reflektorische Schutzspasmen sind hiervon nicht betroffen.
  - Beim Rigor ist sowohl der Tonus von Agonisten als auch von Antagonisten erhöht. Mit steigender Dehnung nimmt der Widerstand eher ab. Läßt er intermittierend ruckartig nach, spricht man vom „Zahnradphänomen".

Tabelle 1.1 Ashworth-Skala

0	Keine Tonuserhöhung
1	Leichte Tonuserhöhung
2	Deutliche Tonuserhöhung mit gut möglicher passiver Beweglichkeit
3	Starke Tonuserhöhung mit eingeschränkter passiver Beweglichkeit
4	Sehr starke Tonuserhöhung mit aufgehobener passiver Beweglichkeit

  - Beim Hypotonus ist der Widerstand geringer als normal. Manchmal geht die Bewegung ins Leere. Der Hypotonus ist Zeichen einer Schädigung der peripheren Nerven oder des Zerebellums.
- *Die Ashworth-Skala* ist eine fünfstufige Skala zur Bewertung des auftretenden Bewegungswiderstands beim schnellen passiven Bewegen (Tab. 1.1).
- Alle Befunde, Tests und Beobachtungen sind grundsätzlich im Seitenvergleich vorzunehmen.
- Für die funktionsabhängige Befundung der Tonusanomalien siehe auch im roten Teil, für den Hypertonus (S. 111 ff) und den Hypotonus (S. 128 ff).

➤ **Untersuchung der Reflexe**:
- Die Reflexprüfungen liefern Hinweise auf periphere oder zentrale Läsionen. Zur Gegenüberstellung der klinischen Zeichen: s. S. 61.
- Bei peripheren Läsionen ist das Reflexverhalten ein geeignetes Merkmal zur Wiederbefundung.
- Drei Reflexformen sind zu unterscheiden:
  - *Fremdreflexe (*exterozeptive R.) haben einen polysynaptischen Reflexbogen. Reizorgan ist die Haut, Erfolgsorgan die benachbarte Muskulatur. Die wichtigsten sind:
    a) Der Bauchhautreflex wird in entspannter Rückenlage geprüft. Dabei werden rasche Nadelstriche auf beiden Seiten von medial nach lateral unterhalb des Rippenbogens, in Nabelhöhe und oberhalb des Leistenbandes gezogen. (Th6 –Th12)
    b) Beim Kremasterreflex führt das Bestreichen des medialen proximalen Oberschenkels zur Hebung des gleichseitigen Hodens. (L1 –L2)
  - Pathologische Reflexe sind Fremdreflexe, die immer einen pathologischen Befund darstellen. Als Reflexantwort zeigen sie alle eine tonische Extension der Großzehe und eine Plantarflexion der Kleinzehen mit einem Spreizphänomen. Die wichtigsten sind:
    a) Babinski : Einen kräftigen Strich auf der lateralen Fußsohle.
    b) Oppenheim: Kräftiger Strich nach kaudal an der inneren Tibiakante.
    c) Gordon: Pressen der Wadenmuskulatur.
  - Eigen- oder Muskeldehnungsreflexe (propriozeptive R.) haben einen monosynaptischen Reflexbogen. Reiz- und Erfolgsorgan sind ein und derselbe Muskel.

Physiotherapeutische Befunderhebung in der Neurologie

- *Die wichtigsten Eigenreflexe* sind in den Abbildungen 1.2 – 1.6 dargestellt.
- *Untersuchung*: Mit dem Reflexhammer wird ein schneller Schlag auf die entsprechende Sehne ausgeführt. Bei Fremdreflexen wird mit einer Nadel oder dem spitzen Stielende des Hammers über die Haut gestrichen.
- Der *Jendrassik-Handgriff* hilft bei der Entspannung der Beine und erleichtert die Reflexauslösung der unteren Extremität.

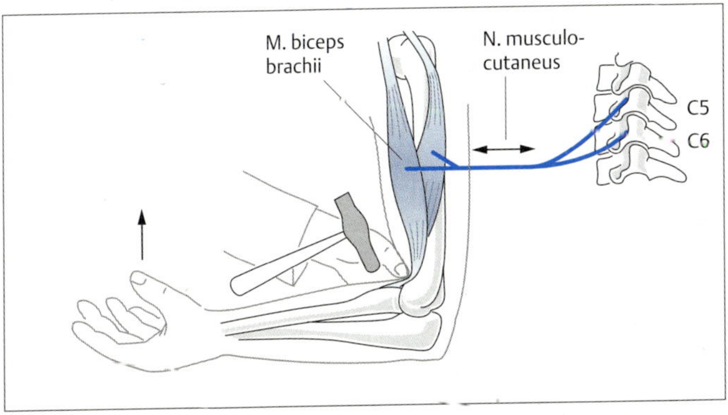

Abb. 1.2 Bizepssehnenreflex (BSR) [C5–C6].

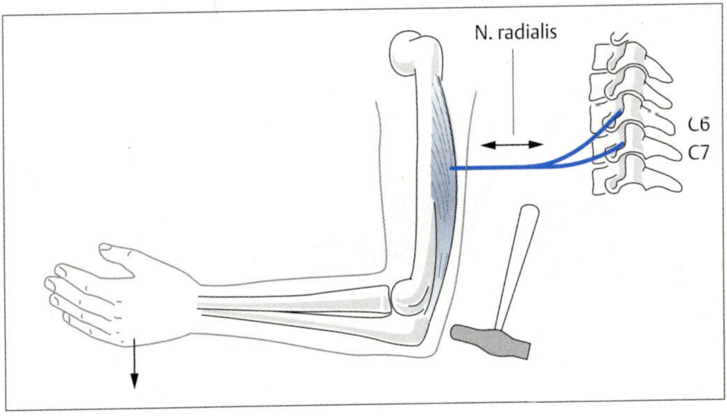

Abb. 1.3 Trizepssehnenreflex (TSR) [C6–C8].

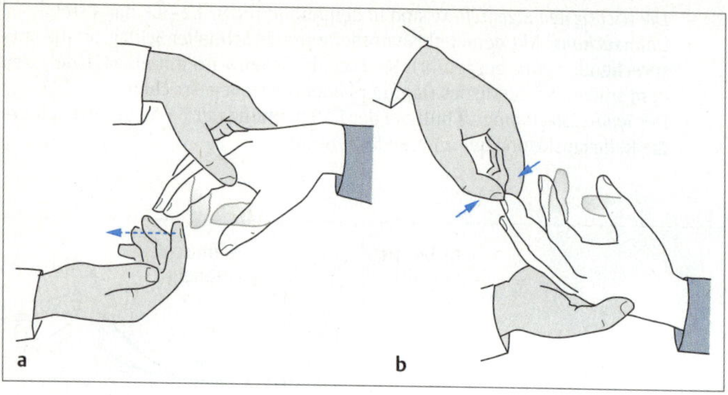

Abb. 1.4 Trömner- und Knips-Reflex [C7–C8].

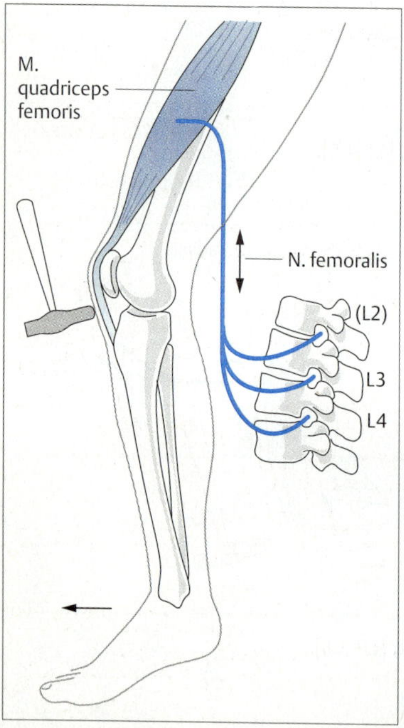

Abb. 1.5 Patellarsehnenreflex (PSR) [L3–L4].

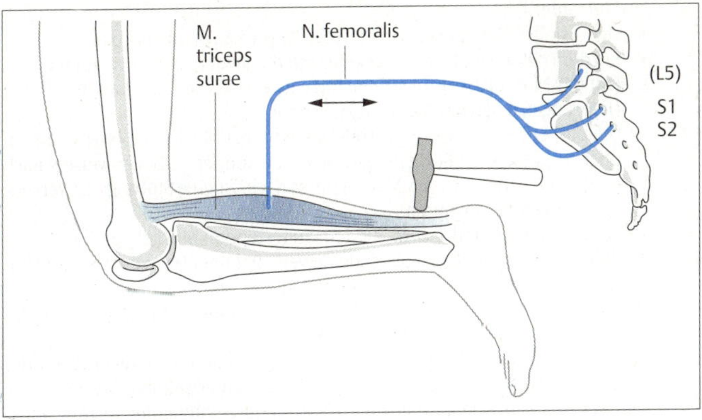

Abb. 1.6 Achillessehnenreflex (ASR) [S1–S2].

➤ **Untersuchung der Kraft**: Hierbei wird die Kraftentfaltung der Muskulatur geprüft. Die Prüfung gibt Auskunft über Seitendifferenzen, segment- oder nervenspezifische Kraftausfälle bzw. proximale oder distale Lähmungsschwerpunkte.

- *Die zwei Formen der Kraftprüfung sind*:
  - Bei der „groben Kraft" wird die Kraftentwicklung in bezug auf Gelenkbewegung gemessen, z. B. die Hüftflexoren, -extensoren, -rotatoren, -abduktoren und -adduktoren.
  - Bei der Einzeltestung wird die Kraftentwicklung des einzelnen Muskels getestet.
- Zur *Bewertung* hat sich die in Tabelle 1.2 dargestellte Skala durchgesetzt.

Tabelle 1.2 Bewertungsskala für die Kraftprüfung

0	Völlige Lähmung , keine Muskelkontraktion palpabel oder sichtbar.
1	Sichere Muskelkontraktion ohne Bewegungseffekt.
2	Bewegungen nur unter Ausschluß der Schwerkraft in der Horizontalen.
3	Anhebung des Eigengewichtes gegen die Schwerkraft.
4	Anhebung gegen die Schwerkraft und einen geringen Widerstand.
5	Normal, Anhebung gegen die Schwerkraft und erheblichen Widerstand.

- *Testdurchführung*:
  - Der distale Gelenkhebel wird bewegt, er proximale bleibt fixiert.
  - Bei der Prüfung einzelner Muskeln sind die Widerstände im exakten Verlauf der Muskelfasern zu setzen. Dazu ist es erforderlich, die Ansatz- und Ursprungsflächen der Muskeln zu kennen.
  - Um die genannten Werte zu erreichen, muß der Muskel die Arbeit fünfmal über den gesamten Bewegungsweg leisten können. Gibt der Muskel nach dem zweiten oder dritten Mal verstärkt nach, ist eine Störung der Nervenleitfähigkeit zu vermuten.
  - Für die Werte 0 und 1 wird auf dem zu testenden Muskel palpiert.
  - Beim Wert 2 muß die zu testende Bewegung in der Horizontalen stattfinden. Die Achse, um die Bewegung stattfindet, steht vertikal.
  - Bei den Werten 4 und 5 wird der Widerstand gleichmäßig während des ganzen Bewegungsausmaßes gegeben.
  - Zur Ermittlung der Werte 3 – 5 ist eine Ausgangsstellung zu wählen, bei der der zu bewegende Hebel gegen die Schwerkraft angehoben werden muß.
- Zur sicheren Dokumentation sollte die Ausgangsstellung der Testung angegeben werden. Dies gilt insbesondere bei Werten um 3 und bei einer muskulären Rumpfinstabilität.
  - Beispiel: Eine kräftige Hüftbeugeraktivität im freien Sitz ist wesentlich schwerer als in Rückenlage mit angestelltem Bein.

➤ **Untersuchung der Sensibilität:**

- *Begriffe und Sensibilitätsqualitäten:* s. S. 137 f.
- Abgrenzung von Sensibilitäts-, Wahrnehmungs- und neuropsychologischen Störungen: S. 137 ff.
- Prüfungsgrundsätze bei den sensosomatischen Qualitäten.
  - Die Prüfungen erfolgen immer im Seitenvergleich.
  - Die Störungsareale der Oberflächensensibilität sind scharf umrandet.
  - Aus dem Verteilungsmuster des Dermatoms lassen sich Rückschlüsse auf radikuläre oder periphere Störungen ziehen (Abb. 1.7 und 1.8). Je nach Autor können sie jedoch leicht unterschiedlich lokalisiert sein.
  - Die Größe des Störungsareals läßt sich beispielsweise für die Verlaufskontrolle bei radikulären Kompressionssyndromen verwenden.
- *Die Prüfung der Sensibilitätsqualitäten im einzelnen*:
  - Berührungsempfinden: feine Berührungen mit Fingerkuppe, Taschentuch oder Wattebausch.
  - Schmerzempfinden: Berührung der Haut mit spitzer Nadel. Man unterscheidet Hyper-, Hypo- und Analgesie (S. 154).
  - Temperaturempfinden: Kontakt mit warmem oder kaltem Wasser.
  - Bewegungsempfinden: Bewegen von Finger oder Zehen. Der Griff muß lateral und flächig sein und sollte keinen Aufschluß über die Stellung erlauben.
  - Lageempfinden: „Mirroring", d. h. eine Extremität wird in eine Stellung gebracht, die der Patient mit der anderen Seite spiegelbildlich imitieren soll.
  - Vibrationsempfinden: Eine schwingende Stimmgabel wird auf die hautnahen Knochen aufgesetzt. Falls das Lageempfinden nicht prüfbar ist, liefert dieser Test Hinweise auf Störungen der Tiefensensibilität, da beide Empfindungen über den Funiculus posterior nach kranial geleitet werden.

Physiotherapeutische Befunderhebung in der Neurologie

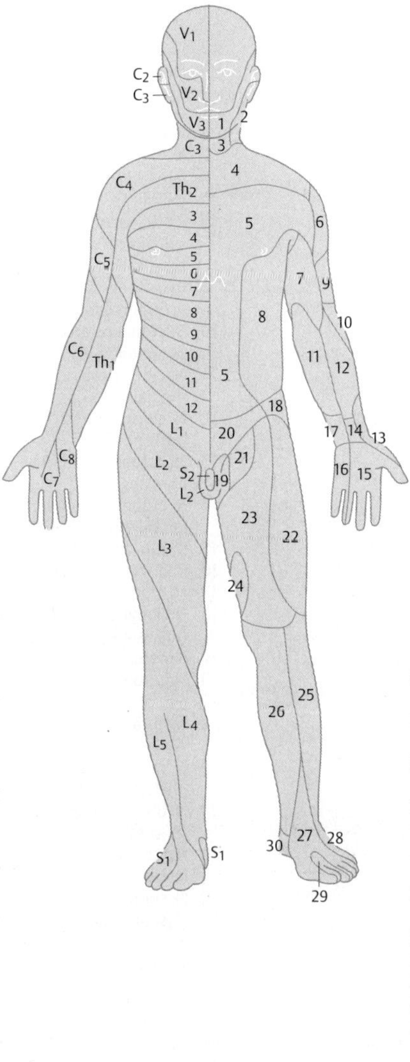

1 N. trigeminus
2 N. auricularis magnus
3 N. transversus colli
4 Nn. supraclaviculares
5 Rr. cutanei anteriores nn. intercostalium
6 N. cutaneus brachii lateralis superior (N. axillaris)
7 N. cutaneus brachii medialis
8 Rr. mammarii laterales nn. intercostalium
9 N. cutaneus brachii posterior (N. radialis)
10 N. cutaneus antebrachii posterior
11 N. cutaneus antebrachii medialis
12 N. cutaneus antebrachii lateralis
13 R. superficialis n. radialis
14 R. palmaris n. mediani
15 N. medianus
16 Nn. digitales palmares communes
17 R. palmaris n. ulnaris
18 N. iliohypogastricus (R. cutaneus lateralis)
19 N. ilioinguinaris (Nn. scrotales anteriores)
20 N. iliohypogastricus (R. cutaneus anterior)
21 N. genitofemoralis (R. femoralis)
22 N. cutaneus femoris lateralis
23 N. femoralis (Rr. cutanei anteriores)
24 N. opturatorius (R. cutaneus)
25 N. cutaneus surae lateralis
26 N. saphenus
27 N. peronaeus superficialis
28 N. suralis
29 N. peronaeus profundus
30 N. tibialis (Rr. calcanei)

Abb. 1.7 Sensible periphere und radikuläre Innervationsfelder von ventral (nach: Mumenthaler).

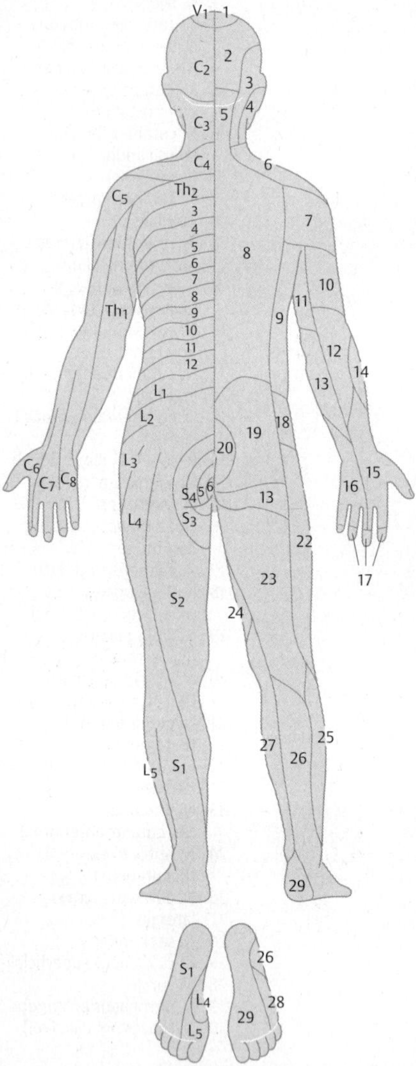

1 N. frontalis (V_1)
2 N. occipitalis major
3 N. occipitalis minor
4 N. auricularis magnus
5 Rr. dorsales nn. cervicales
6 Nn. supraclaviculares
7 N. cutaneus brachii lateralis superior (N. axillaris)
8 Rr. dorsales nn. spinalis cervicalis, thoracalis, lumbalis
9 Rr. cutanei laterales nn. intercostalium
10 N. cutaneus brachii posterior
11 N. cutaneus brachii medialis
12 N. cutaneus antebrachii posterior
13 N. cutaneus antebrachii medialis
14 N. cutaneus antebrachii lateralis
15 R. superficialis n. radialis
16 R. dorsalis n. ulnaris
17 N. medianus
18 N.iliohypogastricus (R. cutaneus lateralis)
19 Nn. clunium superiores
20 Nn. clunium medii
21 Nn. clunium inferiores
22 N. cutaneus femoris lateralis
23 N. cutaneus femoris posterior
24 N. obturatorius (R. cutaneus)
25 N. cutaneus surae lateralis
26 N. suralis
27 N. saphenus
28 N. plantaris lateralis
29 N. plantaris medialis

Abb. 1.8 Sensible periphere und radikuläre Innervationsfelder von dorsal (nach: Mumenthaler).

- Die *Verteilungsmuster* der Sensibilitätsstörungen sind für die klinische Einordnung segmentaler oder peripherer Störungen von Bedeutung. Die Regionen der Sensibilitätsstörung sind scharf umrandet. Je nach Autor können sie jedoch leicht unterschiedlich lokalisiert sein.

➤ **Untersuchung der Wahrnehmung:** S. 143 ff.

➤ **Untersuchung der Neuropsychologie:** Die neuropsychologische Befundung ist sehr umfangreich und würde den Rahmen dieser Checkliste sprengen. (Die wichtigsten Störungen s. S. 139 ff.) Eine differenzierte Testung dieses Bereiches nehmen Neurologen und Neuropsychologen sowie je nach Ausbildung auch Psychologen und/oder Ergotherapeuten vor.

➤ **Untersuchung der Koordination:** Koordinationsprüfungen zeigen, ob der Patient fließende harmonische Bewegungen ausüben kann, ober ob eine Bewegungsunordnung (Ataxie) vorliegt. Neben zentralen Koordinationsstörungen können Sensibilitätsstörungen, Wahrnehmungsstörungen, neuropsychologische Störungen und Kraftminderungen zu einer gestörten Koordination führen (S. 148 ff).

- Die Tests werden mit offenen und geschlossenen Augen durchgeführt. Sind die Zielungenauigkeiten (Dysmetrien) bzw. Ataxien mit geschlossenen Augen deutlicher ausgeprägt, ist eine spinale Störung wahrscheinlich.
- *Einige klinische Tests*:
  - Finger-Nase-Versuch: Die Zeigefingerspitze wird im großen Bogen aus der horizontalen Abduktion des Armes auf die Nase geführt. Hierbei sind Intentionstremor, finaler Tremor und Zielverfehlungen (Dysmetrien) zu beobachten.
  - Diadochokinese: Rasche Pro- und Supinationsbewegungen („Glühbirnen einschrauben"). Einschränkungen werden Dysdiadochokinesen und Verlangsamungen Bradydochokinesen genannt. Bei hohem Tempo werden auch diskrete Störungen sichtbar.
  - Hacke-Knie-Versuch: Der Patient soll mit der Hacke des Fußes die Patella des anderen Beines treffen und anschließend mit der Ferse über die Schienbeinkante fußwärts streichen.
  - Rhomberg-Stehversuch: Der Patient steht mit sich berührenden Fußinnenkanten. Die Arme sind supiniert, bei gestreckten Ellenbogen in der Schulter 90° flektiert. Störungen der Tiefensensibilität oder Gleichgewichtsorgane zeigen sich durch Schwankungen, Verlassen der schmalen Basis oder die Unfähigkeit, den Stand aufrechtzuerhalten (Astasie).
  - Verschärfter Rhomberg: Wie oben, jedoch mit überkreuzten Füßen.
  - Unterberger-Tretversuch. In der Ausgangsstellung des Rhomberg-Versuches soll der Patient auf der Stelle gehen. Die Füße sollen deutlich vom Boden abgehoben werden. Gleichgewichtsstörungen werden, durch Rumpfschwankungen, Verbreiterung der Basis und Verlassen des Ortes deutlich. Bei vestibulären Störungen dreht der Patient deutlich aus der Mittelstellung zur betroffenen Seite hin.
  - Seiltänzergang: Der Patient geht auf einer gedachten Linie und setzt hierbei die Ferse jeweils direkt vor die Zehen des anderen Fußes.
  - Gangprüfung: Spurverbreiterung und lauter Fersenaufsatz weisen auf eine Ataxie hin. Das Laufen/Rennen verdeutlicht diskreteste Störungen.

- *Meßbare Testformen:* S. 13 ff (Ataxie S. 150 f).
- *Funktionstest*: S. 28 (Ataxie S. 150 f).
- *Abgrenzungen von Tremor, Myoklonien und hyperkinetische Syndrome:* S. 148 f (Ataxie).

➤ **Untersuchung der Hirnnerven:** Die Prüfung der Hirnnervenfunktionen ist teilweise für orofaziale Störungen nötig. Die Hirnnerven V, VII und IX–XII (N. trigeminus, N. facialis, N. glossopharyngeus, N. vagus, N. accessorius und N. hypoglossus) können bei Störungen der Gesichts-, Mund- und Schluckmuskulatur sensomotorisch relevant sein (S. 227 ff).

➤ **Prüfung der vegetativen Funktionen** durch den Physiotherapeuten erfolgen durch eine orientierende Befragung/Testung.

- *Palpationen der Haut* zeigen sympathische Dysregulationen, wie Schweißbildung und Temperaturschwankungen der Hautoberfläche.
- *Blasen- und Mastdarmstörungen* sind in Verbindung mit lumbosakralen Beschwerden beachtenswert und bedürfen dringender Abklärung.
- *Belastungsprüfungen des Kreislaufs* sollten insbesondere bei kardialen Beschwerden oder nach zentralen Störungen vorgenommen werden. Insbesondere junge Patienten nach Schädelhirntrauma zeigen entgegen dem ersten Anschein häufig gravierende Belastungseinschränkungen. Die Testung auf einem Fahrradergometer erfolgt nach folgendem Schema:
  - Erhält der Patient Herzkreislaufmittel ist die Testung durch einen Arzt vorzunehmen.
  - Festlegung der Pulsbelastungsobergenze: Der systolische Wert sollte den Wert „180 minus Lebensalter" nicht überschreiten. Bei bekannten kardialen Problemen sind nochmals 20 Punkte abzuziehen.
  - Messung von Puls und Blutdruck in Ruhe.
  - Drei Minuten mit 25 Watt fahren, anschließend Kontrolle von Puls und Blutdruck.
  - Weitere Steigerung um 25 Watt für drei Minuten und anschließende Puls- und Blutdruckkontrolle.
  - Dieses Steigerungsschema wird weitergeführt, bis der Patient seine Belastungsgrenze erreicht hat.
  - Nun folgt eine Pause mit leichtem Herumgehen. Nach drei Minuten sollte der Puls wieder annähernd den Ausgangswert erreicht haben.
  - Die erreichte Wattzahl minus 25 Watt ist die Belastung, mit der der Patient später zweimal zehn Minuten bis zu 30 Minuten lang radfahren soll. Anfangs sind nach der Belastung Puls und Blutdruck zu kontrollieren.
  - Bei Auffälligkeiten ist der Test abzubrechen, und ein Belastungs-EKG unter ärztlicher Kontrolle ist indiziert.
- *Vegetative Schmerzen:* S. 160 f.

➤ **Untersuchung der Neurodynamik:** S. 179 ff.

➤ **Untersuchung der Gelenkbeweglichkeit:** Sie ist bei neurologischen Erkrankungen für die Beurteilung der Gelenkeinschränkung als sekundäres Impairment (S. 6 f) relevant. Drei Formen der Messung sind üblich:

- *Neutral-Null-Methode*: Sie bezieht sich auf die Messung einzelner Gelenke. Die Bewegungsausmaße werden in Gradzahlen angegeben, die Nullstellung wird mit „0" gekennzeichnet. Bei der Notation gibt es immer eine „0".

- ***Beispiele:***
  a) oberes Sprunggelenk : Plantarflexion/Dorsalextension 50/0/25.
  b) Ellenbogengelenk mit Streckdefizit: Flexion/Extension 140/10/0.
- *Abstandmessung in Zentimetern:* Bewegungsmessungen über mehrere Gelenke lassen sich in Zentimeterabständen angeben, wie beispielsweise der Abstand zwischen Daumen und Akromioklavikulargelenk, zwischen Fingerspitze und Boden oder zwischen zwei Dornfortsätzen bei einer Rumpfflexion bzw. -extension.
- Beweglichkeitsprüfungen der Wirbelsäule können mit +, ++, +++ für hypermobil und -, –, — für hypomobil angegeben werden. Diese Angaben können sich auf Wirbelsäulenabschnitte oder einzelne Segmente beziehen.
- Detailliertere Angaben s. entsprechende orthopädische/manualtherapeutische Fachliteratur.

Befundung der Bewegungsanomalien

➤ **Begriff:** Bewegungsanomalien sind durch Impairments verursachte Abweichungen des Bewegungsverhaltens. Es wird zwischen eingeschränkten, atypischen und kompensatorischen Bewegungen unterschieden (S. 7 f).

➤ **Befundziele:**
- Welche Bewegungsanomalien liegen in welchen Körperregionen vor?
- Wann treten welche Bewegungsanomalien wie stark in Erscheinung?
- Durch welche Impairments werden beobachtbare Bewegungsanomalien ausgelöst?
- Welche Bewegungsanomalien verursachen bzw. verstärken welche Impairments? Welche sind ohne Einfluß?
- Welche Bewegungsanomalien sind für bestehende Funktionsstörungen relevant?
- Welche Bewegungsanomalien sind wie beeinflußbar? Reicht eine bloße Korrektur, müssen/können die Impairments therapiert werden oder sind nur Kompensationen durch Hilfsmittel oder Kompensationsbewegungen erreichbar?

➤ **Befundung der Bewegungsanomalien:**
- *Die Beobachtung* der Bewegung reicht meistens aus.
- *Eine taktile Kontrolle* hilft bei kurzen Bewegungshebeln, wie z. B. Wirbelsäulensegmenten oder Skapula.
- Kenntnisse über den „normalen" Ablauf von Bewegungen sind hilfreich.
- Auch Kenntnisse über die provozierende und verstärkende Wirkung bestimmter Bewegungen auf Impairments.
- *Beobachtungskriterien sind* (nach FBL/Klein-Vogelbach, S. 300 ff):
  - Wahl einer geeigneten Ausgangsstellung zur Inspektion. So sollte z. B. der Therapeut für Beobachtungen von Abweichungen in der Frontalebene vis-à-vis zu dieser stehen. Zur Inspektion der Beckenregion beim Gang sollten sich die Augen in gleicher Höhe befinden.
  - Wo liegen die Unterstützungsfläche und der Körperschwerpunkt? Je kleiner die Unterstützungsfläche und je weiter der Schwerpunkt vom Zentrum der Unterstützungsfläche entfernt ist, desto labiler ist die Ausgangsstellung.

- Auf welchem Niveau bzw. um welchen Drehpunkt findet eine Bewegung statt? Erfolgt beispielsweise eine Vorwärtsbewegung des Sternums aus der LWS-Region, den Hüftgelenken und/oder den oberen Sprunggelenken?
- Welches ist die Trennebene? Diese trennt beschleunigende und bremsende Gewichte.
  Beispiel: Bei einer Wurfbewegung nach ventral machen der kontralaterale Arm und das Becken eine Bewegung nach dorsal. Im Idealfall halbiert die Trennebene die Unterstützungsfläche (S. 187 f).
- In welcher Ebene vollzieht sich eine Bewegung? Findet beispielsweise die Schwungbeinphase des Spielbeines in der Sagittalebene statt oder gibt es Abweichungen des Beines oder des Rumpfes in der Frontalebene?
- Erfolgt die Bewegung vom distalen, vom proximalen, von beiden Hebeln oder als eine Drehpunktverschiebung?

– Befundung von:
  - Transfers: S. 259 ff.
  - Armfunktionen: S. 214 ff.
  - Gangstörungen: S. 193 ff.
  - Abweichungen beim Treppensteigen: S. 253 ff.

Befundung der Funktionsstörungen

➤ **Begriff:** Disability / Funktionsstörung beschreibt Einschränkungen oder Unfähigkeiten von Bewegungen, die der zweckorientierten Handlung dienen, funktionelle Bewegungen auszuführen (S. 8 f).

➤ **Befundziele** ergeben sich aus der Beantwortung folgender Fragen:
- Welche funktionellen Handlungen kann der Patient ausführen?
- Welche Handlungen kann er nicht oder nur eingeschränkt ausführen?
- Wo liegt die Grenzlinie zwischen beiden Bereichen?
- Welche Defizite in diesen Bereichen stören den Patienten besonders?
- Welche Defizite schränken in welchem Ausmaß die Selbständigkeit ein?
- Welche Funktionsstörungen verursachen viel Pflege- und Betreuungsaufwand, z. B. notwendige Helfer beim Anziehen, beim Essen oder beim Transfer?
- Welche Ziele in diesen Bereichen sind in welchem Zeitraum realisierbar?
- Welche Impairments und welche Bewegungsanomalien verursachen welche Funktionsstörung?

➤ **Funktionen/Handlungen,** die für die Befundung bedeutsam sein können:
- *Alle für den Patienten relevanten Transfers,* wie z. B. Rückenlage – Seitlage, Seitlage - Sitz (Bettkante), Sitz - Stand, Sitz - Sitz (Rollstuhl/Auto/WC);
- *An- und Auskleiden;*
- *Körperpflege und Transfer im Sanitärbereich* (Badewanne/Dusche);
- *Essen und Trinken,* sowohl Nahrungszufuhr als auch Kauen und Schlucken;
- *Gehen und Treppensteigen;*
- *Transfer Wohnung – Straße* (Einkauf, Arbeitsplatz, soziale Außenkontakte);
- *Arbeitsplatz;*
- *Haushaltsführung und Kinderversorgung;*
- *Ausübung von Hobbys.*

Physiotherapeutische Befunderhebung in der Neurologie

➤ **Befundung:**
- *Die Befundung besteht aus* einer genauen, zielorientierten Anamnese und einer Demonstration dessen, was der Patient kann.
- *In der zeitlichen Abfolge der Befundung* sollte die funktionelle Demonstration dessen, was der Patient kann, nach der Anamnese und vor der Befundung der Impairments liegen.
- Zusammenhänge zwischen Impairments und Funktionsdefiziten lassen sich aus der Art und Weise erschließen, wie der Patient eine Funktion/Handlung durchführt.
- Konkrete Ausführungen zu einzelnen Bereichen: roter Teil.

Befundung fehlender Selbständigkeit

➤ **Begriff:** Fehlende Selbständigkeit ist ein wesentlicher Faktor einer Behinderung. Sie umschreibt die Abhängigkeit von äußerer Hilfe.

➤ **Ziel** ist es zu bestimmen, in welchem Ausmaß der Patient auf äußere Hilfe angewiesen ist.

➤ **Grundsatz:** Ist klar, was der Patient alleine kann bzw. in welchen Situationen er welche Selbständigkeit hat, kann ihm gezielte therapeutische Hilfe angeboten werden. Hierzu ist es erforderlich, die möglichen Bereiche der Alltagsaktivitäten und die Grade der Selbständigkeit zu kennen oder abzuklären.

➤ **Grade der Selbständigkeit** (Anlehnung an F.I.M. = Functional Independence Measurement):
- Eine Einteilung in „Selbständig – Unselbständig" ist zu grob und undifferenziert. Insbesondere die Abstufungen im Bereich der Unselbständigkeit sind für die Umschreibung des notwendigen Betreuungsaufwands des Patienten relevant.
- Folgende Stufen der Selbständigkeit sind möglich:
  - Patient braucht viel Hilfe.
  - Patient braucht mäßige Hilfe.
  - Patient braucht wenig Hilfe, es ist nur eine Führung der Bewegung notwendig.
  - Patient braucht keine aktive Hilfe, aber eine Überwachung oder Anleitung seiner Handlungen ist notwendig.
  - Patient ist unabhängig von Personenhilfe, benötigt aber Hilfsmittel.
  - Patient benötigt keinerlei Hilfe, jedoch mit Einschränkungen in bezug auf Tempo und hochdifferenzierte Tätigkeiten, z. B. Schreibmaschineschreiben oder Instrument spielen.

➤ **Folgende Bereiche** gilt es im Rahmen der Physiotherapie zu beurteilen:
- *Alle für den Patienten relevanten Transfers,* wie z. B. Rückenlage – Seitlage, Seitlage – Sitz (Bettkante), Sitz – Stand, Sitz – Sitz (Rollstuhl/Auto);
- *An- und Auskleiden;*
- *Körperpflege und Transfer im Sanitärbereich* (WC/Badewanne/Dusche);
- *Essen und Trinken,* sowohl Nahrungszufuhr als auch Kauen und Schlucken;
- *Gehen und Treppensteigen;*
- *Transfer Wohnung – Straße* (Einkauf, Arbeitsplatz, soziale Außenkontakte);
- *Arbeitsplatz;*
- *Haushaltsführung und Kinderversorgung.*

➤ **Befundung:** Die Befundung besteht aus einer genauen, zielorientierten Anamnese. Besser ist eine persönliche Inspektion der entsprechenden Tätigkeit. Die Befundung der Selbständigkeit und der funktionellen Defizite sind beim ersten Durchgang gleichzeitig durchführbar.

Befundung therapieexterner Faktoren

➤ **Begriff**: Alle nicht krankheitsbedingten Faktoren, die nicht dem unmittelbaren Einfluß des Therapeuten unterliegen. (S. 11 f). Hierzu gehören:
- Zur Verfügung stehende Therapieressourcen;
- Alter des Patienten;
- Kooperation im Umfeld des Patienten;
- Prämorbides Körpergefühl;
- Psychosoziale Faktoren des Patienten.

➤ **Die Befundung** erfolgt durch Eigenanamnese des Patienten oder durch Fremdanamnese bei Verwandten, Angehörigen oder dem behandelnden Arzt.

Bedeutung der Diagnose/Pathologie für die Physiotherapie

- **Aus der Diagnose ergeben sich Hinweise auf:**
  - *Den möglichen Krankheitsverlauf:* Handelt es sich um eine langsam oder schnell fortschreitende Erkrankung (z.B. chronisch-progrediente Multiple Sklerose versus Amyotrophische Lateralsklerose versus fortgeschrittener maligner Gehirntumor)?
  - *Die Krankheitsprognose:*
    - Ist mit einer, wenn auch eventuell begrenzten, so doch kontinuierlichen Remission zu rechnen, beispielsweise bei frischer, mittelschwerer Hemiplegie?
    - Die Prognose hat Einfluß auf die Zielsetzung der Therapie (Aufhalten, Erhalten oder Verbessern einer Störung), die Auswahl der Hilfsmittel und deren Adaptationsfähigkeit.
  - *Die mögliche Behandlungsintensität:* Beispielsweise muß ein Patient mit einer posttraumatischen, stabilen Paraplegie deutlich intensiver trainiert werden als mit einer entsprechenden Symptomatik bei einer Multiplen Sklerose, bei der Überanstrengungen nicht unnötig provoziert werden sollten.
  - *Mögliche Vorsichtsmaßnahmen* hinsichtlich der Belastbarkeit der passiven Strukturen. Bei Krankheiten mit begleitenden oder zugrundeliegenden Stoffwechselstörungen, wie z.B. diabetogene Polyneuropathie, ist erhöhte Vorsicht geboten.
  - *Zu erwartende klinische Muster:* Dies grenzt das notwendige Befundverfahren ein. Zeigen sich klinische Zeichen jenseits dieses Musters, ist der behandelnde Arzt zu informieren.
- **Aus der Diagnose alleine läßt sich keine Therapieplanung ableiten**. Gründe hierfür sind:
  - Welche Impairments (S. 6 f) und vor allem welche Funktionsstörungen (S. 8 f) der Patient aufweist, sind aus der Diagnose nicht zu ersehen. Die Vielfalt der möglichen Störungen und ihrer gegenseitigen Abhängigkeiten ist zu groß. Beispielsweise kann sich ein Insult im Stromgebiet der Arteria cerebri media rechts folgendermaßen gestalten:
    - Eine wenige Tage andauernde Hemiparese links mit diskreten Sensibilitätsstörungen, die völlig symptomfrei „ausheilt".
    - Das Zurückbleiben einer diskreten Hemiparese mit entsprechenden Funktionsstörungen. Der Patient ist jedoch völlig selbständig und voll ins Alltags- und Berufsleben integriert.
    - Der Patient ist sensomotorisch und neuropsychologisch schwer betroffen und in allen Belangen des täglichen Lebens betreuungs- und pflegeabhängig.
  - Für die Behandlung eines Impairments bzw. einer Funktionsstörung spielt die Diagnose eine sehr untergeordnete Rolle. So ist es beispielsweise für die Behandlung einer spastischen Parese von zweitrangiger Bedeutung, ob ihr eine Multiple Sklerose oder ein Hirninfarkt als Pathologie zugrunde liegt.
  - Viele auf Verordnungen formulierte Diagnosen/Pathologien sind entweder erste Arbeitshypothesen des Arztes oder zu allgemein gehalten (Hemiplegie oder Handfunktionsstörung).

Zerebrovaskuläre Traumen und Schädelhirntrauma

Grundlagen

- **Begriff:** Dieser Krankheitskomplex umfaßt folgende Erkrankungen:
  - *Schädelhirntraumen;*
  - *Zerebrale Insulte und Blutungen (Schlaganfall);*
  - *Zustände nach Gehirnoperationen.*
- **Epidemiologie:**
  - In Deutschland treten – überwiegend bei Männern – pro Jahr ca. 50000 schwere Schädelhirntraumen infolge von Verkehrsunfällen auf.
  - Die Prävalenz der Schlaganfälle beträgt in den Industrienationen ca. 600/100000 Einwohner.
  - Die Zahl der jährlichen Neuerkrankungen bei Schlaganfällen liegt zwischen ca. 200–350/100 000 Einwohner.
  - Hirninfarkte treten ca. sechsmal häufiger auf als vaskuläre Blutungen.
  - Der Altersgipfel für zerebrale Insulte liegt zwischen dem 70. und 80. Lebensjahr.
- **Verlauf:**
  - Nach Schlaganfall sind die Gruppen der im Akutstadium Verstorbenen, der krankheitsbedingt Berufsunfähigen und derjenigen, die ihre Tätigkeiten wieder aufnehmenden zu je einem Drittel verteilt.
  - Nach einem Schädelhirntrauma kann sich der Verlauf sehr unterschiedlich gestalten. Prognostisch ungünstig sind:
    - Langanhaltende initiale Bewußtseinsstörung;
    - Hohe intrakranielle Druckerhöhung;
    - Schlechte und/oder späte Erstversorgung am Unfallort;
    - Hohes Alter.
- **Kategorisierung der Krankheitsbilder:** Für die Darstellung dieses Krankheitskomplexes werden hier zwei Einteilungskategorien vorgestellt, innerhalb derer die Grenzen fließend sind:
  - *Stadien der Erkrankung* bzw. der Regeneration: Sie beziehen sich im wesentlichen auf zeitliche Nähe zum Ereignis und auf die Stabilität des Krankheitsbildes.
  - *Schweregrade* der Erkrankung.
- **Stadien des Krankheitsverlaufs:**
  - *Akutstadium*: Das traumatische Ereignis ist zeitlich noch nahe.
  - *Remissionsstadium*: Die vitalen Funktionen stabilisieren sich und die Symptomatik verändert sich positiv. Eine Entwicklung wird sichtbar.
  - *Spätstadium*: Der Zustand ist insgesamt stabil, es treten keine krankheitsbedingten Veränderungen ein.
- **Schweregradeinteilung**: Sie richtet sich nach dem Ausmaß der Funktionsstörungen bzw. nach der Hilfeabhängigkeit des Patienten. Das Ausmaß der neuroanatomischen Destruktion ist nicht maßgebend.
  - *Schwere zerebrale Störung:* Der Patient kann sich nicht oder kaum eigenständig bewegen und ist konstant und in einer hohen Intensität auf fremde Hilfe angewiesen.
  - *Mittelschwere zerebrale Störung:* Der Patient kann sich eigenständig bewegen, wenn auch in spastischen Mustern bzw. mit deutlichen Ausweichbewegungen. Er ist auf Hilfe angewiesen.
  - *Leichte zerebrale Störung*: Der Patient ist selbständig, weist aber noch Defizite auf und ist bezüglich seiner Funktionsdefizite deutlich verlangsamt, auf Hilfsmittel und/oder in engen Grenzen auf die Hilfe dritter angewiesen.

- **Komplikationen** können den Krankheitsverlauf wesentlich beeinflussen.
  - Im Akutstadium treten u. a. Krampfanfälle, Pneumonien, Versagen von Lunge und Niere und Thrombosen auf. Meistens kommen noch vegetative Instabilitäten hinzu.
  - *Der Remissionsverlauf* kann durch die gleichen Komplikationen, orthopädische Begleiterkrankungen bei Polytraumen, sekundäre Impairments, wie Dekubiti, Wunden und Kontrakturen, und schlechte bzw. inadäquate therapeutische Versorgung und Pflege verzögert und eingeschränkt werden.
- **Besonderheiten:**
  - *Interdisziplinäre Teamarbeit* zwischen Pflege, Ärzten, allen Therapiebereichen und den Angehörigen ist von besonderer Bedeutung. Dies gilt vor allem in den Akut- und Remissionsstadien der schweren und mittelschweren Störungen. Ein vereinzeltes, isoliertes Vor-sich-Hinarbeiten ohne gemeinsame Zielsetzung ist wenig effizient.
    - *Beispiele:*
      a) Tonusregulierung: Eine grundlegende Tonusregulierung ist bei schwerem Krankheitsverlauf nur zu erreichen, wenn sie durch entsprechende Lagerung der Pflege und andere Therapiebereiche unterstützt wird.
      b) Spasmolytika: Die Dosierung von spastikhemmenden Mitteln ist nur in Absprache mit den Therapiebereichen und der Pflege hilfreich.
      c) Wahrnehmungsstörungen: Bei Wahrnehmungsstörungen ist nur ein einheitliches Arbeiten und Handling dieser Problemen sinnvoll. Beispielsweise sollten bei einem Neglekt des Patienten ihn alle Kontaktpersonen über die betroffene Seite ansprechen.
  - *Pusher-Syndrom:* S. 42 ff.
  - *Vor der Entlassung* aus dem Krankenhaus sollte die Hilfsmittelabklärung für den Hausbereich angelaufen sein. Dies gilt vor allem für Auf- und Abgänge vor und im Haus, die Fußböden, das Schlafzimmer und Bad.
  - *Marcumar*: Bei einer medikamentösen Einstellung mit dem „Blutverdünner" Marcumar ist wegen der erhöhten Blutungsgefahr besonders sorgfältig darauf zu achten, daß sich der Patient keine Verletzungen zuzieht.

Schwere zerebrale Störungen in der Frühphase (Bettlägerigkeit) .

- ***Beachte:*** Die Reihenfolge der nachfolgend genannten Ziele, Maßnahmen und Besonderheiten hat keine Aussagekraft über ihre jeweilige Wertigkeit. Die Prioritätensetzung ergibt sich aus der klinischen Beweisführung.
- **Klinische Zeichen auf der Ebene der Impairments**:
  - *Vegetative, teilweise lebensbedrohliche Instabilität* einschließlich der Vitalfunktionen;
  - Plegien/*Paresen initial oft hypoton, dann mit zunehmender Spastik;*
  - Muskulärer Hypo- oder Hypertonus;
  - *Keine Willkürmotorik* der betroffenen Körperregionen;
  - *Eventuell unwillkürliche Bewegungen* als Zeichen einer motorischen Unruhe (Wahrnehmung) oder einer beginnenden Spastik.

- **Klinische Zeichen auf der Ebene der Funktionsstörungen:** Der Patient ist völlig von fremder Hilfe abhängig und weist massive multiple Funktionsstörungen auf:
  - *Die Kommunikation ist nicht möglich oder stark eingeschränkt.*
  - *Keine posturale Kontrolle.*
  - *Keine Funktionen in Armen und Beinen.*
- **Physiotherapeutische Ziele:**
  - Pneumonie-, Kontraktur- und Dekubitusprophylaxe;
  - Verbesserung der Wahrnehmung;
  - Anbahnung von Bewegung und posturaler Kontrolle;
  - Tonusregulierung;
  - Erhaltung der Gelenkbeweglichkeit von Wirbelsäule und Extremitäten (S. 173 ff).
- **Physiotherapeutische Maßnahmen:**
  - Lagerung (S. 276 ff);
  - Atemtherapie (S. 286 ff);
  - Mobilisation/Transfer an die Bettkante, in den Rollstuhl oder in den Stand (S. 259 ff);
  - Wahrnehmungsschulung (S. 143 ff);
  - Durchbewegen, das nicht achsengerecht und endgradig sein muß, sondern in erster Linie die Konzepte nach Bobath und Affolter/Präaffolter berücksichtigt und in Verbindung mit anderen Maßnahmen, wie z.B. Pflege, Lagerung, Transfers, und geführten Bewegungen erfolgen sollte;
  - Neurodynamische Übungen bzw. entsprechendes Durchbewegen (S. 178 ff);
  - Anbahnung von Bewegung und posturaler Kontrolle;
  - Tonusregulierung;
  - Erstes Stehtraining.
- ***Beachte:***
  - *Alle Maßnahmen greifen ineinander.*
  - *Labile Situation der Kopfgefäße:* Bei erhöhtem Hirndruck ist eine Hochlagerung des Kopfes um 30° notwendig.
  - *Labile Kreislaufsituation*, insbesondere bei Lagewechsel in die Vertikale.
  - *Rücksprache mit dem Arzt* bei erstmaliger Durchführung von Maßnahmen (z.B. Hinsetzen oder Hinstellen) und in kritischen Situationen.
  - *Rücksprache mit der Pflege* über die Tagesform.
  - *Rücksprache mit allen behandelnden Bereichen* zur Vermeidung unnötiger Belastung beispielsweise durch Doppelbefundungen.

Schwere zerebrale Störungen in der Remissionsphase (Bettlägerigkeit)

- ***Beachte:*** Die Reihenfolge der nachfolgend genannten Ziele, Maßnahmen und Besonderheiten hat keine Aussagekraft über ihre jeweilige Wertigkeit. Die Prioritätensetzung ergibt sich aus der klinischen Beweisführung (S. 1 f) des Einzelfalles.
- **Klinische Zeichen auf der Ebene der Impairments**:
  - *Paresen*, meist zunehmend spastisch;
  - *Kreislauf und andere vegetative Funktionen* stabilisieren sich;
  - *Beginnender Anstieg des Tonus und/oder der Spastik;*
  - *Wahrnehmungsstörungen* werden beobachtbar;

- *Koordinationsstörungen;*
- *Beginnende Einschränkungen der passiven Beweglichkeit* je nach Versorgung und Intensität des Krankheitsgeschehens.

➤ **Klinische Zeichen auf der Ebene der Funktionsstörungen:**
- Beginnende, meist automatisierte oder in spastischen Mustern durchgeführte Arm- und Beinaktivitäten;
- Beginnende, meist insuffiziente Versuche der posturalen Kontrolle;
- Kommunikationsfähigkeit, vor allem auch nonverbal, nimmt eventuell zu;
- Bei Transfers kann der Patient die Helfer teilweise etwas unterstützen.

➤ **Physiotherapeutische Ziele:**
- *Tonusregulation bezüglich Hypo- und Hypertonus* (S. 135 ff und 119 ff);
- *Regulation der Wahrnehmungsstörungen* (S. 143 ff);
- *Anbahnen willkürlicher, selektiver Bewegungen;*
- *Erhaltung der Gelenkbeweglichkeit* von Wirbelsäule, Thorax und Extremitäten (S. 176 f);
- *Erhaltung der Mobilität des Nervensystems* (S. 178 ff);
- *Vermeidung weiterer sekundärer Impairments;*
- *Stimulation der posturalen Kontrolle* und ihre Verbesserung (S. 189 ff) zunächst für die ersten Transfers und den Sitz;
- *Stimulierung der orofazialen Funktionen* (S. 227 ff);
- *Anbahnen und Erlernen von Transfers* (S. 259 ff);
- *Verbesserung der Ausdauerfähigkeit;*
- *Hilfsmittelversorgung* entsprechend der Funktionsdefizite und der drohenden Folgeschäden.

➤ **Physiotherapeutische Maßnahmen:**
- *Lagerung* (S. 276 ff);
- *Pneumonieprophylaxe* bzw. Verbesserung der Atemkapazität;
- *Durchbewegen des Patienten*, das nicht achsengerecht und endgradig sein muß, sondern in erster Linie die Konzepte nach Bobath und Affolter/Präaffolter berücksichtigt und in Verbindung mit anderen Maßnahmen, wie z. B. Pflege, Lagerung, Tonusregulierung, neurodynamische Übungen, Transfers, und geführten Bewegungen erfolgen sollte;
- *Erlernen erster Bewegungsfolgen*, vor allem Drehen und Transfer von der Seitlage zum Sitz;
- *Mobilisation/Transfer* an die Bettkante, in den Rollstuhl oder in den Stand (S. 259 ff);
- *Übungen zur Gleichgewichtsschulung* (S. 189 ff);
- *Fazioorale Stimulation* (S. 227 ff);
- *Wahrnehmungsschulung* (S. 143 ff);
- *Beginnendes Mobilitäts- bzw. Rollstuhltraining;*
- *Stehtraining* (S. 249 ff) *und eventuell beginnende Gangschulung* (S. 199 ff).

➤ ***Beachte:***
- Alle Maßnahmen greifen ineinander.
- Eine engmaschige Verlaufskontrolle und genaue Beobachtung des Krankheitsbildes ist notwendig, um auftretende Veränderungen sowohl zum Positiven als auch Negativen rechtzeitig festzustellen.
- Auf Ossifikationen achten (S. 174)!

Schwere zerebrale Störungen in der Spätphase (Bettlägerigkeit)

- ***Beachte:*** Die Reihenfolge der nachfolgend genannten Ziele, Maßnahmen und Besonderheiten hat keine Aussagekraft über ihre jeweilige Wertigkeit. Die Prioritätensetzung ergibt sich aus der klinischen Beweisführung (S. 1 f) des Einzelfalles.
- **Klinische Zeichen auf der Ebene der Impairments und der Funktionsstörungen**: Stabiler Zustand, d.h. keine Verbesserungen oder Verschlechterungen bezüglich Funktion, Vegetativum, Tonus und Gelenke.
- **Physiotherapeutische Ziele:**
  - Der Erhalt des funktionell Erreichten;
  - Die Vermeidung sekundärer Impairments, wie Kontrakturen, Dekubiti, zusätzliche sekundäre Spastik und der Erhalt der „Pflegbarkeit" des Patienten;
  - Angehörigenanleitung;
  - Hilfsmittelversorgung.
- **Physiotherapeutische Maßnahmen:**
  - Kontraktur-, Dekubitus- und Pneumonieprophylaxe.
  - Durchbewegen, das nicht achsengerecht und endgradig sein muß, sondern in erster Linie die Konzepte nach Bobath und Affolter/Präaffolter berücksichtigt und in Verbindung mit anderen Maßnahmen, wie z.B. Pflege, Lagerung, Tonusregulierung, neurodynamische Übungen, Stehtraining und Transfers, erfolgen sollte.
  - Angehörigenanleitung für Transfers, Lagerung und Erhaltung der Gelenkbeweglichkeit. Dies kann die Pflege langfristig erheblich erleichtern, den Patienten vor unnötigen Verletzungen (z.B. Schulterluxationen) schützen und die Gesundheit der Angehörigen (Rückenschmerzen u.ä.) fördern.
  - Bei Bedarf (rezidivierende Atemwegsinfekte) Atemtherapie.
- ***Beachte:***
  - Weitmaschige Verlaufskontrolle des gesamten Befundes;
  - Kontrolle der Angehörigentätigkeiten;
  - Reduzierung der Intensität, abhängig von der Stabilität des Zustandes (keine Verschlechterung).

Mittelschwere Störungen (Abhängigkeit von Personenhilfe)

- ***Beachte:*** Die Reihenfolge der nachfolgend genannten Ziele, Maßnahmen und Besonderheiten hat keine Aussagekraft über ihre jeweilige Wertigkeit. Die Prioritätensetzung ergibt sich aus der klinischen Beweisführung (S. 1 f) des Einzelfalles.
- **Klinische Zeichen auf der Ebene der Impairments** sind folgende, meist deutliche Störungen, die in Akut-, Remissions- und Spätphase vereinzelt oder in Kombination auftreten können:
  - *Tonusregulationsstörungen;*
  - *Paresen,* je nach Krankheitsbild und -phase unterschiedlich, jedoch meist mit spastischen Komponenten;
  - *Störungen der selektiven Muskelaktivität;*
  - *Wahrnehmungsstörungen;*
  - *Störungen der neuropsychologischen Leistungen einschließlich aller Hirnnervenfunktionen;*
  - *Koordinationsstörungen;*

- *Störungen der vegetativen Funktionen;*
- *Störungen der Kraft und Ausdauer;*
- *Gelenkbeweglichkeit und Mobilität des Nervengewebes.*

➤ **Klinische Zeichen auf der Ebene der Funktionsstörungen**, die in Akut-, Remissions- und Spätphase auftreten können:
- Störungen der posturalen Kontrolle.
- Der Patient kann bei Transfers, An- und Auskleiden und der Körperhygiene mithelfen.
- Die Fortbewegung zu Fuß bedarf trotz Gehhilfen der Unterstützung anderer. Der Rollstuhl kann über kurze Strecken und in einfachem „Gelände" selbständig bedient werden.
- Orofaziale Funktionsstörungen.
- Kommunikation und soziale Fähigkeiten sind eingeschränkt, die Kommunikationsfähigkeit über die wesentlichen Dinge des Tagesablaufes ist jedoch gegeben.

➤ **Physiotherapeutische Ziele und Maßnahmen der Frühphase** sind aufgrund der instabilen Gesamtsituation und der doch deutlichen Behinderung meist die gleichen wie bei den schwersten zerebralen Störungen (S. 35).

➤ **Physiotherapeutische Ziele der Remissionsphase:**
- Tonusregulation;
- Verbesserung der selektiven motorischen Fähigkeiten;
- Verbesserung der posturalen Kontrolle;
- Erlernen von Arm-, Bein- und Gangfunktionen;
- Fazioorale Verbesserung;
- Förderung bzw. Ausbau der funktionellen Fähigkeiten, wie z. B. Transfers, Sitzen, Stehen, Gehen, und feinmotorischen Tätigkeiten;
- Ausbau der Selbständigkeit des Patienten sowohl funktionell als auch neuropsychologisch;
- Anleitung zu Eigenübungen;
- Hilfsmittelabklärung.

➤ **Physiotherapeutische Maßnahmen der Remissionsphase:**
- *Durchbewegen*, das nicht achsengerecht und endgradig sein muß, sondern in erster Linie die Konzepte von Bobath- und Affolter/Präaffolter berücksichtigt und in Verbindung mit anderen Maßnahmen, wie z. B. Pflege, Lagerung, Tonusregulierung, neurodynamischen Übungen, Transfers, und geführten Bewegungen erfolgen sollte.
- *Tonusregulation* (S. 119 ff u. 135 ff);
- *Aktivierung der posturalen Kontrolle* (S. 189 ff);
- *Wahrnehmungsschulung* (S. 143 ff);
- *Faszilitieren funktioneller Aktivitäten und Bewegungen*;
- *Neurodynamische Mobilisation* (S. 178 ff);
- *Erhaltung der Gelenkbeweglichkeit* von Wirbelsäule, Thorax und Extremitäten (S. 176 f);
- *Transferübungen* an die Bettkante, in den Rollstuhl oder in den Stand (S. 259 ff);
- *Gehschule und Treppensteige* (S. 199 ff und 253 ff);
- *Fazioorale Stimulation* (S. 227 ff);
- *Lagerung bei Bedarf* (S. 276 ff);
- *Beginnende Anleitung zu Eigenübungen*;
- *Beginnendes Rollstuhl- und Außentraining;*
- *Beginnende sportliche und soziale Aktivitäten.*

- **Besonderheiten der Remissionsphase:**
  - *Die Behandlungsschwerpunkte können sehr häufig wechseln.* Dies liegt an einer möglichen zügigen Spontanremission und/oder am meist sehr vielschichtigen Krankheitsbild mit der Verwobenheit der Impairments untereinander.
  - *Eine exakte klinische Beweisführung* ist geboten, um die Ziele und therapeutischen Maßnahmen optimal anpassen zu können.
  - *Keine unnötige Provokation von Spastik* hervorrufen! Hat sich ein spastisches Bewegungsmuster stabilisiert, ist es deutlich aufwendiger und weniger erfolgreich, aus diesem wieder herauszukommen. Deshalb kann es auch durchaus sinnvoll sein, einen bereits gehfähigen Patienten noch nicht gehen zu lassen, weil das frühe instabile Gehen eine Spastik deutlich provoziert und manifestiert.
  - *Auf Verschlechterungen* muß geachtet werden. Sie können Zeichen eines Reinfarktes oder einer erneuten Blutung sein.
- **Physiotherapeutische Ziele und Maßnahmen der Spätphase:**
  - Tonusregulierung und Mobilisation von Gelenken und Nervensystem, wenn dies durch Eigenübungen des Patienten nicht zu leisten ist und ansonsten eine Verschlechterung durch Zunahme an sekundären Impairments und Funktionsverlusten droht bzw. eintritt.
  - Anleitung zu Eigenübungen.
  - Anleitung der Angehörigen.
  - *Endgültige Hilfsmittelversorgung.*
  - *Eine weitmaschige Kontrolle* des Befundes, der Eigenübungen und der Angehörigentätigkeiten ist sinnvoll.

Leichte Störungen (Selbständigkeit mit Funktionsdefiziten)

- ***Beachte:*** Die Reihenfolge der nachfolgend genannten Ziele, Maßnahmen und Besonderheiten hat keine Aussagekraft über ihre jeweilige Wertigkeit. Die Prioritätensetzung ergibt sich aus der klinischen Beweisführung des Einzelfalles.
- **Klinische Zeichen auf der Ebene der Impairments/Funktionsstörungen:**
  - *Sensomotorische Unsicherheit, Verlangsamung und/oder Ermüdbarkeit, die zu entsprechenden Funktionsdefiziten in allen Bereichen führen können.* Isolierte, aber meist in Kombination vorkommende Auslöser können Störungen in folgenden Bereichen sein:
    - Tonusregulation;
    - Paresen, spastisch oder hypoton;
    - Wahrnehmung;
    - Neuropsychologische Leistungen einschließlich aller Hirnnervenfunktionen;
    - Koordination;
    - Posturale Kontrolle;
    - Vegetative Funktionen;
    - Kraft und Ausdauer;
    - Orofaziale Funktionen;
    - Kommunikation und soziale Fähigkeiten.

- *Teilweise gravierende neurophysiologische Teilleistungsstörungen,* wie z.B. Konzentrations- oder Raumanalysestörungen, die im oberflächlichen Personenkontakt nicht auffallen, aber zu massiven sozialen und beruflichen Problemen führen können.
- Abhängigkeit von Hilfsmitteln oder leichter Unterstützung durch Hilfspersonen (Überwachung). In diesem Zustand kann eine berufliche Reintegration möglich sein, hängt jedoch u.a. vom jeweiligen Beruf und Ausmaß der motorischen und neuropsychologischen Defizite ab.
- Das Krankheitsbild kann:
  - Direkt in der Akutphase eintreten; dies führt meist zu einer Remission ohne wesentliche Spätfolgen.
  - Teil einer Remission einer schweren oder mittelschweren zerebralen Störung (s.o.) sein.
  - Das Endstadium eines Remissionsprozesses sein.

➤ **Physiotherapeutische Ziele:**
- Weitestgehende Reduktion der Impairments;
- Ausbau der funktionellen Fähigkeiten, vor allem der im Alltag oder Beruf relevanten Bereiche;
- Gewährleistung der während der Therapie erzielten Transfers in den Alltag;
- Hilfsmittelabklärung für die Bereiche Haus, Arbeit und Mobilität;
- Einübung und Kontrolle von Eigenübungen.

➤ **Physiotherapeutische Maßnahmen,** je nach Befund und klinischer Beweisführung:
- Tonusregulation (S. 119 ff und 135 ff);
- Wahrnehmungsschulung meist in Verbindung mit der Spastikkontrolle (S. 143 ff);
- Erhaltung der Gelenkbeweglichkeit von Wirbelsäule, Thorax und Extremitäten bei Kontrakturgefahren (S. 176 f);
- Neurodynamische Übungen (S. 178 ff);
- Ausbau der posturalen Kontrolle und ihre Stabilisation auf hohem Niveau (S. 189 ff);
- Erlernen selektiver Arm-/Hand- und Beinfunktionen;
- Feinmotorische Übungen an den Problemen des Alltags orientieren;
- Ökonomisierung funktioneller Aktivitäten und Bewegungen und Verbesserung ihrer Ausdauer und Kraft;
- Gehschule (S. 199 ff) und Rollstuhltraining, beides auch als Außentraining.
- Patientenanleitung zu:
  - Selbständiger Tonusregulation;
  - Eigenmobilisation von Gelenken, Muskeln und neurodynamischen Strukturen;
  - Verbesserung der dynamischen Rumpfstabilisation;
  - Steigerung der therapeutischen Unabhängigkeit.

➤ ***Beachte:***
- Die Anleitung zu problemspezifischen Eigenübungen und deren Kontrolle ist von grundlegender Bedeutung.
- Das Erlernen und Ausüben angepaßter „Sportarten", wie z.B. Schwimmen, Tischtennis, Kegeln, Tai Chi und Feldenkrais, hat eine hohe integrative Funktion.

Hemiparese und ihre Besonderheiten

- **Die Besonderheiten** liegen in der Unilateralität der Parese, obwohl grundsätzlich für die physiotherapeutische Behandlung einer zerebralen Hemiparese dieselben Behandlungsgrundsätze wie bei anderen zerebralen Läsionen gelten.
- **Die Trennung** zwischen gesunder und gelähmter Körperseite ist ungenau. Sie hat ihren Ursprung in der offensichtlichen Einseitigkeit der Symptomatik, berücksichtigt jedoch nicht, daß auch die „nichtplegische, gesunde Seite" meist ihre krankheitsbedingten Abweichungen von der Norm hat.
  - *Beispiele:*
    - Die nichtparetische Seite überkompensiert häufig die Defizite der paretischen Seite durch Hyperaktivität bzw. Hypertonus. Dies kann negative Auswirkungen auf die Remission haben (s. u.).
    - Die mit einer Hemiparese einhergehenden Sensibilitäts- und Wahrnehmungsstörungen oder auch neuropsychologischen Defizite können Auswirkungen auf das Bewegungsverhalten der nichtparetischen Seite haben.
- **Lateralität der Hirnhälften:** Jeder Hemisphäre werden, trotz der ganzheitlich komplexen Funktionsweise des Gehirns, einzelne neuropsychologische Stärken zugeschrieben (Tab. 2.1), deren Störung den „ganzen" Patienten betreffen.
- **„Nachteil" der „gesunden" Seite:** Der Vorteil einer nichtplegischen Seite führt insbesondere bei jüngeren Patienten zu einer recht schnellen funktionellen Eigenständigkeit besonders bei den Transfers und beim Gehen. Dies stellt für den Patienten oft einen großen Erfolg dar, ist aber aufgrund der Konsequenzen des sehr frühen Gehens ein Pyrrhussieg:
  - Die paretische Seite wird durch den ständigen Einsatz der nichtparetischen Seite vernachlässigt, wodurch ihr wichtige Impulse für ihre Entwicklungsmöglichkeiten genommen werden.
    - *Beispiele:*
      a) Eine bestehende Spastik der paretischen Seite wird fast immer verstärkt und stabilisiert.
      b) Provokation von Körperasymmetrien.
      c) Stabilisation eines unfunktionellen Körperschemas.
      d) Provokation kompensatorischer Hyperaktivitäten.
      e) Mögliche Funktionspotentiale der paretischen Seite werden durch einen verminderten Input überdeckt.

Tabelle 2.1 Dominante Hirnleistungen der rechten bzw. linken Hemisphäre

Linke Hemisphäre	Rechte Hemisphäre
Analytische Hirnleistungen	Ganzheitliches Erkennen und Denken
Erfassung und Rekonstruktion von Einzelheiten	Rekonstruktion von Gesamtzusammenhängen
Sprachverständnis und -produktion	Musikalische Gesamteindrücke
Planung von Handlungsfolgen	Räumliche Rekonstruktion

f) Dies alles behindert in starkem Maße das Erlernen physiologischer Bewegungen und stabilisiert bzw. verstärkt Bewegungsanomalien, wodurch mitunter wiederum das mögliche Rehabilitationspotential deutlich eingeschränkt wird.
g) Ohne Einsicht und Mitarbeit des Patienten ist bei der notwendigen Verhaltensänderung mehr auf die Bewegungsqualität als auf das Tempo ihrer Durchführung zu achten. Ein gegen den Patienten Arbeiten ist zwecklos.

➤ **Therapeutische Konsequenz** dieser Halbseitigkeit ist, daß die paretische Seite dominierend in das therapeutische Bemühen einbezogen wird. Hierzu gehört:
- Die überwiegende Ansprache und Kontaktaufnahme erfolgt über die paretische Seite. Ausnahmen sind das Legen von Infusionen und Zugängen.
- Die Zimmergestaltung sollte dazu führen, daß der Patient den meisten Input über seine paretische Körperseite erfährt (Abb. 2.1).
- *Die Lagerung* erfolgt überwiegend auf der paretischen Seite (S. 278 f).
- Das *Fazilitieren* der zu erlernenden Funktionen, wie z. B. Drehen, Aufsetzen, Umsetzen und Aufstehen, sollte über die paretische Seite erfolgen. Gegebenenfalls unterstützt der Therapeut die Wahrnehmung durch viel Körperkontakt.
- *Ein Bettgalgen* ist wegen der im folgenden genannten Nachteile auf jeden Fall zu vermeiden:
  - Die nichtparetische Seite wird überaktiv (s. o.).
  - Meist wird die Spastik unnötig provoziert.
  - Es werden unphysiologische Bewegungsabläufe erlernt.
  - Der Patient bleibt gelegentlich auf halber Strecke hängen.
- *Das Zurückversetzen in den Rollstuhl* kann für Patienten sinnvoll sein, die sich durch übermäßiges unphysiologisches Gehen in der Remissionsphase beispielsweise durch die Entwicklung einer massiven Spastik in ihrer motorischen Rehabilitation behindern. Voraussetzungen dafür sind:
  - Der Patient befindet sich inmitten der Remissionsphase.
  - Innerhalb einer Therapieeinheit zeigt der Patient eine deutliche Tonussenkung und die Fähigkeit, diese kurzzeitig auf das Gehen zu übertragen.
  - Die Einschränkung der Sensorik und Wahrnehmung darf nicht allzu stark ausgeprägt sein.
  - Der Patient unterstützt diese einschränkende Maßnahme.

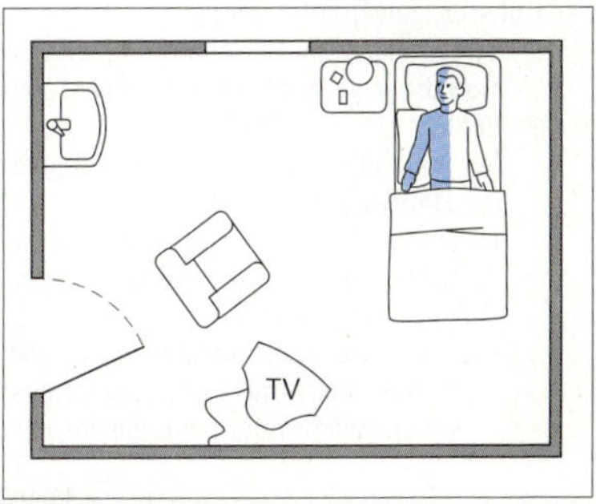

Abb. 2.1 Zimmergestaltung beim Hemiplegiepatienten.

- Der Zeitraum der Maßnahme ist fest umgrenzt, z. B. drei Wochen.
- In dieser Zeit bestehen intensive Therapiemöglichkeiten.
- Durchführung genauer Verlaufskontrollen. Zeigen sich in der ersten Woche keine Fortschritte, ist die Maßnahme abzubrechen.

Pusher-Syndrom

- **Begriff:** Das Pusher-Syndrom umschreibt einen atypischen Symptomenkomplex, der meist bei Schädigungen der rechten Hemisphäre auftritt. Typische Anzeichen sind:
  - *Der Patient drückt* in allen Ausgangsstellungen auf die plegische Seite.
  - Rechtshemiplegiker mit Pusher-Syndrom weisen entweder eine deutliche oder gar keine Aphasie auf.
  - Amimischer Gesichtsausdruck und eine leise und flache Stimme fallen auf. Beides wird häufig als mangelnde Motivation interpretiert. Leider führt diese Fehlinterpretation häufig zu der Beurteilung, die betroffenen Patienten seien nicht rehabilitationsfähig.
  - *Das Rehabilitationsziel „Gehen"* ist deutlich schwieriger zu erreichen als beim *typischen* hemiplegischen Patienten.
- **Klinische Zeichen auf der Ebene der Impairments** am Beispiel einer linksseitigen Hemiplegie:
  - Der Extensionstonus der Hemiplegieseite und des Rumpfes ist deutlich gemindert.
  - Der Extensionstonus der nichtparetischen Seite ist deutlich erhöht.
  - *Deutliche Hyperaktivität* auf der nichtbetroffenen, rechten Seite.
  - *Kopfstellreaktionen* auf Gleichgewichtsveränderungen finden kaum statt.
  - Der Kopf ist nach rechts gedreht und lateral verschoben.
  - *Dauerhafte Verkürzungen der nichtplegischen Rumpfwand.*
  - Gestörte Wahrnehmungsfähigkeit:
    - Der Patient kann nicht abwarten, d. h. er beginnt seine Aktivitäten spontan und unüberlegt.
    - Auffällige Ungeschicklichkeit beider Hände.
  - Ein *Neglekt* der rechten Seite kommt sehr häufig vor.
  - Allgemeine verbale Aufträge werden nicht richtig verstanden.
    - *Beispiel:* Anstatt „Wir gehen jetzt los", muß das Kommando lauten: „links Schritt, rechts Schritt, ..."
- **Klinische Zeichen auf der Ebene der Funktionsstörungen** am Beispiel einer linksseitigen Hemiplegie:
  - Trotz relativ guter selektiver Beweglichkeit der paretischen Extremitäten sind die jeweiligen Funktionen (Arme, posturale Kontrolle, etc.) schlecht.
  - Bei Korrektur von links drückt Patient noch mehr nach links.
  - Bei Behandlung auf der Behandlungsbank hält sich der Patient mit der rechten Hand am Rand fest.
  - *Die posturale Kontrolle* ist wegen der verminderten Reaktionsmöglichkeit des Rumpfes zur Erhaltung des Gleichgewichts stark eingeschränkt.
  - *Transfers* sind schwierig:
    - Beim Aufstehen und Stehen drückt der Patient zur Hemiplegieseite; im rechten Bein mit erhöhtem Extensionstonus, das linke Bein übernimmt kein Gewicht oder zieht gar ins Flexionsmuster.

- Beim Umsetzen in den Rollstuhl auf der betroffenen Seite drückt der Patient dorthin und weg von seinem Standbein.
- Beim Umsetzen nach rechts drückt er gegen die Bewegungsrichtung und weg vom Rollstuhl.
- Sieht der Patient eine Stütze in Reichweite, stürzt er auf diese zu.

– Beim *Gehen* ergeben sich folgende Probleme:
  - Keine Gewichtsübernahme auf das nichtparetische Bein.
  - Der Patient drückt nach links.
  - Das linke Hemiplegiebein zieht in die Adduktion.
  - In der Standbeinphase fehlt der Extensorentonus.

– *Anziehen und sonstige Alltagsaktivitäten* sind sehr schwer zu erlernen.

➤ **Behandlung des Pusher-Syndroms:** Die folgenden Lagerungsangaben beziehen sich auf einen Patienten mit linksseitiger Hemiparese.

– *Grundsätze*:
  - Es gilt, die Grundlagen der Physiotherapie zu beachten (S. 1 ff).
  - Die Behandlungserfolge einschließlich aller Alltagsaktivitäten, wie selbständiges Anziehen und Gehen, sind meist schwieriger und langwieriger.
  - ***Beachte:*** Es besteht eine erhöhte Verletzungs- und Sturzgefahr.

– *Hauptziele*:
  - Wiederherstellung des Gefühls für die eigene Körpersymmetrie.
  - Aktivierung der Extensoren des Rumpfes und des hemiparetischen Beines.
  - Die Wahrnehmungsschulung muß in jede Behandlung miteinfließen.

– *Behandlung in Rückenlage*:
  - Freihalten der Kopfbeweglichkeit durch passive oder assistive Mobilisation der HWS.
  - Tonisieren der dorsalen Becken- und Rückenmuskulatur durch Üben der Brücke.

– *Behandlung im Sitz oder im Rollstuhl*:
  - Die häufig beim Sitzen auftretende halbliegende Position ist zu vermeiden. Sie provoziert einen spastischen extensorischen Tonus in Rumpf und Beinen. Es muß gewährleistet sein, daß der Patient eine stabile aufrechte Sitzposition einnehmen kann.
  - Die *Abnahme des rechten Rollstuhlseitenteils* kann sinnvoll sein, wenn der Patient sich von dieser Seite nach links abdrückt.
  - Der Therapeut sitzt rechts neben dem Patienten. Dieser soll sich nicht anlehnen oder mit dem Oberkörper vom Therapeuten wegbewegen. Sitzt der Therapeut auf der hemiparetischen Seite, kann dies das Drücken auf diese Seite verstärken.
  - *Übungsbeispiele* zur Aktivierung der Lateralflexion nach links:
    a) Der Patient stützt sich auf den rechten Ellenbogen. Das Aufrichten zum Sitz geschieht ohne Abstützen des rechten Armes. Der Therapeut kann dies mit einer zusammenziehenden Handbewegung auf der Haut der linken lateralen Rumpfwand stimulieren. Die andere Hand kann an der linken Schulter den kaudalen Zug unterstützen.
    b) Der Patient schlägt das hemiparetische Bein über das andere, wo es eventuell vom Therapeuten gehalten wird. Nun soll der Patient die linke Beckenhälfte etwas abheben. Dies kann durch einen Klaps unter der linken Gesäßhälfte stimuliert werden.

- *Behandlung im Stand*:
  - Grundbedingung ist die Schaffung einer sicheren Behandlungssituation.
  - *Beispiele:*
    a) Rechts neben den Patienten wird eine Bank oder ein Tisch gestellt, an dem er sich leicht abstützen darf, ohne sich wegzudrücken.
    b) Zur Sicherung der Extension im Kniegelenk kann eine dorsale Schiene oder eine stabile Illustrierte im Kniekehlenbereich angewickelt werden. Die Stütze ist nach einiger Zeit abzunehmen, am besten im Stand, um dann noch einige Sequenzen ohne Hilfsmittel zu üben.
  - Übung von Gewichtsverlagerungen nach rechts und links mit aufrechtem symmetrischen Rumpf, ohne daß der Patient nach links stößt.
  - Die Rumpfaufrichtung mit einer Gewichtsverlagerung nach rechts wird durch rechtsseitige Aktivitäten fazilitiert. Hierzu kann über die rechte Seite nach einem Gegenstand gegriffen oder mit einem Luftballon gespielt werden.
  - Überkopfaktivitäten mit der rechten Seite stimulieren die Streckung der rechten Rumpfseite.
  - Zur *Gewichtsübernahme auf das rechte Bein* soll der Patient mit der linken Seite einen Ball wegtreten.
- *Behandlung der Gangstörung:*
  - Beim Gehen ist zu Anfang eine Kniestabilisation (dorsale Schiene o.ä.) hilfreich. Oft sind Therapeut und Patient in der Situation überfordert, den Rumpf aufrecht in der Mittellage zu halten und das meist hypotone Knie zu stabilisieren.
  - Die ersten Gehversuche können entlang einer Behandlungsbank gemacht werden, von der sich der Patient jedoch nicht wegdrücken darf, sie dient ausschließlich der Orientierung und dem Sicherheitsbedürfnis des Patienten.
  - Das *Treppensteigen* fällt den Pusher-Patienten häufig leichter als das Gehen in der Ebene. Nach dem Treppensteigen sollten gleich einige Schritte weitergegangen werden, um den Schreitrhythmus des Treppensteigens auf das Gehen zu übertragen.

Degenerative Erkrankungen des Gehirns und seiner Hüllen

Morbus Parkinson/Parkinson-Syndrom

- **Begriff:** Dabei handelt es sich um ein extrapyramidales, hypokinetisches-hypertones Syndrom mit der Trias Tremor, Rigor und Hypokinese (Akinese).
  - *Synonyme* sind Schüttellähmung bzw. Paralysis agitans.
  - *Parkinson-Syndrome* haben die gleichen oder ähnliche klinische Zeichen, sind aber ätiologisch vom Morbus Parkinson zu unterscheiden.
- **Epidemiologie:**
  - In Deutschland leiden ungefähr 250 000 Menschen an Morbus Parkinson.
  - Die Prävalenz wird auf 200/100 000 geschätzt. In Nordeuropa und -amerika ist sie deutlich höher als in Südeuropa, Asien und Afrika.
  - Die Krankheitsmanifestation erfolgt meist zwischen dem 50. und 60. Lebensjahr.
- **Verlauf:** Der Verlauf ist langsam fortschreitend mit z. T. heftigen Schwankungen. Die Lebenserwartung unter medikamentöser Therapie unterscheidet sich nicht wesentlich von der der Restbevölkerung.
- **Pathologie:** Eine idiopathische Erkrankung, die zum zunehmenden Untergang dopaminerger Neurone in der Substantia nigra und im Striatum führt.
- **Klinische Zeichen auf der Impairmentebene** (S. 6 f) sind die drei Hauptsymptome Akinese, Tremor und Rigor. Die Ausprägung der Symptome kann stark schwanken und hängt sehr stark vom psychischen Befinden ab.
  - *Die Akinese/Hypokinese* besteht in einer Aufhebung oder Minderung der spontanen Beweglichkeit. Der Patient kann eine intendierte Bewegung nicht starten bzw. zu Ende führen. Die Akinese ist keine Parese und auch keine Folge des Rigors. Sie ist die wesentliche Ursache für die bei Parkinson bekannten Funktionsstörungen (s. u.).
    - Akinetische Krisen sind dramatische Symptomverschlechterungen, die nach Infekten, Operationen oder Medikamentenwechsel auftreten können. In dieser über Stunden bis Tage anhaltenden völligen Bewegungsstarre besteht die Gefahr einer Exsikkose (Austrocknung) und Aspirationspneumonie.
    - Das On-/off-Phänomen läßt den Patienten akinetisch verharren. Plötzlich kann die Bewegung gestartet werden und genauso plötzlich die Bewegungsstarre wieder einsetzen.
  - *Tremor*: Der Tremor ist ein auffällig häufiges, aber nicht obligates Zeichen des Morbus Parkinson. Meist handelt es sich um einen distal betonten Ruhetremor, der bei Zielbewegungen final zunimmt. Seine Frequenz beträgt ca. fünf bis sechs Schläge pro Sekunde. Die Intensität ist schwankend und wird affektiv verstärkt. Typische Lokalisationen sind:
    - Finger (Pillendreherphänomen);
    - Hand;
    - Kopf (Ja- oder Nein-Tremor);
    - Unterkiefer;
    - Sind mehrere Regionen befallen, liegt keine Synchronität vor.

- *Der Rigor* ist ein generalisierter Hypertonus aller Muskelgruppen. Seine Kennzeichen sind:
  - Zähes, wachsartiges Verhalten beim Bewegen.
  - Das „Zahnradphänomen", ein ruckartiges stockendes Nachlassen kann sich beim passiven Durchbewegen zeigen.
  - Im Gegensatz zur Spastik ist er unabhängig von Körperstellungen und -bewegungen. Bei Krankheitsbeginn ist er halbseitig.
  - Die Verteilung ist meist gleichmäßig. Es kommt selten zu proximalen oder distalen Betonungen.
- *Hyperkinesen* sind als Folge einer medikamentösen Überdosierung möglich.
- *Vegetative Begleiterscheinungen* sind meist:
  - Salbengesicht;
  - Nächtliches Schwitzen;
  - Miktionsstörungen.
- *Psychische Störungen*, häufig als Depression.
- Steifigkeit und Gelenkeinschränkungen sind als sekundäre Impairments Folgen der Hypokinese und des Rigors und erschweren die Bewegungen zusätzlich. Betroffen sind
  - gesamter Rumpf;
  - Hals-Kopfregion;
  - Orofazialer Trakt;
  - Extremitäten.

➤ **Klinische Zeichen auf der Ebene der Funktionsstörung** (S. 8 f) sind:

- *Allgemeine Bewegungsarmut und kyphotischer Haltungsverfall;*
- *Verminderung der posturalen Kontrolle.* Da weder ausreichend schnell noch adäquat auf beschleunigende Impulse reagiert werden kann, besteht beim Stehen, Gehen, Starten und Stoppen von Bewegungen erhöhte Sturz- und Verletzungsgefahr.
- *Fehlender Armpendel*, verursacht durch den Rigor, die Hypokinese und das deutlich verringerte Gehtempo des Parkinson-Patienten, so daß die reaktive widerlagernde Bewegung der Arme gar nicht entsteht (S. 195 f; Gangstörungen).
- *Gangstörungen* mit Kleinschrittigkeit, Starthemmungen und Propulsionstendenzen.
- *Orofaziale Störungen* mit:
  - Amimie bzw. Hypomimie;
  - Dysarthrischen Sprechstörungen;
  - Sprech- und Schluckstörungen;
  - Vermehrtem Speichelfluß.
- *Feinmotorische Handfunktionsstörungen.* Hierzu zählt auch die Mikrographie, bei der die Schrift mit zunehmender Wort- und/oder Satzlänge immer kleiner wird.
- Die Transferfähigkeit ist zunehmend eingeschränkt. Dies kann gegen Krankheitsende zur Bettlägerigkeit führen.
- *Störungen der Atemfunktion* wegen der verminderten Thoraxbeweglichkeit.

Degenerative Erkrankungen des Gehirns und seiner Hüllen

➤ **Physiotherapeutische Ziele und Maßnahmen:**

- *Grundsatz:* Regelmäßiges, am besten tägliches Üben ist neben der medikamentösen Therapie eine wesentliche Voraussetzung zur Erhaltung von Koordination und Beweglichkeit.
- *Überwindung der Startschwierigkeiten und des Tempoverlusts.*
  - Durch den Einsatz eines rhythmischen Startkommandos kommt der Patient meist eher in Bewegung.
  - Die Nutzung eines Taktes hilft dem Patienten, sein Gehtempo beizubehalten. Hierbei können Klatschen oder Klopfen, einfache Zahlenreihen (1 – 2 – 3 – 4 – 1 – 2 – ...), Melodien (Märsche oder Wanderlieder) oder ähnliches hilfreich sein.
  - Dies ist mit dem Patienten einzuüben, so daß es sich durch regelmäßigen Gebrauch festsetzt. Eventuell ist der Einsatz eines Walkman zu prüfen.
- Der Rigor ist physiotherapeutisch nicht beeinflußbar.
  - Eine Tonussenkung mittels Physiotherapie ist nicht möglich.
  - Kontakturprophylaxe ist das wesentliche Behandlungsziel.
  - Die Patienten verspüren nach einer mobilisierenden Behandlung mit großen dynamischen Bewegungen oft eine Erleichterung.
- *Erhalten der Beweglichkeit* von Muskeln und Gelenken (S. 176 ff). Als Maßnahmen eignen sich:
  - Aktive/assistive fließende, große, endgradige Bewegungen mit viel Rotation, die insbesondere Hüfte und Wirbelsäule mit Kopf einbeziehen. Geeignete Übungen lassen sich den PNF- und FBL-Konzepten entnehmen.
  - Gesichtsmassagen und Mobilisation von Zunge und Kehlkopf, wobei der Einsatz eines Spiegels sinnvoll ist.
  - Gewebelösende Maßnahmen am Thorax.
  - Mobilisationstechniken, auch als Eigenübungen, aus der Manuellen Therapie.
- *Erhalten oder Verbessern der problematischen Transfers*, meist Rückenlage – Sitz und Sitz/Boden – Stand durch:
  - Üben der Transfers und deren günstigste Bewegungsabläufe (S. 259 ff);
  - Gelenkmobilisationen (s. o.);
  - Hilfestellungen, wie z. B. Hochstellen des Kopfteils beim Transfer Seitlage – Sitz oder Hochstellen des Bettes beim Aufstehen.
- *Erhalten und Verbessern der posturalen Kontrolle*, insbesondere im Stand, beim Anhalten und Starten des Gehens und bei Richtungswechsel. Entsprechende Übungen und Hilfsmittel: S. 330 ff.
- Erhalten und Verbessern der Gehfähigkeit:
  - Zu den vorbereitenden Maßnahmen (s. o.) kommen Schreitübungen über kleine Hindernisse (z. B. quergelegte Stangen) hinzu.
  - Übung kurzer Richtungswechsel.
  - Das Außentraining ist nicht zu vernachlässigen.
  - Treppensteigen.
  - Der fehlende Armpendel ist Ausdruck des verminderten Gangtempos und der verminderten Beweglichkeit von Rumpf und Schultergürtel, die den dynamischen Impuls der Gehbewegung nicht auf die Arme weiterleiten. Durch Schwungübungen mit dem Arm ist der Armpendel nicht wiederherzustellen. Der willkürliche Armpendel hilft, den Gehrhythmus aufrechtzuerhalten.

- *Erhalt und Verbessern der faziooralen Funktionen* (S. 227 ff);
- *Erhalt und Verbessern der Feinmotorik* der Hände;
- *Erhalt der funktionellen Fähigkeiten* des täglichen Lebens, wie Anziehen, Waschen, Haushaltsführung, etc.;
- *Eigenübungsprogramm* erarbeiten, kontrollieren und modifizieren. Da die Übungen täglich durchgeführt werden sollten, dürfen sie nicht monoton und langweilig sein (S. 4);
- *Beobachtung des Krankheitsverlaufs* insbesondere bei Änderung der Medikation;
- *Hilfsmittelversorgung.*

Chorea major

- **Begriff:** Eine erbliche degenerative Erkrankung mit wurmförmigen Hyperkinesen. Im weiteren Verlauf kommen Demenz und Psychosen hinzu.
  - Synonyme: Chorea Huntington, Chorea chronica progressiva.
- **Epidemiologie:**
  - Die Prävalenz liegt bei 10/1 000 000.
  - Bei 5 – 10 % der Patienten beginnt die Erkrankung vor dem 20. Lebensjahr. Der Manifestationsgipfel liegt zwischen dem vierten und fünften Lebensjahrzehnt.
- **Verlauf:** Der Krankheitsverlauf ist progredient. Die Lebenserwartung nach Krankheitsausbruch beträgt ca. 10 – 20 Jahre.
- **Pathologie:** Eine autosomal-dominante Vererbung der Krankheit führt zum Untergang des Nucleus caudatus und des Putamen im Corpus striatum.
- **Klinische Zeichen auf der Impairmentebene:**
  - Choreatische Hyperkinesen aller Körperabschnitte, bei Befall der kaudalen Hirnnerven, einschließlich des faziooralen Traktes;
  - Dysdiadochokinesen, im Spätstadium Bradydochokinesen;
  - Rigor im Spätstadium;
  - Psychische Zeichen können zeitlich vor oder nach den ersten Hyperkinesen auftreten, zu denen keine Korrelation besteht. Betroffen sind:
    - Kognitive Fähigkeiten bis hin zur Demenz;
    - Affektstörungen;
    - Manisches und/oder depressives Verhalten;
    - Aggressivität gegen sich und die Umwelt.
- **Klinische Zeichen auf der Ebene der Funktionsstörung** ergeben sich aus den deutlichen Bewegungsanomalien. Auffällig sind:
  - Dysmetrie aller Zielbewegungen mit entsprechenden Funktionsverlusten der Hände und Füße;
  - Transfer-, Stand- und Gangunsicherheit je nach Ausprägung der Störung;
  - Sprech-, Kau- und Schluckstörungen.
- **Physiotherapeutische Ziele** bestehen darin, über das Üben von Kompensationsmechanismen den Funktionsverfall weitgehend zu bremsen. Die Hyperkinesen sind physiotherapeutisch nicht beeinflußbar.
- **Physiotherapeutische Maßnahmen:**
  - *Aufzeigen von Kompensationsmöglichkeiten* analog der Ataxiebehandlung (S. 152 f);
  - *Die Hilfsmittelversorgung* erfolgt analog der Ataxiebehandlung (S. 332 f; Kompensation mit und ohne Hilfsmittel). Die kognitiven Fähigkeiten sind zu berücksichtigen.

Degenerative Erkrankungen des Gehirns und seiner Hüllen

Dementielle Erkrankungen

- **Begriff:** Sie zeigen eine fortschreitende Degeneration des Hirngewebes. Meist dominieren die fortschreitenden neuropsychologischen Störungen. Häufigste Formen sind:
  - Morbus Alzheimer;
  - Morbus Binswanger.
- **Morbus Alzheimer** ist eine fortschreitende Hirnatrophie, die meist nach dem 65. Lebensjahr auftritt.
  - *Klinisch* dominieren neuropsychologische Störungen mit Einschränkungen bzw. Verlust des Gedächtnisses, der raum-zeitlichen Orientierung sowie der Handlungs- und Gedächtnisstrukturierung. Reaktive Depressionen und Veränderungen der Persönlichkeit stellen sich zeitlich später ein.
  - *Verlauf*: Nach 5 – 20 Jahren sterben die Patienten an den Folgen der Bettlägerigkeit.
  - Physiotherapeutische Maßnahmen zielen auf die Aufrechterhaltung des Bewegungsvermögens, das mit zunehmender Bettlägerigkeit abnimmt. Hierzu zählen:
    - Hilfen beim Gehen und Transfers;
    - Anleitung der Pflegenden und Angehörigen zu rückenschonendem Verhalten bei Pflege und Transfers;
    - Aufrechterhaltung der Gelenkmobilität bei voller Bettlägerigkeit.
- **Morbus Binswanger** umschreibt eine subkortikale arteriosklerotische Enzephalopathie mit dementiellem Abbau.
  - Klinische Zeichen sind progredienter intellektueller und amnestischer Abbau, Affektlabilität und neurologische Ausfälle je nach Topologie unterschiedlich.
  - *Der Verlauf* entspricht dem Fortschreiten der jeweiligen Grunderkrankung.
  - Ziele und Maßnahmen ergeben sich aus den entstehenden neurologischen Ausfällen.

Multiple Sklerose (MS)/Encephalomyelitis disseminata

- **Begriff:** Die Multiple Sklerose ist eine chronische, entzündliche, demyelisierende Erkrankung des Zentralnervensystems.
- **Epidemiologie:**
  - Die Prävalenz beträgt 70/100000. Es ist die häufigste nicht traumatische neurologische Erkrankung in Europa und betrifft eher Frauen als Männer.
  - Die Manifestation erfolgt in 70% der Fälle zwischen dem 20. und 40. Lebensjahr.
- **Verlauf:** Es lassen sich fünf Verlaufsgruppen beschreiben, wobei die Grenzen fließend und Wechsel von einer zur anderen, meist schlechteren Gruppe möglich sind.
  - *Benigner Verlauf*: Ca. 20% der MS-Kranken sind dieser Gruppe zuzuordnen. Charakteristisch ist, daß die Behinderung geringgradig ist und sich über ca. 15 Jahre keine Verschlechterung einstellt. Beispielsweise erhält ein Drittel der Betroffenen seine Arbeitsfähigkeit über einen Zeitraum von mehr als zehn Jahren.
  - *Schubförmiger Verlauf*: Der rein schubförmige Verlauf kommt selten vor. Hierbei bilden sich die eingetretenen neurologischen Störungen meist vollständig zurück und es erfolgt ein Übergang in die schubförmig progrediente Form. Auch ein Übergang in die benigne Form ist möglich.
  - *Schubförmig progredienter Verlauf*: Hier bilden sich die eingetretenen Symptome deutlich zurück, jedoch wächst mit jedem Schub die Anzahl neurologischer Störungen. Ein Übergang zur chronisch progredienten oder malignen Form ist möglich.
  - *Chronisch progredienter Verlauf*: Die Verschlechterung des klinischen Bildes erfolgt kontinuierlich, wenn auch nicht mit gleichmäßigem Tempo. Ein Übergang zur malignen Form ist möglich.
  - *Maligne Form*: Sie führt innerhalb weniger Jahre (3–5) zu einer massiven Behinderung bzw. zum Tod.
  - *Die mittlere Lebenserwartung* beträgt >25 Jahre nach Krankheitsbeginn; viele Patienten sind noch Jahre nach Krankheitsausbruch berufstätig.
- **Pathologie:**
  - Bei der Multiplen Sklerose vollzieht sich ein herdförmiger, multipel lokalisierter Untergang der Myelinscheiden überwiegend in der weißen Substanz des Zentralnervensystems.
  - Die Entmarkung kann trotz einiger prädisponierter neuronaler Regionen überall im Gehirn und Rückenmark auftreten.
  - Charakteristisch sind multiple, zeitlich gestaffelte Schübe mit vollständiger oder partieller Rückbildung der aufgetretenen Symptomatik.
- **Klinische Zeichen auf der Ebene der Impairments** (S. 6f) sind so vielfältig wie die Lokalisation der Demyelinisierung unbestimmt ist. Es gibt keine physiotherapeutisch relevante zentralneurologische Symptomatologie, die nicht Folge einer Multiplen Sklerose sein könnte. Die verschiedensten Symptomkomplexe können in zeitlich unbestimmter Abfolge isoliert oder gleichzeitig auftreten. Häufigste Symptome auf der Impairmentebene sind:

Entzündliche Erkrankungen des Gehirns und seiner Hüllen

- *Störungen der Innervation der Augenmuskeln oder des Sehnervs* sind häufig erste Krankheitszeichen. Bei den Hirnnerven sind häufig der N. trigeminus und der N. facialis betroffen.
- *Spastische Paresen* können in jeder Intensität und Lokalisationsform auftreten. Dies reicht von diskretesten Paresen mit leichter Hyperreflexie bis zur schweren spastischen Tetraplegie.
- *Sensibilitätsstörungen*, insbesondere Parästhesien, treten sehr häufig handschuh- bzw. strumpfförmig an den Extremitäten auf.
- *Ataxiezeichen* zeigen sich bei Befall des zerebellären Systems.
- *Schmerzzustände.*
- *Psychisch* zeigt sich häufig eine subeuphorische Nivellierung, in der Spätphase der Erkrankung kommt es zur Demenz.
- Neuropsychologische Störungen können ebenfalls in allen Formen und Kombinationen vorkommen.

➤ **Klinische Zeichen auf der Ebene der Funktionsstörung (S. 8 f):**
- Entsprechend der Intensität der Impairments sind alle Funktionsstörungen möglich.
- Ausmaß und Art der Funktionsstörung sind je nach Krankheitsverlauf und -phase zu bestimmen.
- Nach Schüben zeigt sich häufig eine dramatische Verschlechterung der Funktionen, z. B. von der selbständigen hilfsmittelfreien Gehfähigkeit zur vollen Pflegeabhängigkeit.
- Häufig betroffen sind die Funktionen der:
  - Posturalen Kontrolle und damit auch die des Gehens und die
  - Blasenkontrolle.

➤ **Physiotherapeutische Ziele:** Sie ergeben sich aus der Befunderhebung, dem Schweregrad der Erkrankung und der entsprechenden Krankheitsphase. Im wesentlichen gilt das bei zerebralen Insulten und Schädelhirntraumen Beschriebene analog (S. 33 ff).

Während bzw. nach einem Schub sollte der Gesundheitszustand vor dem Schub anvisiert werden.
- Physiotherapie während des Schubes ist nicht kontraindiziert
- Ob eine physiotherapeutische Behandlung nach der Remission eines Schubes indiziert ist, hängt vom Grad der verbleibenden Funktionsstörung/Behinderung ab. Hier gelten die Maßgaben bei zerebralen Insulten und Schädelhirntraumen entsprechend (S. 33 ff).
- Bei der Umstellung und Dosierung von Medikamenten können physiotherapeutische Verlaufsbeobachtungen eine große Hilfe sein.

➤ **Physiotherapeutische Maßnahmen:**
- Die Behandlung erfolgt entsprechend der Befunderhebung und den sich daraus ergebenden Behandlungszielen. Es gelten analog die Kriterien bei zerebralen Insulten und Schädelhirntraumen.
- Wärmeanwendungen sind nicht ratsam, da sie den Entzündungsprozeß eher fördern, besonders bei Ganzkörperanwendungen.
- ***Beachte:*** Überanstrengungen, vor allem im Ausdauerbereich, sind zu vermeiden. Dies gilt auch bei Ausdauerleistungen im Alltag, wie z. B. der Bewältigung langer Strecken oder im Beruf und Haushalt, durch die ein Schub ausgelöst werden könnte. Es gilt der Grundsatz:
  - Die Übungen dürfen ermüden, aber nicht erschöpfen!

Meningitiden, Enzephalitiden und Myelitiden

- **Begriff:** Hierunter werden die durch Bakterien oder Viren hervorgerufenen entzündlichen Erkrankungen des Gehirns (Enzephalitis), des Rückenmarks (Myelitis) und der sie umspannenden Häute (Meningitis) zusammengefaßt. Die Erkrankungen treten isoliert oder in Kombination (Enzephalomyelitis, Enzephalomeningitis, Meningomyelitis oder Enzephalomeningomyelitis) auf.
- **Epidemiologie:** Die Prävalenz dieser Krankheitsbilder beträgt 15/100 000.
- **Verlauf:** Je nach Lokalisation, Art des Erregers und Intensität der Krankheit reicht das Spektrum von völliger Genesung bis zu tödlichen Verlaufsformen.
- **Klinische Zeichen:**
  - *Immer Kopfschmerzen;*
  - *Oft Rückenschmerzen;*
  - *Oft Fieber;*
  - *Oft Übelkeit und Erbrechen;*
  - *Hyperpathie/Alldynie (S. 154f);*
  - *Anfälle sind möglich;*
  - *Psychische Veränderungen;*
  - Je nach Art und Lokalisation des Infektes zeigen sich neurologische Herdsymptomatiken, die sämtliche zentralneurologische Ausfälle einschließlich der Hirnnerven und der Sensomotorik zulassen.
- **Physiotherapeutische Ziele und Maßnahmen:**
  - *In der Akutphase:*
    - Pneumonieprophylaxe durch Atemtherapie (S. 286ff) und Lagerungen (S. 276ff);
    - Thromboseprophylaxe;
    - Erhalten der passiven Beweglichkeit durch angepaßte aktive oder passive Mobilisation und entsprechende Lagerung;
    - Vermeiden von Druckstellen durch entsprechende Lagerung;
    - ***Beachte:*** Keine neurodynamischen Übungen, da diese das entzündete Gewebe zusätzlich reizen können.
  - *In der Remissions- und Spätphase* richtet sich die Physiotherapie nach den aufgetretenen Impairments und Funktionsstörungen. Die Vorgehensweise ist analog der bei den zerebrovaskulären Traumen und Schädelhirntraumen (S. 33ff).
    - Neurodynamische Übungen sind auf jeden Fall indiziert, um mögliche Adhäsionen des Nervengewebes zu vermeiden oder zu lösen.

Erkrankungen des Rückenmarks, der Cauda und der Dura

Querschnittlähmung

- **Begriff:** Eine Schädigung des Rückenmarks und/oder der im Wirbelkanal verlaufenden Nervenwurzeln mit Unterbrechung der auf- und absteigenden Bahnen führt zu einer Querschnittlähmung mit motorischen, sensiblen und vegetativen Ausfällen unterhalb der Schädigungsstelle. Das Querschnittbild wird von der Rückenmarkschädigung und nicht von einer Wirbelsäulenverletzung bestimmt. Beim Erwachsenen bestehen Höhenunterschiede zwischen dem neurologischen und dem Wirbelsäulensegment. In der Definition wird das letzte intakte Segment unter Berücksichtigung der motorischen und sensiblen Qualitäten angegeben. Das Ausmaß der Läsion hängt von der Höhe und Vollständigkeit der Schädigung im Rückenmark ab. Je nach Ausprägung unterscheidet man:
  - *Komplette Querschnittlähmung:* In diesem Fall sind die Leitungsfunktionen des Rückenmarks völlig unterbrochen, wovon Impulse vom Gehirn zur Peripherie und umgekehrt betroffen sind.
  - *Inkomplette Läsion:* Hier sind die Leitungsfunktionen noch teilweise vorhanden. Die Ausfälle werden entsprechend der Symptome einzeln erfaßt und angegeben.
  - *Tetraplegie:* Es besteht eine Läsion im zervikalen Myelon und dem ersten thorakalen Segment mit Störung aller vier Extremitäten.
  - *Paraplegie:* Hier liegt eine Störung im Rumpf und den unteren Extremitäten bei Schädigung unterhalb Th1 vor. Bei Frakturen im Bereich der Lendenwirbelsäule sind u. U. nicht mehr das Myelon, sondern der Conus medullaris und die Cauda equina betroffen.
- **Epidemiologie:** Die Inzidenz liegt bei ca. 1800 Neuerkrankungen im Jahr.
- **Verlauf:**
  - Aufgrund der vielfältigen Ursachen kann eine Querschnittlähmung angeboren sein, plötzlich eintreten oder langsam progredient verlaufen.
  - Es läßt sich keine eindeutige Prognose stellen, da z. B. bei plötzlichem Querschnitt ein rasch auftretendes Ödem einen zusätzlichen Funktionsausfall bewirkt. Eine völlige Rückbildung ist bei bestehender Schädigung des Rückenmarks selten zu erwarten.
  - Die Lebenserwartung hängt von der Ursache und dem Ausmaß der Schädigung ab.
- **Pathologie:** Mögliche Auslöser einer Querschnittlähmung:
  - *Traumen,* meist mit Verletzungen der Wirbelsäule;
  - *Infektionen und Tumoren* des Rückenmarks oder der Wirbelsäule, primär oder als Metastasen;
  - *Vaskuläre Ursachen,* wie Blutungen, Angiome, Thrombosen oder Embolien;
  - *Degenerationserscheinungen,* z. B. Diskusprolaps und Spondylosis;
  - *Idiopathische Ursachen,* wie Syringomyelie oder Multiple Sklerose;
  - *Iatrogene Ursachen,* z. B. Folgen invasiver Diagnostik, chirurgische Eingriffe oder Bestrahlung;
  - Ein angeborener Schaden kann durch *Spina bifida* mit Meningozele oder Meningomyelozele auftreten.
- **Klinische Zeichen auf der Impairmentebene:** Abhängig von der Lage, dem Ausmaß und dem Stadium (frische Verletzung oder Behinderung) der Läsion sind die Erscheinungsformen vielfältig.
  - *Motorische Ausfälle:* Die Kontinuitätsunterbrechung absteigender Leitungsbahnen im Rückenmark bewirkt distal davon Lähmungen der Muskulatur.

- Bei erhaltenen Reflexbögen unterhalb der Läsionsstelle entsteht eine spastische Lähmung mit Hyperreflexie, pathologischen Reflexen und erhöhter Muskelspannung, da die hemmenden Einflüsse unterbrochen sind.
- Eine schlaffe Lähmung tritt ein, wenn durch die Schädigung der Reflexbogen in einem seiner Anteile betroffen ist, was eine Areflexie und Atonie zur Folge hat.
- Direkt nach Traumata oder Blutungen entsteht ein spinaler Schock mit Areflexie. Erst nach Ende dieser Phase läßt sich der Lähmungstyp festlegen.

– *Sensible Ausfälle* (S. 138 f): Durch eine Unterbrechung der aufsteigenden Strukturen werden die aufgenommenen Reize nicht an die Hirnrinde weitergeleitet und damit nicht wahrgenommen.
  - Unterhalb der Läsion können alle sensiblen Qualitäten, wie Berührung, Schmerz, Temperatur, Lage- und Bewegungsempfinden betroffen sein.
  - Die Sensibilitätsstörung darf nicht unterschätzt werden. Es besteht die Gefahr des Auftretens von Druckstellen. Die psychische Belastung durch Störungen im Körperempfinden sowie Intim- und Sexualleben bleibt oft lebenslang bestehen.
  - Sensibilitätssyndrome wie Parästhesien und Dysästhesien stellen für die Patienten oft eine subjektiv sehr große Behinderungsquelle dar.

– *Koordinationsstörungen:* S. 148 ff.
– *Störungen der posturalen Kontrolle:* S. 187 ff.
– *Vegetative Störungen:* Die Rückenmarkschädigung kann gravierende Blasen-, Darm- und sexuelle Störungen auslösen. Zu Beginn der Erkrankung sind vor allem Störungen der Zirkulations- und Thermoregulation, der Atmung und des Gefäßtonus auffällig.
– *Schmerzen,* deren Ursachen nicht immer exakt zu klären sind und die häufig im Übergangsbereich zwischen intakter und gestörter Sensibilität, besonders am Rumpf, auftreten.
– *Sekundäre Impairments* (S. 6 f) und/oder Folgeerkrankungen, wie z. B.:
  - Druckstellen als Folge fehlender Sensibilität und erhöhter Druckbelastung an prädestinierten Stellen;
  - Sekundäre Gelenkfehlstellungen, z. B. Skoliosen;
  - Periartikuläre Ossifikationen;
  - Anfälligkeiten durch Beeinträchtigung der Atmung, vor allem bei Tetraplegikern;
  - Posttraumatische Syringomyelie (Veränderungen eines bis dahin stabilen Lähmungsbildes geben Hinweise);
  - Erkrankungen der ableitenden Harnwege und der Nieren.

➤ **Klinische Zeichen auf der Ebene der Funktionsstörungen:** Entsprechend der Ausfallmuster gestalten sie sich vielfältig. Die nachfolgend aufgeführten beziehen sich jeweils auf eine stabil bestehende Behinderung.
– Einseitige oder fehlende Gelenkkontrolle bis hin zum Auftreten von Kontrakturen;
– Verminderung bzw. Ausfall der ADL-Fähigkeiten bzw. Selbständigkeit;
– Gestörte Fortbewegung;
– Gestörte Armfunktion;
– Atemprobleme;
– Biomechanische Probleme bei Tetraplegikern, z. B. Steuerung der Atmung bei Schädigung des N. phrenicus und durch Ausfall der Bauchmuskulatur (Husten).

- **Physiotherapeutische Ziele und Maßnahmen:** Die Behandlung sollte in einem entsprechenden Zentrum im Team mit Ärzten, Pflegekräften, Ergotherapeuten, Psychologen, Sozialarbeitern und Physiotherapeuten erfolgen. Nur bei Berücksichtigung aller Krankheitszeichen und ihrer Auswirkungen auf körperlicher, psychologischer und sozialer Ebene gewährleisten eine erfolgreiche Rehabilitation.
  - *Die Ziele* orientieren sich am individuellen, vielfältigen Krankheitsbild und seinen Folgen, wobei die momentane Situation entscheidend ist. Gründe zur Aufnahme in stationäre Behandlung sind: frische Verletzungen, Wiederaufnahme zum Auftrainieren und Behandlung bei Komplikationen, z. B. Dekubitus.
  - *Die Erstrehabilitation* bei plötzlich eintretenden Querschnittverletzungen läßt sich in drei Phasen unterteilen:
    - Frühphase;
    - Trainingsphase;
    - Abschlußphase.
  - *In der Frühphase* dient die Liegezeit folgenden Zielen:
    - Erhaltung und Förderung der vorhandenen Muskulatur und der Vitalfunktionen;
    - Wahrnehmungsverbesserung;
    - Gelenkpflege, einschließlich Unterstützung der Innervationsebenen.
    - Bereits zu diesem Zeitpunkt müssen die zu erwartenden funktionellen Einschränkungen in das Behandlungskonzept miteinbezogen werden.
      Beispiele:
      a) Einplanung der anzustrebenden Handfunktion bei Tetraplegikern;
      b) Frühzeitiges Erlernen von Trickbewegungen, z. B. als Ersatz für eine unzureichende Trizepsfunktion.
  - *Die Trainingsphase* beginnt nach der Mobilisation aus dem Bett meist in den Rollstuhl. Sie bedeutet eine völlige Neuorientierung des weiteren Lebenswegs und eine ständige Auseinandersetzung mit der Behinderung. Entsprechend weit gefächert sind die physiotherapeutischen Ziele:
    - Maßnahmen zum Aktivieren und Trainieren der vorhandenen Muskulatur;
    - Verbesserung der Gleichgewichtsreaktionen;
    - Funktionelles Training zum Erlernen völlig neuer, für die Selbständigkeit notwendiger Bewegungsabläufe;
    - Verbesserung der Wahrnehmung;
    - Stehen bzw. Gehen wird entsprechend der Läsion passiv mit Stehhilfen oder aktiv (Laufband, Hilfsmittel) angestrebt;
    - Übung des Umgangs mit Hilfsmitteln, wie z. B. dem Rollstuhl, bis zur größtmöglichen Selbständigkeit;
    - Sportgruppen
      a) Sie nutzen Techniken zur Unterstützung physiotherapeutischer Ziele, z. B. Tischtennis zur Verbesserung des Gleichgewichts und der Reaktion.
      b) Sie dienen der Verbesserung der Teamfähigkeit des Patienten.
      c) Sie helfen beim Finden der für zu Hause geeigneten sportlichen Aktivitäten; klassische Rollstuhl-Sportarten sind beispielsweise Leichtathletik, Fahrdisziplinen, Basketball, Tischtennis, etc.
    - Diese Zeit ist geprägt durch „Hilfen geben" im Umgang mit der neuen Situation und erster Selbständigkeit.

- *In der Abschlußphase* der Erstrehabilitation werden alle Maßnahmen zur größtmöglichen Selbständigkeit genutzt.
  - Eigenständige Anpassung der erlernten funktionellen Fähigkeiten an neue Situationen;
  - Anleitung von Hilfspersonen;
  - Eigentraining.
- *Die Hilfsmittelversorgung* erfolgt je nach individueller Notwendigkeit und umfaßt:
  - Rollstuhlversorgung;
  - Alltagshilfen (Eßhilfen, Transferhilfen, Lagerungsmaterial);
  - Steh- und Gehhilfen;
  - Bei hoher Tetraplegie Hilfen zur Pneumonieprophylaxe und eventuell Beatmung.
- *Die Entlassung* erfolgt erst, wenn eine stabile Situation erreicht und alle für das weitere Leben mit der Behinderung notwendigen Anpassungen abgeschlossen sind.
- *Die ambulante Behandlung* nach der Rehabilitation richtet sich nach dem Befund. Wichtige Punkte dabei sind häufig:
  - Konditionierung und funktionelles Training stehen bei weiterer Rückbildung des Lähmungsbildes im Vordergrund.
  - Bei stabiler Situation sind Erhaltung/Verbesserung der erreichten Fähigkeiten und prophylaktische Maßnahmen wesentlich.
  - Gelenkpflege zur Kontraktur- und Druckstellenprophylaxe.
  - Vermeiden von Sekundärproblemen, wie Skoliose, einseitige Belastung z. B. im Rollstuhl, Erhalten der Kondition und vor allem der Koordination.
  - Aspekte der Wahrnehmung ebenso wie Überprüfung der eingesetzten Hilfsmittel.

Lumbale Spinalkanalstenose

➤ **Begriff:** Abnormale Verengungen des Spinalkanals.

➤ **Epidemiologie und Verlauf:**
- Meist Männer ab dem 50. Lebensjahr;
- Meist langsam progredienter Verlauf.

➤ **Pathologie:**
- *Auslöser* sind angeborene oder erworbene Verengungen des Wirbelkanal, die die Beweglichkeit der Nervenwurzeln einschränken. Zu letzteren gehören u. a. degenerative Veränderungen, Bandscheibenprotrusionen und Spondylolisthesis.
- Der Spinalkanaldurchmesser ist bei lumbaler Spinalkanalstenose in LWS-Extensionsstellung deutlich geringer als bei einer LWS-Flexion, so daß bei entsprechender pathomorphologischer Veränderung eine Umspülung der Cauda equina nicht mehr gegeben ist. Dies verursacht die angenommene Kompression der Kaudawurzeln.
- In lumbaler Extensionshaltung besteht ein physiologisch geringerer Spinalkanaldurchmesser, so daß bei entsprechender Prädisposition eine Umspülung der Cauda equina mit Liquor nicht mehr gegeben ist. Eine Ischämie der Kaudawurzeln wird angenommen.

Erkrankungen des Rückenmarks, der Cauda und der Dura

- **Klinische Zeichen auf der Impairmentebene:**
  - Häufig bilaterale Symptomatik;
  - Symptomlinderung bei flexorischer Einstellung der LWS.
  - Nach längerem Gehen und Stehen meist bilaterale, von proximal nach distal aufsteigende Parästhesien;
  - Selten monosegmentale Zeichen;
  - Neurologische Störungen, wie Kraftverlust und Reflexminderung, treten meist diffus auf;
  - Meist bilaterale, flächig diffuse Rückenschmerzen;
  - Meist deutliche LWS-Lordose, BWS-Kyphose und Flexionsstellung in den Hüftgelenken beim Stehen und Gehen.
- **Klinische Zeichen auf der Ebene der Funktionsstörungen:**
  - Verlust der Gehfähigkeit nach längerer Gehstrecke;
  - Beim Stehen treten Schmerzen auf;
  - Linderung beim Sitzen oder in flexorischer LWS-Stellung beim Stehen und Gehen.
- **Physiotherapeutische Ziele und Maßnahmen:** Sofern keine sofortige Operationsindikation zur Weitung des Spinalkanals besteht, kann der Versuch einer haltungsbedingten Kompensation unternommen werden.
  - *Ziel ist, daß der Patient durch eine verringerte Lordose der LWS* eine Körperhaltung einnimmt und beibehalten kann, in der der Spinalkanaldurchmesser größer ist.
  - *Mobilisierung der LWS in die Flexion.*
  - *Mobilisierung der BWS und der Hüftgelenke in die Extension*, damit eine Stabilisierung der LWS in vermehrt flexorischer Haltung möglich wird.
  - Neurodynamische Übungen.
  - Einübung der Beckenkippung nach dorsal zunächst im Liegen, dann im Stehen und beim Gehen.
  - Erklärung des Pathomechanismus und Einüben der Verhaltensregeln.

Amyotrophische Lateralsklerose (ALS)

- **Begriff:** Bei der ALS handelt es sich um eine rasch progrediente Degeneration des 1. und 2. Motoneurons.
- **Epidemiologie:**
  - Es besteht eine Prävalenz von 5/100 000. ALS ist die häufigste Systematrophie des Nervensystems.
  - Die Krankheitsmanifestation erfolgt meist um das 50. Lebensjahr.
  - Männer sind häufiger als Frauen betroffen. Eine familiäre Disposition ist nicht ausgeschlossen (5 %).
- **Verlauf:** Rascher Verlauf, der meist in wenigen Jahren zum Tod führt. Ohne wesentliche Hirnnervenbeteiligung kann die Lebenserwartung bis zu 15 Jahre betragen.
- **Pathologie:** Es kommt zu einem Untergang der Vorderhornzellen, des Rückenmarks, der Hirnnerven V, VII, X und XII, Teilen des ersten Motoneurons und des Gyrus praecentralis.
- **Klinische Zeichen auf der Impairmentebene:**
  - Paresen und Atrophien, initial meist an den kleinen Handmuskeln und/oder dem Schultergürtel. Je nach Lokalisation des Befalls sind sie schlaff oder spastisch. Der orofaziale Trakt ist ebenfalls betroffen.
  - *Schmerzen;*
  - *Faszikulationen;*
  - *Keine sensiblen und neuropsychologischen Störungen;*
  - *Gelenkeinschränkungen.*
- **Klinische Zeichen auf der Ebene der Funktionsstörung:**
  - *Sämtliche motorischen Funktionsbereiche*, einschließlich der Sprech-, Eß-, Schluck- und Atemfunktion sind je nach Lokalisation und Ausmaß der Degeneration in unterschiedlicher Ausprägung betroffen. Letztlich kommt es zur totalen Immobilisation.
  - *Vasomotorische Störungen*, z. B. Störungen der Schweißsekretion.
- **Physiotherapeutische Ziele und Maßnahmen:**
  - *Die Behandlungsgrundlagen der Physiotherapie sind zu beachten* (S. 1 ff);
  - *Erhalten der Gelenkmobilisation* S. 173 ff;
  - *Schmerzbehandlung* S. 154 ff;
  - *Längstmögliches Erhalten der Restfunktionen;*
  - *Atemtherapie* S. 286 ff;
  - *Eigenprogramm* einüben, kontrollieren und anpassen S. 4;
  - *Hilfsmittelversorgung.* S.321 ff.
  - ***Beachte:*** Eine Überanstrengung ist zu vermeiden. Es gilt der Grundsatz: Die Übungen dürfen ermüden, jedoch nicht erschöpfen. Dies ist auch bei Ausdauerleistungen im Alltag, z. B. bei der Bewältigung langer Strecken zu berücksichtigen.

Spinale Muskelatrophie

- **Begriff:** Unter spinaler Muskelatrophie wird eine Gruppe vererblicher Erkrankungen zusammengefaßt, bei denen es zu einer Degeneration der motorischen Vorderhornzellen und des 2. Neurons kommt. Eine Differenzierung wird nach Eintrittsalter und erster Symptomlokalisation vorgenommen (Tab. 2.2).
  - Schlaff-paretische Verlaufsformen anderer Krankheitsbilder sind streng genommen mitaufzunehmen, beispielsweise die schlaffe Phase der ALS.

Tabelle 2.2 Spinale Muskelatrophien

Typ	Eintrittsalter	Erste Lokalisation	Erbgang
Werdnig-Hoffmann	meist 1. Lj.	Beckenregion	autosomal-rezessiv
Kugelberg-Welander	2.– 10. Lj.	Beckenregion	meist autosomal-rezessiv
Duchenne-Aran	ab. 30. Lj.	Hände	ungeklärt
Vulpian-Bernhardt	40. Lj.	proximale Regionen	autosomal-rezessiv

- **Epidemiologie**: Es besteht eine Prävalenz von 2/100 000.
- **Verlauf:**
  - Der infantile Typ ist tödlich.
  - Mit zunehmendem Eintrittsalter verringert sich die Progredienz.
  - Die adulten Formen sind nicht lebensbedrohlich.
  - Die Krankheitsbilder sind – mit Ausnahmen des Typs Vulpian-Bernhardt – generalisiert und befallen die ganze Skelettmuskulatur.
- **Pathologie:** s. Begriff.
- **Klinische Zeichen auf der Impairmentebene:**
  - *Schlaffe Paresen und Atrophien;*
  - *Faszikulationen* in der Frühphase;
  - *Reflexe sind abgeschwächt,* im weiteren Verlauf erlöschen sie;
  - *Vasomotorische Störungen,* z.B. Störungen der Schweißsekretion;
  - *Keine sensiblen und neuropsychologischen Störungen; Gelenkeinschränkungen;*
  - *Muskelkontrakturen.*
- **Klinische Zeichen auf der Ebene der Funktionsstörung:** Abhängig von der jeweiligen Verlaufsform treten jeweils dominierende Störungsbilder auf:
  - *Stand- und Gangunsicherheiten;*
  - *Einschränkungen der Hand- und Armfunktion;*
  - *Zunehmender Haltungsverfall;*
  - *Zunehmender Mobilitätsverlust.*
- **Physiotherapeutische Ziele und Maßnahmen:**
  - *Erhalten der Gelenkbeweglichkeit* (S. 173 ff);
  - *Förderung der muskulären Stabilisation der hypermobilen Gelenke;*
  - *Erhalt der bedrohten Funktionen;*
  - *Erlernen von Kompensationen bei Funktionsverlust* (S. 7 f);
  - *Hilfsmittelversorgung* unter Beachtung der Progredienz und der erhaltenen intellektuellen Fähigkeiten des Patienten (S. 321 ff);
  - Eigenprogramm einüben, anpassen und kontrollieren (S. 4);
  - ***Beachte:*** Eine Überanstrengung ist zu vermeiden. Es gilt der Grundsatz: Die Übungen dürfen ermüden, jedoch nicht erschöpfen. Dies ist auch bei Ausdauerleistungen im Alltag, z.B. bei der Bewältigung langer Strecken, zu berücksichtigen.

Degenerativer Erkrankungen des Rückenmarks

Morbus Friedreich

- **Begriff:** Als häufigste Erkrankung aus dem Formenkreis der vererblichen degenerativen Ataxie zeichnet sie sich durch einen Befall der Hinterstränge, der Hinterwurzel und des Tractus spinocerebellaris aus.
- **Epidemiologie:**
  - Es besteht eine Prävalenz von 2/100 000.
- **Verlauf:**
  - Die Krankheit beginnt meist im Kindes- oder Jugendalter.
  - Bei langsamer Progredienz besteht eine Krankheitsdauer von ca. 20 Jahren.
- **Pathologie:** Die autosomal-rezessiv vererbte Krankheit führt zu einer meist lumbosakral betonten Degeneration der sensorischen Afferenzen. Betroffen sind die Hinterwurzel, der Hinterstrang, der Tractus spinocerebellaris und letztlich auch das Cerebellum. Selten mitbetroffen sind auch die motorischen Efferenzen im Vorderhorn und der Tractus corticospinalis.
- **Klinische Zeichen auf der Impairmentebene:**
  - *Lage-, Vibrations- und Bewegungsempfinden* sind gestört. Die Oberflächensensibilität ist meist nicht betroffen.
  - Hypotone Muskelschwächen;
  - *Ataxien*, einschließlich des orofazialen Traktes;
  - *Störungen des Gleichgewichtssinns;*
  - *Herabgesetzte Eigenreflexe;*
  - *Typische Hohlfußbildung;*
  - *Einschränkungen der Gelenkbeweglichkeit* bei gleichzeitigen Gelenkinstabilitäten und kompensatorischen Hypermobilitäten;
  - *Zunehmender Gelenkverschleiß.*
- **Klinische Zeichen auf der Ebene der Funktionsstörung:** Je nach Ausprägung der Krankheit können alle Handlungsbereiche betroffen sein.
  - Einschränkung der posturalen Kontrolle mit Stand- und Gangunsicherheit, zunächst unsicher und breitbasig, später unmöglich.
  - *Zunehmender kyphoskoliotischer Haltungsverfall.*
  - *Zielbewegungen der oberen Extremität* können gestört sein.
  - *Einschränkungen bei den Transfers.*
- **Physiotherapeutische Ziele und Maßnahmen:**
  - *Erhalten der Gelenkbeweglichkeit* (S. 173 ff);
  - *Förderung der muskulären Stabilisation der hypermobilen Gelenke;*
  - *Erlernen von Kompensationsmechanismen* bezüglich:
    - Sensorischer Ausfälle;
    - Ataxie (S. 151 ff);
    - Geminderter posturaler Kontrolle (S. 189 ff).
  - *Erhalt der bedrohten Funktionen;*
  - *Erlernen von Kompensationen bei Funktionsverlust* S. 7 f);
  - *Hilfsmittelversorgung* unter Beachtung der Progredienz und der erhaltenen intellektuellen Fähigkeiten des Patienten (S. 321 ff);
  - Eigenprogramm einüben, anpassen und kontrollieren (S. 4).

Allgemeines

- **Begriff:** Das Spektrum der peripheren Nervenverletzungen umfaßt Läsionen folgender Strukturen:
  - *Nervenwurzel (Radii);*
  - *Nervengeflecht (Plexi);*
  - *Isolierte Nerven;*
  - *Polyradikulitis und Polyneuritiden* als generalisierte periphere Nervenerkrankungen.
- **Ursachen** sind unter anderem:
  - *Mechanische Schädigungen* durch Druck, Zug, Schnitt oder Ausriß;
  - *Trophische Störungen,* z. B. durch Diabetes mellitus oder Alkoholabusus;
  - *Toxische Einwirkungen;*
  - *Entzündungen;*
  - *Strahlenschäden.*
- **Klinische Zeichen auf der Ebene der Impairments** (S. 6 f), die isoliert oder in Kombination auftreten und je nach Art, Ausmaß und Lokalisation der Schädigung differieren:
  - *Paresen,* die schlaff und niemals spastisch sind!
  - *Atrophien;*
  - *Reflexminderung bzw. -ausfall;*
  - *Sensibilitätsausfälle;*
  - *Trophische und vegetative Störungen* von Haut, Nägeln und Muskulatur;
  - *Schmerzsyndrome;*
  - *Keine Anzeichen einer zentralen Läsion.*
- **Unterscheidungsmerkmale zentraler und peripherer Paresen:** Tab. 2.3.

Tabelle 2.3 Unterscheidungsmerkmale zentraler und peripherer Paresen

Periphere Paresen	Zentrale Paresen
Kraftminderung im Verteilungsmuster	Kraftminderung
Muskelhypotonus	Spastischer Hypertonus der Muskeln
Erloschene, abgeschwächte oder rasch ermüdbare Eigenreflexe	Erhöhte Eigenreflexe
Keine pathologischen Reflexe	Pathologische Reflexe
Ausfall der Fremdreflexe nur, wenn der Erfolgsmuskel gelähmt ist.	Fremdreflexe, die erloschen, rasch ermüdbar oder abgeschwächt sind.

- **Klinische Zeichen auf der Ebene der Funktionsstörungen** (S. 8 f) können abhängig von der Erkrankung in allen Variationen auftreten.
- **Kompressionsschäden:** Diese Gruppe der Nervenschädigungen ist einer ursächlichen Physiotherapie am zugänglichsten.

- *Typische Druckschäden* entstehen meist an prädisponierten Stellen des Körpers. Es sind zwei Arten der Schädigung zu unterscheiden:
  - Bei direkten Druckschäden wirkt ein Druck von außerhalb auf das Nervengewebe, z. B. der Träger eines Rucksacks auf den Plexus cervicobrachialis oder ein Gips auf den Nervus peronaeus.
  - Beim Engpaßsyndrom passiert der Nerv eine anatomisch einengende Struktur. Kommen nun komprimierende Faktoren hinzu, wie z. B. ein Bandscheibenprolaps, wucherndes Narbengewebe, knöcherne Fehlstellungen oder veränderte hypertone Muskelzüge, ist schnell die Grenze zur pathologischen Druckerhöhung auf den Nerv überschritten.
- *Abgestufter Druckgradient*: In den verschiedenen Strukturen des peripheren Nervengewebes herrschen unterschiedliche Drücke, die in einer festen Relation zueinander stehen. In den nervenversorgenden Arterien ist der Druck am größten, während er in den Nervenkapillaren, im Endoneurium und in den Nervenvenen stufenweise weiter abnimmt. Auf der Nervenaußenhülle ist der Druck innerhalb dieses Gefüges am geringsten. Ist er jedoch anhaltend überhöht, wird das ganze Drucksystem gestört, was pathogene Folgen haben kann.
- *Drücke von 20–30 mm Hg* (2500–4000 Pa) können schon zu temporären Schäden führen.
- *Mögliche Folgen* von Druckläsionen:
  - Unmittelbare Nervenschädigungen bei hoher Krafteinwirkung;
  - Durchblutungsstörungen des Vasa nervorum mit nachfolgenden Störungen der Nervenfunktion;
  - Pathomorphologische Veränderungen des Nervengewebes bei länger anhaltender Druckerhöhung.

➤ **Schäden durch Zug:**
- Das Nervengewebe reagiert auf Zug- und Dehnungsbelastung einerseits mit Entfaltung und andererseits durch teilweise erhebliche Gleitbewegungen zwischen den umgebenden Strukturen (mechanical interface; s. a. S. 178 f).
- *Folgen* einer erhöhten Zugbelastung reichen von einer Druckerhöhung im Nerv und/oder einer Reduzierung der Durchblutung bis hin zum Riß des Nerven.
- *Dehnungstoleranzen* des Nervs können reduziert sein:
  - Bei vorgeschädigten Nerven (Double-Crush-Syndrom);
  - Mit zunehmender Intensität und Dauer des Zuges.
- Dehnungsschäden entstehen beispielsweise durch Schleudertraumen oder längere Fehllagerungen (Narkose, Immobilität).

➤ **Ischämische Nervenverletzungen:** Periphere Nerven weisen eine sehr hohe Durchblutungsrate auf und werden von einem vielfältig miteinander verbundenen Gefäßsystem versorgt. Somit sind sie weniger für isolierte und mehr für generalisierte Durchblutungsstörungen anfällig, wie z. B. beim Diabetes mellitus. Dies ist bei der prognostischen Beurteilung zu beachten.

➤ **Double-Crush-Syndrom:**
- *Begriff:* Es handelt sich um das Phänomen, daß zunächst subklinische Nervenirritationen für ein vergrößertes Störungspotential an einer anderen Stelle des Nervs verantwortlich sein können.
- Beispielsweise erhöhen asymptomatische Störungen im Zervikalbereich die Wahrscheinlichkeit eines Karpaltunnelsyndroms.

- Dies ist u. a. relevant für:
  - Das therapeutische Vorgehen: Beispielsweise sollte im Rahmen eines Karpaltunnelsyndroms die Irritierbarkeit der zervikalen Nervenwurzeln geprüft und bei positivem Befund mittherapiert werden, z. B. mit manueller Therapie der Halswirbelsäule und/oder Haltungsschulung.
  - Die Therapieprognose: Liegen z. B. zwei das Nervengewebe tangierende Störungen an einer Extremität vor, ist der Regenerationsprozeß wahrscheinlich langwieriger.

➤ **Regeneration:**
- Der Regenerationsprozeß hängt von folgenden, verschiedenen Parametern ab:
  - Grad der Destruktion des Axons bzw. der Markscheide;
  - Intensität und Dauer des schädigenden Reizes;
  - Allgemeine Durchblutungssituation;
  - Weitere Schädigungen des Nerven (Double-Crush-Syndrom).
- Das Regenerationstempo nach operativen Nervenrevisionen beträgt nach einer Latenz von ca. vier Wochen im distalen Teil ungefähr 3 mm pro Tag. Verlaufsbeobachtungen im Abstand von drei bis vier Wochen sind notwendig.
- Bei nichttraumatischen Druckläsionen bzw. Engpaßsyndromen sind kurzfristige Regenerationen möglich und Verlaufsbeobachtungen erforderlich.
  - Innerhalb einer Behandlungseinheit bzw. unter Anwendung einer Technik können sich Veränderungen zeigen.
  - Die Veränderungen sind ein Indiz für die Wahl des richtigen Therapieansatzes.
  - Die Veränderungen können z. B. die Schmerzintensität, die Kraftentfaltung oder die Arealgröße einer Sensibilitätsstörung betreffen.

➤ **Physiotherapeutische Ziele und Maßnahmen:**
- *Die Behandlungsgrundlagen der Physiotherapie sind zu beachten* (S. 1 ff).
- Die Ziele und Maßnahmen lassen sich in zwei Grundkategorien einteilen:
  1. Minderung bzw. Behandlung der auslösenden Faktoren;
  2. Behandlung der Folgen der Nervenläsion.

➤ **Die wichtigsten Ziele und Maßnahmen sind:**
- *Beachtung der Grundlagen der Physiotherapie*);
- *Prophylaxe* durch Haltungsschulung, fachgerechte Lagerung (S. 276 ff) und Hilfsmittelversorgung (S. 321 f);
- *Schmerzlinderung* (S. 154 ff). Hierzu gehören alle Maßnahmen, die:
  - Kompressionssyndrome therapieren;
  - Muskuläre Verspannungsschmerzen lindern;
  - Sekundäre Gelenkschmerzen beeinflussen;
  - Bei artikulärer Hypermobilität stabilisierend wirken;
  - Eine schmerzreduzierende Lagerung versuchen.
- *Beseitigung bzw. Verminderung der Kompressionssyndrome* verursachenden Faktoren. Hier sind die physiotherapeutischen Möglichkeiten, ursächlich an der Entstehung der Symptomatik zu wirken, am größten. Mögliche Maßnahmen:
  - Gelenkmobilisierende Techniken (z. B. die hubfreie Mobilisation der FBL) bzw. spezifische Mobilisation einzelner Gelenke/Segmente durch Manuelle Therapie.

- Traktionen und Entlastungen durch manuelle Traktion, Schlingentisch und das Benutzen von Gehstöcken bei kaudal des Schultergürtels gelegenen Störungen.
- Mobilisierung des Nervengewebes (S. 178 ff).
- Die Regeneration des Bindegewebes, z. B. durch die Bandscheibe fördernde Übungen. Hier sind alle Übungen geeignet, die mit wechselndem Zug und Druck oder mit hubarmen Rotationen arbeiten.
- Tonusregulierende Maßnahmen: Brügger-Therapie, Manuelle Therapie, McKenzie-Konzept, PNF, Vojta-Therapie, Schmerzlinderung, Wärmeanwendungen (Fango oder heiße Rolle) und Elektrotherapie (niederfrequente Reizströme und Hochfrequenztherapie).
- Dehnung der Muskulatur.
- Lymphdrainage (S. 302 ff).
- Entlastende Körperhaltungen, vor allem Erarbeitung einer dynamischen Rumpfstabilisation bei allen rumpfnahen Läsionen sowie das Aufzeigen und Einüben eines adäquaten Bewegungsverhaltens für den privaten Bereich und die Arbeit. Hierzu gehört u. a. auch die Auswahl geeigneter Sportarten. Zur dynamischen Rumpfstabilisation eignen sich beispielsweise PNF, Übungen der Funktionellen Bewegungslehre, therapeutisch kontrolliertes Krafttraining und die Vojta-Therapie.
- Bei Wurzelläsionen mit betont distalen Störungen kann eine Mobilisation der distalen Engpässe (z. B. Fibulakopf oder Handgelenk) sinnvoll sein (s. a. S. 62; Double-Crush-Syndrom).

– *Innervationsschulung:*
  - PNF-Pattern je nach Läsionsart und Lokalisation spezifisch ausgewählt, mit den Techniken des Restretch und Initialstretch. Paretische Muskulatur mit Kraftgraden 0 und 1 darf nicht mit einem Stretch vorgedehnt werden;
  - Vojta-Therapie (S. 316 ff);
  - Serielle Repetitionsübungen zur Aktivierung und Stabilisierung von Aktivitäten;
  - Reaktives Stimulieren der Muskelaktivitäten durch unwillkürliche Anspannung gegen die Schwerkraft (S. 135 ff).
  - Zusätzliche stimulierende Maßnahmen, wie „schnelles Eis", Tapping oder schnelle Streichungen;

– *Vermeidung von Adhäsionen*, postoperativ bzw. durch Immobilisation:
  - Nervenmobilisation;
  - Allgemeine Mobilisation, z. B. passives Bewegen, FBL oder PNF;
  - Spezifische Gelenkmobilisation (Manuelle Therapie).

– *Optimierung der Restfunktionen*:
  - Krafttraining nach Maßgabe der medizinischen Trainingslehre;
  - Koordinationstraining durch funktionelles Üben, FBL-Übungen, PNF und/oder Vojta-Therapie;
  - Übung bzw. Erarbeitung grenzwertiger, gerade noch möglicher Alltagsfunktionen;
  - Kontrakturprophylaxe der Gelenke, Muskeln und neurodynamischen Strukturen;
  - Aufzeigen und Einüben von Kompensationsmöglichkeiten durch Trickbewegungen oder Hilfsmittel.

- *Vermeidung von Spätschäden:*
  - Allgemeine oder spezifische Mobilisation der Muskeln, Gelenke und/oder neurodynamischen Strukturen;
  - Kontrakturprophylaxe der Gelenke, Muskeln und neurodynamischen Strukturen durch aktives oder passives Bewegen und fachgerechte Lagerung;
  - Aufzeigen, Einüben und Kontrollieren von Eigenübungen;
  - Pneumonieprophylaxe und Aufrechterhaltung der Mobilität des Thorax und des ihn umgebenden Gewebes;
  - Regelmäßiger Verlaufsbefund (S. 1 f).
- Ausschluß bzw. Berücksichtigung anderer Symptomkomplexe, die ähnliche Krankheitsbilder erzeugen können, wie z. B.:
  - Störungen nahe gelegener Gelenke mit entsprechender Schmerzausstrahlung durch genaue Anamnese und entsprechende ausschließende Tests;
  - Pseudoradikuläre Syndrome;
  - Psychische Überlagerungen.

Wurzelläsionen

➤ **Begriff:** Nervenwurzel, Radix oder Spinalnerv wird der zwischen Hinter- bzw. Vorderhorn und der Austrittsstelle aus dem Foramen intervertebrale liegende Abschnitt des peripheren Nerven genannt.

➤ **Epidemiologie:**
- *Die Prävalenz* der lumbalen Diskushernie beträgt 300/100 000 Einwohner, während die der zervikalen Diskushernie um ein zehnfaches niedriger ist.
- Bandscheibenvorfälle treten häufig bei starker körperlicher oder statisch monotoner beruflicher Belastung auf und haben ihren Manifestationsgipfel um das 45. Lebensjahr.

➤ **Verlauf:**
- *Remissionen* treten spontan auf. Durch Physiotherapie läßt sich dieser Vorgang beschleunigen und vertiefen.
- *Operatives Vorgehen* führt häufig zu deutlicher Besserung. Es kann jedoch zu postoperativen Rezidiven kommen, unter anderem weil sich der die Pathologie auslösende Mechanismus meist ein Segment höher oder tiefer wiederholt.

➤ **Physiologie:**
- Nach Austritt aus dem Hinterhorn vereinigt sich im Spinalkanal der motorische mit dem sensorischen Teil der Wurzel, der seinerseits ins Vorderhorn einmündet.
- Jede Wurzel setzt sich aus drei bis zehn Wurzelfäden zusammen.
- Der größte Teil der Wurzel ist von der Dura mater umgeben, die im Foramen intervertebrale mit der Arachnoidea fließend in das Epineurium, der äußersten Hülle des peripheren Nervs, übergeht.
- Die Länge der Nervenwurzeln reicht aufgrund des unterschiedlichen Längenwachstums der Wirbelsäule und des Rückenmarks von wenigen Millimetern im Zervikalbereich bis zu ca. 25 cm im Sakralbereich.
- Die Spinalganglien liegen:
  - Zervikal und thorakal im Foramen intervertebrale;
  - Lumbal an der inneren Mündung des Spinalkanals;
  - Sakral im Spinalkanal.

- Die Spinalnerven verlassen das Foramen intervertebrale bei:
  - C1 –C7 kranial des entsprechenden Wirbelkörpers;
  - C8 kaudal des 7. Halswirbels;
  - Th1 –S 5 kaudal des entsprechenden Wirbelkörpers;
  - *Beispiel:* Th4 verläßt das Foramen vertebrale, das sich aus Teilen des kranial gelegenen 4. und des kaudal gelegenen 5. Lendenwirbels bildet.
- Die Wurzel verläßt den Spinalkanal durch das Foramen intervertebrale. Dieser Austrittskanal bildet sich aus:
  - Den Randflächen der Wirbelkörper;
  - Den Gelenkfortsätzen;
  - Der Kapsel der Wirbelgelenke mit dem Ligamentum flavum;
  - Der Bandscheibe.

➤ **Pathologie:**
- Degenerationen und Dislokationen der Strukturen, die den Austrittskanal bilden, sind die wesentlichsten Auslöser für mechanische Wurzelirritationen.
- Eine Kompression des Spinalnerven schädigt den Nerv unterschiedlich durch:
  - Direkte Unterbrechung der Reizleitung;
  - Störung der Vasomotorik der Wurzel, die zur Degeneration der Wurzel führen kann.
- Ca. 30% aller im Kernspintomogramm nachweisbaren Bandscheibenvorfälle sind symptomfrei.
- *Weitere Ursachen* sind Tumoren, Abszesse und Fehlbildungen.

➤ **Klinische Zeichen auf der Ebene der Impairments:**
- *Schmerzausstrahlungen* treten scharf, brennend, tief bohrend entlang der Dermatome (S. 22 f), oft distal ausgeprägter als proximal und ohne Rückenschmerzen auf.
- *Sensibilitätsstörungen* im Dermatom; am genauesten ist die Begrenzung für das Schmerzempfinden (Algesie).
- *Paresen* entsprechend der radikulären Innervation, die jedoch nicht obligatorisch sind.
- *Reflexausfälle* entsprechend der radikulären Innervation.
- *Vegetative Störungen.*
- *Muskelatrophien* sind meist weniger auffällig als bei isolierten peripheren Nervenverletzungen und treten mit einer Latenz von ca. drei Wochen auf.

➤ **Differentialdiagnostik:**
- *Pseudoradikuläre Schmerzen*: Dabei handelt es sich um Beschwerden, die den radikulären nur ähnlich sind. Ihre Ursache liegt in einer reflektorischen, meist schmerzhaften, muskulären Dysfunktion als Folge einer artikulären Störung. Klinische Zeichen sind:
  - Schmerzempfinden im Muskel selbst.
  - Schnellere Ermüdbarkeit der schmerzhaften Muskeln bzw. -gruppen.
  - Der ermüdete Muskel neigt zu faszikulären Zuckungen, die sich zu faszikulären Kontrakturen steigern können.
  - Der ermüdete Muskel kann einen rigorartigen Tonuszustand annehmen. Beim passiven Bewegen und bei exzentrischen Aktivitäten reagiert der betroffene Muskel ähnlich wie beim Zahnradphänomen.

- *Schmerz des Discus intervertebralis*: Das äußere Drittel der Bandscheibe ist schmerzsensorisch versorgt, was zu folgenden klinischen Schmerzzeichen führen kann:
  - Mittiger, tiefer, diffuser, großflächiger und oft symmetrischer Schmerz;
  - Dieser kann auch in den Bauchraum ausstrahlen;
  - Er wird vor allem durch schnelle Bewegungen ausgelöst.
- *Wirbelgelenkschmerzen* (Facettengelenke): Hier entsprechen die klinischen Zeichen denen typisch artikulärer Schmerzen:
  - Kompressionsschmerz bei intraartikulären Störungen;
  - Distraktionsschmerz bei periartikulären Störungen;
  - Unilateraler, tiefer, dumpfer Schmerz;
  - Ausstrahlung auch in die Extremität, jedoch nicht ins Dermatom möglich. Bei der Lendenwirbelsäule bis zum Unterschenkel, aber meist proximal stärker als distal.
  - Meist tut Bewegung des betroffenen Gelenks in mäßiger Dosierung gut.
- *Duraschmerz*: Eine Reizung der Dura kann je nach Lokalisation folgende Schmerzen auslösen:
  - Bei medialer Reizung: zentraler, großer, diffuser Schmerz über mehrere Segmente;
  - Bei lateraler Reizung: Ausstrahlung des Schmerzes über die Nervenhülle bis in die Extremität möglich; er ist aber distal nie stärker als proximal.

➤ **Physiotherapeutische Ziele und Maßnahmen:**
- *Die Behandlungsgrundlagen der Physiotherapie sind zu beachten* (S. 1 ff);
- *Schmerzlinderung* (S. 154 ff);
- *Therapie der Kompressionssyndrome* (S. 63 f);
- *Innervationsschulung* (S. 133 f);
- *Vermeidung bzw. Linderung neurodynamischer Störungen* (S. 178 ff);
- *Optimierung der Restfunktionen*;
- *Ausschluß bzw. Berücksichtigung anderer Symptomenkomplexe*, die ähnliche Krankheitsbilder erzeugen können.

Plexusläsionen

➤ **Begriff:** Es handelt sich um Schädigungen des Nervengeflechts distal der Nervenwurzel und proximal der isolierten peripheren Nerven.

➤ **Einteilungen** der Plexusschäden nach topographischen Gesichtspunkten:
- *Plexus-cervicobrachialis-Schädigung*: Der Plexus cervicobrachialis umfaßt das gesamte Nervengeflecht, das aus den Nervenwurzeln C4–Th1 entsteht. Er teilt sich in drei Primär- (Truncus superior, medius und inferior) und drei Sekundärstränge (Fasciculus lateralis, medialis und posterior), die miteinander verwoben sind.
  - Bei einer Schädigung können alle Schulter-, Arm- und Handmuskeln sowie alle sensorischen Qualitäten betroffen sein. Eine genaue Zuordnung ist meist nicht möglich. Je nach Lokalisation und Ausmaß der Schädigung kann die Qualität der Ausfallerscheinungen stark differieren.

- *Obere zervikale Plexusschädigungen* (Erb-Duchenne-Lähmung): Hierunter werden die Störungen der Plexusanteile zusammengefaßt, die den Nervenwurzeln C5 und C6 entspringen.
  - Motorische Ausfälle zeigen die Oberarmabduktoren, -außenrotatoren, Skapulamuskulatur, Ellenbogenbeuger, Suppinatoren und Handgelenkextensoren.
  - Sensorische Ausfälle können an der Außenseite des Oberarmes und der Radialseite des Unterarmes bis hin zum Daumen auftreten.
- *Untere zervikale Plexusschädigungen* (Déjerine-Klumke-Lähmung): Sie umschreibt Schädigungen der Teile des Nevengeflechts, die aus den Fasern der Wurzeln C8 und Th1 stammen.
  - Motorische Ausfälle betreffen meist die kleinen Handmuskeln, selten die langen Fingerbeuger. Die Finger- und Handgelenkextensoren sind meist nicht oder deutlich weniger betroffen. Dies führt zu einer typischen Krallenstellung der Finger mit Hyperextensionsstellung in den Fingergrundgelenken, da diese von den Mm. lumbricales manus nicht stabilisiert werden.
  - Die Sensibilität ist immer mitbetroffen. Die Ausfälle zeigen sich an den Fingern IV–V, manchmal auch an II–V und der ulnaren Unterarmkante.
  - Ein Horner-Syndrom als Folge einer Läsion des Halssympathikus vor Abgang der Rami communicantes albi ist häufig zu beobachten.
- *Lumbosakrale Plexusschädigungen*: Anatomisch setzt sich dieser Plexus aus den Wurzeln L1–S3 zusammen. Die Ausfälle sind sehr unterschiedlich, je nach Lokalisation und Schädigung der jeweiligen Nervenanteile und können sensorische und motorische Qualitäten betreffen.

➤ **Epidemiologie:** Meist sind Männer um das 25. Lebensjahr durch Verkehrs- und Arbeitsunfälle bedroht.

➤ **Verlauf:** Zeigen sich drei Monate nach der Schädigung keine Reinnervationszeichen, sind solche auch nicht mehr zu erwarten. Ein frühzeitiges Einsetzen der Reinnervation ist kein Hinweis auf deren Verlauf.

➤ **Pathologie:** Auslösende Ursachen sind:
- *Traumen* sind die häufigste Ursache für Plexusstörungen der Arme.
- *Kompressionen* durch:
  - Ossifikationen nach Defektheilungen, vor allem Klavikularfrakturen;
  - Einengungen in anatomischen Engpässen durch muskulären Hypertonus und Fehlhaltung;
  - Fehlbelastung, z.B. beim Tragen von Taschen und Rucksäcken.
- *Zugschädigungen* bei Fehlhaltung und Immobilität des Nervengewebes, z.B. beim Schlafen in Rückenlage;
- *Strahlenschäden,* vor allem nach Bestrahlung der Achselregion. Die Schäden können auch nach Jahren der Symptomlosigkeit auftreten.
- Entzündliche Veränderungen.
- Tumoren sind die häufigste Ursache für Plexusstörungen der Beine.

➤ **Klinische Zeichen auf der Ebene der Impairments:**
- *Hypotone Paresen oder Plegien,* die weder einer Wurzelläsion noch einer isolierten Nervenverletzung zuzuordnen sind.
- *Reflexe* sind abgeschwächt oder fehlen.
- *Sensibilitätsstörungen.*
- *Atrophien* der betroffenen Muskelgruppen.
- *Schmerzzustände.*

➤ **Thoracic outlet syndrome** (Kompressionssyndrome des Armplexus). Unter diesem unscharfen Begriff werden drei Engpaßsyndrome der Schulter-Nacken-region zusammengefaßt.

- *Synonyme* sind u.a.: Thoracic inlet syndrome, Neurovaskuläres Passagesyndrom der Hals-Nacken-Region, brachio-cephale syndrome und viele andere.
- *Ursachen* sind meist mechanische und/oder vaskuläre Deformitäten oder Kompressionen zwischen dem Ramus ventralis des Plexus brachialis und dessen peripheren Nerven der Achselregion.
- *Betroffene Strukturen* sind das nervöse, arterielle und/oder das venöse System. Entsprechend vielschichtig kann das Beschwerdebild sein.
- Das nervöse System ist zu 80–90%, das arterielle zu ca. 15% und das venöse zu ca. 1–2% betroffen.
- *Die Befundung* umfaßt:
  - Provokationstests, die jedoch in ihrer Validität, Sensitivität und Spezifität umstritten sind. Als alleinige Befundtests sind sie nicht ausreichend.
  - Neurodynamische Tests (S. 179 ff) zur Bestimmung oder zum Ausschluß einer nervalen Beteiligung, insbesondere die Upper limb tests (ULTT) 1, 2 a und 3.
  - Zur Bestimmung einer arteriellen Beteiligung wird vor, während und nach den Tests eine Pulskontrolle durchgeführt.
  - Tests der Dehnfähigkeit der Muskulatur.
  - Ausschlußtest bezüglich der Gelenke des Schultergürtels (S. 212 f) und der Wirbelgelenke der Halswirbelsäule und Brustwirbelsäule.
- *Allgemeine physiotherapeutische Ziele* sind:
  - Primäre Schmerzlinderung;
  - Normalisierung der funktionellen Mobilität (Gelenke, Nervensystem);
  - Muskelaktivität und Atmung.
- *Die hintere Skalenuslücke* (Abb. 2.2):
  - Der Plexus brachiali und die A. subclavia verlaufen hier zwischen dem vorderen und medialen M. scalens und der 1. Rippe.

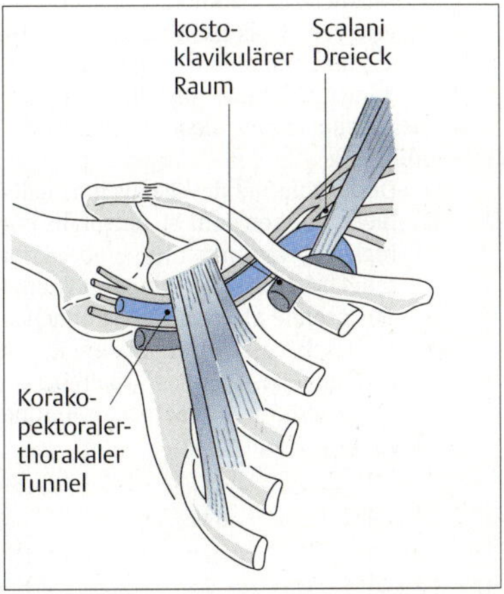

Abb. 2.2 Skalenuslücke.

- Auslösende Mechanismen sind u.a. Dehnstellungen der Mm. scaleni durch Fehlhaltung oder Zug des Schultergürtels nach kaudal.
- Hypertrophien und anatomische Anomalien der Mm. scaleni.
- Die neurologischen Ausfälle entsprechen einer unteren Plexusläsion.
- Bei Kompression der A. subclavia zeigen sich ischämische Schmerzzustände und Hautblässe.
- Provokationstest (Adson-Manöver, Abb. 2.3): Eine Dehnung der Mn. scaleni durch Drehung des Gesichts zur betroffenen Seite und gleichzeitiger Extension und Lateralflexion zur kontralateralen Seite muß die bestehenden Beschwerden reproduzieren bzw. verstärken.
- Mögliche physiotherapeutische Maßnahmen: Nervenmobilisation, Detonisierung/Dehnung der Schultermuskeln, vor allem der Mm. scaleni, Mobilisierung der 1. Rippe, Mobilisierung und Aufrichtung einer stark kyphosierten und immobilen Brustwirbelsäule und Haltungsschulung (S. 63 f).

– *Der Raum zwischen 1. Rippe und Klavikula* (Droop shoulder syndrome):
  - Der Plexus brachialis und die A. und V. subclavia verlaufen hier zwischen der Klavikula und der kaudal gelegenen 1. Rippe.
  - Auslösemechanismen sind häufig:
    a) Das Tragen von Lasten am hängenden Arm oder an Trageriemen (Umhängetaschen, Rucksack);
    b) Zustände nach Klavikularfrakturen;
    c) Bewegungseinschränkungen der 1. Rippe;
    d) Andere.
  - Die neurologischen Ausfälle entsprechen meist einer unteren Plexusläsion.
  - Venöse Stauungszeichen bzw. eine radiale Pulssenkung mit Blässe und ischämischen Schmerzen zeigen sich bei einer Kompression der V. bzw. A. subclavia.
  - Provokationstest (Abb. 2.4): Die Schulter wird bei aufrechtem Rumpf passiv über den Arm bodenwärts gezogen, wodurch der Druck der Klavikula auf die 1. Rippe erhöht wird.
  - Mögliche physiotherapeutische Maßnahmen: Mobilisierung der 1. Rippe und der Klavikula, Mobilisierung und Aufrichtung einer stark kyphosierten und immobilen Beckenwirbelsäule, Entlastungsstellungen und Kräftigung der Schultergürtelmuskulatur (S. 63 f).

– *Der Raum unter dem M. pectoralis minor* (Hyperabduktionssyndrom, Abb. 2.5):
  - Der distale Teil des Plexus brachialis und die A. und V. axillaris verlaufen hier zwischen dem M. pectoralis minor und dem Thorax. Bei einer maximalen Elevation mit Hyperabduktion kann es zu einer Kompression zwischen M. pectoralis minor und dem P. coracoideus kommen.
  - Auslösende Mechanismen können sein:
    a) Das Schlafen mit über dem Kopf abgelegtem Arm;
    b) Manuelles Überkopfarbeiten;
    c) Hypertonus des M. pectoralis und/oder
    d) Tiefe Ausatmung.

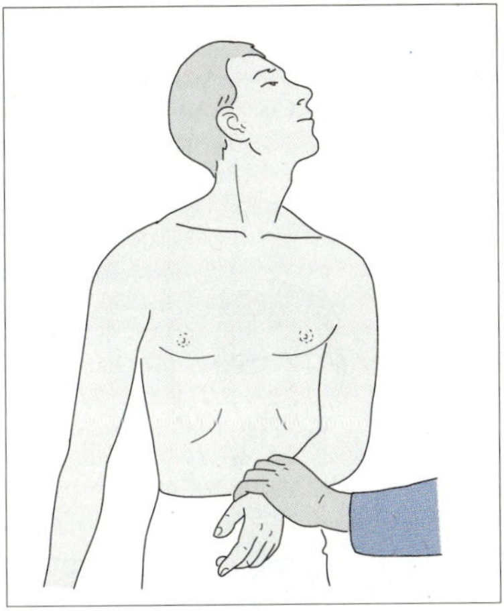

Abb. 2.3 Adson-Manöver.

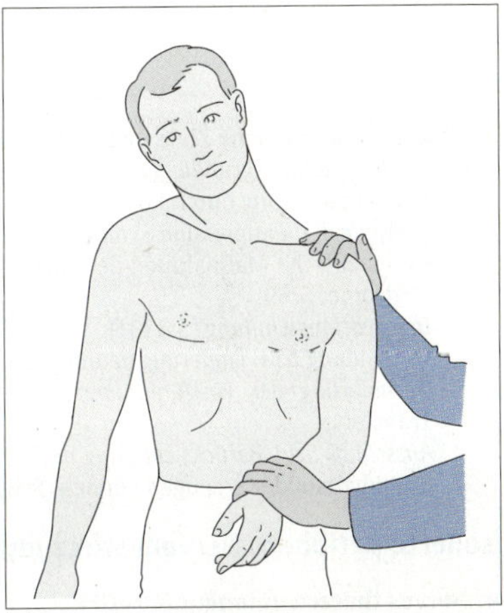

Abb. 2.4 Kostoklavikuläres Syndrom.

- Neurologische Zeichen sind Parästhesien und das mögliche Verschwinden des Radialisimpulses beim Provokationstest.
- Provokationstest (Probe nach Wright): Der zu untersuchende Arm wird passiv in die Elevation und Hyperabduktion gebracht.
- Mögliche physiotherapeutische Maßnahmen: Dehnung und/oder Entspannung des M. pectoralis minor, Mobilisation des Schultergürtels und der Rippengelenke und Mobilisierung und Aufrichtung einer stark kyphosierten und immobilen Beckenwirbelsäule.

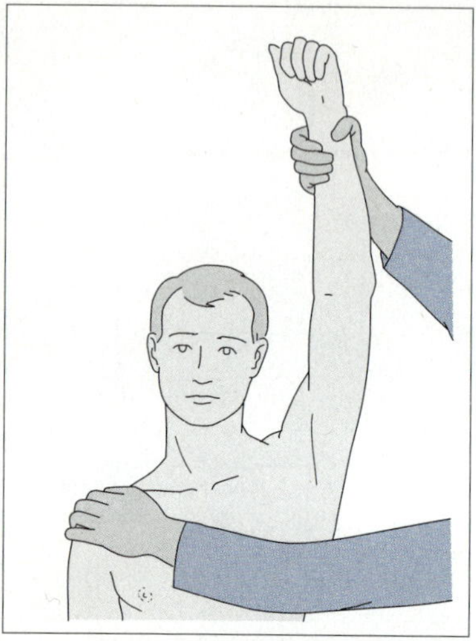

Abb. 2.5 Test des Hyperabduktionssyndroms.

- **Physiotherapeutische Ziele und Maßnahmen:**
  - *Die Behandlungsgrundlagen der Physiotherapie sind zu beachten* (S. 1 ff);
  - *Schmerzlinderung* durch Kompressionsverminderung;
  - *Therapie der Kompressionssyndrome:*
    - Spezifische Maßnahmen der einzelnen Formen des Thoracic outlet syndrome: S. 69;
  - *Innervationsschulung* (S. 133 f);
  - *Vermeidung bzw. Linderung neurodynamischer Störungen*;
  - *Optimierung der Restfunktionen* einschließlich posturaler Kontrolle und Transfers;
  - *Ausschluß bzw. Berücksichtigung anderer Symptomenkomplexe*, die ähnliche Krankheitsbilder erzeugen können (Schultergürtel, Halswirbelsäule, BWS.

Isolierte periphere Nervenverletzungen

- **Nervus thoracicus longus** (C5 – C7):
  - *Verlauf*: Nach seinem Austritt aus dem Foramen intervertebrale steigt er senkrecht zum M. serratus anterior ab. Meist durchbohrt er den M. scalenus medius.
  - *Muskuläre Innervation*: M. serratus anterior.
  - *Sensible Versorgung*: Keine.
  - *Klinisch* zeigt sich bei einer Lähmung die verminderte bzw. fehlende Skapulafixation am Thorax, vor allem beim Stütz und der Armelevation.

- *Typische Verletzungsursachen*:
  - Isolierte mechanische Druckläsionen beim Tragen von Lasten (schwere Gewichte, Rucksäcke, Abduktionsschienen);
  - Nach operativen Eingriffen in der Axilla.
- *Physiotherapeutische Ziele und Maßnahmen:*
  - Die Grundsätze für die Therapie peripherer Paresen sind zu beachten. (S. 61 ff).
  - Spezifisches Ziel ist die skapuläre Fixation am Thorax, zunächst in Ruhe und später als dynamische Stabilisation bei anhängenden Armgewichten in der Transport- und Greiffunktion oder wenn der Arm Punctum fixum und in der Stützfunktion ist, bei Bewegungen des Rumpfes.
  - *Beispiele* für spezifische therapeutische Maßnahmen, wobei die Ausgangsstellungen je nach Schweregrad zu variieren sind:
    a) Alle dynamischen oder auch statischen PNF-Pattern mit einer Skapuladepression posterior;
    b) Statische und dynamische Stützübungen auf Händen oder Unterarmen (auch einseitig);
    c) Kontrollierte Wurf- oder Prellübungen.

➤ **Nervus axillaris** (C5 – C6) (Abb. 2.6):
- *Verlauf*: Der Nerv trennt sich dorsal der A. axillaris vom N. radialis und zieht mit der A. subscapularis humeri posterior durch die viereckige laterale Achselmuskellücke, die sich aus dem M. subscapularis, teres minor, teres major und Caput longum des M. triceps brachii zusammensetzt. Hierbei passiert der Nerv das Collum chirurgicum humeri enganliegend.

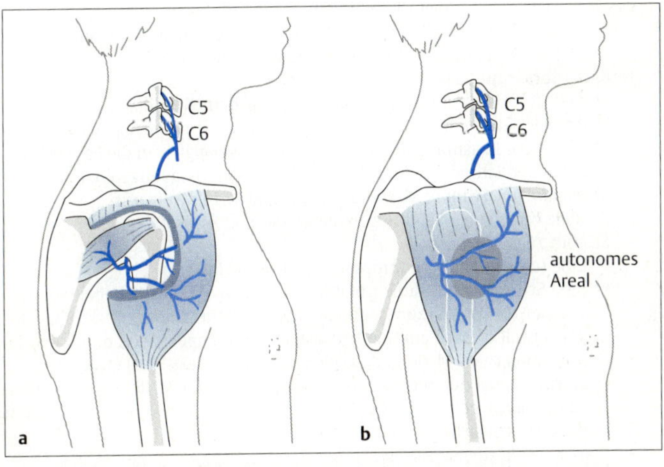

Abb. 2.6 a) Nervus axillaris – b) sensibles Versorgungsgebiet (nach Mumenthaler).

- *Muskuläre Innervation*: M. deltoideus und M. teres minor.
- *Sensible Versorgung*:
  - Schultergelenk;
  - Außenfläche des lateralen oberen Oberarmdrittels mit einem Kerngebiet von der ungefähren Größe eines Fünfmarkstücks distal des Akromions.
- *Klinisch* zeigt sich eine Abduktionsschwäche, vor allem über 30° Abduktion. Bei Atrophien dominiert das Hervortreten des Akromions und des Humeruskopfes.
- *Typische Verletzungsursachen*:
  - Humerusluxation nach ventral-kaudal;
  - Frakturen des Collum chirurgicum humeri;
  - Repositionsschäden nach einer Humerusluxation;
  - Engpaßsyndrom der lateralen Achselmuskellücke (ohne Paresen).
- *Physiotherapeutische Ziele und Maßnahmen:*
  - Die Grundsätze für die Therapie peripherer Paresen sind zu beachten: S. 61 ff.
  - Spezifisches Ziel ist die dynamische Stabilisation des Glenohumeralgelenks zunächst in Ruhe, später bei anhängenden Armgewichten in der Transport- und Greiffunktion oder wenn der Arm Punctum fixum ist, in der Stützfunktion bei Bewegungen des Rumpfes.
  - *Beispiele* für spezifische therapeutische Maßnahmen, wobei die Ausgangsstellungen je nach Schweregrad zu variieren sind:
    a) PNF-Pattern der oberen Extremitäten mit Betonung der Abduktionskomponente, vor allem in die Ellenbogenflexion;
    b) Abd-/AR-Pattern der kontralateralen oberen Extremitäten mit Betonung der Abduktion und gleichzeitigem Widerstand der betroffenen Seite gegen eine Kiste oder Wand;
    c) Stütz auf dem Ellenbogen oder der Hand als Punctum fixum mit entsprechenden Rumpfpattern als Punctum mobile.

➤ **Nervus suprascapularis** (C4 – C6) (Abb. 2.7):
- *Verlauf*: Er verläßt den Plexus brachialis vor dem N. axillaris im lateralen Halsdreieck und zieht unter dem M. trapezius und M. omohyoideus nach dorsolateral. Die Incisura scapulae durchstoßend, gelangt er in die Fossa supraspinatus und lateral um die Spina scapulae in die Fossa infraspinatus.
- *Muskuläre Innervation*: M. supraspinatus und M. infraspinatus.
- *Sensible Versorgung*: Schultergelenksbänder und -kapsel.
- *Klinisch* zeigen sich:
  - Eine schnell sichtbare Atrophie beider Muskeln.
  - Eine Schwäche der Außenrotation, die sich u. a. beim Anheben von Gewichten (Trinkglas) zum Mund mit abduziertem Oberarm zeigt. Ein völliger Ausfall dieser Funktion tritt wegen der Kompensation durch den M. teres minor und M. deltoideus pars posterior (N. axillaris) nicht auf.
  - Störungen bei der beginnenden Abduktion, bis der M. deltoideus wirken kann. Häufig gebraucht der Patient schwungvolle Trickbewegungen, um die Startschwäche zu überwinden.
- *Typische Verletzungsursachen*:
  - Traumen;
  - Engpaßsyndrom der Incisura scapulae: Bei einem Überdruck in die horizontale Adduktion kann meist ein dumpfer Schmerz über der dorsalen Schulter reproduziert werden.

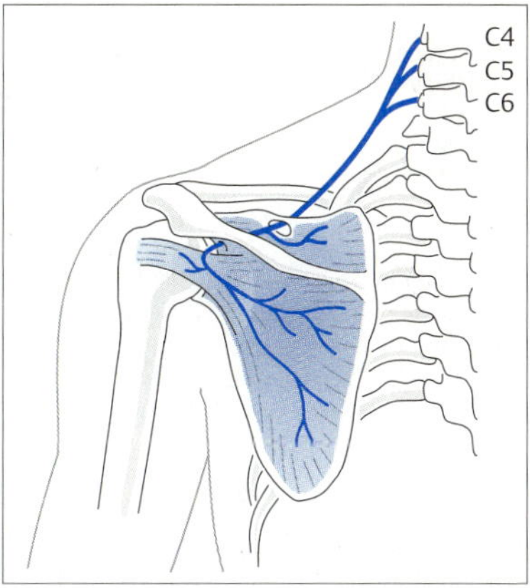

Abb. 2.7 Nervus suprascapularis mit sensiblem Versorgungsgebiet (nach Mumenthaler).

- *Physiotherapeutische Ziele und Maßnahmen:*
  - Die Grundsätze für die Therapie peripherer Paresen sind zu beachten: S. 61 ff.
  - Spezifisches Ziel ist die außenrotatorische Aktivität, zunächst in Ruhe und später als dynamische Stabilisation bei anhängenden Armgewichten in der Transport- und Greiffunktion oder wenn der Arm Punctum fixum ist, in der Stützfunktion bei Bewegungen des Rumpfes.
  - *Beispiele* für spezifische therapeutische Maßnahmen, wobei die Ausgangsstellungen je nach Schweregrad zu variieren sind.
    a) PNF-Pattern der oberen Extremitäten mit Betonung der Außenrotationskomponente;
    b) Abd-/AR-Pattern der kontralateralen oberen Extremitäten mit Betonung der Außenrotation oder Rumpfpattern mit einer Außenrotation im betroffenen Glenohumeralgelenk und gleichzeitiger Stabilisation des betroffenen Armes an einer Kiste oder Wand oder mit der Hand aufgestützt.
    c) Beide Pattern sollten für den betroffenen Arm im Bereich der ersten 30° Abduktion und mit einer Betonung der Außenrotation erfolgen.
    d) Funktionsübungen, wie z. B. Trinken, Gegenstände einseitig vor dem Körper tragen, mit gleichzeitiger Stimulierung der betroffenen Muskeln.

➤ **Nervus musculocutaneus** (C5 – C7) (Abb. 2.8):
- *Verlauf:*
  - Der N. musculocutaneus verläßt den lateralen Teil des Plexus brachialis nahe des lateralen Randes des M. pectoralis minor.
  - Nach einer Abzweigung für den M. coracobrachialis durchbohrt er den M. pectoralis minor.
  - Im weiteren distalen Verlauf gibt er seine Innervationsäste für den M. biceps brachialis und M. brachialis ab und verläuft zwischen diesen distalwärts. Jenseits des Ellenbogens läuft er als sensibler Nerv weiter.

Periphere Nervenverletzungen

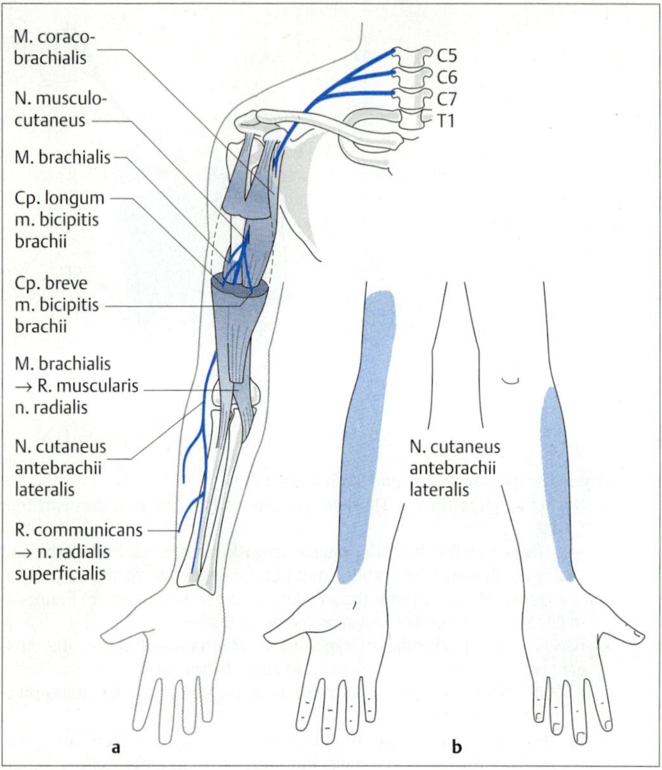

Abb. 2.8 a) Nervus musculocutaneus – b) sensibles Versorgungsgebiet (nach Mumenthaler).

- *Muskuläre Innervation*:
  - M. coracobrachialis;
  - M. biceps brachii;
  - Teile des M. brachialis.
- *Sensible Versorgung*:
  - Ellenbogengelenk;
  - Als N. cutaneus antebrachii lateralis inneviert er die radiale Seite der Unterarmhaut.
- *Klinisch* zeigen sich:
  - Ein Verlust der Kraft der Ellenbogenbeuger, die jedoch bei isolierter Läsion des N. musculocutaneus zu einem Teil durch den M. brachioradialis und M. pronator teres kompensiert werden kann.

    • Eine Suppinationsschwäche wegen des Ausfalls des M. biceps brachii.
    • Schwächung der Oberarmflexion.
- *Typische Verletzungsursache* (insgesamt eher selten):
    • Traumen, Schnitt- und Stichverletzungen;
    • Ein Engpaßsyndrom kann bei starker Belastung der Ellenbogenbeuger auftreten.
- *Physiotherapeutische Ziele und Maßnahmen:*
    • Die Grundsätze für die Therapie peripherer Paresen sind zu beachten: S. 61 ff.
    • Spezifisches Ziel ist die dynamisch-konzentrische und dynamisch-exzentrische sowie die isometrische Förderung der Beuge- und Suppinationsaktivitäten im Ellenbogengelenk, zunächst isoliert und später in der Transport- und Greiffunktion oder wenn der Unterarm Punctum fixum ist, in der Stützfunktion bei Bewegungen des am Oberarm stabilisierten Rumpfes.
    • *Beispiele* für spezifische therapeutische Maßnahmen, wobei die Ausgangsstellungen je nach Schweregrad zu variieren sind.
        a) Alle PNF-Pattern in die Ellenbogenflexion, möglich mit der Supinationskomponente bzw. bei flexorisch-suppinatorisch stabilisiertem Ellenbogengelenk.
        b) Übungen am Seilzug mit angepaßten Gewichten in den unter a) genannten Pattern.
        c) Aufgestützter Unterarm als Punctum fixum und entsprechende Rumpf- und Oberarmpattern in die Ellenbogenflexion, z. B. beim Drehen aus der Rückenlage über die Seitlage in den Ellenbogenstütz.

➤ **Nervus radialis** (C5 – TH1) (Abb. 2.9):
- *Verlauf*:
    • Nach der Abzweigung des N. axillaris ist der N. radialis die alleinige Fortführung des hinteren Strangs (Funiculus posterior) des Plexus brachialis.
    • In der Achselhöhle tritt er durch ein Dreieck, das aus den Köpfen des mittleren und langen Kopfes des M. triceps brachii gebildet wird, in den Sulcus nervi radialis, welcher sich aus diesen beiden Muskelköpfen herausbildet.
    • Noch vor dem Septum intermusculare haben Äste des N. radialis den M. triceps brachii und M. anconaeus vollständig innerviert.
    • Im mittleren Drittel des Oberarmes verläuft der Nerv spiralig an der dorsalen Oberarmseite bis zum Septum intermusculare.
    • Von dort bis zur Fossa cubiti liegt er auf der ventralen Oberarmseite zwischen den Muskelbäuchen der M. brachialis und M. brachioradialis. Äste zum M. brachioradialis und den radialen Handgelenksstreckern zweigen noch vor der Ellenbogenbeuge ab.
    • Proximal des Caput radialis teilt sich N. radialis in seine Endäste, den motorischen Ramus profundus und den sensiblen Ramus superficialis.
    • Der R. superficialis verläuft in gerader Linie an der ventralen Seite des M. brachioradialis, bis er im letzten Drittel unter dessen Sehne hindurch bis zum Handrücken zieht, um sich in die Finger zu erstrecken.
    • Der R. profundus zieht aus der Fossa cubiti nach dorsal spiralig um den Radius. Hier durchquert er den M. supinator in einer Loge, deren Anfang und Ende sehnig umrandet sind.
    • Im weiteren Verlauf bis zum Handgelenk werden sukzessive alle weiteren Hand- und Fingerextensoren innerviert.

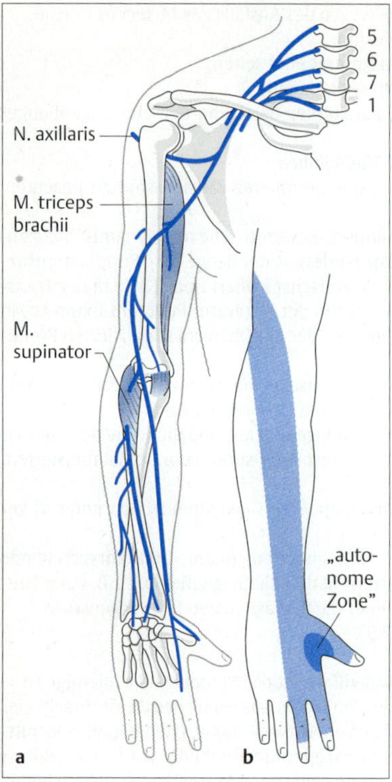

Abb. 2.9 a) Nervus radialis b) sensibles Versorgungsgebiet (nach Mumenthaler).

- *Muskuläre Innervation*:
  - M. triceps brachii und M. anconeus;
  - M. brachialis und M. brachioradialis;
  - Handgelenk- und Fingerextensoren I–V;
  - M. supinator;
  - M. abductor longus.
- *Sensible Versorgung*:
  - Ellenbogengelenke, distales Radioulnargelenk und Handgelenk;
  - Haut des distalen äußeren Oberarms, der radialen Unterarmregion und des Handrückens der Finger I–III.
- *Klinisch* zeigen sich:
  - Läsionen in der Axillarregion führen zu einer Lähmung des M. triceps.
  - Schädigungen in Höhe des Oberarmes (häufigste Parese) führen zur Schwächung der Ellenbogenflexoren und der typischen Fallhand.

- Bei Läsionen am Unterarm ist meist die Funktion des M. brachialis, M. brachioradialis und M. extensor carpi ulnaris longus et brevis erhalten. Dies führt zu einer radial betonten Fallhand und einer Radialdeviation.

– *Typische Verletzungsursachen*:
  - Im Bereich der Axilla kann der Gebrauch von Achselstützen eine Ursache sein.
  - Humerusschaftfrakturen und Läsionen durch Druck auf den dorsalen Oberarm (Parkbanklähmung).
  - Supinatorsyndrom: An der Durchtrittsstelle des M. supinator ist der Nerv durch seine starke Fixierung leicht pathogenen Reizen (Zug und Druck) ausgesetzt. Auslösende Faktoren können habituell oder eine mechanische Überbeanspruchung sein.

– *Physiotherapeutische Ziele und Maßnahmen:*
  - Die Grundsätze für die Therapie peripherer Paresen sind zu beachten: S. 61 ff.
  - Spezifisches Ziel ist die Verbesserung der Aktivität der Ellenbogenstreckung, der Handgelenkextensoren und der kurzen Daumenstrecker. Diese Aktivitäten lassen sich nicht durch anderweitig innervierte Muskelaktivitäten kompensieren.
    a) Der M. triceps ist in seiner Stütz- und Transportfunktion, besonders gegen die Schwerkraft in einer Schulterflexionsstellung über 90°, zu üben.
    b) Die Handgelenkstrecker sind in ihrer Funktion als proximale Stabilisatoren des Handgelenks und Verstärker der Greiffunktion zu üben. In beiden Funktionen sind sie für das Greifen sehr wichtig.
    c) Der Daumenstrecker ist für die Greif- und Spielfunktion von größter Bedeutung.
  - *Beispiele* für spezifische therapeutische Maßnahmen, wobei die Ausgangsstellungen je nach Schweregrad zu variieren sind.
    a) PNF: obere Extremitäten/Flexion/Abduktion/Außenrotation in die Ellenbogenextension;
    b) PNF: obere Extremitäten/Extension/Abduktion/Außenrotation in die Ellenbogenextension;
    c) Wurf- und Fangübungen über Kopf;
    d) Mobilisation des Nervensystems im Bewegungsmuster des ULTT2b (S. 184).

➤ **Nervus medianus** (C5/6 – Th1) (Abb. 2.10):

– *Verlauf*:
  - Der N. medianus bildet sich aus Zweigen des Fasciculus lateralis und Fasciculus medialis und verläuft medial des Humerus in Richtung Ellenbogen. Hierbei liegt er zunächst auf dem M. coracobrachialis und dann auf dem M. brachialis.
  - Unter der Bizepsaponeurose (Lacertus fibrosus) zieht er in die Fossa cubiti, wo er Äste an den M. pronator teres, M. flexor carpi radialis und M. flexor digitorum superficialis abgibt.
  - Zwischen den beiden Köpfen des M. pronator teres verläßt der Nervenstamm die Fossa cubiti.

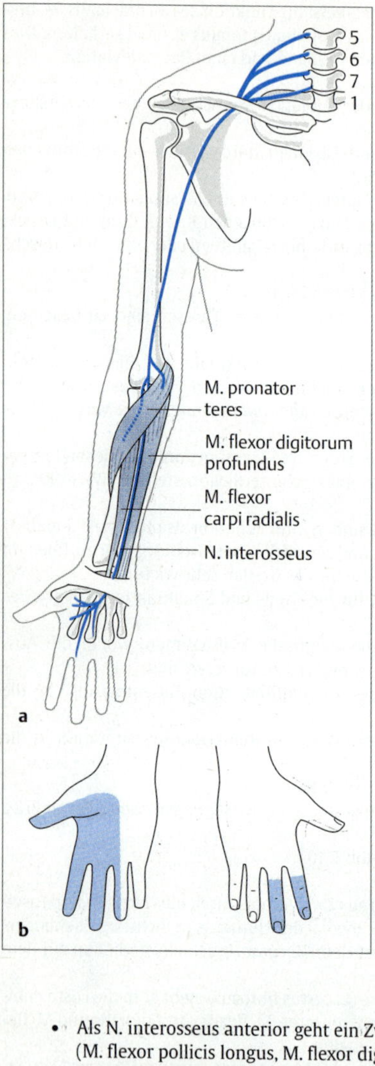

Abb. 2.10 a) Nervus medianus b) sensibles Versorgungsgebiet (nach: Mumenthaler).

- Als N. interosseus anterior geht ein Zweig distal des M. pronator teres ab (M. flexor pollicis longus, M. flexor digitorum profundus und M. pronator quadratus), während der N. medianus zwischen dem M. flexorum superficialis und M. profundus weiter distal zieht.
- 4–5 cm vor dem Handgelenk tritt er lateral des M. flexorum superficialis an die Oberfläche.

- Unter dem Retinaculum flexorum (Ligamentum carpi transversum), das den Karpaltunnel überspannt, verläuft er ulnar der Sehne des M. flexor carpi radialis.
- Nach dem Verlassen des Karpaltunnels teilt sich der Hauptstamm in seine Endverzweigungen, die Nn. digitales proprii I, II und III, auf.
- Zuvor zweigt noch der M. palmaris zum M. abductor pollicis brevis, M. flexor pollicis brevis (teilweise) und M. opponens pollicis ab.

– *Muskuläre Innervation*:
  - M. pronator teres;
  - M. flexor carpi radialis, M. palmaris longus, M. flexor digitorum superficialis;
  - M. flexor pollicis longus, M. flexor digitorum profundus (1/2), M. pronator quadratus (N. interosseus anterior);
  - M. abductor pollicis brevis, M. flexor pollicis brevis, M. opponens pollicis (Ramus muscularis);
  - M. lumbricalis I und II.
– *Sensible Versorgung*:
  - Proximales Radioulnargelenk, Handgelenk und distales Radioulnargelenk (N. interosseus anterior);
  - Volarseitig die Finger 1–3 und der radiale Teil des vierten Fingers ab der Handwurzel, dorsal dieselben Finger ab den Phalangen.
– *Klinisch* zeigen sich abhängig von der Läsionsstelle:
  - Pronationsschwächen bei Läsionen kurz oberhalb des Ellenbogens.
  - Bei Läsionen am proximalen Unterarm zeigt sich beim Versuch des Faustschlusses die „Schwurhand".
  - Bei Läsionen im Handgelenkbereich treten bei motorischen Störungen neben der Atrophie des Daumenballens u. a. folgende Unfähigkeiten auf:
    a) Ein Glas flächig umgreifen (positives Flaschenzeichen);
    b) Daumenopposition und -adduktion (Daumen zum Finger V).
  - Beim Karpaltunnelsyndrom fühlt sich die betroffene Hand vor allem nachts eingeschlafen und geschwollen an. Die anfängliche Unbeweglichkeit der Hand nimmt im Laufe des Tages meist ab, eine starke Beanspruchung kann das Beschwerdebild wieder verstärken. Paresen und Atrophien treten meist erst nach langem Beschwerdeverlauf auf. Sensibilitätsstörungen können auch fehlen. Der Verlauf kann sich über Jahre hinziehen.
– *Typische Verletzungsursachen*:
  - Traumatisch selten nach Frakturen des Oberarmes oder des Ellenbogengelenks, eher nach Schnittverletzungen im Bereich des Handgelenks.
  - Druck auf den Oberarm des Partners („paralysie des amoureux") oder den Daumenballen, nach langem Fahrradfahren oder entsprechenden, den Daumenballen belastenden berufsbedingten Tätigkeiten.
  - Beim Musculus pronator teres-Syndrom kann es, meist berufsbedingt, durch häufige Beuge- und Pronationsbewegungen zu einer Reizung des N. medianus an seiner Durchtrittsstelle im M. pronator teres kommen.
  - Ähnliches kann aufgrund einer Kompression durch die Bizepsaponeurose (Lacertus fibrosus) entstehen.
  - Beim Karpaltunnelsyndrom können u. a. alte Handgelenkfrakturen, Arthrosen und Anomalien im Handgelenk, Gicht oder Diabetes mellitus die Ursachen sein.

- *Physiotherapeutische Ziele und Maßnahmen:*
  - Die Grundsätze für die Therapie peripherer Paresen sind zu beachten: S. 61 ff.
  - Spezifisches Ziel ist die Verbesserung der Pronationsaktivitäten und der radialen Greiffunktionen, vor allem Pinzetten- und Flaschengriff. Letztere (Daumenopposition und -adduktion) lassen sich nicht durch andere Muskeln kompensieren.
  - *Beispiele* für spezifische therapeutische Maßnahmen, wobei die Ausgangsstellungen je nach Schweregrad zu variieren sind.
    a) PNF: obere Extremitäten/Extension/Adduktion/Innenrotation, eventuell in die Ellenbogenflexion mit Betonung der Pronation und des Zugreifens der radialen Handseite.
    b) Plazierung des Unterarmes und der leicht gewölbten Hand in Pronationsstellung auf einem Tisch mit anschließenden Stabilisationsübungen nach PNF unter Betonung der betroffenen Muskelgruppen.
    c) Funktionsübungen mit Flaschen- und Pinzettengriff.
    d) Weichteiltechniken und tonussenkende Maßnahmen beim Pronator teres-Syndrom.
    e) Gelenkmobilisation (Manuelle Therapie) beim Karpaltunnelsyndrom.
    f) Neurodynamische Übungen in Adaptation an den ULTT 1 und 2 A (S. 183 f).
    g) Der Einsatz einer Funktionsschiene, die den Daumen in Oppositionsstellung hält, ermöglicht den Flaschengriff durch das Einsetzen der Mm. interossi.

➤ **Nervus ulnaris** (C7/8 – Th1) (Abb. 2.11 u. 2.12):

- *Verlauf*:
  - Der N. ulnaris entwickelt sich aus dem Funiculus medialis und zieht medial über den M. coracobrachialis bis zum Septum intermusculare.
  - In der Mitte des Oberarms durchstößt er das Septum und zieht auf die Rückseite des medialen Trizepskopfes zum Epikondylus medialis. Einige Sehnenfasern des Trizepskopfes und des Lig. collaterale ulnare können den Nerv bedecken.
  - Durch den Sulcus nervi ulnaris am medialen Epikondylus zieht der Nerv zwischen den Köpfen des M. flexor carpi ulnaris, die am Olekranon und am Epicondylus medialis inserieren, in den Unterarm. Nach dem Durchtritt gibt er Äste zum M. flexor carpi ulnaris und M. flexorum profundus III–IV ab.
  - Entlang der radialen Seite des M. flexor carpi ulnaris und lateral des M. flexorum profundus zieht er nach distal zum Handgelenk.
  - Der R. dorsalis ulnaris zweigt im Übergang zum letzten Drittel des Unterarmes als sensibler Ast zur Streckerseite des Unterarmes ab.
  - Der R. palmaris n. ulnaris zweigt als sensibler Ast kurz danach ab.
  - Der Hauptstamm des N. ulnaris zieht auf der Volarseite medial des Os pisiforme durch die fibröse „Loge de Guyon" unter dem Lig. carpi palmare und über dem R. flexorum in die Handfläche.
  - Als R. profundus n. ulnaris teilt sich der Nerv zur motorischen Innervation der tiefen und ulnaren kleinen Handmuskeln in seine Endäste auf.

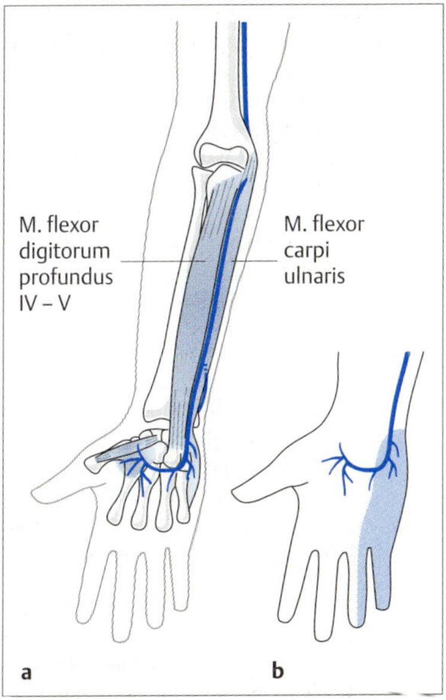

Abb. 2.11 a) Nervus ulnaris
b) sensibles Versorgungsgebiet
(nach: Mumenthaler).

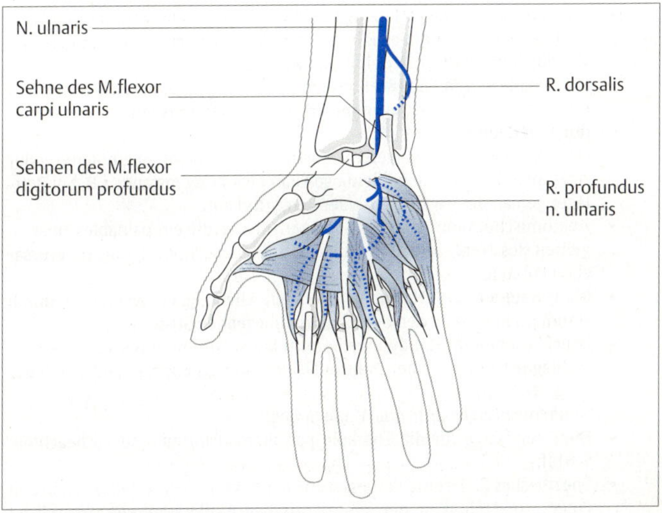

Abb. 2.12 Nervus ulnaris an der Hand (nach: Mumenthaler).

- *Muskuläre Innervation*:
  - M. flexor carpi ulnaris und M. flexor digitorum profundus (ulnarer Teil);
  - M. flexor, M. abductor und M. opponens digiti minimi;
  - M. interossei palmares IV und M. interossei dorsales IV;
  - Mm. lumbricales (ulnarer Teil);
  - M. adductor pollicis und M. flexor pollicis brevis (oft).
- *Sensible Versorgung*:
  - Der Ramus dorsalis n. ulnaris versorgt die Hautregion am hypothenaren Areal des Handrückens und die Rückseite der Finger V (ganz) und IV (ulnare Seite).
  - Der Ramus palmaris n. ulnaris versorgt das hypothenare Areal der Hohlhand.
  - Die Hautregion zwischen Metakarpale I und II wird ausschließlich durch den N. radialis versorgt.
- *Klinisch* zeigen sich abhängig von der Läsionsstelle:
  - Bei Läsionen oberhalb des Ellenbogens sensible Ausfälle an der ulnaren Handkante und eine Schwächung der kleinen Handmuskeln und des M. flexor ulnaris und M. flexor profundus IV und V. Hier tritt eine Krallenstellung der Finger IV und V bei einer Hyperextension der Karpophalangialgelenke auf, die durch die fehlende Aktivität der Mm. flexorum profundus IV und V entsteht.
  - Läsionen in der Region des Handgelenks (distal des R. dorsalis n. ulnaris) führen zu rein motorischen Ausfällen mit zum Teil eindrücklichen Atrophien an der Hypothenarseite zwischen den Metakarpalen III–V (Mm. lumbricales) und Metakarpalen I–II (Daumenadduktoren).
- *Typische Verletzungsursachen* für die häufigste traumatische und druckbedingte periphere Nervenläsion sind:
  - Direkt traumatische Verletzungen sind Frakturen, Schlag- und Schnittverletzungen in der medialen Ellenbogenregion oder Schnittverletzungen im Handballenbereich (z. B. durch Glasscherben).
  - Spätschäden nach Frakturen im medialen Ellenbogenbereich durch bindegewebige Verwachsungen im Sulcus nervus ulnaris oder Arthrosenbildung im Ellenbogengelenk.
  - Druckläsionen nach längerem Aufstützen, z. B. beim Telefonieren, oder Anlehnen des medialen Ellenbogens an einen Gegenstand, z. B. bei Bettlägerigen an der Nachttisch- oder Bettgitterkante.
  - Anatomische Anomalien des Sulcus n. ulnaris, die ein palpables Herausgleiten des Nervs aus dem Sulkus bei Ellenbogenbewegungen verursachen können.
  - Mikrotraumen des Nervs bei häufigen Ellenbogenbewegungen durch ständiges Reiben an den dem Sulkus anliegenden Strukturen.
  - Druckläsionen im Handwurzelbereich bei bestimmten Berufstätigkeiten (Schlaginstrumente), bei „Fahrradläsion" oder als Engpaßsyndrom in der „Loge de Guyon".
- *Physiotherapeutische Ziele und Maßnahmen:*
  - Die Grundsätze für die Therapie peripherer Paresen sind zu beachten: S. 61 ff.
  - Spezifisches Ziel ist die Verbesserung der flexorischen Stabilisation in den Fingergrundgelenken, der feinmotorischen Aktivitäten, wie z. B. Schreiben oder Greifen nach kleinen Gegenständen (Pinzettengriff), der Hypo-

thenaropposition und des lumbrikalen Griffes. Die beiden zuletzt genannten Aktivitäten lassen sich nicht durch anderweitig innervierte Muskelgruppen kompensieren.

- *Beispiele* für spezifische therapeutische Maßnahmen, wobei die Ausgangsstellungen je nach Schweregrad zu variieren sind.
  a) PNF: obere Extremitäten Flexion/Adduktion/Außenrotation (in die Ellenbogenflexion) mit Betonung der ulnaren Fingerflexion und Opposition des Hypothenars.
  b) Manualtherapeutische Gelenkmobilisation beim Engpaßsyndrom der „Loge de Guyon“ bzw. am Radiusköpfchen.
  c) Neurodynamische Übungen in Adaptation an den ULTT 3 (S. 185).

➤ **Nervus femoralis** (L1/2 – L4) (Abb. 2.13):

– *Verlauf*:
- Am lateralen Rand des M. psoas zieht der Nerv im Kanal zwischen M. psoas und M. iliacus durch die Lacuna musculorum des Leistenkanals.
- Vor dem Leistenkanal gibt er seine Äste für den M. iliopsoas und den M. pectineus ab. Hier zieht er lateral der A. femoralis in den Oberschenkel.
- Kurz danach, im Trigonum femoralis, teilt er sich in seine Endäste auf, die sich auf der ventralen Oberschenkelseite verteilen.
- Der längste Ast, der N. saphena, zieht zum Adduktorenkanal. Bevor er dorsomedial des Knies durch die Fascia cruris in den Unterschenkel zieht, wo er die Haut sensibel versorgt, gibt er noch einen sensiblen Ast zum Kniegelenk ab.

– *Muskuläre Innervation*:
- M. iliopsoas;
- M. pectineus, M. sartorius;
- M. quadriceps femoris.

– *Sensible Versorgung*:
- Hüftgelenk, ventrales Kniegelenk;
- Oberschenkelinnen- und -außenseite (R. cutaneus anterior);
- Haut der unteren Knieregion (R. infrapatellaris);
- Haut des medialen Unterschenkels und Fußes (N. saphenus).

– *Klinisch* zeigen sich abhängig von der Läsionsstelle:
- Auffällig ist die Parese des Kniestreckers, die sich beim Treppenauf- und -absteigen deutlich bemerkbar macht. Beim Gehen in der Ebene wird das Knie meist durch eine Hyperextension in der Streckung gehalten.
- Läsionen proximal des Leistenbandes führen zu einer zusätzlichen Schwächung der Hüftbeugung.
- Die fehlende Hüftbeugeraktivität versucht der Patient durch entsprechendes Schwungholen zu kompensieren.

– *Typische Verletzungsursachen*:
- Druckläsionen durch intrapelvine Blutungen, Tumoren und Abszesse;
- Postoperativ an der Hüfte bzw. im unteren Abdomen;
- Engpaßsyndrome an der Fascia cruris.

– *Physiotherapeutische Ziele und Maßnahmen:*
- Die Grundsätze für die Therapie peripherer Paresen sind zu beachten: S. 61 ff.
- Spezifisches Ziel ist die Verbesserung der Aktivität der Hüftflexoren und der Kniegelenkextensoren.

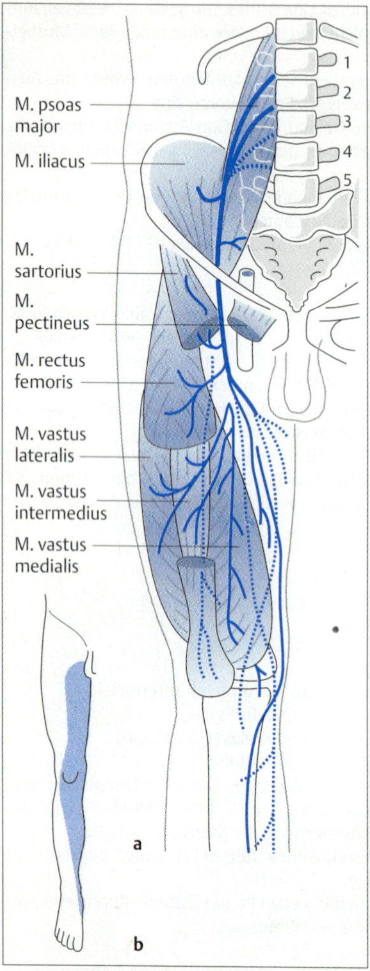

Abb. 2.13 a) Nervus femoralis b) sensibles Versorgungsgebiet (nach: Mumenthaler).

- *Beispiele* für spezifische therapeutische Maßnahmen, wobei die Ausgangsstellungen je nach Schweregrad zu variieren sind.
  a) PNF-Pattern: Flexion/Adduktion/Außenrotation oder Flexion/Abduktion/Innenrotation in die Knieextension;
  b) Entsprechende Pattern in Seitlage im Schlingentisch;
  c) Beinachsentraining je nach Grad der möglichen Belastbarkeit;

d) Orthesenversorgung zur Stabilisierung und Schutz des Kniegelenks. Eine Rückverlagerung des Drehpunktes vermindert die Gefahr des Einknickens in die Kniegelenkflexion (S. 337 f; Hilfsmittel).

e) Neurodynamische Übungen für den N. femoralis (Pro Knee Bend; S. 182).

➤ **Nervus cutaneus femoris lateralis** (L2 – L3) (Abb. 2.14):

- *Verlauf*: Er verläuft zwischen zwei Faszien medial unterhalb der Crista iliaca und knickt ca. 1 cm medial der Spina iliaca anterior superior fast senkrecht nach kaudal ab. Dort durchstößt er das Leistenband, das eine Fixationsstelle für mehrere Muskeln, Aponeurosen und Faszien darstellt.
- *Muskuläre Innervation*: Keine.

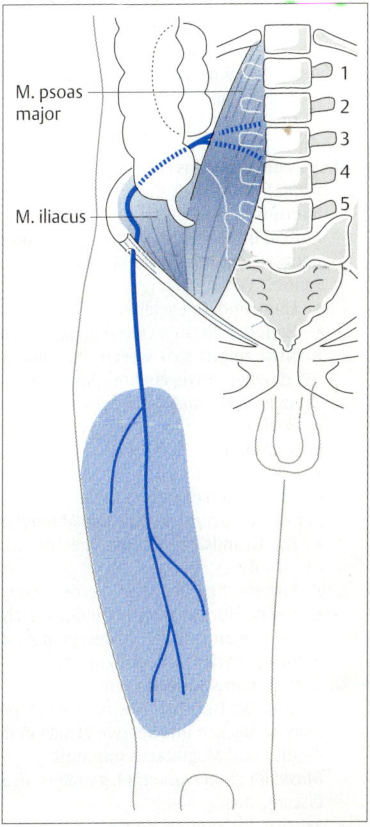

Abb. 2.14 Nervus cutaneus femoris lateralis mit sensiblem Versorgungsgebiet (nach: Mumenthaler).

- *Sensible Versorgung*: Laterale Oberschenkel.
- *Klinisch* zeigen sich entsprechende Sensibilitätsausfälle, die durch Druck an der Durchtrittsstelle am Lig. inguinale reproduziert werden können. Sie treten anfänglich nur passager auf und verschwinden bei Bewegung.
- *Typische Verletzungsursache*:
  - Kompressionssyndrom (Meralgia paraesthetica) z.B. durch beengende Kleidung, großes Bauchvolumen oder Überbeanspruchung der am Lig. inguinale ansetzenden Strukturen, z.B. Bauchmuskeln.
- *Physiotherapeutische Ziele und Maßnahmen:*
  - Die Grundsätze für die Therapie peripherer Paresen sind zu beachten: S. 61 ff.
  - Spezifisches Ziel ist das Aufzeigen von Kompensationsmöglichkeiten zur Druckentlastung des Nervs und dessen Mobilisation.
  - *Beispiele* für spezifische therapeutische Maßnahmen:
    a) Entlastungsstellungen des Beckens ausprobieren, häufig ist eine Bekkenkippung nach dorsal hilfreich;
    b) Dehnung und Tonusregulation der am Lig. inguinale ansetzenden Muskulatur;
    c) Direkte Mobilisation des Gewebes im Bereich der Spina iliaca anterior superior.

➤ **Nervus obturatorius** (L2–L4) (Abb. 2.15):
- *Verlauf*: Er verläßt das Becken auf den oberen Fasern des M. obturatorius internus liegend durch das Foramen obturatorium.
- *Muskuläre Innervation*: Alle Adduktorenmuskeln außer teilweise M. pectineus (N. femoralis) und M. adductor magnus (N. ischiadicus).
- *Sensible Versorgung*:
  - Hüft- und Kniegelenk;
  - Haut der distalen Oberschenkelinnenseite oberhalb des Knies.
- *Klinisch* zeigen sich wegen der Adduktorenschwäche eine Zirkumduktion beim Gehen sowie ein breitbasiger Stand.
- *Typische Verletzungsursachen*:
  - Beckenfrakturen;
  - Tumoren;
  - Hernia obturatoria;
  - Schwangerschaft und Geburt.
- *Physiotherapeutische Ziele und Maßnahmen:*
  - Die Grundsätze für die Therapie peripherer Paresen sind zu beachten: S. 61 ff.
  - Spezifisches Ziel ist die Verbesserung der Aktivität der Hüftadduktoren.
  - *Beispiel* für spezifische therapeutische Maßnahmen, wobei die Ausgangsstellungen je nach Schweregrad zu variieren sind: PNF-Pattern mit einer Aktivität der Hüftadduktoren.

➤ **Nervus glutaeus superior** (L4–S1):
- *Verlauf*: Der Nerv tritt oberhalb des M. piriformis durch das Foramen ischiadicum ins Becken und verzweigt sich in die Schicht zwischen den M. glutaeus medius und M. glutaeus minimus.
- *Muskuläre Innervation*: M. glutaeus medius, M. glutaeus minimus, M. tensor fasciae latae.
- *Sensible Versorgung*: Keine.

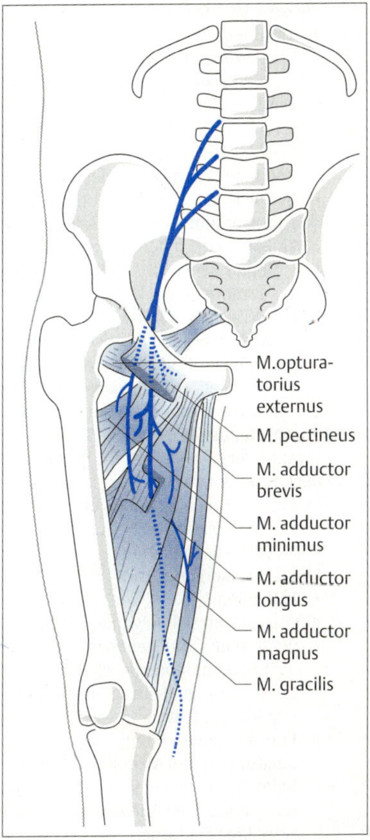

Abb. 2.15 Nervus obturatorius (nach: Mumenthaler).

- *Klinisch* zeigen sich folgende Zeichen:
  - Beim Duchenne-Hinken wird das Absinken des Beckens in der Standbeinphase durch eine Lateralflexion des Rumpfes zur betroffenen Seite hin kompensiert.
  - Beim positiven Trendelenburg-Zeichen sinkt das Becken im Hüftgelenk des Standbeines adduktorisch zur kontralateralen Seite ab, weil das Hüftgelenk nicht in der Nullstellung bezüglich Hüftadduktion- und abduktion stabilisiert werden kann.
  - Diese Zeichen sind nicht ausschließlich Folge einer Abduktorenschwäche, sondern können auch durch Rumpfinstabilität, Entlastung des Wirbelsäulen-, Hüft-, Knie- oder Sprunggelenks sowie durch eine Beinachseninstabilität verursacht werden.

- *Typische Verletzungsursachen*:
  - Traumen;
  - Einklemmungsneuropathien bei Spondylolisthesis.
- *Physiotherapeutische Ziele und Maßnahmen:*
  - Die Grundsätze für die Therapie peripherer Paresen sind zu beachten: S. 61 ff.
  - Spezifisches Ziel ist die Verbesserung der Aktivität der Hüftabduktoren und eine Minimierung der Kompensationsfolgen.
  - *Beispiele* für spezifische therapeutische Maßnahmen, wobei die Ausgangsstellungen je nach Schweregrad zu variieren sind:
    a) PNF-Pattern der unteren Extremitäten mit Hüftabduktion des betroffenen Beines. Die hüftflexorische Aktivität des M. tensor fasciae latae ist meist vernachlässigbar.
    b) PNF-Pattern mit Hüftabduktion/-außenrotation des kontralateralen Beines, bei abduktorischer Fixation des betroffenen Beines in Rückenlage oder Halbsitz auf der erhöhten Bank.
    c) Übungen zur Gewichtsübernahme bis hin zum Einbeinstand beim Trampolinspringen bei stabilisiertem Hüftgelenk.

➤ **Nervus glutaeus inferior** (L5 – S2):
- *Verlauf*: Der Nerv verläßt das Becken durch das Foramen infrapiriforme. Hierbei liegt er dorsal des N. ischiadicus und verzweigt sich mit seinen Ästen zum M. glutaeus maximus und zum Hüftgelenk.
- *Muskuläre Innervation*:
  - M. glutaeus maximus.
- *Sensible Versorgung*:
  - Hüftgelenk.
- *Klinisch* zeigen sich folgende Zeichen:
  - Beim Gehen und Stehen wird die Schwäche der Hüftstrecker häufig durch eine Beckenkippung nach dorsal kompensiert. Der Patient „hängt" sich in seine ventralen Hüftligamente mit einer LWS-Extension und einer stark kyphotischen BWS.
  - Eine muskuläre Kompensation ist teilweise durch die ischiokrurale Muskulatur und den M. glutaeus medius möglich.
  - Beim Treppensteigen und Aufstehen aus dem Sitz ist diese Insuffizienz nur mit sehr viel Aufwand zu kompensieren und bedarf meist des Abstützens über die Arme.
- *Typische Verletzungsursachen:*
  - Traumen;
  - Einklemmungsneuropathien bei Spondylolisthesis.
- *Physiotherapeutische Ziele und Maßnahmen:*
  - Die Grundsätze für die Therapie peripherer Paresen sind zu beachten: S. 61 ff.
  - Spezifisches Ziel ist die Verbesserung der extensorischen und außenrotatorischen Stabilität im Hüftgelenk.
    a) Mit dem Bein als Punctum fixum, wie es mit Ausnahme des Rückwärtsgehens typisch für die Stand- und Gangfunktion ist.
    b) Mit dem Bein als Punctum mobile.

- *Beispiele* für Stabilisationsübungen des in der Hüfte extendierten Beines:
  a) In Rückenlage Flexions-/Abduktionspattern des anderen Beines oder Übungen auf dem Schaukelbrett oder mit dem Therapieball.
  b) In Seitlage Stabilisationsübungen mit extensorischen/außenrotatorischen Aktivitäten für das untenliegende betroffene Bein.
  c) Standbeinübungen im Kniestand, Einbeinkniestand, Halbsitz an der Bankkante, Stand und Einbeinstand.

➤ **Nervus ischiadicus** (L4 – S3) (Abb. 2.16):
- *Verlauf* des längsten und dicksten peripheren Nervs:
  - Der N. ischiadicus entwickelt sich aus Faserbündeln des oberen Anteils des Plexus sacralis und tritt mit nach schräg unten weisendem Verlauf aus dem Foramen ischiadicus.

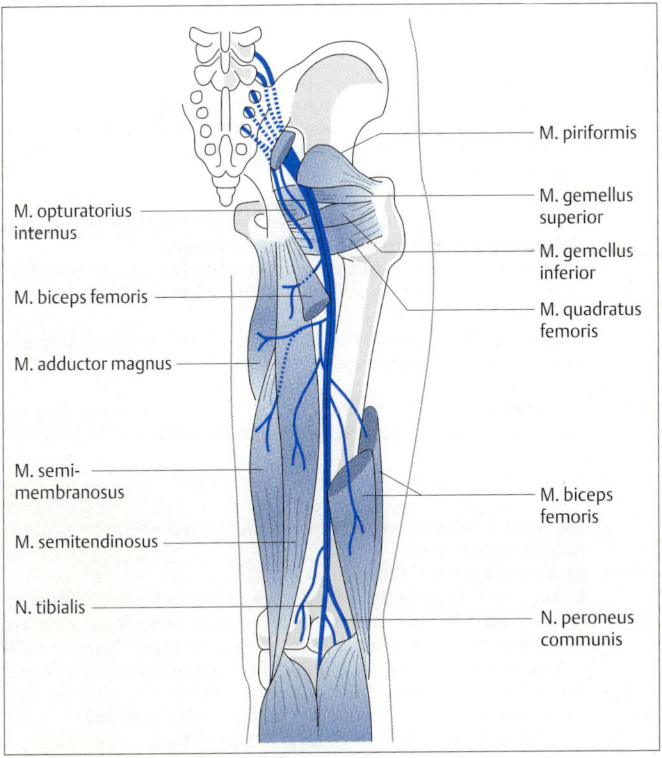

Abb. 2.16 Nervus ischiadicus (nach: Mumenthaler).

  - Hier liegt er unterhalb des M. glutaeus maximus, ventral des M. piriformis und dorsal der Hüftaußenrotatoren (Mm. gemelli superior et inferior und M. quadratus femoris). Hier liegt er im medialen Drittel der Verbindungslinie zwischen Tuber ischiadicum und Trochanter major.
  - Unterhalb dieser Linie hat er lateral des M. semitendinosus einen fast senkrechten Verlauf zur Mitte des Kniekehle.
  - Seine Endäste – N. tibialis und N. peronaeus – teilen sich meist im letzten Drittel des Oberschenkels, spätestens in der Fossa poplitea.
- *Muskuläre Innervation*:
  - M. gemellus inferior und M. quadratus femoris;
  - M. gemellus superior und M. obturator internus;
  - M. biceps femoris caput breve;
  - Mm. semimembranosus et semitendinosus;
  - M. biceps femoris caput longum;
  - M. adductor magnus;
  - Alle Unterschenkel- und Fußmuskeln.
- *Sensible Versorgung*:
  - Hüftgelenk;
  - Zur Hautversorgung siehe N. peronaeus und N. tibialis.
- *Klinisch* zeigt sich bei einer Läsion des Stammes des N. ischiadicus eine Schwächung der außenrotatorischen Hüftstabilisation, aller Fuß- und Unterschenkelmuskeln sowie der Kniebeuger.
  - Die Kniebeuger können partiell durch den M. sartorius (N. femoralis) und M. gracilis (N. obturatorius) kompensiert werden. Eine Hyperextension im Kniegelenk ist jedoch trotzdem oft nicht zu vermeiden.
  - Im Hüftgelenk kann der M. glutaeus maximus die Funktion der ischiokruralen Muskeln und der kleinen Außenrotatoren kompensieren.
- *Typische Verletzungsursachen*:
  - Direkte Traumen, Beckenfrakturen, Luxationen des Hüftkopfes und Spritzenverletzungen (s. N. peronaeus);
  - Druckparesen.
- *Physiotherapeutische Ziele und Maßnahmen* (für die von den Endästen des N. ischiadicus versorgten Muskeln: siehe N. tibialis (S. 95 f) und N. peronaeus (S. 93 f):
  - Die Grundsätze für die Therapie peripherer Paresen sind zu beachten: S. 61 ff.
  - Spezifisches Ziel ist die Verbesserung der Aktivität der betroffenen proximalen Muskelgruppen.
    a) Außenrotatorische Hüftstabilisation;
    b) Konzentrische Aktivität im Kniegelenk zu Beginn der Spielbeinphase;
    c) Die flexorische Stabilisierung des Kniegelenks in der Standbeinphase als Synergist zur Aktivität der Kniestrecker. Dies spielt bei einer völligen Läsion des N. ischiadicus jedoch eher eine untergeordnete Rolle.
  - *Beispiele* für spezifische therapeutische Maßnahmen, wobei die Ausgangsstellungen je nach Ausmaß der Läsion zu adaptieren sind:
    a) Hüftstabilisation: siehe N. glutaeus inferior (S. 90 f).
    b) Übungen zur Abhebeaktivität des Fußes zu Beginn der Spielbeinphase sind alle konzentrischen Kniebeugeaktivitäten, bei denen der Unterschenkel mit oder gegen die Schwerkraft flektiert wird.

c) Übungen zur flexorischen Stabilisation der Standbeinphase sind z.B. das Heranziehen der Ferse an das Gesäß aus der Rückenlage auf der Behandlungsbank oder mit einem Ball.

➤ **Nervus peronaeus (fibularis)** (L4 – S2) (Abb. 2.17):

– *Verlauf*:

- Aus dem lateralen Teil des Stammes des N. ischiadicus entspringt der Nerv als N. peronaeus communis (N.p.c.), dem M. biceps femoris medial anliegend, der Fossa poplitea. Er schlingt sich distal des Caput fibulae nach lateral.

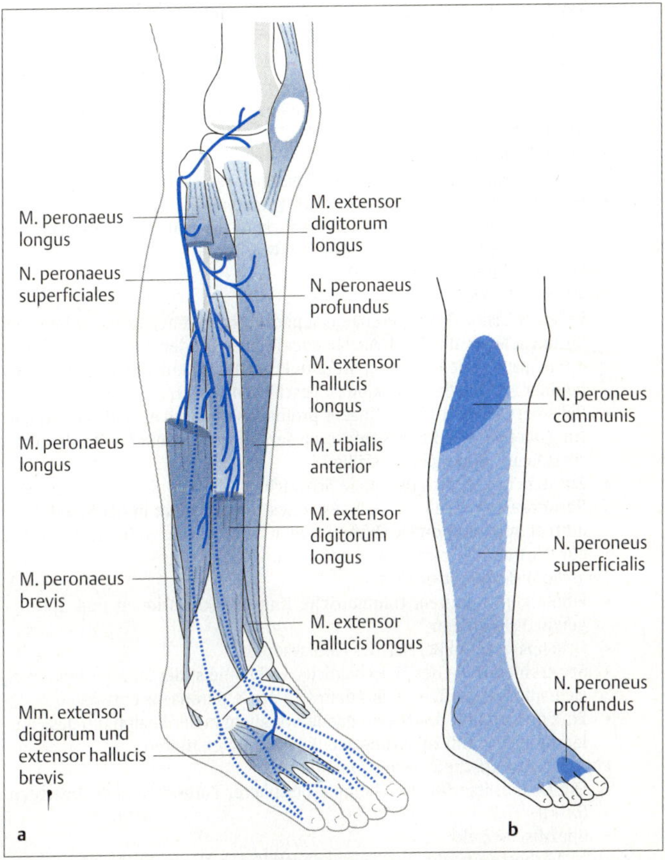

Abb. 2.17 a) Nervus peronaeus b) sensibles Versorgungsgebiet (nach: Mumenthaler).

- Am Fibularkopf liegt er dem Knochen direkt an und zieht in einer Loge zwischen Fibular und M. peronaeus longus nach kaudal, wo er sich in den N. peronaeus superficialis (N.p.s.) und N. peronaeus profundus (N.p.p.) teilt.
- Der N. peronaeus superficialis zieht an der lateralen Fibularfläche zwischen dem M. peronaeus longus und M. brevis nach kaudal. Über das Retinaculum extensorum laufend, teilt er sich in seine Endäste am lateralen Fußrücken.
- Der N. peronaeus profundus windet sich, zwischen dem M. tibialis anterior und dem M. extensor hallucis longus liegend, um die Fibular nach ventral-kaudal. Parallel der A. tibialis zieht er unter dem Retinaculum flexorum auf den Fußrücken, in dessen mediale Teile sich die Nervenendäste verzweigen.

– *Muskuläre Innervation*:
  - Mm. peronaeus longus et brevis (N.p.s.);
  - M. tibialis anterior, Mm. extensor digitorum longus et brevis, M. hallucis longus (N.p.p.);
– *Sensible Versorgung*:
  - Laterales Kniegelenk, proximales Tibiofibulargelenk (N.p.c.);
  - Haut der proximalen, lateralen Wade (N.p.c.);
  - Haut des dorsalen und lateralen Fußrückens (Nn. cutaneus dorsalis intermedius et medialis als Endzweige des N.p.s.);
  - Haut zwischen den Zehen I–II.
– *Klinisch* zeigen sich:
  - Bei einer Läsion des N. peronaeus superficialis besteht eine Instabilität des Sprunggelenks, die durch Ausfall oder Minderung der Fußeversion im unteren Sprunggelenk und der Stützfunktion des proximalen Quergewölbes bedingt ist. Die Plantarflexion ist geschwächt.
  - Bei einer Läsion des N. peronaeus profundus ist durch Ausfall oder Minderung der Fuß- und Zehenextensoren der Fallfuß mit dem für ihn charakteristischen Steppergang auffällig.
  - Zusätzlich zeigt sich durch die Schwächung der Suppination im unteren Sprunggelenk eine Inversion des Fußes, die vor allem in der Standphase auftritt und funktionelle Dysfunktionen für Knie- und Hüftgelenke bis hin zur Wirbelsäule nach sich ziehen kann.
– *Typische Verletzungsursachen*:
  - Fibularkopffrakturen, traumatische Kniegelenkluxationen und Sprunggelenkdistorsionen;
  - Druckparesen im Bereich des Fibularkopfes;
  - Spritzenlähmung des N. ischiadicus, wobei meist der laterale Teil des N. ischiadicus betroffen ist, aus dem sich der N. peronaeus entwickelt.
  - Eine Immobilität des N. peronaeus, vor allem in der Region um das Fibularköpfchen kann zu Sprunggelenkinstabilitäten führen.
– *Physiotherapeutische Ziele und Maßnahmen:*
  - Die Grundsätze für die Therapie peripherer Paresen sind zu beachten: S. 61 ff.
  - Spezifische Ziele:
    a) Verbesserung der Aktivität der betroffenen Muskelgruppen;
    b) Erhalt oder Verbesserung der stark gefährdeten Gelenkbeweglichkeit im Sprunggelenk;
    c) Aufrechterhaltung des Fußgewölbes in der Standbeinphase.

- *Beispiele* für spezifische therapeutische Maßnahmen, wobei die Ausgangsstellungen je nach Ausmaß der Läsion zu adaptieren sind:
  a) PNF-Pattern mit Dorsalextension und Pronations- oder Supinationskomponente im betonten Drehpunkt Sprunggelenk;
  b) Gewichtsverlagerungen des Beckens im Stand bzw. des Rumpfes im Sitz nach dorsal zur Provokation einer reaktiven Dorsalextension im Sprunggelenk;
  c) Stabilisierende Übungen für das Fußgewölbe im Sitz oder Stand;
  d) Versorgung mit Sprunggelenks- oder Fußheberorthesen und/oder Einlagen zur Stabilisation des Fußgewölbes (S. 339 ff).

➤ **Nervus tibialis** (L4 – S3) (Abb. 2.18):

- *Verlauf*:
  - Als medialer Teil des Stammes des N. ischiadicum mündet er als dessen stärkster Ast tief in der Mitte zwischen dem M. biceps femoris und M. semitendinosus in die Fossa poplitea.
  - Zuvor gibt er schon seine Äste zum Kniegelenk, proximalen Tibiofibulargelenk, M. gastrocnemius, M. plantaris und M. popliteus und N. suralis ab.
  - Der N. suralis zweigt proximal der Kniekehle ab und zieht zwischen den beiden Köpfen des M. gastrocnemius aus der Kniekehle kommend steil zur lateralen Wade. Dort vereinigt er sich mit einem Zweig des N. peronaeus und zieht unter dem Malleolus lateralis zum lateralen Fußrücken.
  - Unter den beiden Köpfen des M. gastrocnemius entspringt er der Kniekehle und zieht unter dem M. soleus und auf dem M. tibialis posterior liegend mittig nach distal. Im Unterschenkelabschnitt gibt er seine motorischen Äste ab.
  - Im unteren Teil zieht er nach medial zum Malleolus medialis. Im Canalis malleolus medialis verläuft er lateral der A. tibialis posterior und medial des M. flexor hallucis longus weiter distal. Dabei zieht er unter dem Retinaculum flexorum (Tarsaltunnel) hindurch. Im Malleolenkanal teilt er sich in die Nn. plantaris medialis (L4 –L5) et lateralis (S1 –S2) zur Fußsohle.
- *Muskuläre Innervation*:
  - M. plantaris, M. gastrocnemius, M. popliteus;
  - M. soleus, M. tibialis posterior;
  - M. flexor digitorum longus und M. flexor hallucis longus;
  - M. quadratus plantae, M. abductor minimi, M. flexor digiti minimi brevis, Mm. interossei plantaris et dorsales I–III, Mm. lumbricales II–IV, M. adductor hallucis (N. plantaris lateralis);
  - M. lumbricalis I, M. flexor digitorum brevis, M. flexor hallucis brevis, M. abductor hallucis (N. plantaris medialis).
- *Sensible Versorgung*:
  - Kniegelenk, dorsolaterales und proximales Tibiofibulargelenk;
  - Oberes Sprunggelenk;
  - Haut im distalen und lateralen Wadenbereich, lateraler Fußbereich bis zum Zeh V (N. suralis);
  - Haut der Fersenregion und der medialen Fußsohle (Rr. calcanei medialis);
  - Haut der lateralen Fußsohle und lateral der Zehen V und IV (N. plantaris lateralis);
  - Haut der Fußsohle und der Zehen I–III und IV (medial).

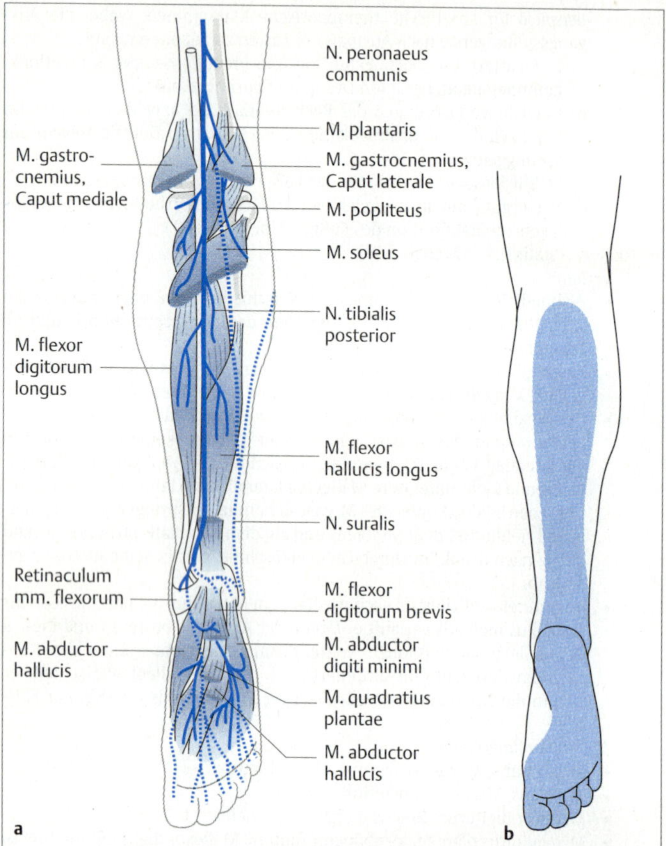

Abb. 2.18 a) Nervus tibialis b) sensibles Versorgungsgebiet (nach: Mumenthaler).

- *Klinisch* zeigen sich:
  - Bei Läsionen proximal der Kniekehle ist zwar noch eine schwache Plantarflexion durch den M. peronaeus longus möglich, jedoch nicht mehr der Stand auf dem Vorfuß. Die sensible Versorgung des lateralen Unterschenkels und Fußrandes durch den N. suralis ist ebenfalls ungestört.
  - Eine Krallenstellung der Zehen, die durch den Ausfall der Zehenbeuger bzw. der kleinen Fußmuskeln und der verbleibenden Funktion der kleinen Zehenextensoren bedingt ist.
  - Beim Gang zeigt sich eine verzögerte Fersenablösung.

  - Das Fußgewölbe ist abgeflacht.
  - Beim Tarsaltunnelsyndrom zeigen sich schmerzhafte Mißempfindungen unter der Fußsohle, die sich beim Gehen verstärken und durch Druck auf den N. tibialis reproduzieren lassen.
- *Typische Verletzungsursachen*:
  - Traumatische Verletzung direkt oder nach Frakturen der Tibia oder des Femur sind selten.
  - Tarsaltunnelsyndrom: Posttraumatisch oder nach Distorsionen im Sprunggelenk kann es zu einem Engpaßsyndrom in der Region unter dem Retinaculum flexorum kommen.
- *Physiotherapeutische Ziele und Maßnahmen:*
  - Die Grundsätze für die Therapie peripherer Paresen sind zu beachten: S. 61 ff.
  - Spezifische Ziele:
    a) Verbesserung der Aktivität der betroffenen Muskelgruppen;
    b) Aufrechterhaltung bzw. Verbesserung der Gelenkmobilität, einschließlich der Neurodynamik (S. 178 ff);
    c) Aufrechterhaltung des Fußgewölbes in der Standbeinphase.
  - *Beispiele* für spezifische therapeutische Maßnahmen, wobei die Ausgangsstellungen je nach Ausmaß der Läsion zu adaptieren sind:
    a) PNF-Pattern mit der Plantarflexion in Sprung- und Zehengelenken;
    b) Stabilisationsübungen im Sitz und Stand nach dem PNF-Konzept, wie z. B. dynamische oder rhythmische Stabilisation mit reaktiven Aktivitäten der gewünschten Fußmuskelgruppen, oder aus der FBL (S. 300 ff), wie z. B. viele sitzende Ballübungen oder der „Cowboy".
    c) Dynamische Stabilisationsübungen aus der FBL, wie z. B. der „Cowboy" oder alle bi- oder monopedalen Übungen zum Erhalt der posturalen Kontrolle (S. 189 ff) mit Auswirkungen auf die Fußmuskelaktivität.

Polyneuritis

➤ **Begriff:** Dabei handelt es sich um eine akute aufsteigende Lähmung des peripheren Nervensystems.
- *Synonyme*: Guillain-Barré-Syndrom, idiopathische Polyradikuloneuropathie.

➤ **Epidemiologie:** Pro Jahr treten ein bis zwei Neuerkrankungen pro 100 000 Einwohner auf. Zwei Erkrankungsgipfel, zwischen dem 20. und 30. und dem 50. und 60. Lebensjahr, sind typisch. Bei Männern kommt die Erkrankung häufiger als bei Frauen vor.

➤ **Verlauf**: Es sind sehr unterschiedliche Verlaufsformen möglich:
- *Die aufsteigenden Lähmungen* können bis zur hohen Tetraplegie mit Hirnnervenbeteiligung führen. Wegen plötzlicher Atemlähmungen kommt es in 5 – 10 % der Fälle zu einem tödlichen Krankheitsverlauf.
- *Die Remission* der Symptome erfolgt allmählich in umgekehrter Reihenfolge ihres Auftretens. Bis zur vollständigen Restitution können Wochen bis Monate vergehen. Bei schwerem Verlauf kann sich noch nach mehr als zwei Jahren eine Verbesserung der Symptomatik einstellen. In zwei Dritteln der Fälle bildet sich das Krankheitsbild vollständig zurück.
- *Restdefizite* bleiben meist in Form von distalen Paresen der Extremitäten bestehen.
- *Es kommt eine akute und eine chronische Verlaufsform vor.*

Periphere Nervenverletzungen

- **Pathologie:** Die Ursache ist unbekannt, es wird jedoch eine Autoimmunreaktion gegen die betroffenen Nerven nach Impfungen oder Infektionskrankheiten vermutet. Im Vorfeld sind häufiger auch besondere Streßsituationen, wie z. B. Operationen, zu beobachten. Letztlich kommt es zu einer Demyelinisation bzw. axonalen Degeneration.
- **Klinische Zeichen auf der Ebene der Impairments** (S. 6 f):
  - *Vor Ausbruch der Krankheit* zeigen sich in zwei Dritteln aller Fälle allgemeine Krankheitszeichen, wie z.B. Magen-Darm-Beschwerden oder Infekte der oberen Atemwege.
  - *Akute Rücken- oder Gliederschmerzen* kennzeichnen den Krankheitsbeginn.
  - Erste Parästhesien an Händen und Füßen zeigen sich nach wenigen Tagen.
  - *Schmerzzustände* sind in dieser Phase selten.
  - *Von den Beinen nach kranial aufsteigende Lähmungen* folgen. Sie können bis zur oberen Halswirbelsäule und den kaudalen Hirnnerven ansteigen, mit entsprechenden Störungen der Atemmuskulatur sowie der Mund- und Schluckmotorik.
  - Im *fortgeschrittenen Stadium* zeigen sich:
    - Schlaffe Lähmungen und Reflexausfälle;
    - Atrophien;
    - Sensibilitätsstörungen, die manchmal auch völlig fehlen können;
    - Selten zeigen sich Zeichen einer zentralnervösen Störung.
- **Klinische Zeichen auf der Ebene der Funktionsstörungen** (S. 8 f) sind je nach Krankheitsverlauf stärker ausgeprägte:
  - *Gangstörungen;*
  - *Störungen der posturalen Kontrolle;*
  - *Störungen der Arm- und Handfunktion;*
  - *Transferschwierigkeiten;*
  - *Atemstörungen;*
  - *Sprech-, Eß- und Schluckstörungen.*
  - Störungen des Herzens, des Kreislaufes, der Blasen- und Darmtätigkeit sowie der Temperaturregulation.
- **Physiotherapeutische Ziele und Maßnahmen:**
  - *Die Behandlungsgrundlagen der Physiotherapie sind zu beachten* (S. 1 f).
  - *Innervationsschulung* in der Remissionsphase (S. 133 f; allgemeine periphere Nervenverletzungen).
  - *Vermeidung von Kontrakturen und Gelenkeinschränkungen* (S. 176 f).
  - *Optimierung der Restfunktionen* der posturalen Kontrolle (S. 189 ff), des Gehens (S. 199 ff), des Stehens (S. 249 ff), der Transfers (S. 259 ff), der Armfunktionen (S. 215 ff) und der orofazialen Funktionen (S. 227 ff) während und nach Beendigung der Remission.
  - *Erhaltung bzw. Verbesserung der Atemfunktion* (S. 286 ff).
  - *Vermeidung bzw. Verbesserung der neurodynamischen Störungen* (S. 178 ff).
  - *Einübung und Kontrolle von Eigenübungen.*
  - *Hilfsmittelversorgung* (S. 321 ff).

Polyneuropathien

- **Begriff:** Polyneuropathien sind Erkrankungen der peripheren Nerven. Meist zeigen sie eine symmetrische, distal betonte sensorische, vegetative und motorische Komponente. Von der Polyneuritis sind sie abzugrenzen. Es gibt zahlreiche Verlaufsformen.
- **Epidemiologie:**
  - Die Prävalenz wird – bei starken lokalen Schwankungen – weltweit auf 40/100 000 Einwohner geschätzt. Diabetes mellitus und Alkoholabusus sind in Europa die weitaus häufigsten Verursacher der Polyneuropathie.
  - *Der Manifestationsgipfel* variiert je nach Ätiologie:
    - Bei der Alkoholpolyneuropathie liegt er im 5. Lebensjahrzehnt.
    - Bei der diabetischen Polyneuropathie liegt er um das 65. Lebensjahr.
- **Verlauf:** Insgesamt ist der Verlauf langsam progredient. Der Verlauf und die Remission variieren je nach Grunderkrankung.
- **Pathologie:** Es gibt zahlreiche, nichtmechanische Faktoren, die Ursachen einer Polyneuropathie sein können:
  - *Stoffwechselstörungen, wie* z. B. Diabetes mellitus, Gicht, Leberzirrhose;
  - *Alkohol, Medikamente und Umweltgifte;*
  - *Genetische Disposition;*
  - *Mangel- und Fehlernährung;*
  - *Vitamin-B_{12}-Resorptionsstörung;*
  - *Dysproteinämie und Paraproteinämie;*
  - *Infektionserkrankungen,* z. B. Herpes, HIV, etc.
  - und andere.
- **Klinische Zeichen auf der Ebene der Impairments** (S. 68):
  - *Sensibilitätsstörungen, Schmerzen und Parästhesien* sind die ersten Zeichen und treten meist symmetrisch, distal betont, handschuh- oder sockenförmig auf.
  - *Hypotone Paresen* befallen häufig die untere Extremität, und hier die Fuß- und Zehenextensoren mit entsprechenden distal betonten Atrophien und Reflexausfällen.
  - Vegetative Störungen, wie z. B.:
    - Verminderte Schweißsekretion;
    - Harte, glatte Haut;
    - Neigung zu Ulzera.
- **Klinische Zeichen auf der Ebene der Funktionsstörungen** (S. 8 f):
  - *Störungen der posturalen Kontrolle* meist als Folge der Sensibilitätsstörungen;
  - *Gehstörungen* auch hinsichtlich der Ausdauer;
  - *Störungen der Feinmotorik* der Hände.
- **Physiotherapeutische Ziele und Maßnahmen:**
  - *Die Behandlungsgrundlagen der Physiotherapie sind zu beachten* (S. 1 ff).
  - *Übungen zur Verbesserung der posturalen Kontrolle* (S. 189 ff).
  - *Innervationsschulung* und *Kräftigung* der paretischen Muskulatur. Günstig sind hier funktionelle Ausgangsstellungen, in denen gleichzeitig die posturale Kontrolle mitgeübt wird, z. B. Stand, Einbeinstand, auf unsicheren Unterlagen mit schmaler werdender Basis/Unterstützungsfläche.

Muskelerkrankungen

Myotonische Dystrophie

- **Begriff:** Häufigste myotone Erkrankung mit umschriebenen Muskeldystrophien, myotonen Reaktionen und vielen systemischen Begleiterkrankungen.
  - *Synonyme*: Myotonia dystrophica, Curschmann-Steinert-Batten-Syndrom, dystrophische Myotonie.
  - *Myotone Reaktionen* sind anhaltende Kontraktionen (mehrere Sekunden andauernd) der Willkürmuskulatur über deren Anspannungsphase hinaus. Es besteht eine Dekontraktionshemmung.
- **Epidemiologie:**
  - *Die Prävalenz* aller myotonischen Erkrankungen beträgt 7 – 12/100 000 Einwohner.
  - *Das Manifestationsalter* liegt zwischen dem 15. und 30. Lebensjahr.
- **Verlauf:** Der Verlauf ist chronisch progredient und die Lebenserwartung meist verkürzt.
- **Pathologie:** Es handelt sich um eine autosomal-dominant vererbte Erkrankung, bei der eine Verringerung der mRNA-Zellen nicht nur in der Muskulatur auftritt. Die Innervation ist nicht gestört.
- **Klinische Zeichen:**
  - Hypotonie der Muskulatur, meist im Gesicht, in der Halsregion und an den distalen Extremitäten;
  - Myotone Reaktionen;
  - Katarakt;
  - Stirnglatze;
  - Hodenatrophie und Ovarieninsuffizienz;
  - Innenohrschwerhörigkeit;
  - Dementielle Erscheinungen.
- **Physiotherapeutische Ziele und Maßnahmen:**
  - *Die Behandlungsgrundlagen der Physiotherapie sind zu beachten* (S. 1 ff).
  - *Myotonien und Dystonien sind physiotherapeutisch nicht beeinflußbar.*
  - *Aufrechterhaltung der Gelenkbeweglichkeit* durch moderate Dehnübungen und fachgerechte Lagerung, jedoch keine aggressiven Dehnungen.
  - *Erhaltung der Muskelkraft* ohne sie zu erschöpfen.
  - Aufzeigen und Einüben von Kompensationsmechanismen.
  - *Atemtherapie* im fortgeschrittenen Krankheitsstadium.
  - *Hilfsmittelversorgung*, bei der die kognitiven Einschränkungen des Patienten zu berücksichtigen sind.

Progressive Muskeldystrophie

- **Begriff:** Es handelt sich um eine Gruppe degenerativer Erkrankungen der quergestreiften Muskulatur, die mit Schwächen und Atrophien einhergehen (Tab. 2.4).
  - *Synonym:* Dysthrophia musculorum progressiva.
- **Epidemiologie:** Die Prävalenz wird auf 10/100 000 Einwohner geschätzt. Die am häufigsten auftretende Form ist der Typ Duchenne, der, wie der Typ Becker-Kiener nur bei männlichen Patienten auftritt.

Tabelle 2.4 Progressive Muskeldystrophien

Erbgang	Typ	Eintrittsalter	Erste Lokalisation
X-chromosomal-rezessiv	Duchenne (maligne)	1.–3. Lj.	Beckenregion
X-chromosomal-rezessiv	Becker-Kiener	5.–20. Lj.	Beckenregion
autosomal-rezessiv	Gliedertyp	10.–20. Lj.	Beckenregion
autosomal-rezessiv	distaler Typ	15.–30. Lj.	distale Extremitäten
autosomal-rezessiv	kongenitaler Typ	angeboren	generalisiert
autosomal-dominant	fazio-skapulo-humeraler Typ	10.–20. Lj.	Gesicht, Schultern
autosomal-dominant	okulo-pharyngialer Typ	40.–60. Lj.	Augen, Pharynx
autosomal-dominant	Myopathia distalis tarda hereditaria	40.–60. Lj.	distale Extremitäten
autosomal-dominant	Myopathia distalis juvenilis hereditaria	5.–15. Lj.	distale Extremitäten

- **Verlauf:** Je nach Verlaufsform sehr unterschiedlich:
  - *Etwa 15–20 Jahre* beim Typ Duchenne.
  - *Verkürzt* bei den autosomal-rezessiven Formen und dem Typ Becker-Kiener.
  - *Normal bzw. fast normal* bei den autosomal-dominanten Formen.
- **Pathologie:** Erblich bedingte Degeneration des Muskelgewebes. Es finden sich Fett- und Bindegewebseinlagerungen im Muskel. Das Nervensystem ist nicht betroffen.
- **Klinische Zeichen auf der Ebene der Impairments** (S. 6 f) entsprechend der betroffenen Regionen:
  - Muskuläre Schwächen;
  - Kontrakturen, Gelenkeinschränkungen, Druckstellen bei Bettlägerigkeit.
- **Klinische Zeichen auf der Ebene der Funktionsstörungen** (S. 8 f) sind je nach Krankheitstyp unterschiedlich. Zu beachten sind Störungen der:
  - Stand- und Gangfähigkeit;
  - Posturalen Kontrolle;
  - Armfunktion;
  - orofazialen Funktionen.

Muskelerkrankungen

- **Physiotherapeutische Ziele und Maßnahmen:**
  - *Die Behandlungsgrundlagen der Physiotherapie sind zu beachten* (S. 1 ff).
  - *Die Muskeldegeneration läßt sich nicht aufhalten.*
  - *Aufrechterhaltung der Gelenkbeweglichkeit* durch moderate Dehnübungen und fachgerechte Lagerung, jedoch keine aggressiven Dehnungen.
  - *Erhaltung der Muskelkraft* ohne sie zu erschöpfen.
  - *Aufzeigen und Einüben von Kompensationsmechanismen.*
  - *Atemtherapie,* falls erforderlich.
  - *Bewegungsanomalien* zum Schutz vor sekundären Schäden vermeiden.
  - *Hilfsmittelversorgung* (S. 321 ff), die auf die vollständig erhaltenen kognitiven Fähigkeiten des Patienten zurückgreift.

Myositiden

- **Begriff:** Idiopathische Muskelerkrankungen mit entzündlichen Veränderungen der Skelettmuskulatur, die zur Generalisierung (Polymyositis) neigen.
  - *Verwandte Formen:* Dermato- und Einschlußkörpermyositis.
  - *Myositis ossificans* ist eine gelenknahe, meist in der Hüftregion entstehende Verkalkung des Muskelgewebes, die häufig nach schweren zerebralen Traumen auftritt (S. 174 f).
- **Epidemiologie:** Die Prävalenz beträgt ca. 6/100 000 Einwohner.
- **Verlauf:** Der Verlauf ist subakut bis chronisch, mit häufig auftretenden Remissionen.
- **Pathologie:** Die Ätiologie ist unbekannt, es wird jedoch eine Autoimmunerkrankung angenommen. Auffallend häufig ist die Vergesellschaftung mit Tumoren.
- **Klinische Zeichen auf der Ebene der Impairments** (S. 6 f):
  - Meist Muskelschwächen und -schmerzen (Myalgien).
  - Atrophien sind möglich.
  - Häufig proximal betonte Paresen, einschließlich der Hals- und Schlucktraktmuskulatur.
  - Es können Kontrakturen auftreten.
- **Klinische Zeichen auf der Ebene der Funktionsstörungen** (S. 8 f) sind je nach Krankheitstyp unterschiedlich. Zu beachten sind Störungen der:
  - Stand- und Gangfähigkeit;
  - Posturalen sowie der Kopfkontrolle;
  - Armfunktion;
  - Beim Schlucken.
- **Physiotherapeutische Ziele und Maßnahmen:**
  - *Die Behandlungsgrundlagen der Physiotherapie sind zu beachten* (S. 1 f).
  - *Aufrechterhaltung der Gelenkbeweglichkeit* durch moderate Dehnübungen und fachgerechte Lagerung, jedoch keine aggressiven Dehnungen.
  - *Erhaltung der Muskelkraft* ohne sie zu erschöpfen. Vor allem größere Ausdauerleistungen gelten als kritisch, da sie die Körpertemperatur erhöhen.
  - *Aufzeigen und Einüben von Kompensationsmechanismen.*
  - *Atemtherapie,* falls erforderlich.
  - *Bewegungsanomalien* zum Schutz vor sekundären Schäden vermeiden.
  - Bei Myositis ossificans ist die Prophylaxe von großer Bedeutung (S. 174).
  - *Hilfsmittelversorgung* (S. 321 ff), die auf die meist vollständig erhaltenen kognitiven Fähigkeiten des Patienten zurückgreift.
    - Ausnahmen bilden neuropsychologische Störungen, Einschränkungen der Wahrnehmung und die Myositis ossificans nach Schädelhirntrauma.

Myasthenia gravis

- **Begriff:** Dabei handelt sich weder um eine Nerven- noch um eine Muskelerkrankung, sondern vielmehr um eine Störung der neuromuskulären Übertragung an der motorischen Endplatte.
- **Epidemiologie:**
  - *Die Prävalenz* liegt bei 5 – 10/100 000 Einwohner.
  - Die Manifestation liegt meist zwischen dem 30. und 40. Lebensjahr, wobei vor dem 40. Lebensjahr Frauen häufiger betroffen sind.
- **Verlauf:** Meist langsam chronisch-progredient.
- **Pathologie:** Aufgrund einer Autoimmunreaktion bilden sich Antikörper gegen den Acetylcholinrezeptor. Die Erregung der postsynaptischen Membran mit Acetylcholin ist gestört. Eine besondere Belastung ergibt sich für die ständig unwillkürlich aktiven Muskelgruppen, wie z. B. Augenlidheber, Schluck- oder Atemmuskulatur.
- **Klinische Zeichen auf der Ebene der Impairments** (S. 6 f):
  - Meist eine ein- oder doppelseitige Ptosis (herabhängendes Augenlid);
  - Orofaziale Schwächen;
  - Bei schwereren Verlaufsformen generalisierte Muskelschwächen nach Belastung, auch der Atemmuskulatur.
- **Klinische Zeichen auf der Ebene der Funktionsstörungen** (S. 8 f) je nach Ausprägung der Impairments:
  - Sehstörungen;
  - Dysarthrische Sprachstörungen (S. 140);
  - Kau- und Schluckstörungen (S. 227 ff);
  - Ateminsuffizienzen (myasthene Krise) (S. 286 ff);
  - Armfunktionsstörungen (S. 212 ff);
  - Störungen des Gangbildes (S. 192 ff);
  - Störungen der posturalen Kontrolle (S. 187 ff).
- **Physiotherapeutische Ziele und Maßnahmen:**
  - *Die Behandlungsgrundlagen der Physiotherapie sind zu beachten* (S. 1 ff).
  - *Aufrechterhaltung der Gelenkbeweglichkeit* durch Muskeldehnung, manuelle Techniken und fachgerechte Lagerung (S. 276 ff).
  - *Erhaltung der Muskelkraft* ohne sie zu erschöpfen. Vor allem größere Ausdauerleistungen gelten als kritisch, da sie die Körpertemperatur erhöhen.
  - *Aufzeigen und Einüben von Kompensationsmechanismen*, auch bezüglich des Schluckverhaltens (S. 238 ff);
  - *Atemtherapie*, falls erforderlich (S. 286 ff);
  - *Bewegungsanomalien* (S. 7 f) zum Schutz vor sekundären Schäden vermeiden.
  - *Hilfsmittelversorgung* (S. 321 ff), die die vollständig erhaltenen kognitiven Fähigkeiten des Patienten berücksichtigt.

Epilepsie/Anfälle

Epilepsie

- **Begriffe:**
  - Unter *Epilepsie* wird das wiederholte Auftreten zerebraler Krampfanfälle verstanden, ein einzelner Krampfanfall ist noch keine Epilepsie. Unterschieden werden generalisierte und fokale Anfälle.
  - *Krampfanfälle* entstehen durch die gleichzeitige Spontanentladung zentraler Neuronen.
- **Epidemiologie**: Die Prävalenz beträgt in Europa 650/100 000 Einwohner. Epilepsie ist damit die häufigste neurologische Erkrankung nach den Kopfschmerzen. Krampfanfälle treten bei ca. 5% aller Menschen einmal im Leben auf. Die meisten Epilepsien manifestieren sich vor dem 20. Lebensjahr.
- **Verlauf**: Der Verlauf und die Prognose hängt mit der Art und Ursache der Krampfanfälle zusammen. Epileptiker haben ein viermal höheres Suizidrisiko.
- **Pathologie**: Den Anfällen liegt eine gleichzeitige, synchronisierte Entladung großer Verbände von Nervenzellen zugrunde. Unterschieden werden:
  - *Idiopathische oder genuine Anfälle*, bei denen keine morphologische Veränderung nachweisbar ist. Sie haben keine nachweisbare Ätiologie.
  - *Symptomatischen Epilepsien* geht eine faßbare Hirnschädigung voraus. Hierzu gehören u.a. embryonal-fetale Entwicklungsstörungen und Fehlbildungen, Narben, Blutungen, Tumoren, Entzündungen oder sonstige Veränderungen des Gehirns.
- **Auslöser** insbesondere der generalisierten Anfälle können sein:
  - *Akustische oder optische Reizüberflutung*, z.B. in einer Diskothek;
  - *Hyperventilation;*
  - *Entzug* von Schlaf, Medikamenten, Alkohol und anderen Drogen.
- **Formen:**
  - *Generalisierte Anfälle* zeigen sich in zwei Unterformen:
    - „Petit mal"-Anfälle sind generalisierte Anfälle des Kindes und Jugendlichen mit meist nur sekundenlang anhaltenden Vigilanzstörungen/Absencen (starrer Blick).
    - „Grand mal"-Anfälle sind generalisierte, bilaterale tonische Krämpfe mit rhythmischen Myoklonien (Muskelzuckungen).
  - *Fokale Anfälle* treten in drei Unterformen auf:
    - Einfache fokale Anfälle zeigen einseitige motorische und/oder sensible und/oder vegetative und/oder psychische Symptome auf. Die Wachheit ist nicht gestört und die pathologische Entladung auf kleine Hirnareale begrenzt.
    - Komplexe fokale Anfälle beginnen wie fokale Anfälle, zeigen aber zusätzlich noch Vigilanzstörungen und Automatismen ohne Vigilanzstörung.
    - Sekundär generalisierte Anfälle sind fokal eingeleitete Anfälle, die sich zu tonisch-klonischen generalisierten Anfällen ausweiten. Sie zeigen immer eine Vigilanzstörung.
- **Klinische Zeichen** sind abhängig von der Art und Lokalisation des Anfalls.
  - Fokale Anfälle können mit isoliert motorischen, sensiblen, sensorischen (z.B. optisch, olfaktorisch oder akustisch) und psychischen Symptomen auftreten, deren Dauer sich von Minuten bis zu Tagen erstrecken kann.
  - „Petit mal"-Anfälle zeigen für die Dauer weniger Sekunden:
    - Absencen, z.T. von Myoklonien oder Automatismen begleitet;
    - Generalisierte oder auf Körperregionen begrenzte Myoklonien.

- „Grand mal"-Anfälle dauern nur wenige Minuten.
  - Sie beginnen mit einer tonischen Phase, z.T. mit einem Initialschrei, der Patient stürzt hin, verliert das Bewußtsein, die Atmung setzt aus, die Pupillen sind weit und lichtstarr und die Muskeln starr angespannt.
  - Nach ca. 30 Sekunden folgt die klonische Phase mit Zuckungen, die sich über den ganzen Körper ausbreiten können. Kommt es zum Zungenbiß, kann blutiger, schaumiger Speichel austreten. Der Mageninhalt kann erbrochen werden.
  - Abschließend fällt der Patient in eine tiefe komatöse Schlafphase.

➤ **Physiotherapeutische Ziele und Maßnahmen bestehen in Erster Hilfe:**
- *Genaue Beobachtung des Anfallablaufs.* Dies ist wichtig für die Diagnose.
- *Verminderung der Verletzungsgefahr,* d.h. den Patient auf den Boden legen und alle verletzungsträchtigen Gegenstände aus dem Weg räumen. Es ist jedoch nicht hilfreich, den Patienten festzuhalten und einen Mundkeil einzuführen.
- *In der Schlafphase den Patienten in die stabile Seitenlage bringen.*
- *Den Mundraum leeren, eventuell wegen der Aspirationsgefahr die Zunge vorziehen;*
- *Notarzt rufen.*

Nichtepileptische Anfälle

➤ **Synkope:** Unter einer Synkope wird das allmähliche Zusammensacken einer Person nach vorausgegangenem Schwarzwerden vor den Augen und Leeregefühl im Kopf verstanden. Der Sturz erfolgt langsamer als beim „Grand mal"-Anfall, der Patient ist blaß und der Blutdruck niedrig.

➤ **Hypoglykämischer Schock:** Infolge einer „Unterzuckerung" zeigen sich initial Tachykardie, Unruhe, Schwitzen, Übelkeit, Schwächegefühl und Doppelbilder mit nachfolgendem Bewußtseinsverlust. Zudem können vorübergehende Paresen, Epilepsie und choreatische Hyperkinesen auftreten. Auch ein Koma ist möglich.
- *Ursachen* sind u.a. Diabetes mellitus, Lebererkrankungen und Alkoholabusus.
- *Eine orale Zuckerzufuhr* ist bei leichten Zuständen ausreichend. Bei einer schweren Hypoglykämie ist der Notarzt zu verständigen.

➤ **Tetanischer Anfall:** Dieser äußert sich durch unwillkürliche Kontraktionen der Muskulatur, vor allem mit Spasmen in Händen und Füßen und der typischen „Pfötchenstellung" der oberen Extremität. Abschließend ist das Gesicht bei gleichzeitig gespitzten Lippen verzerrt.
- *Ursachen* sind:
  - Hypokalzämie;
  - Hyperventilation; hier hilft das Überstülpen eines Plastikbeutels über Nase und Mund, bis sich die Symptomatik auflöst.

Spastische Paresen

Allgemeines

- **Begriffe:** Die Nomenklatur im Umfeld der spastischen Phänomene ist uneinheitlich. Häufig wird sie ohne genauere Begriffsbestimmung und Abgrenzung untereinander verwendet.
  - *Hypertonus* zeigt sich durch einen verstärkten Bewegungswiderstand beim passiven Bewegen. Teilweise wird dieser Begriff mit Spastik synonym verwendet. Aber nicht jede Tonuserhöhung, wie beispielsweise bei Rigor, reflektorischen Verspannungen oder Angstzuständen ist eine Spastik. Mit jeder Tonuserhöhung wird jedoch eine bestehende Spastik verstärkt.
  - *Spastik* ist eine besondere Form des Hypertonus und besteht in einem geschwindigkeitsabhängigen, abnormalen Anstieg eines Dehnungswiderstandes beim passiven Bewegen.
    - Auf schnelles Bewegen reagieren die betroffenen Muskeln mit einem erhöhten Dehnungswiderstand.
    - Bei dieser willkürlich kaum zu regulierenden motorischen Störung sind nie nur einzelne Muskeln betroffen, sondern stets Muskelgruppen oder -ketten.
    - Ursache ist eine Schädigung des ersten motorischen Neurons des Zentralnervensystems. Beim häufig auftretenden Schlaganfall entwickelt sich die Spastik mit einer Latenz von Tagen bis Wochen, während sie bei traumatischen Mittelhirnverletzungen sofort auftreten kann.
  - *Paresen* sind Funktionsstörungen der Muskulatur, die auf einen Defekt des Muskelgewebes oder der Innervation des Muskels zurückzuführen sind. Sie erlauben nur eingeschränkte willkürliche oder bei Gleichgewichtsreaktionen begrenzt adäquate reaktive Muskelaktivitäten.
  - *Plegien* liegen vor, wenn keinerlei Kraft (Wert 0) entfaltet werden kann.
  - *Spastische Paresen* erlauben dem Patienten aufgrund seiner Spastik keine oder nur eine geminderte selektiv willkürliche oder adäquate reaktive Muskelaktivität. Zwei Komponenten sind hierbei von grundlegender Bedeutung:
    - Die Spastik entwickelt eine derart hohe unkontrollierte Kraftentfaltung, daß keine anderen selektiven Aktivierungen willkürlich oder adäquat reaktiv möglich sind. Der Patient ist in seinem spastischen Muster „gefangen".
    - Die teilweise hohe Kraftentwicklung unter Einfluß einer Spastik sagt nichts über die Fähigkeit des Muskels aus, sich in spastikhemmender Ausgangsstellung aktiv selektiv zu kontrahieren. „Unter" der Spastik zeigt sich, verdeckt durch die Tonuserhöhung, meist eine deutlich funktionsgeminderte Muskulatur. Beispielsweise ist einerseits eine Kniestreckung im spastischen Muster vom Therapeuten nicht zu überwinden, andererseits erreicht der M. quadriceps femoris desselben Patienten in spastikhemmender Ausgangsstellung mit Rumpf- und Hüftflexionsstellung den Kraftwert 1 oder gar 0.
  - *Massensynergien* sind stereotype Bewegungsmuster. Nicht jede Massensynergie (z. B. bei Säuglingen) ist spastisch. Bei zentralneurologischen Läsionen sind sie meist mit einer Spastik gekoppelt.
  - *Pathologische Reflexmuster:* (S. 108 ff).
  - *Klonus* ist eine durch einen Dehnreiz erschöpfliche oder persistierende muskuläre Aktivierung. Meist tritt er bei den Plantarflexoren des Fußes oder bei den Handflexoren auf.

- *Im angloamerikanischen physiotherapeutischen Sprachgebrauch* ist Spastik ausschließlich ein primäres Impairment, das als unmittelbare Folge einer Pathologie entsteht. Mit Hypertonus wird die Tonussteigerung bezeichnet, die sich durch äußere Einflüsse bedingt, auf eine Spastik aufpflanzt, d. h. Hypertonus gilt als sekundäres Impairment. Diese begriffliche Trennung findet vereinzelt auch in Deutschland Anwendung, wird in dieser Checkliste jedoch nicht verwendet.

➤ **Spastik als primäres Impairment** (S. 6 f): Spastik entwickelt sich direkt aus der pathologischen zentralneurologischen Schädigung des ersten motorischen Neurons. Sie schränkt meist die Funktionsfähigkeit des Patienten ein, kann aber auch für Funktionen genutzt werden.

➤ **Spastikverstärkende Faktoren:** Eine bestehende Spastik kann durch verschiedene, tonussteigernde Einflüsse verstärkt werden, die einzeln oder in Kombination auftreten:

- *Schlechter allgemeiner Gesundheitszustand.* Jede zusätzliche Erkrankung kann eine Spastik drastisch ansteigen lassen. Ist eine solche Erkrankung nicht bekannt, muß eine Abklärung erfolgen. Typische Beispiele sind beispielsweise alle Infektionen, Kreislaufschwächen, eingewachsene Zehennägel, Druckstellen, Störungen von Darm, Blase und/oder der Atmung etc.
- Andere Impairments, wie z. B.:
  - Verkürzte und unelastische Muskeln neigen zu deutlich stärker erhöhten spastischen Aktivitäten als elastische und gedehnte Muskeln.
  - Pathologische Reflexmuster (s. u.) provozieren oder verstärken Spastiken.
  - Hypotone Paresen, deren defizitäre Kraftentfaltung zur kompensatorischen Aktivierung der nicht hypoton paretischen Muskelgruppen, u. a. der spastischen Muskelgruppen, führt.
  - Wahrnehmungsstörungen bewirken Verarbeitungsdefizite des sensorischen Inputs, so daß der Patient die aufgenommenen internen und externen Reize nicht hinreichend gut verarbeiten, sortieren und/oder bewerten kann. Er nimmt die Körperlage im Raum und/oder seine Bewegungen nicht ausreichend wahr. Um mehr Informationen von seinem Körper zu erhalten, erhöht sich der Tonus und mit ihm auch die Spastik.
  - Einschränkungen der Neurodynamik führen zu bewegungseinschränkenden Schutzmechanismen, wodurch wiederum die Muskulatur verkürzt wird.
  - Schmerzbedingter reaktiver Anstieg der Spastik.
  - Insuffiziente Gelenke und Gelenkfehlstellungen (Dysalignment) können spastische Reaktionen provozieren. Hier findet sich ein Ansatz der Manuellen Therapie bei zentralnervösen Störungen.
- *Störungen der posturalen Kontrolle:*
  - Jede Gleichgewichtsstörung produziert einen Tonusanstieg.
  - Die spastischen Muskelgruppen werden, wenn auch inadäquat, verstärkt zur Aufrechterhaltung des Gleichgewichts eingesetzt. Auch dies führt zu einer Tonuserhöhung.
- *Fehlhaltungen, z. B.* Skoliosen oder HWS-Asymmetrien.
- *Unruhige und laute Umgebung, plötzliche Berührungen.*
- *Angst bzw. Verunsicherungen* jeder Art.

- *Weitere Einflußfaktoren:*
  - *Therapieexterne Faktoren* (S. 11 f), wie z.B. Wetterfühligkeit, psychische Verfassung, Motivation, etc.
  - *Labile Ausgangsstellungen:* Der Patient setzt seine spastischen Muskelgruppen zur Beibehaltung des Gleichgewichtes ein, wodurch die Spastik erhöht wird. In Rückenlage oder im stabilen Sitz ist der Tonus meist niedriger als in instabilen Ausgangsstellungen, wie z.B. dem freien Sitz oder Stand. Ob eine Ausgangsstellung für den Patienten labil ist, hängt u. a. vom Schweregrad der Erkrankung ab.
  - *Unökonomische Bewegungen* erfordern mehr Anstrengung, Kraft, Haltearbeit und Gleichgewichtsreaktionen, wodurch ein Anstieg der Spastik provoziert wird.

➤ **Intensität und Ausbreitung der Spastik** zeigen, u. a. abhängig von der Lokalisation und Größe der Läsion, große individuelle Unterschiede.

➤ **Spastikmuster:** Durch reaktive Ausbreitung zeigt sich an den Extremitäten die Spastik meistens in stereotypen Flexions- und/oder Extensionsmustern (Tab. 3.1).
- *Der Rumpf ist meistens mitbetroffen*. Dies ist häufig nicht so deutlich sichtbar und zu palpieren wie an den Extremitäten.
- *Welches Muster in welcher Extremität dominiert*, wird auch durch die Lage der Läsion bestimmt. Beim Hemiplegiker mit einem Verschluß der Capsula interna überwiegt in der oberen Extremität das Flexionsmuster, in der unteren Extremität das Extensionsmuster.
- *Das Spastikmuster kann funktionsabhängig variieren*. Beispielsweise wird beim Anziehen des Beines in Rückenlage das Bein im Flexionsmuster gebeugt, während es beim gleichen Patienten in der Spielbeinphase beim Gehen im Extensionsmuster nach vorne gebracht wird.
- Ein gleichzeitiges Auftreten beider Reflexmuster ist u.a. bei schweren Schädelhirntraumen möglich. Die Folge ist eine Spastik der agonistischen und antagonistischen Muskelgruppen.

➤ **Pathologische Reflexaktivitäten:**
- Pathologische Reflexaktivitäten können durch ihr stereotypes Auftreten selektives Bewegungsverhalten zusätzlich verhindern oder einschränken.
  - Meist verstärken diese Reflexmuster schon bestehende spastische Muster oder können, falls das entgegengesetzte Muster vorliegt, es auch abschwächen.
  - Reflexauslöser sind Reize des Labyrinthsystems, der Haut und/oder der Propriozeptoren.
- *Symmetrisch tonischer Nackenreflex (STNR):*
  - Auslöser sind die Propriozeptoren in den Gelenken und Muskeln der HWS.
  - Die Nackenflexion verstärkt den Flexorentonus der Arme und die Extensorenspastik der unteren Extremität.
  - Die Nackenextension verstärkt die Extensionsspastik der Arme und den Flexionstonus der Beine.
  - *Beispiele:*
    a) Bettlägerige Patienten, die durch ein hochgestelltes Kopfteil und Kissenpolster im Rücken eine ständig flektierte Kopf- und Rumpfhaltung aufweisen, zeigen häufig eine erhöhte Beinstreckung und Armbeugung.

Tabelle 3.1 Flexions-/Extensionsmuster bei Spastik

Obere Extremität	Flexionsmuster	Extensionsmuster
Skapula	Elevation + Retraktion	Protraktion
Articulatio humerogenoidale	Abduktion + Außenrotation (Innenrotation)	Adduktion + Innenrotation
Ellenbogen	Flexion	Extension
Unterarm	Pronation od. Supination	Pronation
Handgelenk	Flexion + Radialduktion	leichte Extension
Finger	Flexion	Flexion
Daumen	Flexion + Adduktion + Opposition	Adduktion + Flexion
Untere Extremität		
Hüfte	Abduktion + Außenrotation	Extension + Innenrotation
Knie	Flexion	Extension
Sprunggelenk	Dorsalextension	Plantarflexion + Inversion
Zehen	meist Flexion	Flexion

b) Beim Versuch zu drehen bzw. aufzustehen hebt der Patient seinen Kopf und löst nun eine Beinstreckung aus.

c) Gehende Patienten, die auf den Boden schauen, lösen nicht nur durch die Verlagerung ihres Schwerpunktes, sondern auch durch die Flexionsstellung des Kopfes eine Extension des Beines aus.

– *Asymmetrisch tonischer Nackenreflex* (ATNR):
- Auslöser sind die Propriozeptoren in den Gelenken und Muskeln der HWS.
- Wird der Kopf gedreht, steigt der Extensorentonus der Gesichtsseite. Die Hinterhauptseite zeigt einen erhöhten Flexorentonus. Hemiplegiepatienten wenden ihren Kopf häufig ihrer Non-Hemiseite zu, was die Ursache eines erhöhten Flexorentonus im hemiplegischen Arm und Bein sein kann.
- *Beispiele:*

a) Beim Gehen kann ein zur hemiparetischen Seite gedrehter Kopf während der Standbeinphase ein Zeichen für einen ATNR sein.

b) Eine Armstreckung ist nur möglich, wenn der Kopf zum Arm hingedreht ist.

Spastische Paresen

- *Tonischer Labyrinthreflex:*
  - Auslöser ist die Kopfhaltung im Raum.
  - Ist der Hinterkopf bodenwärts geneigt, zeigt der ganze Körper ein Extensionsmuster auf. Ist das Gesicht bodenwärts geneigt, steigt der Flexionstonus im ganzen Körper.
  - *Beispiele:*
    a) Patienten, die lange bettlägerig sind, haben einen erhöhten Extensorentonus am ganzen Körper, der sich noch weiter erhöht, wenn der Patient sich beim Versuch des Drehens mit dem Hinterkopf auf der Unterlage abdrücken will.
    b) Im Sitz kann ein nach hinten geneigter Kopf dazu führen, daß der einschießende Extensorentonus die Hüftgelenke streckt und der Patient langsam aus dem Rollstuhl rutscht.
    c) Bei der Bewegungsfolge Sitz – Stand kann es hingegen passieren, daß bei der Bewegungseinleitung durch den nach vorn geneigten Kopf die Unterschenkel unter den Sitz ziehen und der Körper in den Hüften flektiert wird und der Patient nach vorne überkippt.
    d) Bei der Aufrichtungsbewegung vom Sitz in den Stand löst die HWS-Extension eine Streckspastik aus. Der Patient ist nicht in der Lage, sein Gewicht mit flektierter Hüft- und Kniestellung über die Füße zu bringen.
- *Positiver Stützreflex:*
  - Auslöser ist eine Reizung des Fußballens bei Berührung des Fußbodens in Plantarflexionsstellung.
  - Die Folge des Reflexes ist, daß das den Boden berührende Bein seinen Extensorentonus erhöht, bei gleichzeitiger Anspannung der Antagonisten. Dies ist nicht mit dem Klonus zu verwechseln.
  - *Beispiele:*
    a) Der im Rollstuhl sitzende Patient löst eine Extensorenspastik aus, wenn er beim Absetzen des Fußes von der Fußraste unkontrolliert in Plantarflexionsstellung aufsetzt. Das Bein gerät in eine Streckstellung, und manchmal droht der Patient, aus dem Rollstuhl zu rutschen.
    b) Bei Beginn der Standbeinphase wird, wenn zuerst Druck auf den Vorfuß kommt, durch diesen Reflex häufig eine Extensionsspastik provoziert.
- *Greifreflex:*
  - Auslöser ist eine Reizung der Hand- und Fingerinnenflächen.
  - Der Reiz führt zu einem Greifmechanismus der Finger bei gleichzeitiger Flexionsaktivität in Handgelenk und Ellenbogen.
  - *Beispiele:*
    a) Eine schon bestehende Flexionsspastik des Armes kann z. B. durch ständige Greifübungen mit einem Tennis- oder Softball verstärkt werden.
    b) Nachtlagerungsschienen können dieselbe Wirkung erzielen, es ist jedoch ein präzises Anlegen der Schiene und eine genaue klinische Beweisführung notwendig.

- **Folgen einer spastischen Parese** können sein:
  - *Sekundäre Impairments* (S. 6 f):
    - Kontrakturen und Gelenkeinschränkungen;
    - Ausbreitung der bestehenden Spastik durch Massensynergien;
    - Kraftminderungen infolge von Inaktivität;
    - Neurodynamische Störungen;
    - Ödeme.
  - *Bewegungsanomalien* (S. 7 f) in den drei Varianten, die ihrerseits wiederum zur Tonussteigerung beitragen können.
  - *Funktionsstörungen* (S. 8 f): Neben allen willkürlich-motorischen Handlungen sind noch Einschränkungen der reaktiven Muskelaktivitäten zu nennen, wie z. B. Gleichgewichtsreaktionen, Atmung und orofaziale Funktionen (Sprechen, Kauen, Schlucken).

Befundung

- **Ziel der Befundung** ist die Beantwortung der nachfolgenden, sich teilweise überschneidenden Fragen. Dies erleichtert die Ausarbeitung des häufig sehr komplexen Zusammenhangs zwischen Spastik, beeinflussenden Faktoren und Funktionseinschränkung.
  - Liegt eine Spastik vor?
  - Welche spastikverstärkenden Faktoren liegen vor (S. 107 f)?
  - In welchen Ausgangsstellungen und Funktionen zeigt sich die Spastik bzw. steigt sie an und welche Funktionen sind spastikbedingt eingeschränkt?
  - Ist die Spastik von distal oder proximal sowohl positiv als auch negativ beeinflußbar?
  - Welche Faktoren dominieren die Spastiksteigerung in welchem Ausmaß?
  - Inwieweit ist die Spastik physiotherapeutisch beeinflußbar?
  - Ist die Spastik Ursache einer Bewegungseinschränkung oder handelt es sich um andere Gelenkeinschränkungen?
  - Welche spastikhemmenden Maßnahmen kann der Patient in den Alltag bzw. als Eigenübungen übernehmen?
  - Wie stark ist die Restaktivität der betroffenen Muskelgruppen/-ketten, wenn die Spastik gehemmt ist?
  - Inwieweit wird/kann die Spastik zum Funktionsgebrauch eingesetzt bzw. benutzt werden?
- **Grundsätze:**
  - s. auch S. 13 ff.
  - *Der Befund entspricht der Behandlung und umgekehrt:* Die Beantwortung der oben genannten Fragen zur Befundung ergibt sich im wesentlichen aus der Behandlung bzw. aus den Auswirkungen der therapeutischen Maßnahmen auf die Spastik. Dabei gilt es zu bedenken, welche Faktoren während einer therapeutischen Maßnahme eine Rolle spielen. Beispielsweise kann jede manuelle Stabilisation durch den Therapeuten auch Einfluß auf die Wahrnehmung haben. Je spezifischer und isolierter eine Maßnahme auf einen spastikverstärkenden Faktor wirkt, desto enger ist der kausale Zusammenhang zu vermuten. Dieses Verfahren der wachen Beobachtung der Wirkung der einzelnen Maßnahmen ist ein wesentlicher Teil der klinischen Beweisführung.
  - Bei allen Fragestellungen ist darauf zu achten, in welchen Körperregionen die jeweiligen Phänomene in welcher Intensität festzustellen sind.

Spastische Paresen

- *Der optische Befund* ist am entkleideten Patienten durchzuführen:
  - Asymmetrien, die Hinweise für eine Tonuserhöhung sein können, sind somit leichter zu erkennen.
  - Bewegungsanomalien (S. 7 f) sind eher sichtbar. Sie können stets Zeichen eines Hypertonus sein und sind genauer zu analysieren.
- *Die Hände bzw. das taktil-kinästhetische System des Therapeuten* sind ein wichtiges Wahrnehmungsorgan. Sie „sehen" beim Führen oder passiven Bewegen des Patienten die Tonussituation am besten, insbesondere wenn sie nicht offensichtlich ist.
  - *Beispiel:* Die Ursache eine Konkavität des Rumpfes im Sitz oder beim Gehen kann sowohl in einem hypotonen Zusammensacken als auch in einem hypertonen Zusammengezogensein der betroffenen Seite liegen. Der Therapeut erspürt, welche Situation vorliegt.
- *Diskrete Spastiken* sind bei einer Beteiligung der Extremitäten an den Fingern oder Füßen meist gut zu beobachten oder zu palpieren.
  - Im Zweifel sollte der Therapeut soweit möglich die Hand oder den Fuß sacht in die Hand nehmen, um einen Tonusanstieg zu spüren.
  - Natürlich darf der Griff selbst keine Spastik provozieren.
  - Der Moment des Anstiegs ist entscheidend, und es gilt zu prüfen, welches Defizit den Anstieg verursacht.
- *Eine Beobachtung alleine ist oft nicht ausreichend.* Es ist daher besser, mehrere Gesichtspunkte zu sammeln. Die Folgerungen sind hinsichtlich ihrer Schlüssigkeit in bezug auf die festgestellten Beobachtungen zu überprüfen (s. klinische Beweisführung S. 1 f).

➤ **Liegt eine Spastik vor?**
- *Beim schnellen Durchbewegen* in entspannter Rückenlage fällt ein erhöhter Bewegungswiderstand auf, der bei einer weichen Dehnung meist nachläßt und bei einem plötzlichen Dehnimpuls ansteigt.
- Erhöhte Reflexaktivitäten sind Anzeichen einer zentralen Läsion und lassen eine Spastik vermuten. Prüfung der Reflexe: S. 18 ff.

➤ **Welche spastikverstärkenden Faktoren liegen vor?** In diesem Rahmen ist nur eine exemplarische Darstellung möglich, so daß die Variantenvielfalt der gegenseitigen Beeinflussung der spastiksteigernden Faktoren untereinander hier nur erwähnt sei.
- *Der Befund entspricht der Behandlung und umgekehrt:* Die Beantwortung dieser Fragestellungen ergibt sich im wesentlichen aus der Behandlung bzw. Änderung des vermuteten Faktors und der Beobachtung, welche Auswirkungen dies auf die Spastik hat. Zeigt eine spezifische Maßnahme Auswirkungen auf die Spastik, läßt dies Schlüsse auf einen kausalen Zusammenhang zwischen Spastik und spastikverstärkendem Faktor zu. Je spezifischer und isolierter eine Maßnahme auf einen spastikverstärkenden Faktor wirkt, desto enger ist der kausale Zusammenhang zu vermuten. Damit werden gleich erste Behandlungsansätze ausprobiert.
- Spastikverstärkende Faktoren: s. auch S. 107 f.

- *Pathologische Reflexe* (S. 108 ff):
  - *Beispiele:*
    a) Ein Vorfußkontakt beim Aufstehen oder Gehen löst eine positive Stützreaktion aus. Nun wird beobachtet, ob ein flächiger Fuß-Boden-Kontakt oder ein initialer Fersenkontakt die Spastik verändern.
    b) Bewegungen in die Aufrichtung werden mit einer HWS-Extension eingeleitet (tonischer Labyrinthreflex). Die ausgelöste Ganzkörperstrekkung verhindert z.B. das Aufstehen, da der Körperschwerpunkt nicht über die Füße gebracht werden kann. Der Patient soll die intendierte Bewegung mit Flexion der HWS (Kinn zum Sternum) einleiten. Es gilt, die Wirkung auf die Spastik zu beobachten.
- *Hypotonus* von Rumpf und/oder der Extremitäten und/oder deren hypoton gestörte Verankerung am Rumpf.
  - *Beispiele:*
    a) Ein Körperabschnitt kann nicht muskulär stabilisiert werden. Das Bemühen, dies zu tun, läßt den Tonus meist an anderer Stelle auf nicht kontrollierbare Weise steigen. Der Therapeut stabilisiert nun den jeweiligen Bereich, z.B. Rumpf, Hüfte, Knie oder Fuß, und beobachtet die Tonusreaktion.
    b) Ist eine Tonussenkung nur durch kräftiges Stabilisieren zu erreichen, kann eine hypotone Ursache angenommen werden. Reichen leichte taktile Reize aus, ist eher von einer Störung der Wahrnehmung/Sensibilität auszugehen.
- *Wahrnehmungsstörungen* (S. 143 ff): Haben beispielsweise verbesserte Umweltkontakte, das Führen einer Bewegung oder das abgeschirmte Arbeiten in einer Raumecke einen tonussenkenden Effekt, spricht dies eher für eine Wahrnehmungsstörung.
- *Die Wirkung einer Dehnung verkürzter Muskeln* ist zu beobachten.
- *Störungen der Neurodynamik* (S. 178 ff): Hierbei ist zu testen, ob neurodynamische Übungen Einfluß auf den Tonus haben.
- *Störungen der posturalen Kontrolle/des Gleichgewichts* (S. 187 ff): Gleichgewichtsreaktionen provozieren hypertone Aktivitäten. Wird der Patient im Gleichgewicht gehalten oder die Ausgangsstellung stabiler gestaltet, verringert sich seine Spastik.
  - Manueller Kontakt oder Approximationen beeinflussen auch die Wahrnehmung.
  - Die Ursachen für die Störung der posturalen Kontrolle müssen geklärt werden.
- *Schmerzreduzierende Maßnahmen* und ihre Auswirkung auf die Spastik sind auszuprobieren, wobei der mögliche Einfluß entsprechender Medikamente auf die Wahrnehmung zu beachten ist.
- *Insuffiziente Gelenke oder Fehlstellungen* von Gelenken oder Körperabschnitten werden manuell oder durch Bandagen oder Orthesen stabilisiert bzw. in eine physiologische Stellung gebracht. Die dabei meist notwendigen Kontakte mit dem Therapeuten oder dem Hilfsmittel können auch die Wahrnehmung beeinflussen.
- *Psychische Faktoren* (S. 10 f u. S. 11 f: Die Therapiesituation ist so weit wie möglich angst- und streßfrei zu gestalten, um im Zusammenhang mit der Anamnese Rückschlüsse auf eine Relevanz für die Spastik ziehen zu können.

- *Unökonomische Bewegungen* sind weitestgehend zu korrigieren. Dies schließt die Klärung der entsprechenden Ursachen des unökonomischen Verhaltens ein.

➤ **In welchen Ausgangsstellungen und Funktionen zeigt sich die Spastik bzw. steigt sie an und welche Funktionen sind spastikbedingt eingeschränkt?**

- Diese Fragestellung ist sehr eng mit der der spastikverstärkenden Faktoren verbunden, da sich mit dem Wechsel der Ausgangsstellung spastikverstärkende Faktoren, wie die Größe der Unterstützungsfläche, der sensorische Input, die Anforderungen an die posturale Kontrolle und oft auch das Gefühl der Sicherheit, ändern.
- Voraussetzung für die Beantwortung der Frage ist die gute Kenntnis der physiologischen Bewegungsabläufe und Körperhaltungen, da nur dadurch Abweichungen von der „Normalität" zu erkennen sind.
  - Es muß stets überlegt werden, welcher Teil einer Bewegung initiale Wirkung auf eine Spastik hat. Sind es beispielsweise – isoliert oder in Kombination – eine Hebelveränderung, eine Gewichtsverlagerung oder eine Veränderung der Unterstützungsfläche.
  - Damit kommt die enge Verbindung zwischen der Fragestellung und der der spastikverstärkenden Faktoren zum Tragen, da sich mit jeder Bewegung die Anforderungen an Kraftentfaltung, Wahrnehmung, Koordination, Gelenkbeweglichkeit und -stabilität, Muskelelastizität und posturale Kontrolle ändern können.
- Beobachtungen des Bewegungsverhaltens des Patienten lassen erste Schlüsse auf entsprechende Defizite zu. Bei Bedarf sind Provokationstests durchzuführen, die möglichst in der Ausgangsstellung durchgeführt werden sollten, in der der Patient spastikbedingte Funktionsstörungen aufweist.
- Inwieweit eine Funktion spastikbedingt eingeschränkt ist, ergibt sich erst aus der klinischen Beweisführung (S. 1 f).
- *Tests in Rückenlage*:
  - *Beispiele:*
    a) Läßt sich eine Seite bei hubfreier Lateralflexionsbewegung nicht verlängern, obwohl eine Anspannung auf der kontralateralen Seite zu spüren ist, kann das am Hypertonus dieser Seite liegen. Auszuschließen wären eine gelenkige Unbeweglichkeit oder Schmerzen.
    b) Bei Lagewechseln aus der Rückenlage in die Seitlage oder hoch zum Sitz sind Tonusveränderungen zu spüren bzw. zu sehen. Auslöser für entsprechende Bewegungsanomalien können neben der Spastik auch pathologische Reflexe (S. 108 ff) und hypotone Paresen sein.
    c) Beim Anschleifen der Ferse aus der gestreckten Beinstellung zum Gesäß zeigt sich, ob eine Knie- und Hüftflexion ohne Flexionsspastik möglich ist. Bei einer Flexionsspastik kann die Ferse nicht auf der Unterlage gehalten werden.
    d) Der Rückweg soll mit leichten Tippbewegungen der Ferse auf der Unterlage erfolgen. Bei einer Extensionsspastik ist dies nicht möglich, das Bein bewegt sich unkontrollierbar in die Streckung.
- *Tests im Sitz*: Hierbei ist wichtig, daß der Patient in die Bewegungen geführt und nicht passiv hin und her geschoben wird. Zudem ist darauf zu achten, daß die Füße entweder plan auf dem Boden aufstehen oder sich frei in der Luft befinden, da ansonsten entweder ein Extensorstoß oder Klonus ausgelöst werden kann.

- *Beispiele:*
  a) Der Therapeut kniet hinter dem Patienten, die Hände liegen seitlich am Rumpf. Nun wird der Patient in die verschiedenen Bewegungsrichtungen geführt. Wichtig ist, daß der Therapeut durch seine Position nicht die zu erwartenden Bewegungsausschläge behindert. Welche Widerstände sind spürbar? Sind isolierte Rumpfbewegungen möglich, oder wird etwa der Kopf mit pathologischen Reflexen miteingesetzt?
  b) Der Therapeut sitzt auf einem Therapieball hinter dem Patienten, die Hände seitlich am Thorax plaziert und führt den Patienten in die verschiedenen Bewegungsrichtungen. Hierbei kann der Therapeut seinen Unterarm auf dem Oberschenkel abstützen und so gegebenenfalls dem Patienten Gewicht abnehmen. Diese Übung eignet sich besonders für sehr schwere Patienten.
  Variante: Der Therapeut steht hinter dem Patienten (Abb. 3.1).
  c) Bei Patienten mit diskreten, aber durchaus relevanten Einschränkungen des Rumpftonus, besitzen die oben genannten Tests nicht genügend Aussagekraft. In diesem Fall empfiehlt sich die Provokation von Gleichgewichtsreaktionen im Sitz.
  Um die Gleichgewichtsreaktion auszulösen, wird der Patient aufgefordert, sein Gewicht seitlich oder nach ventral oder dorsal zu verlagern. Als Hilfestellung kann vom Patienten verlangt werden, mit seiner Hand ein vorgegebenes Ziel zu erreichen. Hierdurch ist jedoch die Gleichgewichtsreaktion der Arme und die zu erwartende Rumpfrotation deutlich verzögert bzw. eingeschränkt.
  Beim Rückweg ist die Fähigkeit des exzentrischen Nachlassens der zuvor konzentrisch angespannten Muskulatur zu beobachten.

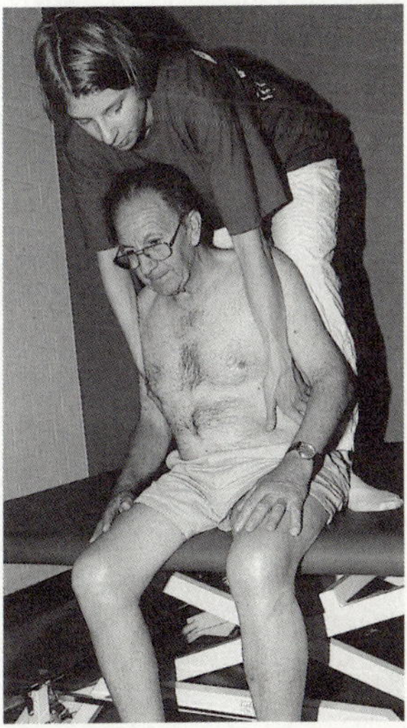

Abb. 3.1 Befundung der Tonussituation des Rumpfes im Sitz (auch zur Tonusregulation geeignet).

Beachte: Ein Festklemmen mit den Fersen oder den Unterschenkeln an der Sitzgelegenheit zur Vermeidung des Umfallens ist zu unterbinden, da derartige „Rettungsversuche" das Bild verfälschen.

- Ist die Reaktion immer noch nicht sicher zu deuten, besteht die Möglichkeit einer weiteren Steigerung zur Testung des Rumpfes und der oberen Extremität (Abb. 3.2).
  a) Die Beine des Patienten werden angehoben, die Knie werden in Richtung Sternum mit einem Impuls nach lateral, dorsal oder dorsolateral bewegt, so daß der Schwerpunkt eventuell mit fließendem Übergang deutlich in eine der oben genannten Richtungen verlagert wird. Je nach der Impulsrichtung ist eine reaktive, unwillkürliche Aktivität der geraden, schrägen oder lateralen Rumpfmuskulatur zu erwarten.
  b) Bei einer spastischen Parese ist eine fließende Adaptation der Rumpfmuskulatur und der der oberen Extremität nicht möglich.
  c) Bei der Bewertung dieses Tests sind die auftretenden Reaktionen immer im Verhältnis zu eventuellen hypotonen Tonussituationen zu sehen (s. o.).
  d) Dieser Test gibt immer auch Auskunft über die Situation der Schulter und Hüftgelenke und die Empfindlichkeit der Extremitäten für Rumpfinstabilitäten.

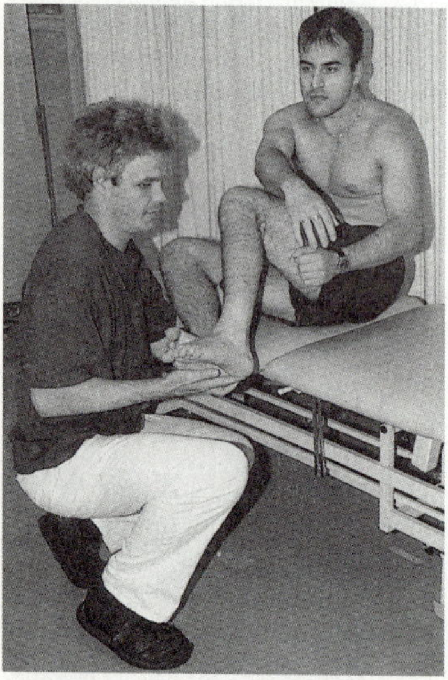

Abb. 3.2 Befundung der Tonussituation des Rumpfes im Sitz. Deutliche Provokationen lösen spastische Reaktionen aus.

- *Stand und Gang:*
  - Zeigt sich ein Hypertonus erst im Stand oder beim Gehen, sind alle Spastik verstärkenden Faktoren zu prüfen!
  - Oft ist ein spastisches Gangbild Teil eines eingeschliffenen Bewegungsmusters, dessen ursprüngliche Ursache schon nicht mehr akut ist, z.B. kann die Lateralflexion des Rumpfes in der Schwungbeinphase Ausdruck einer früheren Hüftflexionsinsuffizienz oder einer früheren Fußheberschwäche sein.
  - Siehe neurogene Gangstörungen: S. 192 ff und insbesondere S. 201 f (Behandlung bei einer spastischen Parese).

➤ **Ist die Spastik von distal oder proximal beeinflußbar**? Manche Spastiken sind eher vom Rumpf bzw. den Extremitäten zu beeinflussen. Dies gilt unabhängig davon, ob sie sich stärker am Rumpf oder den Extremitäten repräsentiert.
- *Der Befund entspricht der Behandlung und umgekehrt.* Die Beantwortung der Frage ergibt sich im wesentlichen aus der Behandlung. Zeigt eine spezifische Maßnahme Auswirkungen auf die Spastik, läßt dies Schlüsse auf den Ort der Spastikprovokation zu, wodurch gleich erste Behandlungsansätze ausprobiert werden.
- *Hypotone Paresen des Rumpfes* sind häufig Mittelpunkt einer spastischen Problematik. Beim Versuch, sie zu kompensieren, können spastische Bewegungsmuster provoziert werden. Dies kann je nach Funktion und Ausgangsstellung variieren.
- Ein vom Fuß aus eingeleiteter Extensorstoß des Beines ist die häufigste Form einer von distal initiierten Spastik. Typische Auslöser sind:
  - Der Patient sitzt im Rollstuhl und hat nur mit dem paretischen Vorfuß Bodenkontakt. Die ausgelöste Ganzkörperstreckung kann sogar dazu führen, daß der Patient starr gestreckt aus dem Rollstuhl rutscht.
  - Ähnliches kann sich beim Rückwärtsfahren im Rollstuhl ergeben.
  - Beim Aufstehen, Stehen, Gehen und/oder Laufen kann sich dieses Phänomen des Extensorstoßes wiederholen, wenn es zu einem Vorfußkontakt kommt. Dies manifestiert die Spastik in erheblichem Umfang.
  - Greifreflexe der Hand können entsprechende Flexionsmuster der oberen Extremität auslösen.

➤ **Welche Faktoren dominieren die Spastiksteigerung in welchem Ausmaß?** Die Beantwortung der Frage ergibt sich aus der Behandlung der Spastik und der exakten klinischen Beweisführung. Sie ist nur approximativ möglich, weil eine völlig separierte Behandlung der einzelnen spastikverstärkenden Faktoren nicht möglich ist. Grundsätzlich gilt folgende Vorgehensweise:
- Es wird ein möglicher Faktor der Spastiksteigerung aufgehoben bzw. minimiert und die Wirkung auf die Spastik oder die entsprechende Funktion beobachtet.

➤ **Ist die Spastik Ursache einer Bewegungseinschränkung oder handelt es sich um andere Gelenkeinschränkungen?**
- *Als Eingangsbefund* ist diese Differenzierung vor allem bei einer massiven Spastik selten vorzunehmen.
- *Tonussenkende Maßnahmen* und/oder reflexhemmende Ausgangsstellungen und ihre positiven Auswirkung auf die Gelenkbeweglichkeit lassen den Schluß zu, daß die Spastik der gelenkeinschränkende Faktor ist.

- *Der Umkehrschluß ist unzulässig.* Zeigt sich keine verbesserte Gelenkbeweglichkeit, bedeutet dies nicht zwingend, daß die Spastik die Bewegung einschränkt.
- Ossifikationen (S. 174) sind bei einem harten Endgefühl auszuschließen.
- Helfen die oben genannten Punkte nicht, ist die Wirkung von Mobilisationstechniken auf die Gelenkbeweglichkeit zu prüfen.

➤ **Inwieweit ist die Spastik physiotherapeutisch beeinflußbar**? Die Frage ist von wesentlicher Bedeutung für die Therapieplanung. Ihre Beantwortung ergibt sich aus der klinischen Beweisführung (S. 1 f).
- Ist eine Spastik gut beeinflußbar und kann gut vom Patienten kontrolliert werden, ist das Therapieziel, die Spastik als primäres Impairment (S. 6 f) weitestgehend zurückzudrängen und eine funktionsgerechte Fazilitierung zu erreichen.
- Ist eine Spastik vom Patienten auch in Eigenübungen gut therapeutisch beeinflußbar, ohne daß der Therapiegewinn vom Patienten in seinen Alltagsbewegungen übernommen werden kann, liegt der Therapieschwerpunkt in der Vermeidung sekundärer Impairments und/oder in der Ausnutzung der Spastik für mögliche Funktionen.

➤ **Welche spastikhemmenden Maßnahmen kann der Patient in den Alltag und als Eigenübungen übernehmen?** Die Frage ist eng mit der vorherigen verbunden. Ihre Beantwortung ergibt sich aus der klinischen Beweisführung (S. 1 f).

➤ **Wie stark ist die Restaktivität der betroffenen Muskelgruppen/-ketten, wenn die Spastik gehemmt ist?** Im Anschluß an eine tonussenkende Maßnahme muß getestet werden, ob der Patient ohne die Spastik noch Funktionen z. B. Rumpfaufrichtung, Stützaktivitäten des Armes oder Spielbeinfunktionen ausführen kann. Meist sind die Tonussenkung und die Fazilitation von Bewegungen und Funktionen sehr eng miteinander verbunden.

➤ **Inwieweit wird/kann die Spastik zum Funktionsgebrauch eingesetzt bzw. genutzt werden?**
- Ist ein Patient wegen einer hypotonen Parese nicht in der Lage, ausreichende isolierte Muskelaktivität für eine Funktion herzustellen, stellt sich die Frage nach den Kompensationsmöglichkeiten.
- Eine Kompensationsmöglichkeit ist der Einsatz einer Spastik für eine Funktion. Meist sind es Stützfunktionen, z. B. zum Stehen oder Stützen des Rumpfes auf den Armen. Es können aber auch spastische Flexionsmuster zur Bewegungseinleitung, z. B. beim Drehen, eingesetzt werden.
- Die Vorteile ebenso wie die eventuellen Nachteile des Funktionsgewinns sind genau abzuwägen, z. B. ob die Manifestation des spastischen Musters möglicherweise wichtigere Funktionen oder Entwicklungsmöglichkeiten der Remission behindert.
- ***Beachte:*** Wird die Streckspastik bei der Funktion des Gehens oder Stehens plötzlich gehemmt, bricht der Patient meist sofort zusammen. Hierin besteht eine nicht unerhebliche Sturz- und Verletzungsgefahr.

Physiotherapeutische Behandlung

➤ **Grundlagen:**
- Zu beachten sind die allgemeinen Behandlungsgrundlagen (S. 1 ff).
- Eine umfangreiche therapeutische Erfahrung mit spastischen Paresen ist sehr hilfreich.
- *Die zwei Formen* der Spastikregulation sind zu berücksichtigen.
  - Die direkten spastikhemmenden Maßnahmen:
    a) Langsames Bewegen/Dehnen entgegen dem spastischen Muskelzug;
    b) Reflexhemmende Ausgangs- oder Körperstellungen, d. h. Stellungen, die dem spastischen Muster (S. 108) oder den pathologischen Reflexen (S. 108 f) entgegenwirken, z. B. Flexion statt Extension etc. (siehe auch Lagerung, S. 276 ff);
    c) Langsame oszillierende rotatorische Bewegungen insbesondere der Wirbelsäule und der proximalen Extremitätengelenke;
    d) Wärmeapplikationen;
    e) Kälteanwendungen, z. B. durch Eistauchbäder oder Eisabreibungen.
  - Die positive Beeinflussung der Faktoren, die eine Spastik ansteigen lassen (S. 107 f):
    a) Fazilitierende Maßnahmen (S. 135 ff) zur Reduzierung eines kompensatorischen Spastikanstiegs;
    b) Auf Wahrnehmungsstörungen (S. 143 ff) eingehende Maßnahmen;
    c) Vermeidung bzw. Behandlung von Kontrakturen;
    d) Neurodynamische Übungen (S. 178 ff);
    e) Minimierung der Schmerzzustände;
    f) Stabilisierung der Gelenke oder Fehlstellungen der Körperabschnitte entweder muskulär, durch Hilfsmittel oder durch Eingriffe des Therapeuten;
    g) Verbesserung der posturalen Kontrolle (S. 187 ff) bzw. deren Voraussetzungen;
    h) Verminderung des Einflusses pathologischer Reflexe.
  - Die entsprechenden Maßnahmen, die die spastikverstärkenden Faktoren gezielt beeinflussen, sind den jeweiligen Kapiteln zu entnehmen. Vereinzelte Überschneidungen der nachfolgend aufgeführten Maßnahmen mit Maßnahmen zur Reduzierung von spastikverstärkenden Faktoren sind möglich.
  - Günstig ist die Kombination beider Möglichkeiten der Spastikreduzierung innerhalb einer Therapiemaßnahme, soweit dies möglich ist.
- *Die klinische Beweisführung* (S. 1 f) spielt bei der Wahl des geeigneten Therapieansatzes eine sehr wichtige Rolle (s. auch unter Befund). Vor jeder Behandlung ist unter anderem eine Referenzbewegung oder -haltung zu wählen, deren Zustand es im Hinblick auf die therapeutische Beeinflußbarkeit des Hypertonus während der Therapie zu beobachten gilt. Mögliche Vergleichsparameter:
  - Gelenkstellungen einer Extremität können als „Zeiger" eines Hypertonus dienen. Hierzu eignen sich meist die Fingerstellungen oder das Ellenbogengelenk an der oberen Extremität oder die Fußstellung bzw. das Kniegelenk an der unteren Extremität.

  - Während einer Bewegungssequenz kann der Therapeut in die Hand des Patienten greifen und spürt dabei sofort, wann und wie stark der Tonus ansteigt. Dieser Tonusanstieg trifft fast immer für die gesamte obere Extremität zu, meist auch für Rumpf und untere Extremität. Die Auslösung eines Greifreflexes muß jedoch vermieden werden.
  - Referenzbewegungen, die dem Patienten spastikbedingt Schwierigkeiten bereiten oder die er gerade noch bzw. noch nicht ausführen kann.
- *Die Gewichtung*, welche Körperregion mit welcher Intensität, welchem Therapieansatz und nach welcher Methode zu behandeln ist, läßt sich nur im Einzelfall durch die klinische Beweisführung festlegen. Aus diesem Grund kann es keine Therapieschemata geben!
- *Ein Wechsel des Therapieschwerpunkts* bei der Tonussenkung kann sich in einer Behandlungsreihe und sogar während einer Therapieeinheit ergeben. Dieser Tatsache ist durch eine gute klinische Beweisführung Rechnung zu tragen.
- *Eigenübungen* (S. 4), die es dem Patienten ermöglichen, seinen Tonus eigenständig zu senken, sind von großer Bedeutung. Diese Eigenständigkeit verleiht dem Patienten Sicherheit im Umgang mit seiner Erkrankung und fördert seine Unabhängigkeit, besonders auch von der Physiotherapie.
- Bei *manifester Spastik* reduzieren sich die Therapieziele auf den Erhalt der bestehenden Funktionen und die Vermeidung weiterer sekundärer Impairments.
- Bei den *passiven Therapiemaßnahmen* führt der Physiotherapeut die Bewegung aus.
  - Passiv bedeutet nicht, daß der Patient hin- und herbewegt wird und die Behandlung über sich ergehen läßt. Wenn möglich, soll er vielmehr innerlich beteiligt sein. Dies ist bei der Verwendung funktioneller Bewegungsmuster eher der Fall.
  - Das passive Bewegen sollte langsam und mit flächigem Griff durchgeführt werden, wobei die Hände öfter ihre Position wechseln sollten.
  - Wichtig ist, daß der Patient schonend und nicht hart und mit aller Gewalt bis an die vermeintliche Endstellung des Gelenks bewegt wird.
  - Wird mit passiven Maßnahmen behandelt, ist stets zu versuchen, in die assistive Form der Tonussenkung überzugehen.
- *Aktiven/assistiven Regulierungsformen* ist der Vorzug zu geben.
  - Sie eignen sich meist als Eigenübungen.
  - Bei ihnen wird die Wahrnehmung des Patienten stärker angesprochen, weil er den Bewegungen aufmerksamer folgt.
  - Mit den aktiven, d. h. selbständigen Maßnahmen wird zusätzlich die Selbständigkeit des Patienten gefordert. Der positive Umgang mit seinem Krankheitsbild zeigt dem Patienten, daß er seine Symptome beeinflussen kann, wenn er sie wahrnimmt und behutsam mit ihnen umgeht.
  - Bei aktiven Tonusregulierungen des Patienten sollte er die Wirkung der Therapiemaßnahmen wahrgenommen haben, da er dann auch die Übung besser kontrollieren und zielgerichteter einsetzen kann.

- Die Vermeidung eines Tonusanstieges bei Transfers oder sonstigen Bewegungen ist von grundlegender Bedeutung.
  - Bei Patienten mit traumatischen zerebralen Verletzungen, die anfänglich schlaffe Paresen aufzeigen, ist von entscheidender Bedeutung, daß in den ersten Wochen und Monaten, in denen sich der Tonus wiederaufbaut, möglichst jeder pathologische Tonusanstieg vermieden wird. Je frischer das Ereignis, desto genauer ist darauf zu achten.
  - Bei Patienten mit einem stabilen, wenn auch pathologischen Bewegungsmuster gilt es abzuwägen, ob es sinnvoll ist, jede „falsche" Bewegung zu korrigieren. Es ist vielmehr zu überlegen, wieviel ihm diese Korrektur hilft und wie sehr ihn das dauernde Verbessern an seinem Bewegungsverhalten demotiviert und seine selbständige Aktivität einschränkt.
  - Die gleiche Fragestellung ergibt sich, wenn bei einem zentralparetischen Patienten das Kraft- oder Ausdauertraining im Vordergrund steht. Ist der Tonus nach der Übung nicht höher als vorher, kann ein Tonusanstieg während der Behandlung durchaus hingenommen werden.

➤ **Ziele der spastiksenkenden Maßnahmen:**

- *Schaffung der tonusbedingten Voraussetzungen:*
  - Um aktive/assistive oder passive Bewegungen möglichst physiologisch durchführen bzw. fazilitieren zu können;
  - Zur adäquaten Reaktionsfähigkeit bei der posturalen Kontrolle;
  - Zur Herstellung physiologischer Stellungen der Gelenke und Körperabschnitte.
- *Aufrechterhaltung der Gelenkbeweglichkeit;*
  Vermeidung von Kontrakturen;
- Die aktiven/assistiven Maßnahmen haben neben der Tonusreduzierung die Fazilitation der paretischen Aktivitäten in spastikhemmender Ausgangsstellung zum Ziel.

➤ ***Beachte:***

- *Die nachfolgende exemplarische Auflistung* tonussenkender Maßnahmen ist nach Ausgangsstellungen und lagernden, passiven und assistiven/aktiven Maßnahmen gestaffelt. Die Wirkungsweise ist den zuvor dargelegten Ausführungen zu entnehmen.
- Greift der Therapeut mit seinen Händen in den Bewegungsablauf ein, um den Tonus zu senken, z. B. durch Führen oder Approximieren, ist unbedingt darauf zu achten, daß der Eingriff auch wirklich den Tonus senkt und nicht den Patienten verunsichert und dadurch das genaue Gegenteil erreicht wird.

➤ **Passive spastiksenkende Maßnahmen im Liegen:**

- *Lagerung in spastikhemmenden Ausgangsstellungen.* Sie sind normalerweise den spastischen Mustern genau entgegengesetzt und haben das Durchbrechen der pathologischen Reflexmuster (s. o.) zum Ziel. Das Positionieren des Patienten muß langsam, mit viel flächigem Kontakt (s. S. 143 ff) und immer gelenkschonend (Gefahr der periartikulären Ossifikation, S. 174) erfolgen. Zur Durchführung: s. unter Lagerung, S. 276 ff.
  - Rückenlage;
  - Seitlage auf der Hemiplegieseite;
  - Seitlage auf der Non-Hemiplegieseite;
  - Bauchlage. Hier ist auf freie Atemwege und gute Lagerung zu achten.

- Rotatorische Bewegungen der Wirbelsäule und der Extremitäten. Kleine, weiche oszillierende Bewegungen in einem Bewegungsabschnitt sind häufig effektiver als große endgradige Bewegungsausschläge. Während des Bewegens kann versucht werden, das Bewegungsausmaß zu vergrößern.
  - *Beispiele:*
    a) Seitlage (Abb. 3.3): Das obere Bein liegt in Hüft- und Kniegelenken flektiert auf einer Rolle oder über der Bank- bzw. Bettkante. Feine oszillierende Rotationsbewegungen im LWS-Bereich werden vom oberen Oberschenkel/Becken und/oder vom Schultergürtel aus durchgeführt. Diese Übung ist teilweise als Eigenübung geeignet.
    b) Rückenlage (Abb. 3.4): Die Beine werden bei abgenommenen Gewichten in Hüft- und Kniegelenken ca. 90° flektiert, und der Therapeut führt bei flektierter LWS eine leichte Rumpfrotation von kaudal durch. Dies führt auch zu einer Dehnung der lumbalen Extensoren.
    c) Die Extremitäten werden jeweils einzeln langsam mit weicher Rotationsbewegung und möglichst flächigem Griff aus der spastischen Stellung herausbewegt. Wenn möglich, sollte eine tonussenkende Ausgangsstellung des Rumpfes gewählt werden.
- Eishandtücher oder -abreibungen über der betroffenen Muskulatur.
- Wärmepacks auf der betroffenen Muskulatur.

➤ **Aktive/assistive spastiksenkende Maßnahmen im Liegen:**
- *Eigenlagerung des Patienten* analog der passiven Lagerung (S. 276 ff);
- *Bauchlage* mit herunterhängendem, eventuell gelagertem spastischen Arm (s. Abb. 3.113);

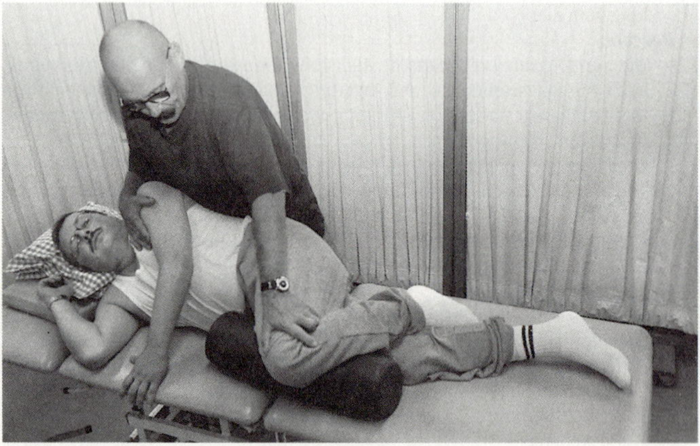

Abb. 3.3 Spastikreduzierung durch Rotation der Wirbelsäule und Mobilisation der Hüftgelenke in Seitlage.

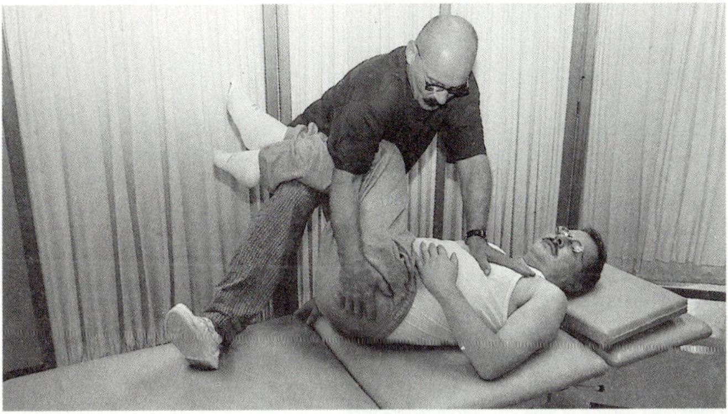

Abb. 3.4 Tonussenkung in Rückenlage, vor allem der Rückenstrecker.

- *Hubfreie Mobilisation der Wirbelsäule* in Rücken- und/oder Seitlage;
- *Üben von Bewegungsübergängen* im Liegen oder vom Liegen zum Sitzen, bei denen folgendes zu beachten ist:
  - Ruhiges und müheloses Bewegen, d.h. der Patient muß möglicherweise entsprechend unterstützt werden.
  - Vermeidung einer Tonuserhöhung.
  - Vermeidung bzw. rechtzeitige Inhibition pathologischer Reflexmuster. Es ist beispielsweise darauf zu achten, daß der Patient sich beim Drehen nicht mit dem Hinterkopf oder mit den Extremitäten der Seite, von der weggedreht werden soll, im Extensionsmuster abstößt.

➤ **Lagernde spastiksenkende Maßnahmen im Rollstuhl/im Sitzen:**
- *Sitz mit aufgerichteter Wirbelsäule* im Rollstuhl.
- *Gute Rollstuhlanpassung* für eine stabile und flächige Sitzposition. Dies gilt auch für den Kopf und die Extremitäten.
- *Die Füße stehen plan auf dem Fußboden* oder auf den Fußrasten, um einen Klonus zu vermeiden.
- Eventuell Ablagemöglichkeit für die Arme schaffen (Rollstuhltisch).
- *Kopf und Oberkörper auf einem Tisch* nach ventral geneigt bequem ablegen und eventuell die Arme seitlich herunterhängen oder auf dem Tisch ablegen lassen. Diese Ausgangsstellung empfiehlt sich beispielsweise, wenn der Patient viel mit dem extensorischen Teil der Nackenreflexe arbeitet (s. Abb. 3.111).

➤ **Passive spastikhemmende Maßnahmen im Rollstuhl/im Sitzen:**
- *Weiches, langsames rotatorisches Bewegen* der Extremitäten aus der spastischen Stellung heraus.
- *Ventralneigung des Rumpfes mit der Richtung des Kinns zu den Knien.* Die Arme hängen der Schwerkraft folgend bodenwärts. Das Kinn wird bis zum Sternum geführt, so daß der Oberkörper auf den Oberschenkeln ruht. Die Füße stehen plan auf und dürfen nicht unter den Stuhl ziehen. (Dies ist oft ein Zeichen für eine neurodynamische Einschränkung.) In der Endstellung können kleine rotatorische Bewegungen vom Schultergürtel durchgeführt werden (Abb. 3.5).

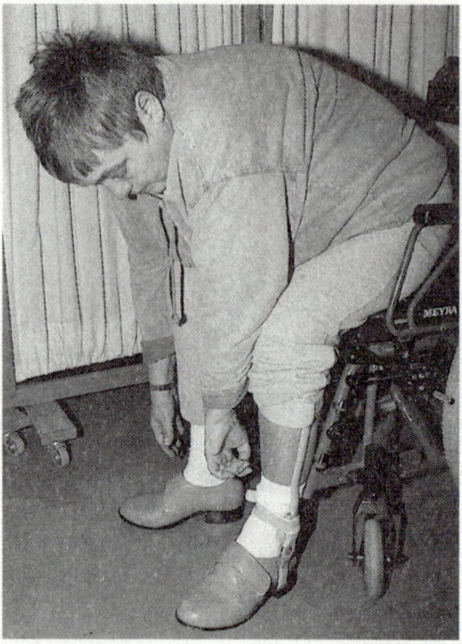

Abb. 3.5 Tonussenkung im Sitz (Rollstuhl) mit stark flektiertem Rumpf.

- *Ventralneigung des Rumpfes mit Rotation* und Lateralflexion in den Ellenbogenstütz unter Einbeziehen des Kopfes.
- *Weiche Rumpfbewegungen mit Ausdehnung* auf die spastische Muskulatur. Hierzu kniet der Therapeut hinter dem Patienten, die Hände liegen seitlich am Rumpf oder eine Hand greift seitlich um den Rumpf auf den Bauch, während die andere Hand über den Schultergürtel greifend auf dem Sternum plaziert wird. Nun wird der Patient in die entsprechende Bewegungsrichtungen geführt. Der Therapeut spürt den nachlassenden Widerständen nach.
- Alternativen:
  - Der Therapeut sitzt neben dem Patienten und hat eine Hand im LWS-Bereich und die andere auf dem Bauch des Patienten.
  - Der Therapeut sitzt auf einem Therapieball hinter dem Patienten, die Hände seitlich am Thorax plaziert und führt den Patienten in die verschiedenen Bewegungsrichtungen. Dabei kann der Therapeut seinen Unterarm auf dem Oberschenkel abstützen und so gegebenenfalls Gewicht abnehmen. Diese Übung eignet sich besonders bei sehr schweren Patienten.
  - Der Therapeut steht hinter dem Patienten, und seine Knie stützen bei Bedarf den Rumpf des Patienten. Eine zusätzliche Traktion ist möglich. Der Aktionsradius ist größer (s. Abb. 3.1).
- *Zur Senkung einer von distal eingeleiteten Streckspastik* kniet der Therapeut im rechten Winkel vor dem Patienten, dessen Fuß flächig auf dem Oberschenkel ruht und dort flächig gehalten wird. Durch seitliche Gewichtsverlagerung wird das Sprunggelenk langsam flexorisch/extensorisch bewegt. Zeitgleich wird durch vom Knie ausgeführte adduktorische/abduktorische Bewegungen das untere Sprunggelenk pro- und supinatorisch bewegt (Abb. 3.6).
- *Eistauchbäder* für Arme und Beine.

Fuß auf OS des PT auf Zehenspitzen

• exzentr. Runterlassen der Ferse gegen Schwerkraft (Pat soll bewusst sinken lassen)

⇒ Cloni auslösbar

↝ dann Nachdrücken um es zu verhindern

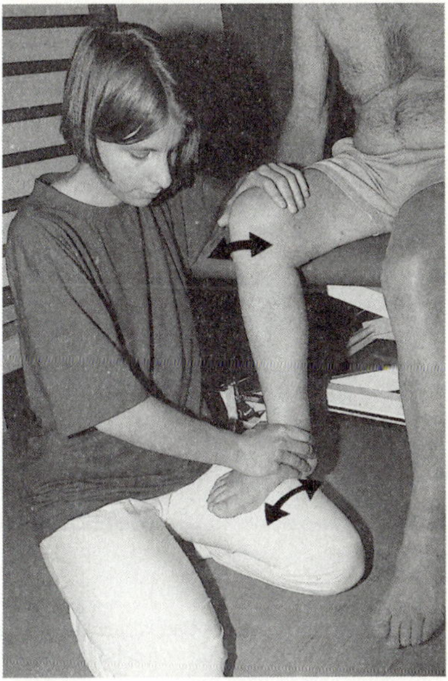

Abb. 3.6 Tonussenkung von distal (Fuß).

- **Assistive/aktive spastiksenkende Maßnahmen im Rollstuhl/im Sitzen:**
  - *Alle bei passiven Maßnahmen* aufgeführten Formen der Tonuslösung, die jedoch vom Patienten assistiv unterstützt/geführt oder selbständig ausgeführt werden.
  - *Bei positiven Stützreaktionen des Fußes* wird der Vorfuß ohne Klonusauslösung weich auf dem Boden aufgesetzt. Anschließend läßt der Patient die Ferse exzentrisch absinken, wobei der Fuß nicht heruntergedrückt werden darf.
  - *Bei Greifreflexen der Hand* ist eine Desensibilisierung möglich, indem dem Patienten beispielsweise ein Handtuch durch die Hand gezogen wird, wobei er versucht, nicht zuzugreifen bzw. kontrolliert zu greifen und wieder loszulassen.
- **Passive tonussenkende Maßnahme im Stand** ist das Hinstellen, z.B. ins Stehgerät (S. 249 ff). Dabei ist auf einen guten Ferse-Boden-Kontakt – bei Bedarf unterlagert – und eine physiologische Positionierung der Gelenke und Körperabschnitte (Alignment) zu achten.
- **Aktive/assistive Maßnahmen im Stand/Gang:**
  - *Der Patient steht* frei oder mit angemessener Unterstützung *und verlagert den Körperschwerpunkt* abwechselnd über den rechten und linken Fuß. Wenn möglich, spürt er dabei den Druckschwankungen unter seinen Sohlen nach. Eine Lateralflexion des Rumpfes ist alleine nicht ausreichend.

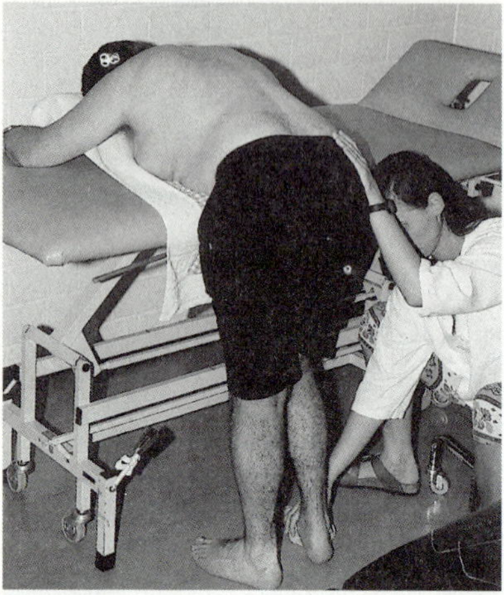

Abb. 3.7 Tonussenkung im Stand mit abgelegtem Oberkörper.

- *Der Patient neigt den Oberkörper mit hängenden Armen nach vorne* und rotiert dabei minimal um die Wirbelsäule bzw. verlagert etwas sein Körpergewicht alternierend nach rechts und links.
- Der Oberkörper des Patienten wird auf einer Bank abgelegt und die Arme bequem, am günstigsten in spastikhemmender Stellung positioniert (Abb. 3.7).
- *Der Patient geht mit nach vorne geneigtem Oberkörper.* Hilfsweise kann er eine große Rolle oder einen Therapieball vor sich herbewegen (s. Abb. 3.38).
- Zur Vermeidung einer kompensatorischen Spastiksteigerung werden die physiologischen Bewegungsabläufe entsprechend fazilitierend unterstützt.

➤ **Medikamente:** Bei diesen sind folgende mögliche Nebenwirkungen zu beachten:
- Müdigkeit;
- Sie verstärken die unter der Spastik liegende hypotone Parese;
- Möglicherweise schränken sie die Wahrnehmung ein.

Allgemeines

- **Begriffe:** Hypotonus, Paresen und Muskelschwäche sind meist eng miteinander verbunden, jedoch keine Synonyme.
  - *Hypotonus* bezeichnet eine Muskelspannung, die unter dem „normalen“ Maß liegt. Beim passiven Bewegen von Körperteilen ist weniger als der übliche Bewegungswiderstand zu spüren.
    - Ein Hypotonus geht nicht immer mit einer Parese/Plegie einher, wie z. B. bei den hypoton-hyperkinetischen Erkrankungen (Chorea major).
    - Ein Hypotonus stellt kein zwingend pathologisches Zeichen dar, wie z. B. bei einem wachen, sehr entspannten oder schlafenden Menschen.
  - *Paresen* sind Funktionsstörungen der Muskulatur, die auf einen Defekt des Muskelgewebes oder der Innervation des Muskels zurückzuführen sind.
    - Hypotone Paresen können nur vermindert Kraft entwickeln.
  - *Plegien* liegen vor, wenn keinerlei Kraft (Wert 0) entfaltet werden kann.
  - *Spastische Paresen* (S. 106).
  - *Muskelschwächen* sind Ausdruck einer fehlenden Kraftentfaltung des Muskels. Ursachen:
    - Paresen/Plegien;
    - Inaktivität;
    - Reflektorische, meist schmerzbedingte Aktivitätshemmung.
- **Ursachen** hypotoner Paresen sind Innervationsstörungen verschiedener Herkunft:
  - Alle *peripheren Verletzungen* des efferenten Nervensystems, d. h. jenseits des ersten Motoneurons gelegener motorischer Nerven.
  - *Traumatische zerebrale Verletzungen* (z. B. Schädelhirntrauma, zerebrale Insulte oder Blutungen) zeigen in der Akutphase meist hypotone schlaffe Paresen. Die typische Spastik stellt sich dann nach Tagen bis Wochen ein, so daß ein Mischbild aus hypotoner und spastischer Parese entsteht, bei der optisch häufig die spastische Parese dominiert.
  - *Kleinhirnbeteiligung* bei zentralen Paresen.
  - Im *Stammganglionbereich* gelegene Verletzungen mit hypotonem hyperkinetischen Syndrom.
- **Folgen** einer hypotonen Parese können sein:
  - *Sekundäre Impairments/strukturelle Störungen* (S. 6 f), wie z. B.:
    - Kontrakturen und Gelenkeinschränkungen einschließlich neurodynamischer Störungen;
    - Arthrotische Störungen;
    - Anstieg der Spastik;
    - Kraftminderungen infolge von Inaktivität;
    - Ödeme und Dekubiti.
  - *Bewegungsanomalien* (S. 7 f) in den drei Varianten:
    - Bewegungseinschränkungen;
    - Atypische Bewegungen;
    - Kompensationsbewegungen.
  - *Funktionsstörungen* (S. 8 f): Neben allen willkürlich-motorischen Handlungen sind noch Einschränkungen der reaktiven Muskelaktivitäten zu nennen, wie z. B. Gleichgewichtsreaktionen, Atmung und orofaziale Funktionen (Sprechen, Kauen, Schlucken).

Hypotone Paresen

➤ **Arterielle oder venöse Zugänge** am hypoton paretischen Arm sind möglichst zu vermeiden. Diese begünstigen die Entstehung von Ödemen und Schulter-Arm-Hand-Syndromen (S. 220 ff).

Befundung

➤ **Die Grundsätze der Befundung sind zu beachten** (S. 13 ff).
➤ **Grundsätze:**
- *Im Seitenvergleich* sind alle Tests und Beobachtungen vorzunehmen.
- *Paresen* werden durch Muskeltests geprüft (S. 21 f).
- *Hypotone Paresen und Muskelschwäche* lassen sich anhand klinischer Zeichen nicht trennen. Eine Differenzierung läßt sich teilweise aus der Diagnose und/oder der Krankengeschichte bzw. aus den Therapieergebnissen und der klinischen Beweisführung ableiten (S. 1 f).
  - Eine Muskelschwäche führt bei gezieltem Muskelaufbautraining zu einer raschen Besserung der Kraftwerte.
  - Meist kommen beide Komponenten – Parese und Schwäche – zusammen, wie z.B. nach einem schweren zerebralen Trauma. Längere Immobilisation hat immer auch eine Kraft- und Ausdauerminderung zur Folge.

➤ **Ziel** der Befundung ist die Beantwortung folgender Fragen:
- Wie ist der Ruhetonus?
- Wie ausgeprägt und in welchem Verteilungsmuster liegen Paresen vor?
- Welche funktionelle Relevanz hat der Hypotonus?
- Welche funktionelle Relevanz haben die hypotonen Paresen?
- Welche Hilfsmittel sind zur Kompensation geeignet?

➤ **Wie ist der Ruhetonus?** Die Tonusprüfung erfolgt in Rückenlage durch passives Bewegen, meist im Ellenbogen- und Kniegelenk. Beim Hypotonus ist ein geringerer als der normale Bewegungswiderstand zu spüren (S. 17 f).
➤ **Wie ausgeprägt und in welchem Verteilungsmuster liegen Paresen vor?** Der Test erfolgt in Form der Kraftprüfung (S. 21 f).
➤ **Welche funktionelle Relevanz hat der Hypotonus?** Ob ein festgestellter Hypotonus tatsächlich pathologisch ist, zeigt sich erst bei der Beobachtung des Bewegungsverhaltens (S. 7 f). Es treten überschießende und schlenkernde, atypische Bewegungen auf, die mit Kompensationsbewegungen gepaart sind, wie beispielsweise passiv arretierte Gelenkstabilisationen bei einem hyperextendierten Kniegelenk in der Standbeinphase.
➤ **Welche funktionelle Relevanz haben die hypotonen Paresen?**
- Die funktionsabhängige Prüfung hypotoner Paresen hat mehrere Gründe:
  - Beim Beobachten des Spontanverhaltens bzw. von Bewegungen, die der Patient gerade noch ausführen kann, lassen sich aus der Art und Weise, wie sich Bewegungsanomalien (S. 7 f) darstellen, Schlußfolgerungen ziehen, ob und welche Muskelgruppen paretisch sind.
  - Kraftprüfungen reichen für die Bestimmung der funktionellen Relevanz nicht immer aus. Sie dokumentieren die Kraftentwicklung eines Muskels bei seiner konzentrischen Annäherung von Ansatz und Ursprung, jedoch nicht die Kraft, die in bestimmten Funktionen gebraucht wird.

Beispiele:
a) Der Rumpf muß beim Gehen und Stehen von der Rumpfmuskulatur in aufgerichteter Position, im „verlängerten“ Zustand dynamisch und nicht in einer rein konzentrischen Annäherung vom Thorax an die Symphyse stabilisiert werden. Diese Fähigkeiten können weit auseinanderklaffen.
b) Der M. quadriceps weist den Kraftwert 5 auf. Der Patient ist jedoch nicht in der Lage, das Knie in der Standbeinphase muskulär zu stabilisieren.

- Die reflektorische Schmerzhemmung eines Muskels zeigt sich möglicherweise erst unter der funktionsabhängigen Belastung.
  Beispiel: Eine Streckhemmung des M. quadriceps bei einer Außenrotation im Hüftgelenk des Standbeins während einer schnellen Körperdrehung beim Gehen.
- Andere Ursachen für ein verändertes Bewegungsverhalten, wie z.B. Schmerzen, Gelenkeinschränkungen, Kontrakturen, Hypertonus und/oder Wahrnehmungsstörungen, sind zu überprüfen.

– *Zur Durchführung der Funktionstests im einzelnen:* s.u.
– Besonders bei der Beurteilung der Rumpf- und der proximalen Extremitätenmuskulatur reicht ein einziger Test selten aus.
– *Eine hypotone Parese als Hauptmoment eines Funktionsdefizits* kann angenommen werden, wenn der Therapeut den zu testenden Bereich manuell und/oder mit Hilfsmitteln stimuliert bzw. stabilisiert, was zu einer Tonisierung des Muskels und/oder zur Stabilisierung des entsprechenden Gelenks und somit letztlich zur Verbesserung des Bewegungsverhaltens führt. Dies stellt gleichzeitig einen ersten Behandlungsansatz dar.
– Reichen geringe taktile Reize zur Verbesserung der Funktion aus, ist von einer Störung der Sensibilität und/oder Wahrnehmung auszugehen.
– *Sind die Funktionstests widersprüchlich,* sowohl untereinander als auch in Relation zu den anderen Tests (Kraft- und Reflextests) und zum spontanen Bewegungsverhalten, sind eine Übertreibung, psychische Überlagerung oder Simulation in Erwägung zu ziehen.

➤ **Welche Hilfsmittel sind zur Kompensation geeignet?** S. 321 ff.

Funktionstests

➤ Die nachfolgend aufgeführten Tests beziehen sich überwiegend auf die Muskulatur des Rumpfes und der proximalen Extremitätengelenke.

➤ **Funktionsabhängige Testverfahren in Rückenlage:**
– *Abstehende Rippenbögen* sind typisch bei stark hypoton-paretischer Bauchmuskulatur. Dies verstärkt sich, wenn ein oder beide Arme angehoben werden. Die Stabilisation des Thorax durch die Bauchmuskulatur fehlt.
– Eine *forcierte Exspiration* ist kaum möglich. Die Rippenbögen bleiben in vermehrter Exspirationsstellung.
– *Eine hemiparetische laterale Bauchwand* wölbt sich nach außen und ist weniger konturiert.
– Der *Bauchnabel* ist bei Dysbalancen der Bauchmuskulatur zur hypotoneren Seite hin abgeflacht. Dabei ist nicht nur eine rechts-/links-Differenz, sondern auch ein Unterschied zwischen oberem und unterem Anteil der Bauchmuskulatur zu beobachten.

- Beim *Anheben/Anziehen eines Beines* kippt das Becken wegen des Beingewichts nach ventral, bei gleichzeitiger LWS-Lordosierung, da die ventrale Rumpfstabilisation des Beckens fehlt.
- *Kippen die Knie* beim Anziehen eines Beines aus der Mittelstellung, liegt eine Insuffizienz der Hüftrotatoren vor.
- Hängt beim Versuch, eine *Brücke* zu machen, das Gesäß nach unten durch und ist die LWS hyperlordosiert, ist eine Insuffizienz der Bauchmuskeln und der Hüftextensoren wahrscheinlich.
  - Ist die untere Bauchmuskulatur stärker betroffen, überwiegt die Lordosierung der LWS, bei gleichzeitiger Fähigkeit, die Beine in den Hüften zu stabilisieren.
  - Überwiegt der Hypotonus der Hüftmuskulatur, ist der Patient eher in der Lage, den Abstand Schambein – Bauchnabel konstant zu halten. Die Hüftgelenksinstabilität mit der fehlenden Hüftextension ist in diesem Fall deutlicher ausgeprägt.
- Beim *Abheben eines Beines in der Brücke* verdeutlicht sich das letztgenannte Problem zusätzlich.
  - Ist die Hüftmuskulatur des Standbeines stärker betroffen, fällt die abgehobene Seite bankwärts. Der Drehpunkt der Bewegung liegt im Hüftgelenk des Standbeines.
  - Überwiegt der Hypotonus der Bauchmuskulatur, verstärkt sich das lumbale Abknicken, und die abgehobene Seite dreht sich bankwärts ab. Der Drehpunkt liegt nun weiter kranial/medial als bei einer Hüftmuskulaturschwäche.

➤ **Funktionsabhängige Testverfahren in der Seitlage:**

- Die *Drehung aus der Rückenlage* auf die Seite wird bei insuffizienter Bauchmuskulatur nicht über die schrägen Bauchmuskeln und die Hüft- oder Schultergelenke eingeleitet. Der Patient hebelt sich vielmehr über eine Kopfextension, eine Schulterretraktion, ein extensorisches Abdrücken des Arms und/oder ein Abdrücken des zu drehenden Beines in die Seitlage.
  - Bleibt beim Drehen eine Extremität ganz liegen oder wird nur hinterhergeschleift, ist das ein Zeichen für eine proximale Schwäche.
- Ist die exakte *Seitlage als Ausgangsstellung* nicht zu halten, läßt sich meist gut erkennen, ob es an einer insuffizienten ventralen oder dorsalen Rumpfmuskulatur liegt, und/oder ob die Verankerung zwischen Rumpf und den unten liegenden Extremitäten nicht ausreicht. Folgende Punkte sind zu beachten:
  - Ist eine Körperseite ständig bodenwärts geneigt, ist es die schwächere. Die Muskulatur dieser Seite braucht nicht gegen die Schwerkraft zu arbeiten.
  - Zeigen die Extremitäten nach ventral, und/oder ist der Rumpf flexorisch gekrümmt, ist von einer ventralen Schwäche auszugehen. Die nach vorne gebrachten Gewichte kompensieren Defizite der ventralen Muskelketten.
  - Zeigen die Extremitäten nach dorsal, und/oder ist der Rumpf extensorisch gekrümmt, ist eine dorsale Schwäche anzunehmen.
  - Die Einstellung des Kopfes läßt analoge Schlüsse zu.
  - Im Zweifel positioniert der Therapeut den Patienten in der exakten Seitlage und provoziert durch entsprechende Widerstände die zu testenden Muskelgruppen oder -ketten.
  - Werden die entsprechenden Widerstände langsam aufgebaut und dann plötzlich abgestoppt, entspricht dies einer Steigerung. In diesem Fall werden auch diskrete Schwächen deutlich.

➤ **Funktionsabhängige Testverfahren im Sitz:**

- Die *Sitzhaltung* des hypotonen Patienten weist eine kyphotisch eingesunkene Lendenwirbelsäule mit extendierten Hüften und überstreckter HWS auf. Die Aufrichtung ist nicht oder nur sehr kurzfristig möglich. Diese Haltung schützt den Patienten vor dem Umfallen nach hinten, da der Körperschwerpunkt über einer vergrößerten Unterstützungsfläche ruht. Sie ist meist die Folge einer Insuffizienz der ventralen Muskeln, die ein Umfallen nach hinten nicht mehr verhindern können (Abb. 3.8).
- Beim Hemiplegiker ist die betroffene *laterale Bauchwand* gewölbt und weniger konturiert.
- *Gleichgewichtsreaktionen* im Sitzen lassen Muskelinsuffizienzen deutlicher erkennen.
  - Um die Gleichgewichtsreaktion auszulösen, wird der Patient aufgefordert, sein Gewicht nach vorne, hinten oder zur Seite zu verlagern.
  - Entsprechende Verteilung der Körpergewichte und -proportionen erleichtern oder erschweren die Gleichgewichtsreaktion teilweise erheblich.
  - Als Hilfestellung kann der Patient aufgefordert werden, mit seiner Hand ein vorgegebenes Ziel zu erreichen. Dadurch wird jedoch die Gleichgewichtsreaktion der Arme und eine eventuell zu erwartende Rumpfrotation verzögert bzw. eingeschränkt.
  - Ist die gegenüberliegende, fallverhindernd arbeitende Muskelgruppe hypoton, fällt der Patient früher in die entsprechende Richtung als gewöhnlich.
  - Fällt der Patient gleich nach Verlassen der Mittelstellung um, liegt eine massive Störung vor.
  - Bei der Gleichgewichtsreaktion zur Seite bleibt das Gesäß lange unabgehoben, wenn die Muskulatur einer Rumpfseite hypoton und nicht in der Lage ist, das Becken gegen die Schwerkraft anzuheben, oder die Muskulatur der belasteten Hüftregion ist nicht in der Lage, eine Verankerung zwischen Rumpf und Bein herzustellen.

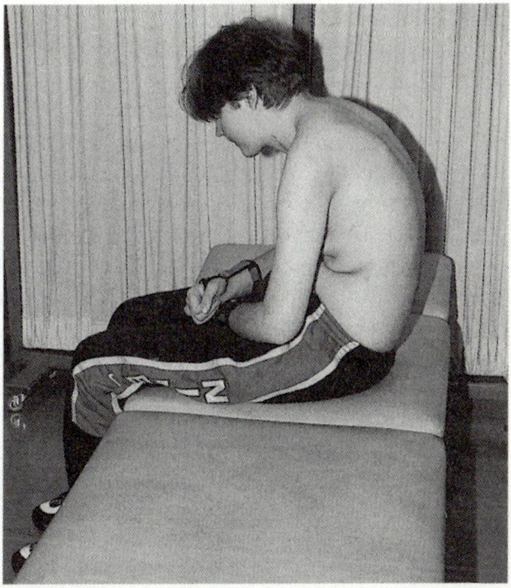

Abb. 3.8 Sitzhaltung bei hypotonem Rumpf und Beckenmuskulatur, hier bei einer Tetraplegie.

Hypotone Paresen

- Bei der Gleichgewichtsreaktion zur Seite ist die zu erwartende Rumpfrotation unzureichend, wenn die schräge Bauchmuskulatur insuffizient ist.
- Es ist darauf zu achten, daß der Patient sich nicht mit den Fersen oder den Unterschenkeln am Sitz festklemmt, um ein Umfallen zu verhindern. Derartige Rettungsversuche verfälschen das Bild und sind gleichzeitig Hinweis auf hypotone Schwachstellen, meist das belastete Hüftgelenk.

– Ist die Reaktion immer noch nicht sicher zu deuten, besteht die Möglichkeit einer weiteren Steigerung (s. Abb. 3.2).
  - Die Beine des Patienten werden angehoben und die Knie in Richtung Sternum mit einem Impuls nach lateral, dorsal oder dorsolateral bewegt, so daß sich der Schwerpunkt deutlich in eine der oben genannten Richtungen verlagert.
  - Je nach Richtung des Impulses ist eine reaktive, unwillkürliche Aktivität der Rumpfmuskulatur zu erwarten. Bei dorsaler Richtung wird die gerade Bauchmuskulatur, bei dorsolateraler Richtung die schräge und bei lateralem Impuls die laterale Rumpfmuskulatur angesprochen.
  - Dabei wird auch die Stabilität der Hüftregion stark gefordert.

– Aktivitätstests der *lateralen Rumpfwand* können durch das Überschlagen der Beine erleichtert werden. Auch dabei ist zu beachten, daß die Gleichgewichtsreaktion von Beinen und Rumpf deutlich eingeschränkt sind.

– Bei den Tests im Sitzen lassen sich gut diskrete Schwächen in den proximalen Extremitätengelenken beurteilen. Bei geringerer Tonusstörung fällt auf, daß die Extremitäten im Seitenvergleich Stellungsdifferenzen aufweisen.

– Bei der *Elevation des Armes* fallen Einschränkungen des Gleitens der Skapula auf dem Thorax sowie des Humeruskopfes in der Gelenkpfanne auf.

– Beim *Stütz* auf der Bank sind Stabilisierungsinsuffizienzen im Ellenbogengelenk und im Schultergürtel auffällig. Der Ellenbogen ist dann hyperextendiert, das Akromion beispielsweise zum Ohr hochgezogen, oder die Margo medialis der Skapula steht bei protrahierter Schulter vom Thorax ab.

– Eine *Subluxation* im Art. humeroglenoidale tritt schon kurze Zeit nach einer Läsion auf. Bei zentralen Läsionen verringert sich diese mit einsetzendem Tonusanstieg fast von selbst.

➤ **Funktionsabhängige Testverfahren im Stand und Gang** (siehe auch S. 192 ff u. 204 ff):

– *Eine dauernde Ventralneigung des Rumpfes* kann ein Anzeichen für eine hypotone Bauchmuskulatur sein. In diesem Fall arbeiten ausschließlich die Rükken- und die Gesäßmuskulatur als Fallverhinderer. Eine Aktivität der ventralen Rumpfmuskeln wird vermieden.

– Bei der *Dorsalneigung des Rumpfes* verhält es sich genau umgekehrt, da dabei das Oberkörpergewicht an der ventralen Muskulatur „hängt".

– Bei der isolierten *Ventralkippung des Beckens* mit deutlicher Lordosierung der LWS ist vor allem die untere Bauchmuskulatur zu prüfen.

– Neigt sich der Rumpf bei stabilen Hüftgelenken seitwärts, deutet dies auf eine schwache und/oder hypotone laterale Rumpfwand hin.

– Ist die laterale Rumpfwand nach außen gewölbt und der Abstand zwischen Taille und Wirbelsäule vergrößert, ist diese Rumpfseite hypoton.

– *Rekurvierte Knie* und ein nach dorsal, weit hinter die Trennebene verlagertes Becken können Ausdruck einer hypotonen Gesäß- und/oder Quadrizepsmuskulatur sein.

- Dasselbe gilt, wenn der Patient während der Standbeinphase im Knie- und Hüftgelenk flexorisch einsackt.
- Achsabweichungen in der Frontalebene während der Standbeinphase sind Anzeichen für eine hypotone Beinmuskulatur. Die Hüftmuskulatur kann nicht ausreichend stabilisieren, und/oder der Rumpf wird gewichtsentlastend, z.B. zur Schmerzentlastung oder Schonung von Strukturen, kompensatorisch zur Seite bewegt. Hier sind Hüft-, Knie- und Sprunggelenkmuskulatur zu überprüfen.
- Wird bei stabilem Rumpf das Bein während der Schwungbeinphase über den Boden geschliffen oder mit Zirkumduktion nach vorne gebracht, sind alle Hüft- und Kniebeuger sowie die Fußheber zu überprüfen.
- Schwankt auch der Rumpf zur Standbeinseite, muß auch er mitüberprüft werden.
- Wird das Bein in der Schwungbeinphase deutlicher angehoben, und kommt der Patient zu Beginn der Standbeinphase mit dem Vorfuß auf, kann eine Fußheberschwäche vorliegen. Dies ist vor allem anzunehmen, wenn der Fuß hörbar und widerstandslos aufsetzt. Ansonsten wäre noch eine Spastik der Plantarflexoren in Erwägung zu ziehen.
- Beim Lateralshift des Beckens in der Standbeinphase ist die abduktorische Hüftmuskulatur zu prüfen.
- Weichen beim Aufstehen die Knie nach medial aus, gilt es, auf die Hüftaußenrotatoren, die mediale Kniemuskulatur und das Verhalten der Fußgewölbe zu achten.
- Bleibt am Ende der Standbeinphase die Ferse am Boden „kleben", sind die Plantarflexoren zu testen.

Physiotherapeutische Behandlung

➤ **Die Grundlagen der physiotherapeutischen Behandlung sind zu beachten** (S. 1 ff).

➤ **Klassische physiotherapeutische Therapiemethoden** sind die mit entsprechenden fazilitierenden und tonisierenden Techniken.
- *FBL, PNF und/oder Vojta-Therapie und entsprechende funktionelle Übungen* eignen sich bei peripheren und zentralen Paresen.
- *Das Bobath-Konzept* ist eher bei zentralneurologischen Störungen geeignet.
- Die *Vojta-Therapie* ist bei peripheren, vor allem bei Plexusparesen mit Kraftwerten unter „2" und bei zentralen Paresen empfehlenswert.
- Ein zusätzliches Muskelaufbautraining/Krafttraining eignet sich zur Rekrutierung der vorhandenen maximalen Muskelkraft (s. Fachliteratur).

➤ **Eine Unterforderung ist kein Reiz zur Aktivierung.** Der Patient sollte im Bereich seiner Belastungsgrenzen arbeiten.

➤ **Bei distalen Paresen** ist immer zu beachten, daß die proximale Fixation am Rumpf gegeben ist (S. 215 f).

➤ **Möglichkeiten der Innervationsschulung:** Die Auseinandersetzung mit der Schwerkraft bzw. mit Widerständen ist ein wesentlicher Bestandteil der Innervationsschulung bei hypotonen Paresen. Folgende Punkte sind zu beachten:
- Frühzeitiges Verlassen der stabilen Ausgangsstellungen:
  - Patienten möglichst wenig in der Rückenlage behandeln, weil dabei eine Tonisierung – außer bei der Vojta-Therapie – kaum möglich ist.

  - Patienten frühzeitig hinsetzen.
  - Patienten frühzeitig hinstellen.
  - Möglichst frühzeitig gehen bzw. Gehbewegungen üben.
- Nicht zuviel Hilfestellung geben:
  - Nur soviel Gewichte abnehmen, wie der Patient nicht alleine abnehmen kann.
  - Den Patienten möglichst wenig abstützen.
  - Unbedingt ein sicheres Umfeld schaffen, d.h. dem Patienten vermitteln, daß man ihn und die Situation immer im Griff hat.
  - Möglichst nur kurze taktile Reize setzen.
- Stabilisierende Griffe, besonders wegen der Wahrnehmung, immer wechselnd setzen.
  - Axiale Drücke sind zwar gleichgewichtsneutral, helfen aber beim Stabilisieren.
  - Regelmäßige einseitig gesetzte Widerstände bzw. Abstütz- oder Halteaktivitäten des Patienten können einseitige Aktivitätsmuster fördern und fixieren.
- Reaktives Agieren gegen die Schwerkraft:
  - Die Hand oder der Arm werden im Raum gehalten und plötzlich eine kurze Strecke fallengelassen. Dabei wird der Patient aufgefordert, die Bewegung gegen die Schwerkraft aufzuhalten.
  - Der Patient neigt seinen Oberkörper nach dorsal, wo er vom Therapeuten abgestützt wird, so daß er sein Gewicht ganz oder teilweise abgibt. Die Stütze wird plötzlich weggenommen und der Patient aufgefordert, nicht umzufallen bzw. mit möglichst aufgerichtetem Rumpf nach vorne zu kommen.
- Quick-Stretches und wiederholter Stretch nach der PNF-Methode, vor allem bei distalen Paresen.

➤ **Das Setzen von Hautreizen** kann zusätzlich vorgenommen werden:
- *Tapping:* schnelles Klopfen mit der flachen Hand oder den Fingerkuppen auf die betroffene Region.
- *Schnelle Streichungen* über die Muskelgruppe, z.B. mit den Fingerkuppen oder einer Flaschenbürste.
- *Schnelles Eis*, d.h. kurzes schnelles Streichen mit Eiswürfeln.

➤ **Erlernen von Kompensationsbewegungen:** Zum Ausgleich von Funktionsdefiziten, die durch hypotone Paresen entstehen, können Kompensationsbewegungen dienen, die der Patient unbewußt anwendet und/oder gezielt erlernt.
- Relevante Fragestellungen:
  - Ist eine Kompensation notwendig, um das Handlungsziel der entsprechenden Funktion zu erreichen?
  - Sind die fehlenden Bewegungsvoraussetzungen zu erreichen, die die Kompensation notwendig erscheinen lassen?
  - Welche Folgeschäden sind durch die Kompensation zu erwarten?
    a) Präarthrotische Veränderungen;
    b) Zusätzliche muskuläre Dysbalancen;
    c) Kontrakturen bzw. Überdehnung von Weichteilen;
  - Welche Entlastungsmöglichkeiten bestehen?
    a) Entlastungshaltungen/-lagerungen;
    b) Stabilisierende Hilfsmittel;

c) Funktionsersetzende oder -erleichternde Hilfsmittel;
d) Übungen zur Arthroseprophylaxe;

- Wie ist die Gesamtbewertung?

➤ **Beachte bei Kompensationsübungen:**
- *Das Bewegungstempo und der Kraftaufwand* sind so zu dosieren, daß die Gelenke ihre physiologische Stellung beibehalten können, d. h.:
  - Bei mangelnder Kniekontrolle langsamer und eventuell mit leicht verstärkter Knieflexion gehen.
- *Passiv fixierte Gelenkstellungen* können zur Stabilisierung genutzt werden. Der hierdurch erzielte Funktionsgewinn ist gegenüber möglichen dauerhaften Gelenkschäden und deren funktionseinschränkender Wirkung abzuwägen.
- *Trickbewegungen*, die es dem Patienten ermöglichen, mit Hilfe seiner Restfähigkeiten Lagewechsel alleine zu bewältigen.
  - *Beispiele:*
    a) Drehen auf die Seite mit viel Schwung (S. 261);
    b) Faustschluß über Handextensoren (S. 224 f).
    c) Abzuwägen ist hierbei der mögliche Nutzen im Verhältnis zu den gewonnenen Funktionsmöglichkeiten.

➤ **Elektrotherapeutische Maßnahmen** (S. 296 ff):
- *Isolierte Reizstromtherapie* ist in ihrer therapeutischen Wirkung strittig.
- *Eine EMG-getriggerte Reizstromtherapie* zeigte gute Studienergebnisse, ist jedoch im Therapiealltag nicht praktikabel.
- *Mittelfrequenztherapie* fördert den Stoffwechsel und erhält bzw. verbessert somit die Rahmenbedingungen für die Reinervation des Muskels.

Besonderheiten bei zerebralem Hypotonus

➤ **Wesentlicher Bestandteile** der Therapie bei zerebralem Hypotonus:
- *Anbahnen/Fazilitieren* selektiver Bewegungen, d. h. das Bewegen unter Ausschluß von Spastik oder assoziierten Reaktionen;
- *Wiedererlangen der posturalen Kontrolle* (S. 187 ff);
- *Erlernen der dynamischen Stabilisation* des Rumpfes und der proximalen Gelenke. Fast jede distale Bewegungsfähigkeit ist im Alltag bedeutungslos, wenn die Stabilisation am bzw. des Rumpfes fehlt.
- Die Aktivierung der hypoton-paretischen Muskeln ist möglichst in der Funktion und Ausgangsstellung zu üben, in der sie benötigt werden.
  - *Beispiele:*
    a) Die Fazilitation der hypotonen Gesäß- und Quadrizepsmuskulatur ist in der Standbeinphase und nicht in der Rückenlage zu üben.
    b) Ist der Patient wegen eines Hypotonus nicht in der Lage, die Hand zum Mund zu bewegen, sollte dies in der typischen Position – Sitz oder Stand – am besten in Verbindung mit einer situationsgerechten Handlung geübt werden.
- Die anzubahnenden Bewegungen sollen handlungsorientiert sein.

➤ **Problem der subluxierten Schulter:** S. 222 ff.

➤ **Spastik und assoziierte Reaktionen dürfen nicht provoziert werden**. Auf die folgenden Grundsätze ist beim Anbahnen/Fazilitieren von zentralneurologischen Paresen in der plegischen Frühphase und bei beginnender Tonisierung streng zu achten:

- *Spastikhemmende Ausgangsstellungen* auswählen;
- *Langsames und schmerzfreies Arbeiten* nahe am physiologischen Bewegungsverhalten;
- *Spastiksteigernde Faktoren* auf ein Minimum reduzieren (S. 107 f);
- Ob die *Tolerierung einer Spastik oder assoziierter Reaktionen* während der Behandlung mit tonisierenden oder fazilitierenden Maßnahmen möglich ist, ergibt sich aus der klinischen Beweisführung (S. 1 f) Aspekte sind:
  - Welche Ressourcen, insbesondere wieviel Zeit, stehen für die Therapie zur Verfügung (S. 11)?
  - Durch die Therapie nimmt der Tonus bzw. die Funktion zu. Die pathologische Tonuserhöhung ist auf die einzelne Maßnahme begrenzt.
  - Der erzielte Funktionsgewinn (z. B. Übersetzen auf die Toilette, Treppensteigen) ist höher zu bewerten als das konsequente Vermeiden der Spastik.
  - Der Patient ist selbständig und Fußgänger. Er kann und will seinen Tonus nicht kontrollieren, d. h. er produziert selbst ständig eine erhöhte Spastik. Die strikte Beachtung der Spastikvermeidung während der Therapie ist in diesem Fall nicht sinnvoll.

➤ **Kompensation unter Ausnutzung der Spastik:** In manchen Fällen bedeutet die Ausnutzung der Spastik einen großen funktionellen Gewinn. Das gilt vor allem bei Paraspastiken.
- Eine Streckspastik kann eventuell in der Standbeinphase beim Stehen oder zum Gehen benutzt werden.
- Beim Drehen auf die Seite oder beim Transfer Sitz – Seit-/Rückenlage läßt sich möglicherweise die Beugespastik der Beine ausnutzen, um sie anzuwinkeln bzw. gegen die Schwerkraft am Rumpf zu verankern.

Hilfsmittel

➤ **Grundsätze der Hilfsmittelverordnung:** S. 321.

➤ **Das Gewicht des Hilfsmittels** ist zu beachten, für den Fall, daß es vom Patienten zu tragen oder zu bewegen ist.
- *Beispiele:*
  - Eine schwere Peroneusschiene nützt wenig, wenn ihr Gewicht den Patienten schneller ermüden läßt, und das Gehen somit zwar physiologischer, aber in bezug auf die Strecke kürzer wird.
  - *Bei der Schuhversorgung* ist ebenfalls auf das Gewicht zu achten.

➤ **Orthesen** ersetzen oder unterstützen die gelenkstabilisierende Funktion der Muskulatur und vermindern die Gelenkbelastung.

➤ **Funktionsunterstützende Hilfsmittel** erleichtern oder ersetzen die jeweilige Funktion.
- *Beispiele:*
  - Gehhilfen, wie Gehstock oder Rollator;
  - Peroneusschiene;
  - Rollstuhl;
  - Lifter;
  - Rutschbrett;
  - Spezialeßbesteck für Handfunktionsstörungen.

Störungen der Sensibilität, der Wahrnehmung und der neuropsychologischen Leistungen

Begriffe

- **Die Begriffsbestimmung** ist im Fluß. Vor allem über die Inhalte des Begriffs Wahrnehmung und seine Abgrenzung zu Sensibilitätsstörungen und neuropsychologischen Störungen wird diskutiert.
- **Sensibilitätsausfälle** treten bei Störungen der Reizaufnahme und/oder der Reizleitung zum Gehirn auf. Es werden unterschieden:
  - *Somatosensible Störungen*, die gemeinsam oder dissoziiert (getrennt) als Störungen der Oberflächen- und Tiefensensibilität auftreten können.
    - Oberflächensensibilitätsqualitäten sind Schmerz, Temperatur, Berührung und Diskrimination.
    - Tiefensensibilitätsqualitäten umfassen das Bewegungs-, Lage- und Vibrationsempfinden.
    - Das Schmerzempfinden wird u.a. in Hyper-, Hypo- und Analgesie unterteilt (S. 154).
  - *Visuelle Störungen* der Augen;
  - *Vestibuläre Störungen* des Innenohres;
  - *Diese typische Einteilung ist sehr isolierend.* Obwohl didaktisch sinnvoll, wird sie dem komplexen Geschehen von Reizaufnahme und -verarbeitung und ihrem integrativen Verständnis nicht gerecht.
- **Sensibilitätssyndrome** sind spontane oder durch Berührung oder Bewegung auftretende Schmerzsymptome. Es werden unterschieden:
  - *Parästhesien* beschreiben Mißempfindungen, die ohne äußeren Reiz entstehen. Sie werden beispielsweise mit „Kribbeln", „Brennen", „Schneiden", „wie in Watte gepackt" oder „Ameisenlaufen" umschrieben.
  - *Dysästhesien* umfassen qualitative Veränderungen eines Reizes. So werden z.B. normalerweise schmerzlose Berührungs- oder Temperaturreize als Schmerz- oder Kribbelreize empfunden.
- **Dissoziierte Empfindungsstörungen** liegen vor, wenn nur das Schmerz- und Temperaturempfinden gestört sind.
- **Neuropsychologische Syndrome** sind komplexe, jedoch fest umschriebene Störungen der Hirnleistung (Sprache, Lesen, Rechnen, Erinnern, Raumanalyse und Planen), die oft kombiniert auftreten und auf eine umschriebene Hirnschädigung zurückzuführen sind (S. 139 ff).
- **Wahrnehmungsstörungen** sind komplexe Störungen der Reizaufnahme und -verarbeitung, die weder isolierte Sensibilitätsstörungen noch isolierte neuropsychologische Störungen sind. Bei Wahrnehmungsstörungen findet eine Störung der Verarbeitung der von der Peripherie eintreffenden Reize statt, die nach außen durch eine schwere globale Störung der Handlungs- und Denkfähigkeit sichtbar wird und verschiedene Ebenen des Verarbeitungsprozesses betreffen kann (S. 143 ff).
  - *Beispiele:*
    - Komplexe Störungen der Reizaufnahme exterozeptiver und propriozeptiver Reize über Auge, Ohr, Nase, Geschmackssinn und taktil-kinästhetisches System;
    - *Verarbeitungsstörungen* der im Gehirn eintreffenden sensorischen Impulse, z.B. beim Abgleichen der eintreffenden Impulse mit zuvor gemachten Erfahrungen und deren Speicherung;
    - *Störungen der Handlungsplanung* oder der seriellen Planung von Handlungsschritten unter Ausnutzung von Vorerfahrungen.

Störungen der Sensibilität, der Wahrnehmung und der neuropsychologischen Leistungen

➤ **Die Grenzen** zwischen Wahrnehmungsstörungen und neuropsychologischen Syndromen sind fließend. Oft kristallisieren sich im Verlauf einer Remission einzelne neuropsychologische Syndrome als Ursache der Wahrnehmungsstörung heraus. Dabei handelt es sich um sogenannte „Teilleistungsschwächen" (der Begriff entstammt der Kinderneuropsychologie). Nicht zu den Wahrnehmungsstörungen gehören beispielsweise:
- Apraxie;
- Hemineglect, weil der Patient im allgemeinen durchaus handlungsfähig ist, wenn auch nicht in bezug auf die betroffene Körperseite.

Sensibilitätsstörungen

➤ **Begriff:** Sensibilitätsstörungen zählen zu den Störungen auf der Ebene der Impairments (S. 6 f). Sie können auch andere Impairments, vor allem spastische Paresen beeinflussen.

➤ **Sensibilitätsstörungen können Ursache für Funktionsstörungen sein** (S. 8 f). So werden beispielsweise Störungen der posturalen Kontrolle, des Gehens oder der Feinmotorik der oberen Extremität durch Störungen des Bewegungs-, Lage- und Berührungsempfindens, aber auch durch Störungen der visuellen oder vestibulären Reizaufnahme und -weiterleitung verursacht.

➤ **Befundung von Sensibilitätsstörungen:**
- Die Befundung der visuellen und vestibulären Störungen wird hier nicht beschrieben, da sie den entsprechenden Fachärzten obliegt.
- *Ziele* der Befundung sensosomatischer Sensibilitätsstörungen:
  - Welche Sensibilitätsqualität ist gestört?
  - Wie groß ist das Störungsareal bei den oberflächlichen Störungen?
  - Hat die Sensiblitätsstörung Einfluß auf gezeigte Funktionsstörungen?
- Durchführung der Tests zur Feststellung sensosomatischer Sensibilitätsstörungen: S. 22 f.

➤ **Die Behandlung der somatosensiblen Störungen** richtet sich nach dem auslösenden Stimulus:
- *Kompressionsläsionen* können durch entsprechende Maßnahmen gelindert oder aufgehoben werden, z. B. bei peripheren Läsionen (S. 61 ff) oder bei der lumbalen Spinalstenose (S. 56 f).
- Neurodynamische Störungen, z. B. durch Adhäsionen infolge von Entzündungen oder Immobilität, sind häufig durch entsprechende Übungen (S. 178 ff) beeinflußbar.
- Kompensations- bzw. Desensibilisierungstraining ist das Mittel der Wahl, wenn sich der auslösende Stimulus der Sensibilitätsstörung nicht beeinflussen läßt.
  - Für die Arm- und Handfunktionen bedeutet dies den ständigen Einsatz der gestörten Extremität, wobei dauerhaft schädigende Kompensationsbewegungen vermieden werden sollten. Diese Kontrolle sowie die Vermeidung sekundärer Impairments sind Aufgaben der Physiotherapeuten.
  - Sind der Rumpf und/oder die untere Extremität betroffen, entsprechen die therapeutischen Maßnahmen denen bei Störungen der posturalen Kontrolle (S. 189 ff).

- Wird durch Hyperästhesien Spastik provoziert, ist zu versuchen, den Patienten entsprechenden Hautreizungen auszusetzen, ohne daß der Tonus ansteigt, indem beispielsweise ein Handtuch oder andere Gegenstände durch die Handfläche gezogen werden.
- Auch bei nicht beeinflußbaren Sensibilitätssyndromen gilt es, den Patienten an den Umgang mit den Mißempfindungen zu gewöhnen. Weite, weiche und bequeme Kleidung sowie eine entsprechende Schuhauswahl können die Symptomatik lindern.

Neuropsychologische Syndrome

➤ **Begriff:** Neuropsychologische Syndrome sind genau umschriebene Störungen der Hirnleistung.

➤ **Grundsätze:** Bei Erkrankungen des Gehirns ist immer auch mit neuropsychologischen Einschränkungen zu rechnen. Häufigste und für die Physiotherapie relevante Störungsformen:
- *Antriebsstörungen;*
- *Aphasien;*
- *Apraxien;*
- *Gedächtnisstörungen;*
- *Konzentrationsstörungen;*
- *Neglect-Syndrom.*

➤ **Die neuropsychologische Befundung** ist sehr spezifisch und umfangreich. Ihre Darstellung würde den Rahmen dieser Checkliste sprengen. Daher werden nur die wichtigsten Störungssymptome – ohne Anspruch auf Vollständigkeit – aufgeführt. Eine differenzierte Testung dieses Bereiches ist Aufgabe von Neuropsychologen, es können aber auch spezialisierte Ergotherapeuten kompetent sein. Sprachstörungen fallen in den Aufgabenbereich der Logopäden.

➤ **Antriebsstörungen** zeigen sich durch Startschwierigkeiten bei der Aufnahme von Handlungen und durch Verzögerungen bei ihrer Durchführung. Es können sowohl willkürliche als auch unwillkürliche reaktive Aktivitäten betroffen sein.
- Beeinflußbar sind sie unter Umständen durch antriebssteigernde Aufgabenstellungen oder Anspornung durch den Therapeuten. Dazu gehört der Einsatz von Geräten mit Aufforderungscharakter, wie z. B. Bälle oder Luftballons oder auch Musik.

➤ **Aphasien** sind Sprachstörungen bei ungestörter Funktion der Sprech- und der Sinnesorgane. Je nach Schweregrad können Sprachverständnis und -produktion unterschiedlich stark in Mitleidenschaft gezogen sein, wobei Lesen und Schreiben meist analog der Sprachstörung betroffen sind. Formen der Aphasie:
- *Amnestische Aphasie*: Sie zeigt sich durch Wortfindungsstörungen bei sonst flüssiger Sprache und korrektem Satzbau, die im Alltag oft kaum auffällig sind. Dies ändert sich bei komplexen Aufgabenstellungen, es zeigen sich dann Wortumschreibungen, vermehrte Gestik und Mimik, Floskeln und die Fortführung des Themas in einer anderen Variante. Das Sprachverständnis ist nur leicht gestört.
- *Motorische Aphasie* (Broca-Aphasie): Die Sprache ist ausdrucksarm und im Telegrammstil, d. h. der Patient spricht in abgehackten Sätzen, und es entstehen keine Satzkompositionen. Das Sprachverständnis ist leicht gestört.

- *Sensorische Aphasie* (Wernicke-Aphasie): Das Sprachverständnis ist stark gestört. Die Sprachproduktion ist flüssig, aber teilweise ungehemmt (Logorrhoe). Die Patienten verdoppeln oder verwechseln Laute, Wörter oder ganze Satzteile, ohne es zu bemerken.
- *Globale Aphasie*: Bei ihr sind sowohl Sprachproduktion als auch Sprachverständnis betroffen. Kommunikation über das Situationsverständnis ist in begrenztem Umfang möglich. Das Situationsverständnis, d. h. Verstehen in Verbindung mit Gestik, Mimik und begleitenden Handlungsrahmen, ist in Alltagszusammenhängen möglich. Dies erlaubt auch bei schweren Störungen eine wenn auch rudimentäre Kommunikation.
- *Sprech- und Stimmstörungen* gehören nicht zu den neuropsychologischen Störungen, werden aber zur Abgrenzung kurz vorgestellt:
  - Stimmstörungen: Durch Störungen der Stimmbänder, des N. recurrens und/oder der Atmung kann der Patient nur gepreßt, gehaucht oder flüsternd sprechen.
  - Dysarthrie: Durch sensomotorische Störungen im orofazialen Bereich kommt es zu einer verwaschenen, schlecht artikulierten Sprache. Davon betroffen können Atmung, Stimme, Sprechrhythmus und -melodie sein. Das Sprachverständnis, Lesen und Schreiben sind nicht in Mitleidenschaft gezogen.
  - Sprechapraxie: Dem Patienten fehlt die Fähigkeit, die Mund- und Zungenbewegungen so zu planen, daß sie seiner Intention entsprechend moduliert werden, obwohl er weiß, was der intendierte Begriff bedeutet und wie seine Buchstaben aussehen.

➤ **Apraxien** sind Störungen des zielgerichteten motorischen Handelns, ohne daß eine Störung der Sensomotorik und/oder der Aufmerksamkeit oder eine allgemeine Demenz vorliegen. Betroffen ist meist die sprachdominante Hirnhälfte. Es werden zwei Formen unterschieden:

- *Ideomotorische Apraxie* beschreibt die Unfähigkeit, erklärte oder vorgemachte Einzelbewegungen nachzumachen, ohne daß eine Aphasie und/oder eine Sehstörung vorliegt.
  - Die Störung bezieht sich auf Bewegungen in bezug auf den Raum (Greifen nach einem Gegenstand) oder den eigenen Körper (z. B. den Finger zur Nase führen).
  - Es sind nur isolierte Handlungssequenzen betroffen. Das Unvermögen zu reaktiven Aktivitäten, trotz entsprechender motorischer Voraussetzung (z. B. bei der posturalen Kontrolle) adäquat zu reagieren, wird nicht den Apraxien zugerechnet.
- *Abgrenzungen zur Aphasie* können schwierig sein, weil sichergestellt sein muß, daß der Patient entsprechende Aufträge auch versteht. Eine Möglichkeit besteht darin, etwas vorzumachen, das der Patient nachmacht. Dies muß vis-à-vis zum Patienten geschehen. Sitzt der Therapeut neben dem Patienten, kann er die Handlung seitengleich kopieren.
  - Beispiele:
    a) Statt die Lippen auf Aufforderung auseinanderzuziehen, zeigt der Patient eine andere mimische Bewegung oder Grimasse.
    b) Statt den Finger nach Aufforderung an die Nase zu führen, fährt sich der Patient über die Haare.

- Bewegungen im Rahmen natürlicher Handlungsabläufe und Zusammenhänge können zum Teil durchgeführt werden, wodurch die Behinderung durch die Apraxieform weniger gravierend ist.
- *Ideatorische Apraxie* beschreibt die Unfähigkeit, komplexe Handlungen auszuführen.
  - Die logische Abfolge der einzelnen Handlungssequenzen geht verloren bzw. gerät durcheinander.
  - In Abgrenzung zu den Wahrnehmungsstörungen merkt der Apraktiker zwar, daß er einen Fehler macht, was jedoch nicht bedeutet, daß er ihn korrigieren kann, er kann sich jedoch Hilfe organisieren.
  - Dieses seltene Störungsbild stellt eine deutliche Behinderung des Patienten dar. Er erkennt vorgegebene Gegenstände, kann sie jedoch nicht ihrem Sinn entsprechend gebrauchen.
    Typische Beispiele:
    a) Zum Sahneschlagen wird der Sahnebecher in die Rührschüssel gestellt und der Rührer angeschaltet. Der Fehler wird bemerkt und der Becher aus der Schüssel genommen, die nun in leerem Zustand gerührt wird. Daraufhin bricht der Patient die Handlung ab und bittet jemanden um Hilfe oder er verzichtet auf die Sahne.
    b) Zum Zähneputzen wird die Zahnpasta auf dem Griff ausgedrückt. Der Bürstenkopf wird ohne Zahnpasta in den Mund gesteckt, oder der Griff wird von der Paste befreit und dann in den Mund gesteckt.
    c) Aus einer angebotenen Menge von Hilfsmitteln sucht sich der Patient einen Löffel aus, um eine Packung Tee zu öffnen, oder er nimmt die angebotene Schere und streicht damit über die Packung.

➤ **Gedächtnisstörungen** sind eine häufige Folge zerebraler Störungen.
- *Das Kurzzeitgedächtnis* ist häufiger und meist ausgeprägter betroffen als das Langzeitgedächtnis.
- *In extremen Fällen* scheint die Orientierung zu Zeit, Raum und Person gestört, obwohl der Patient „nur" das Aufgenommene sofort vergißt, so daß sich der für die Orientierung notwendige Bezugshintergrund gar nicht bilden kann.
- *Gravierende Einschränkungen* im täglichen Leben bis hin zur völligen Betreuungsabhängigkeit können die Folge von Gedächtnisstörungen sein.
- Die intellektuellen Fähigkeiten müssen nicht gestört sein.
- *Konsequenzen für die physiotherapeutische Therapie*:
  - Kontinuität der Rahmenbedingungen bezüglich Zeit, Ort und Person.
  - Zur Durchführung von Eigenübungen benötigen die Patienten Hilfen in Form von schriftlichen und/oder bildlichen Aufzeichnungen.
  - Gedächtnishilfen wie Tagesplaner, Tagebuch etc. können eingesetzt werden, um dem Patienten eine Orientierung zu ermöglichen. Zur Benutzung braucht der Patient häufig Unterstützung (Erinnerung).

➤ **Konzentrationsstörungen** äußern sich durch eine deutlich geminderte Auffassungskapazität.
- Je nach Schwere der Störung wirkt der Patient nach einer gewissen Zeit (Minuten bis Stunden) abgelenkt und unaufmerksam. Er zeigt einen deutlichen Leistungsabfall. Die Erkennbarkeit der Störung ist erschwert, wenn keine Vorlaufphase der Konzentration ersichtlich ist.
- Die Therapiemöglichkeiten können durch Konzentrationsstörungen unterschiedlich stark eingeschränkt sein.

- Bei schwersten Störungen verbleiben Methoden und Techniken, die keine intellektuelle Mitarbeit des Patienten erfordern.
- Die zeitliche Ausdehnung der therapeutischen Anforderungen muß den Konzentrationsmöglichkeiten des Patienten angepaßt sein.
  - Pausen können für passive Maßnahmen genutzt werden.
  - Eine Beeinflussung der Konzentration durch Schaffung eines ansprechenden Umfeldes oder sonstige Motivationshilfen ist möglich.

➤ **Neglect-Syndrome** sind Phänomene der Vernachlässigung der zur Läsionsseite kontralateralen Körper- oder Raumseite, ohne daß eine Sensibilitätsstörung vorliegt. Meist sind rechtshirngeschädigte Patienten betroffen. Optische Reize werden am häufigsten vernachlässigt.

- *Neglect-Formen* (mit Beispielen eines linksseitigen Neglectes):
  - Raumbezogener Neglect: Der Patient nimmt Reize von Gegenständen aus seiner Umwelt, die sich auf seiner betroffenen Seite befinden, nicht wahr. Der Kopf zeigt geradeaus oder nach rechts.
    Beispiele:
    a) Der Patient stößt mit seinem Rollstuhl oder Rollator permanent an Türrahmen, Tische, Stühle oder Personen, die sich links von ihm befinden. Hinweise zur Aufmerksamkeit zeigen keine unmittelbare Wirkung.
    b) Der Patient reagiert nicht auf Ansprache von links.
    c) Der Raum wird nur einseitig exploriert, so daß der Patient Tür und Bett nicht findet, wenn sie sich links von ihm befinden.
    d) Beim Essen nimmt sich der Patient nur von der rechten Tellerhälfte.
    e) Beim Abzeichnen von einer Vorlage wird die linke Bildhälfte nur unzureichend oder gar nicht gezeichnet.
  - Personenbezogener Neglect: Der Patient „vergißt" seine linke Körperhälfte.
    Beispiele:
    a) Der Patient verliert seine linke Hand im Rollstuhl. Er kann auf ihr sitzen oder sie kann in die Rollstuhlspeichen geraten, ohne daß er es bemerkt.
    b) Beim Anziehen wird die linke Seite vergessen. Beispielsweise hängt das Hemd links aus der Hose oder der linke Arm steckt nicht im Ärmel.
    c) Das Make-up wird nur rechts aufgetragen.
  - Anosognosie: Die Krankheitssymptome der betroffenen Seite werden nicht bemerkt bzw. geleugnet.
    Beispiele:
    a) Beim passiven Bewegen der linken Seite behauptet der Patient, nicht sein Arm sondern der des Therapeuten werde bewegt.
    b) Der Patient fordert, das vermeintlich fremde Bein (das des Patienten) aus dem Bett zu nehmen.
- *Abgrenzung zur Hemianopsie*: Bei der Hemianopsie ist die Reizleitung des Sehnerven gestört. Es besteht ein einseitiger Gesichtsfeldausfall. Dem Patient kann dieser Ausfall bewußt gemacht werden, und er kann ihn kompensieren, indem er den Kopf etwa zur betroffenen Seite hinwendet.
- *Behandlungsansätze*: Unmittelbare physiotherapeutische Therapiemaßnahmen gibt es nicht. Es wird jedoch versucht, durch eine permanente Reizgebung über die vom Neglect betroffene Seite eine Besserung zu erzielen. Mögliche Maßnahmen sind:

- Die Zimmereinrichtung, insbesondere die Position des Bettes bzw. des Sitzplatzes ist so zu gestalten, daß der Patient den allermeisten Anspruch über die betroffene Seite erhält (S. 41).
- Alle Personenkontakte, wie Besuche, Pflege- und Therapiemaßnahmen erfolgen soweit wie möglich über die betroffene Seite.
- Die Lagerung des Patienten erfolgt vermehrt auf der betroffenen Körperseite (S. 276 ff).
- Die betroffene Seite ist immer in die Therapie miteinzubeziehen. Beispielsweise wird mit der nichtbetroffenen Hand über die linke Körperseite geführt. Intermittierende Drücke sind hierbei am günstigsten, weil Streichungen oder konstanter Druck sich als Reize eher verflüchtigen.
- Bei Bewegungen der betroffenen Seite wird mit viel taktilem oder propriozeptivem Input gearbeitet, z. B. feste Griffe und Approximation.
- Das Selbsthilfetraining darf sich nicht darauf beschränken, den Patienten mit der Aufgabe zu konfrontieren, wie z. B. ihn vor das Essen zu setzen, ihn zum Anziehen auffordern oder ihn mit dem Rollstuhl vor den Waschtisch zu setzen. Der Patient bedarf der gezielten Unterstützung bei der Bewältigung der Aufgaben.
  Beispiele:
  a) Das „Führen" der betroffenen Körperseite zur physiologischen Ausführung der Bewegung nach Affolter (S. 284 ff);
  b) Die Mahlzeit auf einem rahmengebenden Tablett anbieten;
  c) Verschiedenfarbige Waschlappen für die jeweilige Körperseite vorsehen;
  d) Die Kleider zum Anziehen in geordneter Reihenfolge bereitlegen.
- Erlernen von Kompensationen, z. B. durch Einschleifen regelmäßiger Kontrollen der linken Körperhälfte.

Wahrnehmungsstörungen

➤ **Begriff:** Wahrnehmungsstörungen (S. 37) zählen zu den Störungen auf der Ebene der Impairments (S. 6 f).

➤ Wahrnehmungsstörungen können Ursachen für Funktionsstörungen (S. 8 f) sein (s. u.).

➤ **Befundung der Wahrnehmungsstörungen:**

- Standardisierte Tests sind bei der Befundung einer Wahrnehmungsstörung nicht durchführbar. Dies liegt vor allem an der Komplexität und Unschärfe des Krankheitsbildes. Ob eine Wahrnehmungsstörung vorliegt, ergibt sich aus dem klinischen Bild und dem Erfolg eines entsprechenden Therapieansatzes.
  - Eine Befundungsmöglichkeit liegt in der Vorbereitung einer festgelegten Alltagssituation, in der der Patient beobachtet und seine Handlungen bewertet werden.
- Das Bild einer Wahrnehmungsstörung ist sehr vielschichtig. Es ergibt sich aus der Summe von Verhaltensbeobachtungen des Patienten. Aus diesem Grund kann die nachfolgende Auflistung nur exemplarisch sein. Mögliche Ursachen des klinischen Erscheinungsbildes:
  - Suche nach zusätzlichen oder grundlegenden taktil-kinästhetischen Informationen;
  - Fehlerhafte Verarbeitung eines an sich fehlerfreien Informationsinputs;
  - Frustration bei dauernden Handlungsmißerfolgen.

Störungen der Sensibilität, der Wahrnehmung und der neuropsychologischen Leistungen

- **Klinisches Bild einer Wahrnehmungsstörung:** Dem Wahrnehmungsgestörten geht das Verständnis für seine Umwelt verloren (Affolter). Er ist daran gehindert, sinnvolle Handlungen adäquat durchzuführen. Hieraus ergeben sich verschiedene Verhaltensauffälligkeiten.
  - *Die nachfolgenden Beispiele* zeigen Zeichen einer Wahrnehmungsstörung,
    1. Bei einem leichtgestörten Fußgänger, der versucht, mit einer Kaffeemaschine Kaffee zu kochen;
    2. Bei einem schwerstgestörten bettlägerigen Patienten.
  - *Anstieg des Tonus* (Tab. 3.2): Die Suche nach Information läßt den Grundtonus bzw. eine schon vorhandene Spastik z. T. massiv ansteigen. Der Patient wirkt bei allen Handlungen verspannt. Teilweise zeigen sich extreme Haltungen, z. B. Fingerpositionen. Dies gilt vor allem, wenn die Anforderungen steigen, Anpassungen an eine unbekannte Situation notwendig werden bzw. wenn zu viele Reize einwirken.
  - *Hektisch und hyperaktiv* (Tab. 3.3): Die fehlerhafte Informationsgewinnung bzw. -verarbeitung verwirrt den Patienten. Er wird hektisch, hyperaktiv und versucht durch ständigen Redefluß, die Verunsicherung zu verdecken. Automatismen werden sichtbar.

Tabelle 3.2 Auslöser für einen Tonusanstieg.

Leichtgestörter Patient	Schwerstgestörter Patient
Der Patient erhält ein Zeitlimit und ist damit überfordert.	Der Patient soll sich alleine, ohne therapeutische Führung, im Bett drehen.
Es wird eine andere Kaffeemaschine benutzt.	Neues Personal mit anderen Griffen und fremden Stimmen tritt auf.
Im Übungsraum sind weitere Personen und kochen.	Viel Lärm im Zimmer bzw. auf dem Flur, viel Besuch etc.

Tabelle 3.3 Hektik und Überaktivität.

Leichtgestörter Patient	Schwerstgestörter Patient
Die Kaffeemaschine wird hin- und hergeschoben, ohne daß der Patient beim Kaffeekochen vorwärtskommt.	Der Patient bewegt sich rastlos im Bett hin und her. Teilweise kann er sich wundscheuern.
Der Patient erläutert seine Handlungen, erzählt jedoch viel Belangloses.	Der Patent unternimmt permanent Artikulationsversuche, lallt oder SNLschreit viel und ohne erkennbaren Grund.

- *Orale Stimulation* (Tab. 3.4): Auf der Suche nach weiteren Informationen zeigt der Patient Automatismen im oralen Bereich. Dies führt beispielsweise zu einem Beißverhalten, ohne daß ein Beißreflex vorliegt.
- *Schreckhaftigkeit* (Tab. 3.5): Bei unerwarteten Berührungen schreckt der Patient auf.

Tabelle 3.4 Orale Stimulation.

Leichtgestörter Patient	Schwerstgestörter Patient
Orale Bewegungen, wie Schmatzen bei Erregung oder in Pausen als Ersatz.	Orale Automatismen.
	Alles Erreichbare wird gebissen, z. B. auch die eigene Lippe.
	Zähneknirschen (Bruxismus).

Tabelle 3.5 Schreckhaftigkeit.

Leichtgestörter Patient	Schwerstgestörter Patient
Die ursprünglich leicht touchierte Kaffeekanne wird ruckartig umgeworfen.	Anfassen oder Umgreifen löst ein komplexes Tonusmuster aus.

- *Zusammenhänge erkennen* (Tab. 3.6): Der Patient hat die Fähigkeit verloren, Zusammenhänge der gegenständlichen Umwelt zu erkennen und zu verarbeiten. Das bedeutet, er kann nicht abschätzen, wie sich Gegenstände im Verhältnis zwischen Umwelt und der Person des Patienten verhalten. Dies betrifft Qualitäten wie Distanzen, Gewicht, Konsistenz und Form.
- *Sinnvolle Planung* (Tab. 3.7): Der Patient läßt in einer Handlungsreihenfolge wichtige Teilschritte aus bzw. vertauscht ihre zeitliche Abfolge.
- *Uneinsichtigkeit* (Tab. 3.8): Der Patient erkennt nicht die Fehler in seiner Handlungsfolge bzw. das Scheitern einer Handlung.
- *Selbstverliebtheit und Autoaggression* (Tab. 3.9): Aus Mangel an gespürten Informationen sucht sich der Patient über zusätzliche autosomatische Reize weiteren Informationsinput. Dies wird teilweise als Autismus fehlinterpretiert.
- *Zurückgezogenheit* (Tab. 3.10): Aus Resignation und Frustration über seine Mißerfolge zieht sich der Patient zurück. Er wird passiv, depressiv und ablehnend. Dies wird leicht als ein Motivationsmangel fehlinterpretiert.

Tabelle 3.6 Zusammenhänge erkennen.

Leichtgestörter Patient	Schwerstgestörter Patient
Das Wasser wird aus falschem Abstand in den Behälter gegossen.	Der Patient zeigt bei Handlungsversuchen Bewegungsanomalien.
Es wird mit viel Kraftaufwand versucht, den Filter einzuhängen, weil er nicht den Aufhängemechanismus findet und droht, die Tätigkeit abzubrechen.	Gegenstände werden geworfen statt gereicht.
Beim Greifen nach der Kanne wird diese fast umgeworfen.	Der Patient schlägt nach Gegenständen bzw. Personen, anstatt sie zu berühren.
Das Filterpapier wird falsch herum oder gar nicht eingelegt.	Der Patient bekommt Angst vor sich auf ihn zubewegenden Körpern.
Beim Einfüllen wird zu viel, zu wenig oder gar kein Pulver genommen.	Übermäßiger Druck auf Gegenstände, wie sein Bett oder Rollstuhl oder eine gereichte Hand. Becher werden zerdrückt und mit den Zähnen geknirscht.
Der Patient steht ratlos vor der ganzen Versuchsanordnung.	Der Patient beginnt nicht zu essen.

Tabelle 3.7 Sinnvolle Planung.

Leichtgestörter Patient	Schwerstgestörter Patient
Das Filterpapier wird vergessen. Zuerst wird das Kaffeepulver eingefüllt, dann der Filter auf das Pulver eingelegt.	Handlungen werden abgebrochen. Der Patient agiert scheinbar sinnlos und hektisch.

Tabelle 3.8 Uneinsichtigkeit.

Leichtgestörter Patient	Schwerstgestörter Patient
Der Patient bemerkt nicht, daß das Wasser fehlt.	Der Patient klemmt sich z. B. die Beine schmerzhaft im Bettgitter ein und findet keine Lösung aus dieser Situation.
Die Kaffeekanne wird kopfüber hingestellt, so daß der Kaffee überläuft. Der Patient sitzt davor und merkt nichts.	Obwohl keine Aphasie vorliegt, kann der Patient nicht verbal, wohl aber über Kontakt beruhigt werden.
Der Patient vergißt, die Maschine einzuschalten. Darauf aufmerksam gemacht, findet er, daß nichts passiert, keinen Fehler, untersucht das ganze System oder bringt noch mehr Kaffee oder Wasser.	

Tabelle 3.9 Selbstverliebtheit.

Leichtgestörter Patient	Schwerstgestörter Patient
Der Patient reibt permanent seine Hände an Gegenständen oder an sich selbst.	Der Patient bewegt sich mit stereotypen Bewegungsfolgen im Bett. Teilweise scheuert oder kratzt er sich die Haut wund.

Tabelle 3.10 Zurückgezogenheit.

Leichtgestörter Patient	Schwerstgestörter Patient
Der Patient unterläßt Tätigkeiten, die er rein motorisch ausführen kann und die schon vielfach mit ihm geübt wurden.	Der Patient schließt die Augen, wenn er angesprochen wird, und vermeidet jeglichen Kontakt.

➤ **Behandlung von Wahrnehmungsstörungen:** siehe unter Affolter- bzw. Präaffolter-Konzept.

Ataxie

Allgemeines

- **Begriff:** Ataxie ist eine Störung der reziproken Innervation. Dabei ist das Zusammenspiel des konzentrischen Anspannens und des exzentrischen Nachlassens gestört. Die Folge ist eine Koordinationsstörung, eine Unordnung in der Bewegung und Störungen des Gleichgewichts/der posturalen Kontrolle (S. 187 ff).
- **Ataxie stellt eine Störung auf Impairmentebene dar** (S. 6 f).
- **Abgrenzung zu anderen unwillkürlichen Bewegungen:**
  - *Tremor:*
    - Begriff: Alternierende Aktivität des Agonisten und Antagonisten mit meist geringem Bewegungsausmaß und gleichmäßigem Rhythmus.
    - Physiologischer Tremor: Er hat 6–15 Schläge pro Minute und ist ohne Hilfsgeräte nicht sichtbar. Im Alter sinkt die Frequenz, das Bewegungsausmaß nimmt zu, und der Tremor wird sichtbar.
    - Ruhetremor: Das Zittern tritt in entspannter Ruhelage auf und ist ein Zeichen des Morbus Parkinson.
    - Intentionstremor: Bei Annäherung an das Ziel einsetzender Tremor. Er fehlt in Ruhe ganz und ist immer mit einer zerebellaren Ataxie verbunden.
    - Extrapyramidaler Tremor: Ruhetremor mit rhythmischem, gleichmäßig kleinem Ausschlag und niedriger Frequenz (drei bis fünf pro Sekunde) und meist distal auftretend (Pillendreherphänomen).
    - Physiologisch ist er nach großer Anstrengung, bei sympathisch-vegetativen Reaktionen, nach Alkoholintoxikation und bei Hyperthyreose.
    - Physiotherapeutisch ist der Tremor nicht zu beeinflussen.
  - *Myoklonien:*
    - Begriff: Nichtrhythmische, teilweise vereinzelte Zuckungen, die plötzlich in einem oder mehreren Muskeln auftreten.
    - Einschlafmyoklonien sind unbedenklich und treten beim Übergang vom Schlaf- zum Wachzustand, aber auch beim Einschlafen auf.
    - Erscheinen die Zuckungen während einer Aktivität, handelt es sich um Aktionsmyoklonien.
    - Physiotherapeutisch sind Myoklonien nicht zu beeinflussen.
  - *Dystonien:*
    - Begriff: Störung der Bewegungsabläufe, bei der einzelne Muskeln oder Muskelgruppen mehr oder weniger lang anhaltende unwillkürliche und tonische Kontraktionen ausführen. Auffällige Zeichen sind die sehr eindrucksvollen, unwillkürlichen Bewegungen. Physiotherapeutisch sind sie nicht zu beeinflussen. Formen der Dystonie:
    - Torsionsdystonie mit teilweise langanhaltenden langsamen tonischen Kontraktionen von Muskeln und Muskelgruppen (z. B. bei Morbus Wilson, Chorea Huntington).
    - Torticollis spasticus mit langsamer, gegen den Widerstand der Antagonisten wirkende Kontraktion von Hals- und Nackenmuskeln mit drehender Kopfbewegung.
    - Lokale Dystonien sind auf einen Körperteil beschränkt und teilweise schwer zu erkennen. Formen sind u. a. dystone Bewegungen von Zunge und Mund. Lokale Dystonien treten als Nebenwirkungen von Medikamenten oder als Schreibkrampf auf, bei dem eine chronische Läsion des Nervus medianus bei Durchtritt des Musculus pronator teres diskutiert wird.

- *Choreatische Bewegungen*:
  - Begriff: Unwillkürliche, rasche, regellose, asymmetrische, distal betonte Bewegungen. Die Bewegungsanomalien lassen sich physiotherapeutisch nicht beeinflussen.
- *Athetosen*:
  - Begriff: Distal betonte Bewegungen, die bei wechselnden Endstellungen der Gelenke langsam und regellos ausgeführt werden. Physiotherapeutisch sind die Athetosen nicht zu beeinflussen.
- *Ballismus*:
  - Begriff: Blitzartig schleudernde regellose Bewegungen über mehrere Gliedmaßenabschnitte, die physiotherapeutisch nicht beeinflußbar sind.

➤ **Topographische Einordnung:**
- *Zerebellare Ataxie* bei allen Kleinhirnsyndromen mit folgenden klinischen Zeichen:
  - Die gegen die Schwerkraft arbeitenden Muskeln sind hypoton.
  - Verlust der posturalen Kontrolle.
  - Verlust der Fähigkeit, sich selektiv zu bewegen.
  - Kompensationsversuche über stereotype und einseitige Haltemuster, häufig durch extensorische Haltearbeit der dorsalen Rumpfmuskulatur.
  - Kompensationsversuche über muskuläre Hyperaktivität im Bereich der proximalen Gelenke.
  - Trotz Augenkontrolle keine Verringerung der Ataxie.
- *Frontalhirnsyndrome*: Der Verlust der Rumpfkontrolle und des Muskeltonus sind weniger stark ausgeprägt. Trotz Augenkontrolle ist keine Verringerung des Ausmaßes der ataktischen Zeichen möglich.
- *Spinale Ataxie* bei Störungen der sensorischen Nervenbahnen mit weniger stark ausgeprägtem Verlust der Rumpfkontrolle und des Muskeltonus. Die Augenkontrolle verringert das Ausmaß der ataktischen Zeichen.

➤ **Erscheinungsbild der Ataxie:** Die Zielbewegungen und/oder motorische Haltearbeiten werden ungenau bzw. schwankend. Die Intensität und Dauer der Muskelaktivitäten geraten außer Kontrolle. Die Zielbewegungen sind überschießend (Hypermetrie) oder zu kurz (Hypometrie) und dysmetrisch.
- In Ruhe tritt die Ataxie meistens nicht oder nur vermindert auf. Dies hängt von der zu leistenden Haltearbeit ab.
- Die Ataxie kann sich vom Rumpf auf die Extremitäten oder – bei eher zielgerichteten Bewegungen der Extremitäten – von diesen auf den Rumpf ausbreiten.
- Der Rumpf wird meist in leichter Vorneigung einseitig von den Rückenextensoren gehalten, was eine eindeutige Haltearbeit für die Rumpfmuskulatur darstellt.
- Orofaziale Beteiligungen sind möglich.
- Bei okularer Beteiligung kann ein Schwindelgefühl auftreten.
- Größe und Stabilität einer Unterstützungsfläche beeinflussen die Ausprägung der Ataxie.
- Psychische Faktoren, wie z. B. Angst vor dem Mißlingen einer geplanten Bewegung, können die Symptomatik erheblich verschlechtern.
- Verschlechterungen des allgemeinen Gesundheitszustandes, z. B. durch einen Infekt, können zu einer deutlichen Steigerung der Ataxie führen.
- Tagesschwankungen sind möglich.

Befundung

- **Die Grundsätze der Befunderhebung** sind zu beachten (S. 13 ff).
- **Die klassischen Koordinationstests** sind von großer Bedeutung für die Diagnostik und geben Auskunft darüber, ob eine Ataxie vorliegt oder nicht. Für die Verlaufskontrolle sind sie meist weniger geeignet, da sie die oft nur schleichenden Veränderungen schlecht darstellen können. Bei diesen Tests werden die Art der Zielbewegung, die Feinkoordination und die Fähigkeit, ruhig zu halten, überprüft (Testausführung: S. 25 f):
  - Finger-Nase-Versuch;
  - Hacke-Knie-Versuch;
  - Diadochokinese;
  - Alternierende Bewegungen der Hände und Unterschenkel;
  - Rhomberg-Stehversuch;
  - Unterberger-Tretversuch;
  - Gangbeobachtung;
  - Seiltänzergang.
- **Meßbare Testformen** sind bei Ataxien sehr hilfreich. Wenn überhaupt, vollzieht sich die Besserung des Krankheitsbildes meist sehr langsam, so daß eintretende Fortschritte teilweise nicht wahrgenommen werden. In Zahlen ausgedrückte Ergebnisse stellen Therapeut und Patient etwas Vergleichbares zur Verfügung.
  - *Grundsätze*: S. 13 ff.
  - *Tests mit Zeitmessung:* Dabei wird nicht auf die Qualität der Bewegung geachtet, sondern auf die Zeit, in der die Aufgabe erledigt wird. Qualitative Verbesserungen, d. h. ökonomischere und physiologischere Bewegungsabläufe werden nicht direkt beurteilt. Verbesserungen in diesen Bereichen werden sich aber oft in Form besserer Testergebnisse niederschlagen.
    - *Beispiele:*
      a) „Formen-Würfel" füllen;
      b) Türme mit sechs Duplosteinen ein- oder beidhändig auf- und abbauen (siehe Abb. 3.48);
      c) Festgelegten Text schreiben;
      d) Gehstrecke absolvieren;
      e) Slalomlaufen mit gleichzeitigem Ballprellen; eventuelle Ballverluste zählen;
      f) Dauer des Rhomberg-Stehversuchs oder des Einbeinstandes.
  - *Tests mit Abstandsmessungen*:
    - *Beispiele:*
      a) Abstand beim Hacke-Knie- oder Finger-Nase-Versuch.
      b) Abweichungen von der Linie beim Seiltänzergang.
  - *Schriftbildvergleiche* oder eine vorgegebene Linie nachzeichnen.
- **Funktionstests** (S. 28): Sie sollen klären, welche Funktionen der Patient gerade noch allein bzw. mit Hilfsmitteln/Hilfspersonen durchführen kann und welche nicht. An diesen Grenzen der Selbständigkeit läßt sich der Krankheits- und Therapieverlauf eindrücklich zeigen. Meist ist eine bestimmte Funktion sehr differenziert zu beobachten.

- *Beispiele:*
  - Aufstehen von einem Stuhl, der an der Wand steht, ohne Hilfsperson, jedoch mit Abstützen der Kniekehlen an der Stuhlkante und gleichzeitigem Abstützen der Hände;
  - Wie oben, aber ohne Abstützen der Hände;
  - Wie oben, jedoch ohne Abstützen der Kniekehlen an der Stuhlkante;
  - Aufstehen von einem freistehenden Stuhl ohne Kompensation;
  - Zeit und Breite der Standbasis sind zusätzlich meßbare Parameter.

Physiotherapeutische Behandlung

➤ **Ziel** der Ataxiebehandlung ist es, dem Patienten für seine Alltagshandlungen maximale Selbständigkeit und Sicherheit zu verleihen. Da das Impairment Ataxie nicht direkt physiotherapeutisch behandelbar ist, ist eine optimale Verbesserung der posturalen Kontrolle und die Beherrschung von Kompensationsmechanismen mit und ohne Hilfsmittel erforderlich.

➤ **Grundsätze:**
- *Therapieinterne und -externe Faktoren* (S. 10 ff) haben eine besondere Bedeutung.
- Die Sicherheit des Patienten hat bei allen Übungen und Handlungen oberste Priorität.
- Die Übungen sollten sich an der funktionellen Leistungsgrenze des Patienten orientieren und von ihm gerade noch zu bewältigen sein.
- Angst- und Streßsituationen erhöhen meist die Ataxiezeichen und müssen deshalb vermieden werden.
- *Alltagsnahes Üben* ist notwendig und hat Priorität, woraus folgt:
  - Handlungsfolgen sollten nicht nur in den Übungsräumen geübt werden, sondern es ist auch wichtig, beispielsweise mit dem Patienten das Brotschneiden und -schmieren auszuprobieren oder mit ihm auf die Straße zu gehen, damit er unterschiedliche Bodenbeschaffenheiten kennenlernt und die Erfahrung des Gehens in Menschenmengen machen kann.
  - Oft bereiten die alltagsrelevanten Bewegungen mit kurzen Richtungsänderungen die größten Schwierigkeiten. Hierzu gehören u.a., sich in Bad und Toilette zurechtzufinden, und andere Situationen, in denen häufige Richtungsänderungen (in engen Wohnungen) nötig sind. In diesen Fällen ist das Üben in der Wohnung des Patienten indiziert.
- *Genau zu beobachten* gilt es, welche Maßnahmen sich positiv auf die Ataxie auswirken. Es lassen sich keine starren Behandlungsschemata erstellen. Vor allem bei der Wahl der Kompensationsmittel ist der Ideenreichtum des Therapeuten gefragt. Er muß sorgfältig prüfen, ob die Kompensationen auch alltagsrelevante funktionelle Fortschritte bringen.
- Ein *Krafttraining* ist nicht sinnvoll. Der dauernde Versuch der proximalen Stabilisation führt zwar gelegentlich zu Muskelhypertrophien, jedoch zu keiner Besserung der Symptomatik.
- Korrekturen vor dem *Spiegel* sind ungeeignet.

➤ **Verbesserung der posturalen Kontrolle:** Die Übungen außerhalb von Alltagshandlungen sind die gleichen wie die zur Verbesserung der posturalen Kontrolle (S. 189 ff).

➤ **Kompensation ohne Hilfsmittel im Sitz und beim Umsetzen:**
- Der Stuhl bzw. Rollstuhl ist mit solchen Proportionen zu wählen, daß ein sicherer und stabiler Sitz gewährleistet ist.
- Die Sitzhöhe soll einen stabilen, flächigen Bodenkontakt der Füße erlauben.
- Bei Tätigkeiten mit den Händen im Sitzen soll der Patient zur Stabilisation nahe an den Tisch rücken und die Unterarme oder Ellenbogen auf der Tischplatte abstützen. Das Schieben der Arme auf der Unterlage kann das Ausmaß der Ataxie bei Armaktivitäten mindern.
- Bei Kopfataxien kann eine zusätzliche Stabilisation des Kopfes ausprobiert werden, wie z. B. das Abstützen des Kopfes in einer Hand.
- Für den Transfer Bett – RS (S. 264 ff) ist folgendes zu beachten:
  - Nahe an den Rollstuhl heranrutschen.
  - Die Füße möglichst breitbasig zwischen Rollstuhl und Bett plazieren.
  - Abstützen am Bett und an der Rollstuhllehne oder an einem vor dem Patienten stehenden Hocker.
  - Das Gewicht langsam auf die Füße verlagern.
  - Das Gesäß mit wenig Schwung, möglichst horizontal vom Bett auf den Rollstuhl schieben.

➤ **Kompensation ohne Hilfsmittel beim Stehen und Gehen:**
- Deutliche Knieflexion und eventuell deutliche Rumpfneigung nach vorn.
- Den Blick auf einen Punkt oder Gegenstand richten und fixieren.
- Schleifender Gang, damit die Füße immer Bodenkontakt haben.
- Die Schuhsohlen sollen auf dem Boden nicht bremsen, dürfen aber auch nicht zu glatt sein. Günstig sind eine Vorfußlederbesohlung (S. 352) und ein Gummiabsatz.

➤ **Kompensation mit Hilfsmitteln** (S. 321 ff): Die Hilfsmittel müssen auf ihre Tauglichkeit im Alltag getestet und ihre sichere Handhabung mit dem Patienten eingeübt werden.
- *Eine Rollstuhlversorgung* ist bei fehlender Gehfähigkeit notwendig.
  - Bei starken Rumpfataxien im Sitz ist auf folgendes zu achten:
    a) Die genaue Anpassung der Sitztiefe, -breite und -höhe sowie eine ausreichend hohe Rückenlehne, die dem Patienten ausreichend Stabilität gibt;
    b) Stabile Seitenteile, die leicht herausgenommen werden können;
    c) Ein stabiles Rückenteil.
- *Eß- und Schreibwerkzeug* eventuell mit verdicktem Griff (S. 335 f).
- *Schreibhilfen* (S. 322 ff):
  - *Beispiele:*
    a) Abdeckplatten für Computertastaturen, die ein gleichzeitiges Berühren mehrerer Tasten verhindern (siehe Abb. 4.12).
    b) „Intelligente" Tastaturadapter, die die Wiederholfunktion bei Dauerdruck einer Taste unterbinden oder Einzelschaltfunktionen, z. B. bei der Großschreibung, ermöglichen.
    c) Überdimensionale Großfeldtastaturen, eventuell in Verbindung mit den zuvor genannten Möglichkeiten.

- *Gehhilfen* (S. 330 ff):
  - Rollatoren, die zur höheren Standfestigkeit bei Bedarf mit Gewichten (meist 5 oder 10 kg) beschwert werden können.
  - Gehböcke oder reziproke Gehapparate sind oft zu leicht.
  - Unterarmgehstützen und Handstöcke sind häufig zu unsicher.
  - Vier-Punkte-Stöcke können ausprobiert werden. Bei Bedarf lassen sie sich zusätzlich mit Gewichten beschweren. Meist ist es sinnvoller, länger am Rollator zu gehen und sich an diesem zunehmend weniger festzuhalten, bis er nur noch mit den Fingern geführt wird. Der freie Gang ist dann meist in erreichbarer Nähe.
  - Am Körper getragene Gewichte in Form von Bleiwesten oder -manschetten sind meist untauglich.

Schmerzen

Allgemeines

- **Begriffe:**
  - *Schmerzen* sind unangenehme sensorische und/oder emotionale Erfahrungen, verbunden mit einer aktuellen oder potentiellen (drohenden) Gewebeschädigung.
  - *Hypoalgesie*: Schmerzimpulse werden nur gering oder gar nicht empfunden.
  - *Hyperalgesie*: Niedrige Schmerzimpulse werden als starker Schmerz empfunden.
  - *Hyperästhesien/Dysästhesien:* Qualitative Veränderungen eines Reizes. So werden beispielsweise Berührungs- oder Temperaturreize als Schmerz- oder Kribbelreize empfunden.
  - *Allodynie (mechanisch)*: Reizimpulse mit niedriger Intensität (Berührungen, Bewegungen, Reibungen, Druck) werden als Schmerz aufgefaßt.
  - *Hyperpathie*: Ein gleichbleibender Stimulus löst ein progredient ansteigendes Schmerzempfinden aus.
  - *Kausalgie*: Ein nach einer Nervenverletzung einsetzendes brennendes, quälendes Schmerzempfinden mit gleichzeitiger Durchblutungs- oder Ernährungsstörung des betroffenen Gebietes.
  - *Parästhesien:* Mißempfindungen, die ohne äußeren Reiz entstehen. Sie werden beispielsweise mit „Kribbeln", „Brennen", „Schneiden", „wie in Watte gepackt" oder „Ameisenlaufen" umschrieben.
- **Schmerzen sind Störungen auf der Ebene der Impairments.** Sie können als primäre oder sekundäre Impairments auftreten (S. 6 f).
- **Schmerzverarbeitung** ist ein komplexes Geschehen, das in seiner Ausgestaltung vielen internen und externen Therapieeinflüssen (S. 10 ff) unterliegt.
  - *Psychische* Komponenten haben einen erheblichen Einfluß auf das Schmerzempfinden.
  - *Soziokulturelle Faktoren* und der individuell erlernte Umgang mit Schmerzen sind von großer Relevanz.
- **Schmerzbahnung und Modulation** haben in groben Zügen folgenden Inhalt:
  - *Die periphere Schmerzleitung* erfolgt über zwei verschiedene Nervenfasern:
    1. *Myelinisierte A-delta-Fasern* leiten in Warnfunktion den Impuls schnell (ca. 12 – 30 m/Sek.) und lösen ein helles, scharfes Schmerzempfinden aus.
    2. *C-Fasern* leiten langsam (0,5 – 2 m/Sek.) und lösen einen dumpfen, tiefen, brennenden Schmerz aus.
  - *Im Hinterhorn* des Rückenmarks erfolgt nach seiner Aktivierung durch A-delta-Fasern eine erste Modulation des Schmerzempfindens. Mögliche Modulationsformen:
    - Sofortige Impulsweiterleitung zum Gehirn.
    - Segmentale Inhibition, auch durch therapeutische Maßnahmen (z. B. Elektrotherapie).
    - Kortikale Inhibition, die einen bedeutenden Einfluß auf das Schmerzempfinden hat.
    - Durch lokale Summation kann ein niedriger Reiz pathophysiologisch gesteigert werden (Allodynie, Hyperalgesie).
    - Die spinale Weiterleitung erfolgt u. a. über den Tractus spino-thalamicus.

- An der zerebralen Verarbeitung des Schmerzes sind folgende Strukturen beteiligt:
  a) Medulla oblongata.
  b) Formatio reticularis, die die Stimmungsabhängigkeit des Schmerzempfindens erklärt.
  c) Thalamus (das Schmerzzentrum des Gehirns).
  d) Hypothalamus; hier entsteht eine Verbindung zwischen Schmerzen und vegetativen Reaktionen.
  e) Verschiedene kortikale Punkte.

➤ **Schmerzmuster:** Schmerzen lassen sich einerseits in physiologische bzw. pathophysiologische und andererseits in strukturelle Schmerzmuster einteilen.
- *Physiologische bzw. pathophysiologische Schmerzen* werden später genauer besprochen. Zu ihnen gehören folgende Schmerzen:
  - Nozizeptive Schmerzen;
  - Peripher neurogene Schmerzen;
  - Zentrale Schmerzen;
  - Vegetative Schmerzen;
  - Affektive Schmerzen.
- Strukturelle Schmerzen sind: Nerven-, Gelenk-, Muskel-, Bänder-, Knochen- und viszerale Schmerzen. Auf diese Einteilung wird hier nicht näher eingegangen. (Zu Einzelheiten siehe entsprechende manualtherapeutische/orthopädische Literatur.) Nervenschmerzen sind in diesem Fall identisch mit peripher neurogenen Schmerzen.

➤ **Schmerzausstrahlung:** Die subjektive Schmerzlokalisation und der Ort der Schmerzauslösung können mitunter sehr weit voneinander entfernt sein, wie z. B. bei neurogenen Schmerzen, wo das Schmerzempfinden an der großen Zehe seine Ursache in einer Nervenwurzelkompression L5 hat. Bei nozizeptiven Schmerzen sind Ort der Ursache und der Empfindung meist identisch.
- *Die Variabilität und die Überlappungen* können beträchtlich sein. Je nach Autor und Methode unterliegen sie deutlichen Schwankungen.
- *Peripher neurogene Schmerzen* strahlen in festgelegte Haut-, Muskel- und Knochenregionen (Dermatom, siehe Abb. 1.7 u. 1.8; Myotom, Abb. 3.9; Sklerotom, Abb. 3.10) aus.
- *Störungen der synovialen Gelenke* der Wirbelsäule, der Extremitäten und des Kiefers können ebenfalls Schmerzen in gelenktypischen Zonen auslösen. (Einzelheiten siehe entsprechende manualtherapeutische Literatur.)
- *Ein schmerzhafter reflektorischer Hartspann* kann durch myofasziale, ligamentäre, ossäre und artikuläre Störungen ausgelöst werden.
  - Pseudoradikuläre Schmerzen gehören in diese Gruppe von Schmerzen.
  - Triggerpunkte sind kleine punktförmige Zonen mit ca. 1 cm Durchmesser, die durch einen Druckreiz häufig eine Schmerzausstrahlung provozieren können. Sie lassen sich verschiedenen Muskeln, Bändern und Gelenken zuordnen.
- Headsche Zonen sind viszerokutan geleitete Schmerzen. Die Hautareale entsprechen in ihrer Ausdehnung dem Dermatom, das aus demselben spinalen Segment innerviert wird wie das erkrankte Organ.

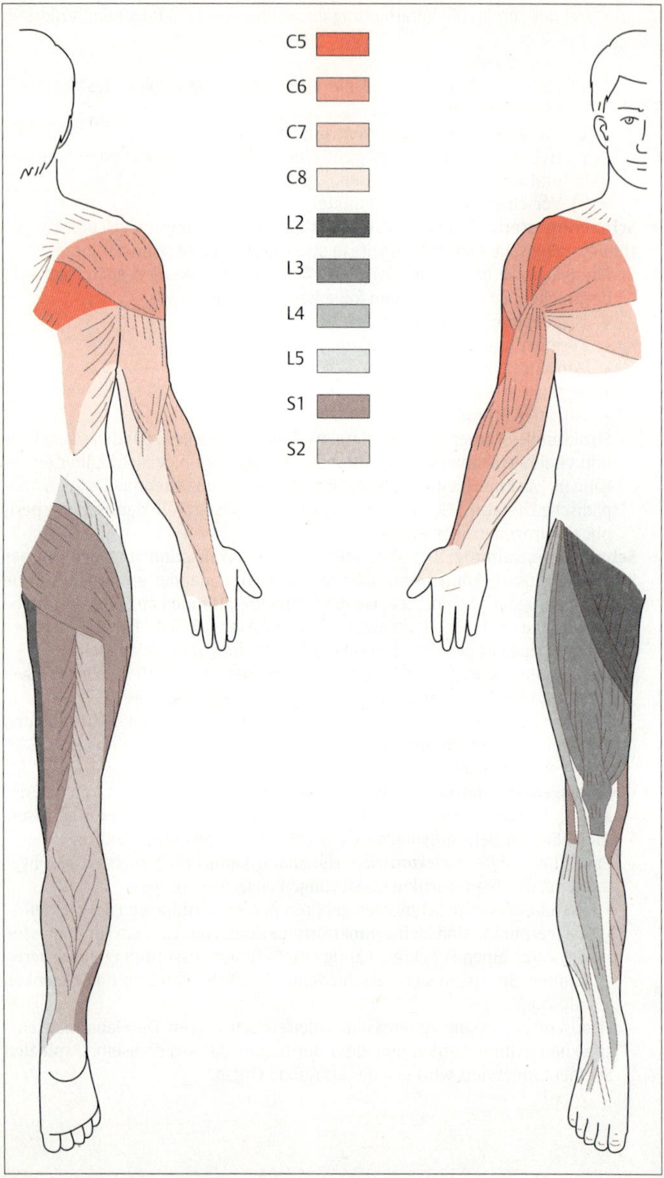

Abb. 3.9 Myotomdiagramm (nach Maitland).

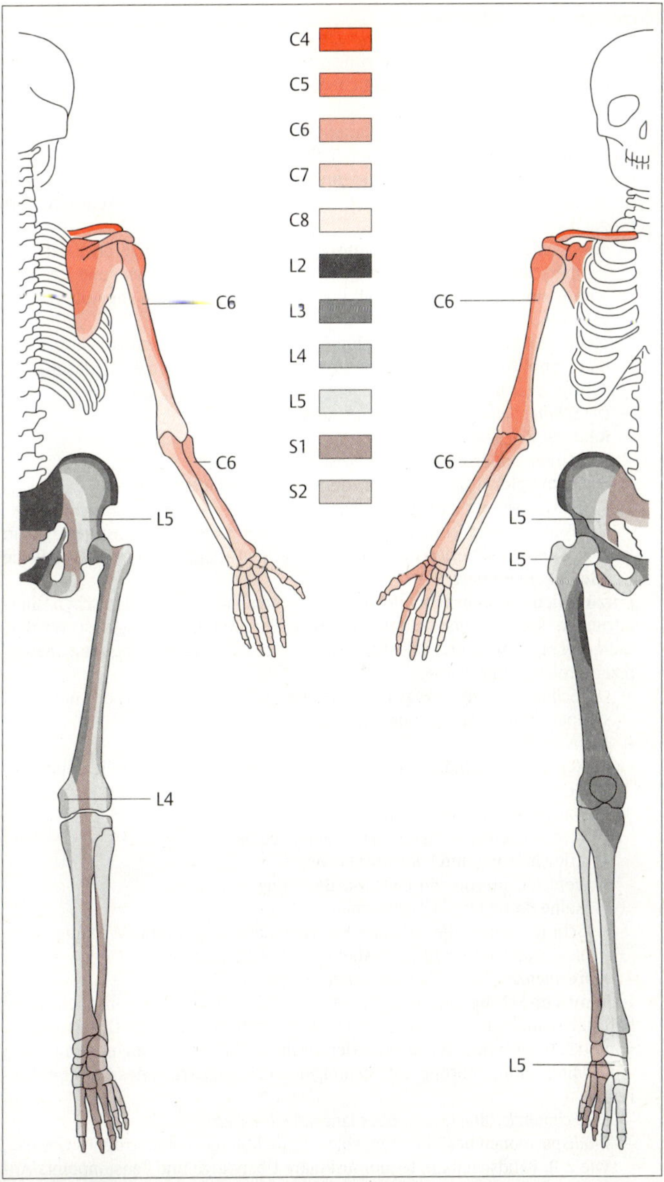

Abb. 3.10 Sklerotomdiagramm (nach Maitland).

Schmerzen

Nozizeptive Schmerzen

- **Begriff:** Sie werden durch die Reizung peripherer Nozizeptoren im entsprechenden Zielgewebe (z. B. Muskeln, Ligamente, Haut, Knochen) ausgelöst und haben meist eine Warnfunktion.
  - *Synonyme*: Physiologischer Schmerz, Nervenendschmerz.
- **Physiologie:** Überschwellige peripher aktivierte Nozizeptoren leiten einen Impuls über A-delta-Neurone über mehrere Schaltstellen zum Gehirn. Dort wird der Impuls als schädigend erkannt. Zuvor ist eine segmentale Reflexantwort möglich.
  - *Auslösende Stimuli* sind mechanische bzw. chemische Reize oder extreme Temperaturen. Der chemische Stimulus kann in entzündliche und ischämische Schmerzauslöser unterteilt werden, auch wenn beide eng miteinander verbunden sind.
- **Mechanische Schmerzauslöser** sind überschwellige Zug- und Druckreize, die zu einer unmittelbaren Schmerzreizung führen. Diese Schmerzauslösung hat eindeutige Warnfunktion.
  - *Die Schmerzleitung* erfolgt über A-delta-Fasern.
  - *Klinische Zeichen:*
    - Starker, heller, einschießender Schmerz;
    - Schmerzlokalisation und Ort der Reizung sind identisch;
    - Es werden reflektorische Flucht- oder Schutzbewegungen ausgelöst.
  - Das Fehlen dieser Schmerzwahrnehmung (Hypoalgesie oder Analgesie) kann zu gravierenden Verletzungen führen, z. B. bei Patienten mit einer Paraplegie oder einem Neglect.
- **Entzündliche Schmerzen:** Infolge von Traumen und/oder mechanischen Überlastungen können nichtbakterielle/-virale Entzündungen ausgelöst werden. Dabei gelangen schmerzauslösende Substanzen an die entsprechenden Chemorezeptoren im Zellgewebe.
  - *Die Schmerzleitung* erfolgt überwiegend über langsame C-Fasern und kann sympathisch moduliert werden.
  - *Klinische Zeichen:*
    - Konstant dumpfer Schmerz, bei Bewegung eventuell plötzlich einschießend;
    - Nächtlicher Ruheschmerz;
    - Morgensteifigkeit in der betroffenen Region;
    - Erleichterung durch leichtes Bewegen;
    - Verschlechterung durch starke Belastung;
    - Keine Rötung und Überwärmung;
    - Schmerzmittel, die auf die A-Fasern wirken, zeigen keine Wirkung;
    - Besserung auf entzündungshemmende Medikamente.
  - *Konsequenzen für die Physiotherapie:* S. 166.
- **Ischämische Schmerzen:** Dauerhafte Zug- und Druckbelastungen, auch unterhalb der Schmerzgrenze, konstante Fehlhaltungen, mechanische Überlastungen von Strukturen und/oder arteriosklerotische Gefäßveränderungen können zu einer Minderdurchblutung mit nachfolgender Übersäuerung des Gewebes führen.
  - *Die Schmerzleitung* erfolgt über langsame C-Fasern.
  - *Prädispositionen* bestehen für schlecht durchblutetes bradytrophes Gewebe, wie z. B. Bandscheiben, tendomuskuläre Übergänge und Tensionpoints/Anheftpunkte von Nerven.

- *Klinische Zeichen:*
  - Überlastende Aktivitäten; dauerhaft gehaltene Aktivitäten produzieren beispielsweise eine schmerzhafte Übersäuerung;
  - Initial langsamer Schmerzanstieg;
  - Keine Morgensteifigkeit;
  - Zunehmende Empfindlichkeit gegenüber gehaltenen Bewegungen;
  - Tägliche Schmerzmuster;
  - Entzündungshemmende Medikamente zeigen kaum Wirkung.
  - *Konsequenzen für die Physiotherapie:* S. 167.

Peripher neuropathische Schmerzen

➤ **Begriff:** Die Schmerzen entstehen durch eine Nervenschädigung. Dazu zählen beispielsweise Neuritiden und Nerveneinklemmungen sowie alle Wurzelkompressionssyndrome.
- *Synonym*: Neurogene Schmerzen.

➤ **Auslöser:**
- *Ischämische Störungen* durch:
  - Veränderungen des Druckgefälles im Nervengewebe (S. 61 f);
  - Beschädigung oder Deformierung der den Nerven versorgenden Blutgefäße;
  - Sympathische Regulationsstörungen.
- *Physikalische Kräfte*, wie dauerhafter Zug und Druck auf den Nerv. Sie stören die sehr umfangreiche Durchblutung des Nervengewebes bzw. dessen Druckgefälle. Dies führt zu entsprechenden ischämischen Störungen.

➤ **Prädisponierende Faktoren:**
- *Gewebeanomalien* des Nervs und seiner Umgebung;
- *Verletzungsträchtige Stellen,* wie z. B. Tunnel, Verzweigungen und Tensionpoints/Anheftpunkte von Nerven;
- *Metabolisierende Grunderkrankungen,* z. B. Diabetes mellitus.
- *Vorverletzungen des Nervs* an anderer Stelle (Double crush syndrome, S. 62 f).

➤ **Klinische Zeichen:**
- *Linien- oder strangartige Schmerzen;*
- *Sensible Störungen* in den entsprechenden Dermatomen;
- *Neurodynamische Spannungstests* (S. 179 ff) zeigen eine erhöhte Sensitivität;
- *Nervenentspannende Schonhaltungen,* wie z. B. HWS-Extension oder Außenrotation im Hüftgelenk mit Knieflexion beim N. ischiadicus;
- Nächtlicher Schmerz, eventuell aufgrund des nächtlichen Blutdruckabfalls.

➤ **Konsequenzen für die Physiotherapie:** S. 167.

Zentraler Schmerz

➤ **Begriff:** Er umfaßt alle Schmerzen, deren Entstehungsort im Rückenmark bzw. im Gehirn liegt.

➤ **Thalamusschmerz:** Schädigungen bestimmter Thalamuskerne können zu einem ausgedehnten Schmerzempfinden führen, ohne daß eine periphere Ursache vorliegt. Im Thalamus, dem „Schmerzzentrum" des Gehirns, kann ein chronischer Schmerzzustand entstehen.

Schmerzen

- **Hinterhornschmerz:** Das Hinterhorn des Rückenmarks hat eine bedeutende schmerzmodulierende Funktion (S. 154).
  - *Ein Schmerzautomatismus* kann sich im Hinterhorn einstellen, wenn dort ständig Schmerzimpulse eintreffen. Dies führt zu einem chronischen Schmerzzustand, der losgelöst vom primär auslösenden Schmerzreiz besteht.
- **Klinische Zeichen** des zentralen (Hinterhorn-) Schmerzes:
  - *Anhaltender, dumpfer Schmerz*, der wenig von der Peripherie beeinflußt wird;
  - *Hyperalgesie, Alldynie oder Hyperpathie* (S. 154);
  - *Reizsummationen*, die durch viel Bewegung entstehen und verstärkten Schmerz auslösen, oft mit einer Latenzzeit von bis zu 30 Minuten;
  - *Unspezifische Schmerzbeschreibung*, plötzliche Schmerzflecken;
  - *Sensorische Veränderungen;*
  - Generalisierter Hypertonus mit nachfolgenden Einschränkungen der feinkoordinativen Fähigkeiten der Wirbelsäule;
  - *Zyklisches Auf- und Abschwellen* der Schmerzen im Rhythmus von sechs bis acht Wochen;
  - *Psychische Veränderungen* bzw. erhöhte psychische Labilität;
  - *Schlafstörungen;*
  - *Schmerzmittel* wirken kaum, eher Antidepressiva.
  - Unspezifische wechselnde Beeinflußbarkeit durch periphere Einflüsse, wie z. B. plötzlich und sehr unregelmäßig einschießende Schmerzen auf neurodynamische Tests (Straight Leg Raise oder Lasègue).
- **Konsequenzen für die Physiotherapie:** S. 167 f.

Vegetative Schmerzen

- **Begriff:** Es handelt sich um Schmerzen, die durch eine Aktivitätserhöhung des sympathischen Nervensystems provoziert werden.
  - *Synonyme*: Sympathalgie, T4-Syndrom für entsprechende Störungen der oberen Extremität.
- **Der Pathomechanismus** ist nicht bekannt.
- **Auslösende Faktoren** können alle traumatischen Nervenverletzungen, Frakturen, zerebrale Insulte, Fehlstatiken der Wirbelsäule und Degenerationen der kostovertebralen Gelenke sein.
- **Klinische Zeichen:**
  - *Dumpfer oder brennender Schmerz.*
  - *Unspezifische Lokalisation*, häufig strumpf- oder handschuhförmig, die ganze Extremität erfassend oder haubenförmig über den Kopf ziehend.
  - *Ausbreitung* ist entsprechend der vegetativ-nervösen Zuordnung des Truncus sympathicus multisegmental (Abb. 3.11).
    - Kopfefferenzen Höhe T1 –T5;
    - Armefferenzen entsprechen T2 –T8/9;
    - Beinefferenzen entsprechen T8 –L1.
  - *Häufig bilateral.*
  - *Veränderte Schweißbildung.*
  - *Veränderte Durchblutung, Farbe/Temperatur* typischerweise am Hyothenar oder am Fußballen.
  - *Trophische Veränderungen*, u. a. brüchige Fingernägel.
  - *Symptomzusammenhänge* mit emotionalen Ereignissen.

- *„Abdominale" Störungen,* wie unspezifische internistisch nicht abklärbare Bauchschmerzen oder Menstruationsstörungen.
- *Thoraka-kyphotische Haltung,* oft mit HWS-Hyperextension.
- *Symptomveränderung* bei Mobilisation der Becken- und/oder Halswirbelsäule.

➤ **Konsequenzen für die Physiotherapie:** S. 167.

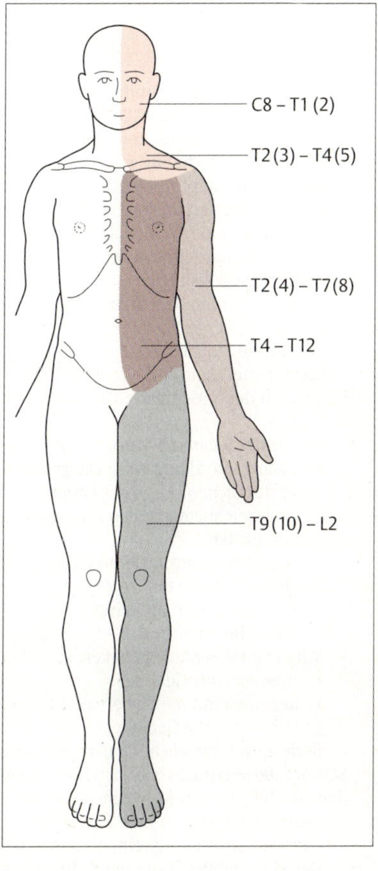

Abb. 3.11 Vegetative Schmerzausbreitung entsprechend der somatosympathischen Innervation (multisegmental vegetativ – nervöse Zuordnung des Truncus sympathicus) (nach Kranenburg).

Schmerzen

Psychogene Schmerzen

- **Begriff:** Schmerzen mit ausschließlich oder überwiegend psychischem Ursprung.
- **Chronische Schmerzen** werden oft von psychischen Einflüssen dominiert.
- **Prädisponierte Regionen** sind Gesicht, Mund/Zähne, Schulter und Rücken.
- Nicht aufschlüsselbare Schmerzbilder dürfen nicht leichtfertig als psychogene Schmerzen bewertet werden, hierfür müßte ein entsprechendes psychisches Befundkorrelat gefunden werden.

Befunderhebung (nach Maitland)

- **Die Grundsätze der Befunderhebung** sind zu beachten (S. 13 ff).
- **Eine exakte Anamnese** trägt dazu bei, die klinischen Zeichen zu erkennen und in die entsprechenden Schmerzmuster zu kategorisieren.
- **Ziele der Befunderhebung:**
  - Was ist das Hauptproblem?
  - Welches Schmerzmuster läßt sich erkennen?
  - Wie stabil ist die Problematik?
  - Welche Strukturen sind betroffen bzw. wie ist die Abhängigkeit verschiedener Schmerzlokalisationen?
  - Welche Faktoren beeinflussen den Schmerz?
  - Wie ist die Vorgeschichte?
  - Wie ist die Prognose?
- **Körpertabelle** (Abb. 3.12): In eine schematisierte Körpertabelle werden die Schmerzen des Patienten eingetragen und in der Reihenfolge ihrer Wertigkeit numeriert.
  - *Die Art des Schmerzes* wird dokumentiert:
    - Flächig – lokal begrenzt: Die genaue Lokalisation läßt sich meist dadurch verdeutlichen, wenn der Patient den Schmerzort mit der Hand zeigt. Die eingezeichneten Stellen sind nochmals mit dem Patienten zusammen zu überprüfen.
    - Konstant – intermittierend: Gibt der Patient konstant an, ist nachzufragen, ob die Schmerzen 24 Stunden lang gleich sind oder ein Tages- oder Wochenmuster aufweisen.
    - Tief – oberflächig.
  - *Schmerzfreie Bereiche* abhaken, vor allem die folgenden:
    - Angrenzende Gebiete;
    - Regionen mit möglicherweise fortgeleiteten Schmerzen;
    - Symmetrische Gebiete.
  - *Beziehungen zwischen Schmerzregionen* abfragen.
- **Schmerzbewertung:** Da es sich beim Schmerz um ein rein subjektives Empfinden handelt, eignen sich zum besseren Vergleich und zur Verlaufskontrolle Schmerzskalen, in denen der Patient den Schmerz quantifiziert:
  - Der Wert „0“ steht für einen schmerzfreien Zustand.
  - Der Maximalwert kann mit 5, 10 oder 100 angegeben werden. Kleine Werte sind für tabellarische Dokumentationen übersichtlicher.

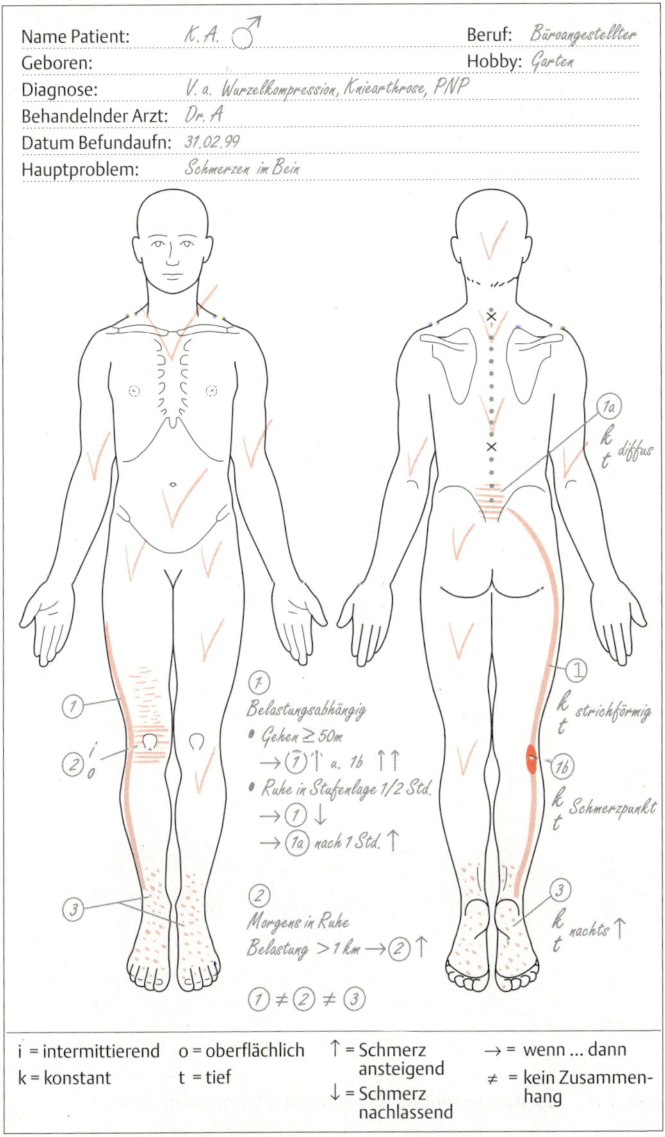

Abb. 3.12 Beispiel einer ausgefüllten Körpertabelle.

Schmerzen

- **Die „Stärke" und die Irritierbarkeit des Schmerzes** sind bedeutsame Anamneseangaben und stellen wichtige Parameter für die Befund- und Behandlungsplanung dar:
  - *Die Irritierbarkeit* des Schmerzes ist hoch, wenn kleine Bewegungen einen intensiven und langanhaltenden Schmerz auslösen.
  - *Die Stärke* des Schmerzes ist groß, wenn eine gering belastende Aktivität einen sehr intensiven, heftigen Schmerz auslöst, der zum Bewegungsabbruch führt.
  - Therapeutische Konsequenzen: S. 166.
- **Zeitliche Schmerzmuster:** Schmerzen unterliegen häufig einem Tages- oder Wochenrhythmus. Hierzu einige klärende Fragen:
  - Bestehen die Schmerzen morgens? Werden Sie von ihnen geweckt? Entstehen sie beim Aufstehen? Bei welchen Bewegungen treten sie auf?
  - Wie entwickelt sich der Schmerz im Tagesverlauf? Wird er besser? Wann und wie lange hält die Besserung an? Gibt es einen Rhythmus? Ist das Schmerzverhalten an bestimmte Aktivitäten, Haltungen oder Situationen gebunden (s. u.)?
  - Wie ist der Schmerz abends im Vergleich zu morgens?
  - Läßt Sie der Schmerz nachts schlafen? Tritt er in Ruhe auf oder ist er an Bewegungen gebunden? In welcher Schlafposition tritt er auf?
  - Welche sozialen Situationen beeinflussen den Schmerz positiv/negativ, beispielsweise Beruf, Freizeit, Personenkontakte, Streßsituationen, etc.?
  - Was hilft? Ruhe? In welchen Positionen? Verbessern Aktivitäten das Schmerzempfinden und wenn ja, welche sind das?
  - *Tagesplan* (Abb. 3.13): Vereinzelt kann es für Patient und Therapeut hilfreich sein, den Tagesverlauf der Schmerzen zu dokumentieren. Dabei kann eine Tagestabelle oder ein Tagesplan helfen.

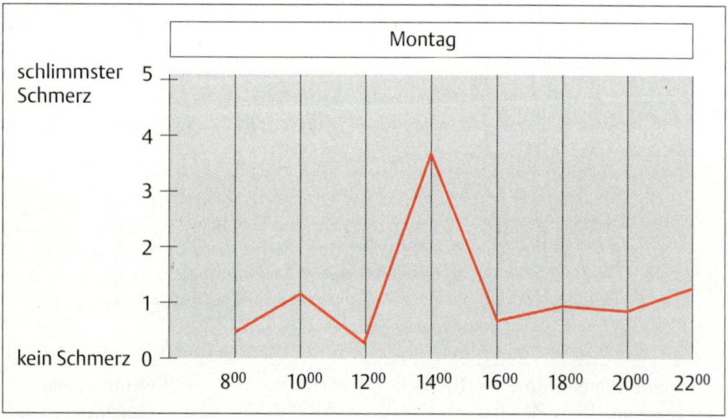

Abb. 3.13 Tagestabelle zur Dokumentation des Schmerzverhaltens.

➤ **Schmerzauslösende Aktivitäten:** Dabei sind folgende Fragen zu berücksichtigen:
  - Welche Aktivitäten lösen den Schmerz aus: Heben, Sitzen, Transfers, Drehbewegungen, langes Gehen, Sport, berufliche Spezifitäten, etc.?
  - Welche Struktur wird bei der Aktivität oder Haltung gestreßt?
  - Was hilft gegen die Schmerzauslösung?
  - Können Sie die auslösende bzw. lindernde Aktivität demonstrieren?
  - Durchführung von Provokationstests in der schmerzauslösenden Position, die jeweils nur eine andere Struktur stressen.
    - ***Beachte:*** Die provozierten Schmerzen müssen mit dem Schmerzproblem des Patienten identisch sein. Die Nichtbeachtung dieses Punktes ist eine große Fehlerquelle!
    - *Beispiel:* Beim SLR-/Lasègue-Test wird ein ziehender Schmerz im dorsalen Oberschenkel ausgelöst und der Patient schreit: „Schmerz!". Es handelt sich jedoch nicht um den Schmerz, der den Patienten plagt. Das vermeintliche Wurzelzeichen ist keins.

➤ **Allgemeine Fragen:**
  - *Medikamente*: Schmerzmittel, entzündungshemmende Mittel, Kortikoide, Schlafmittel, etc.
  - *Grunderkrankungen*: Diabetes mellitus, arterielle Verschlußkrankheit, alte zerebrale Insulte, Osteoporose, Arthritis, Frakturen, Operationen, etc.

➤ **Vorgeschichte:**
  - Wann haben die aktuellen Schmerzen angefangen?
  - Wie haben sie angefangen? Hat sich die Qualität geändert?
  - Unter welchen Bedingungen sind die Schmerzen aufgetreten, z. B. zusätzliche Erkrankung, schwere körperliche Aktivitäten, familiäre Dispositionen, etc.?
  - Welches der genannten Schmerzsymptome kam zuerst, welche folgten?
  - Wie ist der Verlauf der Schmerzen: ansteigend, konstant, absteigend, wechselnd?
  - Sind die Schmerzen das erste Mal aufgetreten oder sind sie bereits bekannt?
  - Wie oft sind die Schmerzen schon aufgetreten und mit welchem Verlauf?
  - Gab es schmerzfreie Episoden?
  - Wie ist die Progression der Episoden?
  - Ist die therapeutische Vorerfahrung gut oder schlecht? Welche Techniken wurden angewendet? (Dies liefert Informationen über geeignete oder ungeeignete Methoden/Techniken sowie eventuell über die Qualität des vorherigen Therapeuten.)

Physiotherapeutische Behandlung

➤ **Im Idealfall werden insbesondere bei chronischen Schmerzen drei aufeinander abgestimmte Therapiezweige** bei der Schmerzbehandlung miteinander verbunden. Neben den physiotherapeutischen/physikalischen Methoden wird mit medizinisch-pharmakologischen und psychotherapeutischen Maßnahmen behandelt.

➤ **Die Behandlungsgrundlagen der Physiotherapie** sind zu beachten. Dabei ist die Beachtung der klinischen Beweisführung (S. 1 f) sowie der therapieexternen Faktoren (S. 10 ff) besonders wichtig.

- **Behandlung ohne Schmerzen:** Beim Vorliegen folgender Faktoren ist eine Provokation des Schmerzes ganz bzw. weitestgehend zu vermeiden:
  - Hohe Irritierbarkeit (S. 10);
  - Intensive Schmerzstärke (S. 10);
  - Instabiler Verlauf;
  - Psychische Instabilitäten, generell oder nur auf den Schmerz bezogen.
- **Behandlung mit Schmerzen:** Liegen folgende Faktoren vor, ist eine Schmerzreproduktion erwünscht bzw. tolerabel:
  - Provokationstests auf bestimmte Strukturen.
  - Andere, nicht mit dem Hauptproblem identische Schmerzen werden reproduziert.
  - Stabiler Verlauf, d. h. eine Schmerzreproduktion läßt keine Verschlechterung der Symptomatik befürchten.
  - Geringe Schmerzstärke (S. 10).
  - Geringe Irritierbarkeit (S. 10).
- **Eine Schmerzzunahme** nach der Therapie ist nicht generell negativ zu beurteilen.
  - Sie ermöglicht folgende Rückschlüsse:
    - Die therapeutische Maßnahme bzw. die Provokationstests haben die gewünschte Struktur getroffen.
    - Die Intensität der Maßnahme war möglicherweise zu hoch. Vor allem bei entzündlichen Schmerzmustern ist eine Schmerzzunahme nicht selten. Sie sollte jedoch spätestens nach 24 Stunden auf das vorherige Maß zurückgegangen sein.
    - Bei vegetativer Beteiligung sind bei der Schmerzzunahme Latenzzeiten bis zu einem Tag möglich. Ähnliches gilt auch für Behandlungserfolge auf dieser Ebene. Spätere Veränderungen sind nicht mehr den therapeutischen Maßnahmen zuzuschreiben.
- **Hochgradige Schmerzstärken und Irritierbarkeit** (S. 10) haben folgende therapeutische Konsequenzen:
  - Vermeidung einer Schmerzreproduktion;
  - Sehr schonende Behandlungstechniken;
  - Geringe Belastungsintensität auf die vermutlich auslösenden Strukturen;
  - Kurze Behandlungsdauer bezüglich der betroffenen Region;
  - Anwendung indirekter anstatt direkter Techniken, d. h. die betroffene Region vermeintlich „in Ruhe lassen" und beispielsweise über Irradiation, weiterlaufende Bewegungen oder den Einsatz des ungewohnten Bewegungshebels beanspruchen. Dies ist bei Extremitäten der proximale Hebel oder bei Kopfrotationen die Drehung über den Rumpf bei fixiertem Kopf.
- **Physiotherapie bei mechanischen Schmerzmustern:** Diese Schmerzen sind meist Folgen traumatischer oder „orthopädischer" Störungen. (Einzelheiten siehe entsprechende Fachliteratur.)
- **Physiotherapie bei entzündlichen Schmerzmustern:**
  - Leichte Bewegungen verbessern die Symptomatik. Ist die Wiederholungsrate/Dosierung zu hoch, nehmen die Beschwerden zu. In geringem Maß und für einen kurzen Zeitraum von etwa einer Stunde ist dies tolerabel.
  - Gleiches gilt für intermittierende Belastungen, wie Traktionen, Kompressionen und Dehnungen.

- Der Patient ist über diesen Zusammenhang, auch im Hinblick auf Eigenübungen, zu informieren.
- Entzündungshemmende Medikamente führen meist zu einer Besserung.
- Eine exakte klinische Beweisführung (S. 1 f) ist zur Bestimmung der Dosierung notwendig.

➤ **Physiotherapie bei ischämischen Schmerzmustern:**
- Versuche, die schmerzauslösenden Zwangshaltungen aufzulösen;
- Korrektur von Fehlhaltungen und Beeinflussung ihrer verursachenden Faktoren, z. B. Beseitigung muskulärer Insuffizienzen;
- Dehnung verkürzter Muskulatur;
- Wärmeanwendungen;
- Detonisierende Maßnahmen, wie z. B. Dekontraktionen nach Brügger, hubfreie Mobilisationen aus der FBL, Massagen, Elektrotherapie;
- Entspannungsübungen;
- Patienteninformation und Eigenübungen;
- Muskelrelaxantien unterstützen die Muskelentspannung und die Schmerzlinderung.

➤ **Physiotherapie bei peripher neuropathischen Schmerzmustern:**
- Zug- und druckentlastende Maßnahmen (S. 63 f) bei peripheren Nervenverletzungen;
- Neurodynamische Übungen (S. 178 ff) verbessern die Gleitfähigkeit des Nervs zu seiner Umgebung, indem sie zusätzliche Adhäsionen des Nervengewebes verhindern bzw. bereits bestehende lindern;
- Durchblutungsfördernde Maßnahmen, wie z. B. ein leichtes Bewegungs- oder Ausdauertraining;
- Suche von Vorschädigungen an anderer Stelle des Nervs und deren Therapie.

➤ **Physiotherapie bei vegetativen Schmerzmustern:**
- Neurodynamische Übungen, wie z. B. der Slump-Test (S. 180 f), können die Symptomatik verbessern.
- Soweit eine biomechanische Komponente vorliegt, sind mobilisierende Maßnahmen der Becken- und der unteren Halswirbelsäule sowie der kostovertebralen Gelenke indiziert. Dazu eignen sich mobilisierende Techniken aus der FBL oder der manuellen Therapie.

➤ **Physiotherapie bei chronischen/zentralen Schmerzmustern:** Aufgrund der hohen Einflußrate der psychischen Faktoren auf chronische Schmerzen haben die nachfolgend genannten Maßnahmen einen eher begleitenden Charakter. Auf mögliche psychologische oder psychotherapeutische Maßnahmen wird nicht eingegangen.
- ***Beachte:*** Die nachfolgenden Maßnahmen sind auf jeden Fall mit dem behandelnden Arzt/Psychologen abzusprechen.
- Der Patient ist darüber aufzuklären, daß keine schnelle Heilung zu erwarten ist und meist nur eine Linderung erzielt wird.
- Patienten mit chronischen Schmerzen müssen die Verantwortung für den Umgang mit ihren Schmerzen übernehmen. Sind sie dazu bereit und in der Lage, sind folgende Maßnahmen angezeigt:
  - Erstellung eines Tages- oder Wochenplanes (S. 164);
  - Herausarbeitung beeinflussender Faktoren, körperlicher und/oder sozialer Art;

- Dem Patienten zeigen, daß trotz der Schmerzen Bewegungen bzw. Aktivitäten bis hin zu kleinen Ausdauerleistungen möglich sind.
- Die Aktivitäten dem Schmerzprofil des Patienten anpassen.
- Kompensationen für aktivitätsbedingte Schmerzzustände herausarbeiten.
- Ursachen für aktivitätsbedingte Schmerzzunahmen vor allem auch durch Eigenübungen des Patienten therapieren.
- Entspannungsübungen, wie beispielsweise Lösungstherapie nach Schaarschuch/Haase, Entspannungsübungen nach Feldenkrais, progressive Muskelrelaxation nach Jacobson, autogenes Training.

➤ **Zur Schmerzprognose:**
- *Günstige Faktoren:* Keine lange Vorgeschichte, keine familiären Dispositionen, traumatische Auslöser, stabiles Problem mit linearem Verlauf, positive Mitarbeit des Patienten, guter Allgemein- und Gesundheitszustand und die Möglichkeit, die den Schmerz beeinflussenden Faktoren zu verändern.
- *Ungünstige Faktoren:* Lange Schmerzerfahrung auch innerfamiliär, eine langsame, aber stetig progressive Schmerzproblematik, passive und depressive Patienten, völlig instabile und fluktuierende Schmerzzustände, weitere Grunderkrankungen, die den Schmerz unterhalten, keine Zugriffsmöglichkeit auf die den Schmerz beeinflussenden Faktoren.

Allgemeines

- **Begriff:** Schwindel umschreibt das Gefühl, man selbst oder der Raum, in dem man sich befindet, schwankt, dreht sich oder bewegt sich auf- und abwärts, obwohl dies nicht stimmt.
- **Schwindel ist ein primäres Impairment** (S. 6 f).
- **Formen des Schwindels:** Es lassen sich zwei Gruppen unterscheiden:
  - *Vestibulärer Schwindel;*
  - *Nichtvestibulärer Schwindel.*
- **Ursachen des vestibulären Schwindels** sind Störungen der Gleichgewichtsorgane Kleinhirn, Innenohr und/oder die entsprechenden Hirnnerven. Untergruppen sind:
  - *Peripherer/labyrinthärer Schwindel,* u. a. mit folgenden Krankheitsbildern:
    - Gutartiger paroxysmaler Lagerungsschwindel: Kalkablagerungen bzw. abgesprengte Otolithenteilchen bewegen sich bei entsprechenden Lagewechseln auf den Sinneshärchen in den Bogengängen des Innenohrs.
    - Zustände nach Frakturen oder Insulten des Labyrinthsystems.
  - *Zentraler Schwindel,* dessen Symptome genau beschriebene Dreh-, Schwank- und Liftschwindel, einseitige Fallneigungen oder eine Hin- und Her- oder Auf- und Abbewegung der Umgebung sind. Mögliche Ursachen:
    - Kleinhirn- und Stammhirnprozesse vestibulärer, traumatischer, neoplastischer oder entzündlicher Art;
    - Toxische Einflüsse, wie z. B. Alkohol, Rauschgift, etc.
- **Der Nichtvestibuläre Schwindel** umfaßt:
  - *Kardiovaskulären Schwindel:* Die Symptome bestehen in diffusem Schwanken oder kurzem „Weggetretensein". Die häufigste Unterform ist der orthostatische Schwindel beim Wechsel von der Rückenlage zum Sitz oder vom Sitz in den Stand. Weitere Ursachen können arterieller Hyper- oder Hypotonus und zentrale Gefäßstörungen sein.
  - *Neurologischen Schwindel,* der alle neurologischen, jedoch nichtvestibulären Schwindelformen umfaßt. Hierzu gehören epileptische Schwindel mit kurzen Absenzen oder okuläre Schwindel, bei denen die Umgebung schwankt.
  - *Hochzervikal (C0–C3) bedingte Schwindelgefühle.*
  - *Psychogene Schwindelformen.*

Befundung

- **Die Grundsätze der Befunderhebung** sind zu beachten (S. 13 ff).
- **Die Anamnese** ist das wesentliche Mittel zur Befundung. Wegen der umgangssprachlichen Begrifflichkeit und dem damit verbundenen diffusen Bedeutungsbild ist bei Schwindelangaben eine genaue Beschreibung des Patienten der von ihm wahrgenommenen Empfindungen erforderlich.
  - *Beispiele* für Phänomene, die mit Schwindel benannt werden:
    - Karussellartiges Drehen, Schwanken des Raumes oder Liftbewegungen;
    - Schwanken des Patienten in Ruhe oder bei Bewegung;
    - Unsicherheit bei Bewegungen;
    - Kurzzeitige Benommenheit.

- **Provokationstests:**
  - *Lagerungstests* bei vestibulären Schwindelformen. Dabei muß der Patient schnelle Lagewechsel, wie z.B. im Sitz nach rechts, links, vorne oder hinten durchführen oder sich im Stand schnell drehen.
  - *Ausschlußtests* für:
    - Orthostatischen Schwindel: Zuvor wird ein kleines Kreislauftraining durchgeführt oder die Lagewechsel in der Vertikalen ausgelassen.
    - Zervikalen Schwindel: Die Lagerungstests werden mit stabilisierter Halswirbelsäule durchgeführt, so daß sie in fixierter Nullstellung verbleibt.
  - *Manualtherapeutische Tests* der hochzervikalen Region können die Schwindelzeichen reproduzieren (siehe entsprechende Fachliteratur).

Physiotherapeutische Behandlung

- **Grundsätze:**
  - *Die Grundlagen der physiotherapeutischen Therapie* sind zu beachten (S. 1 ff).
  - *Die Sicherheit des Patienten* hat bei allen Übungen und Handlungen oberste Priorität.
  - *Das Üben nahe der Belastungsgrenze* ist sehr wichtig.
  - *Das Eigentraining* ist von großer Bedeutung.
  - *Übelkeit und Erbrechen* können bei vestibulärem Schwindel auftreten.
- **Ziele:**
  - *Die Beeinflussung der Pathologie* (S. 58) ist nur beim gutartigen paroxysmalen Lagerungsschwindel und möglicherweise noch bei den nichtvestibulären Schwindelformen (kardiovaskulär, hochzervikale Störungen) möglich.
  - *Steigerung der kompensatorischen Fähigkeiten* durch:
    - Verbesserung der posturalen Kontrolle;
    - Vestibuläres Training;
    - Verbesserung des venösen Rückstroms beim orthostatischen Schwindel.
- **Therapie bei gutartigem paroxysmalem Lagerungsschwindel** (Abb. 3.14):
  - Durch schnelle Lagerungsbewegungen aus dem Sitz lassen sich die versprengten Otolithenteilchen aus den Bogengängen herausbefördern.
  - Lagerungsübungen nach Brandt und Steddin:
    - Der Patient sitzt mit herabhängenden Füßen auf einer Bank.
    - Der Kopf rotiert um 90° zu einer Seite.
    - Anschließend legt er den Rumpf schnell auf der Hinterhauptseite ab. Dabei bleibt die Kopfdrehung erhalten, und der Patient schaut zur Decke.
    - Er verharrt in dieser Position, bis der Schwindel abgeklungen ist.
    - Der Patient bewegt sich schnell auf die andere Seite, wobei der Kopf um 180° gedreht wird, so daß er wieder zur Decke schaut.
    - Der Patient verharrt, bis der Schwindel abgeklungen ist (ca. drei Minuten).
    - Der Patient richtet sich langsam wieder auf.
    - Dreimal täglich dreimalige Wiederholungen.
- **Kompensationsübungen beim orthostatischen Schwindel:**
  - Bis zum Einsetzen erster ischämischer Schmerzen (ca. 60 Sekunden lang) führt der Patient vor dem Aufstehen im Bett eine kräftige Plantarflexion mit beiden Füßen durch, wenn möglich gegen das Bettende. Ein „Rauf-und-runter-Wackeln" mit den Füßen reicht nicht aus, sondern es muß die „Wadenpumpe" aktiviert werden.

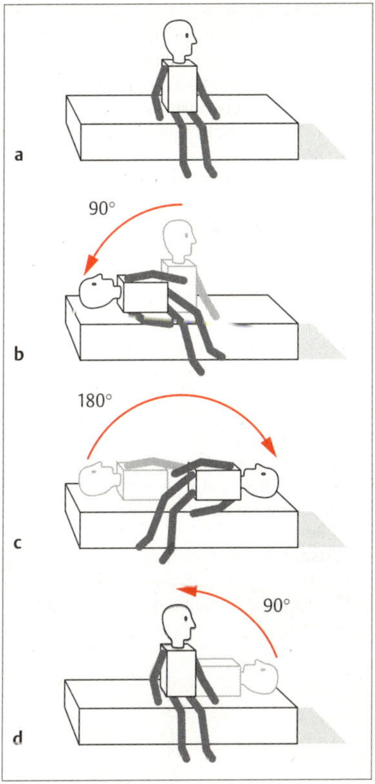

Abb. 3.14 Lagerungsübungen bei gutartigem paroxysmalem Lagerungsschwindel (nach Brandt und Steddin).

- Nach dem Hinsetzen müssen die Füße sofort plan auf dem Boden stehen. Anschließend gilt es, mit erneuter kräftiger Plantarflexion der Füße die Fersen vom Boden hochzudrücken.
- Nach dem Hinstellen werden bei Bedarf die Fersen hochgedrückt.

➤ **Kompensationsübungen bei persistierendem Schwindel:**
- Lassen sich die verursachenden Bedingungen nicht beeinflussen, muß der Patient Kompensationsmechanismen erlernen, um mit dem Schwindel umzugehen. Das bedeutet, der Schwindel bleibt zwar bestehen, aber die Unsicherheit und die Reizbarkeit des Übelkeitsgefühls werden geringer.
- Eine individuelle Adaptation an die Patientensituation ist wichtig, weil Intensität und Art des Schwindelgefühls stark differieren können.
- Die Ausführung der Übungen ist so zu gestalten, daß der Patient den Schwindel gerade noch ertragen kann.

- Es erfolgt ein stufenartiger Aufbau vom Einfachen zum Schwierigen. Steigerungsmöglichkeiten bestehen bezüglich:
  - Größe und Stabilität der Unterstützungsfläche;
  - Anzahl der Bewegungsebenen, in denen die Bewegung stattfindet;
  - Bewegungsausmaß;
  - Ruckhaftigkeit und Tempo der Bewegung.
- *Beispiele:*
  - Begonnen wird mit isolierten Augenbewegungen in einer Ebene, zunächst horizontal und vertikal, später frei im Raum. Der Kopf bleibt dabei in der Nullstellung.
  - Anschließend folgen Kopfbewegungen, die den Blickbewegungen nachgehen.
  - Rumpfbewegungen, die ihrerseits den Blickrichtungen folgen, könnten die nächste Steigerung darstellen. Nicht zu vergessen sind Bewegungen in der Vertikal- bzw. Sagittalebene.
  - Komplexe Bewegungsabläufe, wie z. B. Ballübungen, Drehungen um die Längsachse, Purzelbäume, Judorollen, Laufen mit Drehungen um die Längsachse oder mit Antippen des Bodens, Federballspielen, Trampolinspringen oder ähnliches sind die letzte Steigerungsstufe.

➤ **Kompensatorisches posturales Training:** Neben dem Versuch, den Patienten an den Schwindel zu gewöhnen, sollten die Möglichkeiten ausgeschöpft werden, seine Fähigkeiten in Bezug auf Gleichgewichtsreaktionen/posturale Kontrolle zu verbessern (S. 189 ff).

➤ **Hilfsmittel:** Der Patient braucht meist etwas, woran er sich festhalten kann, d. h. das Hilfsmittel muß eine für den Patienten notwendige Stabilität aufweisen (S. 330 ff). Bei anhaltender Gehunfähigkeit ist eine Rollstuhlversorgung vorzunehmen.

Einschränkungen der Gelenkbeweglichkeit

Allgemeines

- **Begriff:** Ein Gelenk besteht aus zwei nichtkontraktilen Strukturen, die sich zueinander bewegen. Man unterscheidet:
  - *Synoviale Gelenke* sind die häufigste Verbindung zweier Knochen. Sie weisen mit Knorpel überzogene Gelenkflächen und eine gelenkumschließende Synovia produzierende Gelenkkapsel auf.
  - *Nichtsynoviale Gelenkverbindungen* sind beispielsweise: Skapula–Thorax, Femur–Patella, Nerv–Umgebung, Haut–Unterhaut, Muskel–Faszie.
  - *Alignment* beschreibt die physiologische und ökonomische Positionierung der Gelenke und Körperabschnitte zueinander.
- **Grundsatz:** Das Vermeiden passiver Bewegungseinschränkungen ist von größter therapeutischer Bedeutung. Eine freie Gelenkbeweglichkeit ist Grundlage des ökonomischen Bewegens, der Fähigkeit, den Körper im Gleichgewicht zu halten, und des körperlichen Wohlbefindens. Der Erhalt der Gelenkbeweglichkeit ist weit weniger aufwendig und für den Patienten deutlich schonender als das Beseitigen einer bestehenden Gelenkeinschränkung .
- **Einschränkungen der Gelenkbeweglichkeit sind Störungen auf der Impairmentebene** (S. 16 f): Bei neurologischen Erkrankungen handelt es sich meist um sekundäre Impairments.
- **Ursachen** für eine eingeschränkte Gelenkbeweglichkeit können – einzeln oder in Kombination – die folgenden sein:
  - *Paresen/Plegien* in Kombination mit einer insuffizienten aktiven und/oder passiven Bewegung der Gelenke.
  - *Persistierender Hypertonus,* sowohl Spastik als auch Rigor, mit einer Insuffizienz an aktiver und/oder passiver Bewegung.
  - *Schmerzen* (S. 154 ff), die eine freie Bewegung der Gelenke nicht erlauben bzw. reflektorisch hemmen.
  - *Stereotype Haltungen* im Liegen und Sitzen, die kaum gewechselt werden.
  - *Adhäsionen* infolge von Entzündungen und/oder Gewebeverletzungen und/oder längerer Immobilisation.
  - *Narbenbildungen.*
  - *Lymphatische Ödeme* bei schlaffen Paresen.
  - *Wahrnehmungsstörungen*, die zu Zwangshaltungen führen.
  - *Ossifikationen.*
  - *Orthopädisch/chirurgisch bedingte Ruhigstellungen.*
- **Strukturen**, die sich bei Immobilität verändern und damit zu Gelenkeinschränkungen beitragen, sind folgende:
  - *Muskeln* mit:
    - Strukturellen Verkürzungen der Sarkomere.
    - Verknöcherungen des Muskelgewebes (hetereotope Ossifikation, Myositis ossificans; s. u.), deren Ätiologie nicht sicher ist. Wahrscheinlich liegt eine Kombination folgender Faktoren vor (nach Davis):
      a) Verlust schützender Schmerzreaktionen;
      b) Gelenkimmobilisation in Verbindung mit massiven Dehnungen der Muskulatur;
      c) Kräftiges, exzentrisches Arbeiten gegen einen bestehenden spastischen Muskelzug.

- *Gelenkkapseln*, deren:
  - Bindegewebe an Elastizität verliert und die in sich schrumpfen.
  - Aussackungen zu Verklebungen neigen, besonders die Kapseln des Knie-, Schulter- und Ellenbogengelenks.
- *Bindegewebsschichten*, die ihre Elastizität zueinander verlieren.
  - *Beispiele:*
    a) Nervengewebe, das sich untereinander oder mit seiner Umgebung (mechanical interface) verklebt (S. 178);
    b) Muskeln zu Faszien;
    c) Haut zum Thorax.

➤ **Folgen** einer eingeschränkten Gelenkbeweglichkeit:
- Verstärkung neurologischer Störungen;
  - *Beispiele:*
    a) Tonuserhöhungen und vor allem auch Spastik aufgrund der Fehlstellungen von Gelenken und/oder Körperabschnitten (Dysalignment) und/oder einer deutlich höheren Anstrengung beim Bewegen;
    b) Verminderte Gleichgewichtsfähigkeit;
    c) Beeinträchtigung der Eigenwahrnehmung.
- *Orthopädische Folgeerscheinungen*, wie Muskelverspannungen, Arthrosen, Überlastungsschmerzen, Hypermobilitäten in anderen Gelenken als Kompensationsmechanismus.
- *Ungünstige Hebelverhältnisse*, die Bewegungen mühevoller und unphysiologischer werden lassen.
- *Bewegungseinschränkungen* (S. 7 f), die ihrerseits weitere Einschränkungen der Beweglichkeit nach sich ziehen bzw. bereits bestehende Einschränkungen verstärken. Hierzu ist anzumerken, daß für eine ökonomische Bewegung weitaus größere Bewegungsausschläge vorhanden sein müssen als bei der Bewegung tatsächlich benötigt werden. Dies ist beim Gehen eindrücklich festzustellen.
- *Entstehen oder Zunahme von Funktionsstörungen* (S. 8 f), die wiederum die Selbständigkeit des Patienten vermindern und/oder den Pflegeaufwand erhöhen können.

➤ **Ossifikationen** sind Verknöcherungen des Muskelgewebes, die häufig bei schweren Schädelhirntraumen auftreten.
- *Synonyme*: hetereotope Ossifikation, Myositis ossificans.
- *Die Ätiologie* ist nicht sicher. Wahrscheinlich liegt eine Kombination folgender Faktoren vor (nach Davis):
  - Verlust schützender Schmerzreaktionen;
  - Gelenkimmobilisation in Verbindung mit massiven Dehnungen der Muskulatur;
  - Kräftiges, exzentrisches Arbeiten gegen einen bestehenden spastischen Muskelzug;
- *Klinische Zeichen:* s. u.

Einschränkungen der Gelenkbeweglichkeit

Befundung

- **Die Grundsätze der Befunderhebung sind zu beachten** (S. 13 ff).
- **Ziele** der Befundung sind die Antworten auf folgende Fragen:
  - In welchen Gelenken oder Körperabschnitten liegen Bewegungseinschränkungen vor?
  - Welche Strukturen sind betroffen?
- **Die Lokalisation der Bewegungseinschränkung** ergibt sich aus der Anamnese, der Inspektion des Bewegungsverhaltens und der Messung der Gelenkbeweglichkeit.
- **Welche Strukturen sind betroffen?** Mit Hilfe der klinischen Prüfung ist eine Beurteilung der betroffenen Strukturen möglich. Verknöcherungen lassen sich anhand bildgebender Verfahren darstellen.
  - ***Beachte:*** Die Differenzierung, ob eine Muskelverkürzung oder eine spastische Dauerkontraktion vorliegt, ist unter Umständen schwierig und teilweise sogar unmöglich. Sie ist jedoch von großer Bedeutung, weil die Behandlung einer Verkürzung mittels manueller Dauerdehnung bei einer spastischen Gelenkeinschränkung ineffektiv und bei Ossifikationsgefahr sogar kontraindiziert ist (s. a. S. 117 f).
  - *Muskelverkürzungen* weisen beim passiven Bewegen einen weich-elastischen Stop auf.
  - *Hypertone Dauerkontrakturen* weisen einen *leicht federnden Endwiderstand* auf, der sich jedoch durch tonussenkende Maßnahmen lösen kann (S. 119 ff).
  - *Ossifikationen* zeigen sich zu Beginn mit folgenden klinischen Zeichen:
    - Einschränkungen beim passiven Bewegen.
    - Schmerzreaktionen vor allem am Bewegungsende.
    - Meist sind proximale Gelenke betroffen.
    - Palpationen der knöchernen Strukturen sind je nach Lage möglich.
    - Deutlichere Spastik ist ein häufiger Nebenbefund.
    - Die alkalischen Phosphatasewerte sind meist erhöht.
    - Radiologische Nachweise sind im Anfangsstadium nicht möglich.
    - Im Endstadium können sich massive gelenkübergreifende Knochenspangen bilden.
  - *Kapsuläre* Schrumpfungen oder Verklebungen weisen einen hart-elastischen Endwiderstand auf.
  - *Immobilisationen des Nervengewebes* lassen sich durch spezifische Tests nachweisen (S. 178 ff).
  - *Elastizitätsverluste oberflächlicher Bindegewebsschichten* lassen sich mit Hilfe von Hautverschiebungen und Packegriffen feststellen. Die Elastizität der thoraxumspannenden Haut ist für eine gute inspiratorische Thoraxbeweglichkeit wichtig. Bindegewebige Elastizitätsverluste der Rumpfhaut können die Vitalkapazität der Lungen deutlich mindern.
- **Durchführung der Beweglichkeitsmessung:** S. 26 f.

Einschränkungen der Gelenkbeweglichkeit

Physiotherapeutische Behandlung

- **Prophylaxe:** Das tägliche endgradige Bewegen aller Körperteile ist erforderlich. Abhängig von der individuellen Konstitution und vom Krankheitsbild reicht die Durchführung der Alltagsbewegungen. Dies kann auch für vollständig pflegeabhängige Patienten zutreffen, wenn sie täglich in einen Rollstuhl gesetzt werden und kurzfristig stehen können.
- **Behandlung der primären Impairments**, die zu den Einschränkungen führen.
- **Manualtherapeutische Dehn- und Mobilisationstechniken** sind erst dann sinnvoll, wenn die Behandlung der auslösenden Faktoren, wie z. B. Spastik, Wahrnehmungsstörungen, Nervenimmobilisation und Ossifikationen, ausgeschöpft sind.
- **Hypertone Dauerkontrakturen** lassen sich durch folgende Maßnahmen vermeiden:
  - *Tonussenkende Maßnahmen* bei Vorliegen einer Spastik (S. 119 ff);
  - Sanftes, möglichst endgradiges *Bewegen;*
  - *Lagerungen* in spastikhemmenden Ausgangsstellungen (S. 277 ff) oder Dehnlagerungen;
  - Regelmäßiges Umlagern, auch in Bauchlage, Sitz und Stand (S. 276 ff).
- **Serielle Gipsbehandlungen: Massive Kontrakturen** der Fußstrecker und der Knie-, Hand- und Ellenbogenbeuger erfordern eine serielle Gipsbehandlung für die Dauer von sechs bis sieben Wochen.
  - Die Behandlung sollte stationär und in dafür ausgestatteten Institutionen durchgeführt werden.
  - Grundsätzlich sollten nur ein Gelenk bzw. eventuell beide Beine behandelt werden.
  - Der Gipswechsel erfolgt wöchentlich, bei sofortiger Anpassung des neuen Gipses an die verbesserte Gelenksituation.
  - Druckstellen sind kaum zu befürchten, da ein flächiger Druck besteht, die Spannung im Gips schnell nachläßt und bei Gipswechsel eine neue Druckverteilung entsteht.
  - Erhebliche Verbesserungen der Beweglichkeit rechtfertigen das Verfahren.
- **Immobilität des Nervengewebes** wird nach den Grundsätzen der Nervenmobilisation vermieden bzw. behandelt (S. 178 ff).
- **Ossifikationen** der Muskeln lassen sich durch folgende Maßnahmen vermeiden:
  - *Spastikhemmende* Lagerung (S. 277 ff).
  - *Schonendes Handling* des Patienten beim Lagern, Pflegen, Transferieren und passiven Bewegen vermeidet Mikrotraumen. Das bedeutet, den Patienten möglichst rumpfnahe zu greifen, um nicht an den Extremitäten zu zerren. Die Schmerzgrenzen des Patienten sind unbedingt zu beachten.
  - Mehrgelenkige Muskeln sollten nicht exzessiv über alle Gelenke gleichzeitig gedehnt werden; beispielsweise werden die Fingerflexoren nicht über alle Gelenke in die Extension gedehnt.
  - *In der Akutphase* ist zur Vermeidung weiterer Reize die betroffene Region zu schonen, bei gleichzeitiger Mobilisation der umgebenden Gelenkregionen und des Nervensystems.

- *Operatives Vorgehen ist die Ultima ratio* und nur dann sinnvoll, wenn ein massives funktionelles Defizit alleine in dieser Ossifikation begründet ist, wie z. B. die beidseitige Unfähigkeit, die Hände zum Mund zu führen, ohne daß Spastik oder Wahrnehmungsstörungen daran beteiligt sind. Die Rezidivgefahr ist groß.

➤ **Muskelverkürzungen** werden mit den bekannten Dehn- und Entspannungstechniken behandelt.
- *Postisometrische Relaxationen, Dauerdehnung, Quer- und Längsdehnung* des vorgedehnten Muskels und *reziprokes Entspannen* sind die Techniken der Wahl.
- *Kontraindikationen*:
  - Instabile Gelenksituation oder Weichteilverletzungen der zu dehnenden Muskelgruppe;
  - Gefahr einer heterotopen Ossifikation;
  - Verstärkung der Spastik oder der Wahrnehmungsstörungen.

➤ **Kapsuläre** Einschränkungen erfordern:
- *Mobilisationstechniken* aus der Manuellen Therapie;
- *Ruhiggestellte* Gelenke sind während der Immobilisation möglichst mit isometrischen Übungen zu behandeln.

➤ **Bindegeweblichen Elastizitätsverlusten** kann mit folgenden Maßnahmen entgegengewirkt werden:
- *Dehnlagerungen nach Schaarschuch und Haase;*
- *Packegriffe* und Abhebetechniken der Thoraxhaut.

➤ **Lymphödeme** erfordern – auch prophylaktisch – folgende Maßnahmen:
- Manuelle Lymphdrainage;
- Kompressionsbehandlung;
- Hochlagerung der gestauten Extremität;
- Vermeidung von Wärme und einengenden Kleidungs- und Schmuckstücken;
- Aktivierung der gestauten Extremität.

Neurodynamische Störungen

Allgemeines

- **Begriff:** Neurodynamische Störungen beschreiben Einschränkungen der Gleitfähigkeit der Nerven gegenüber ihrer Umgebung und/oder Einschränkungen, sich bei Dehnung zu entfalten.
  - *Synonyme*: Störungen der Nervenmobilität; neuromeningeale Störungen.
  - siehe auch S. 307 f; Mobilisation des Nervensystems.
- **Das Nervensystem ist eine strukturelle Einheit**, die sich durch den gesamten Körper zieht. Es kann ebenso als elektrisches und biochemisches Kontinuum betrachtet werden.
- **„Mechanical interface“:** Die Nerven sind von verschiedenen Gewebestrukturen umgeben, zu denen Membranen (z. B. Dura mater), Faszien, Muskellogen und Knochen (z. B. Foramen intervertebrale) gehören. Die Gleitfläche zwischen dem Nerv und diesen Strukturen bildet das „mechanical interface“.
  - In dieser Umgebung muß sich ein Nerv bewegen, entfalten und dehnen können. Immobilität kann diese Vorgänge im „mechanical interface“ deutlich einschränken.
  - Eine eingeschränkte Nervenmobilität kann zu neurogenen Schmerzen (S. 159), einer Spastikerhöhung und/oder reflektorischen Bewegungseinschränkungen führen. Letzteres gilt für lokale Schutzspastik als auch für den zentralen spastischen Hypertonus.
- **Adaptationsfähigkeit:** Das Nervengewebe muß wegen seiner strukturellen Kontinuität bei Körperbewegungen permanent eine Längenanpassung vollziehen.
  - *Beispiele:*
    - Bei einer maximalen Rumpfflexion ist die Wegstrecke durch den Wirbelkanal 7 – 10 cm länger als in maximaler Extensionsstellung.
    - Bei einer maximalen Lateralflexion der Halswirbelsäule bewegt sich das Rückenmark im Zervikalbereich um 2 – 3 cm gegenüber seinem umliegenden Gewebe.
    - Bei einer Bewegung aller Arm-, Hand- und Fingergelenke von der maximalen Flexionsstellung in die maximale Extension verlängert sich die Wegstrecke des N. medianus um 20 %.
    - Diese Anpassung erfolgt durch:
      a) Bewegungen des Nervs zu seiner Umgebung;
      b) Auf- oder Zusammenfalten des Nervs;
      c) Dehnung des den Nerv umgebenden Bindegewebes.
  - Die Anpassungsfähigkeit an extreme Bewegungen ist begrenzt.
    - *Beispiel:* Bei einer maximal kyphotischen Haltung der Becken-, Hals- und Lendenwirbelsäule ist ein Anheben des gestreckten Beines mit maximal dorsalextendiertem Sprunggelenk nur mit einer Extension in der Halswirbelsäule möglich.
- **Ursachen** für eine neurodynamische Störung: Dauerhafte Spannung oder Immobilität eines Nervs oder eine konstante Druckeinwirkung auf ihn verändern die Mikrozirkulation im Nervengewebe, den axonalen Transport und die Impulsleitfähigkeit. Dadurch können Schmerzen, reaktive Tonuserhöhungen und/ /oder Impulsminderungen mit nachfolgendem Kraftverlust entstehen.

- **Mögliche Folgen** einer neurodynamischen Störung:
  - Schmerzen;
  - Anstieg einer Spastik;
  - Einschränkungen der Beweglichkeit;
  - Kraft- und Sensibilitätsminderungen;
  - Koordinative Dysfunktionen.
- **Pathologie:** Dauerhafte Spannung eines Nervs oder Druck auf ihn, wie z.B. bei einer fixierten Spastik im Handgelenk, führen zu einer deutlichen Spannungs- und Druckerhöhung des Nervengewebes. Dies verändert die Mikrozirkulation des Nervs.

Untersuchung/Neurodynamische Tests

- **Grundsätze der Testdurchführung:**
  - *Spezifische Spannungstests* werden zur Ermittlung der Mechanosensität oder Pathomechanik eines Nervs je nach betroffener Struktur und funktionellem Problem durchgeführt.
  - Die Tests sind immer nur Teil eines Befundungskonzepts zur Ermittlung eines Störungsbildes bzw. seiner Qualifizierung und können zur Verifizierung einer entsprechenden Hypothese genutzt werden. Als meßbare Tests zur Verlaufskontrolle, z.B. durch das Messen erreichter Abstände, haben sie nur bedingte Aussagekraft.
  - Die Testauswahl erfolgt entsprechend der Hypothese, welche Nervenbahnen am funktionellen Problem des Patienten beteiligt sein könnten.
  - Es ist immer auf die gleiche Ausgangsstellung zu achten. Dies gilt auch für die Stellung der Arme und des Kopfes.
  - Begonnen wird in einer Ausgangsstellung, in der sich der zu testende Nerv in einer stark angenäherten Position befindet.
  - Nun wird immer ein Gelenk bzw. eine Wirbelsäulenregion nach der anderen langsam oszillierend bewegt.
  - Schmerzregionen sollten immer zuerst bewegt und ihnen dann Spannung hinzugefügt werden.
  - Die großen Hebel einer Bewegungsabfolge werden bei den Standardtests am Schluß bewegt. Dies erleichtert die Qualifizierung der Testbewegungen.
  - Während der Bewegung ist auf Schmerzreaktionen bzw. auf die Qualität des Widerstandes zu achten.
  - Abhängig von der Reihenfolge, in der die einzelnen Gelenke bewegt werden, kann die neurodynamische Testreaktion unterschiedlich ausfallen.
- **Basistests:** Im folgenden werden die Basistests (nach Butler und N.O.I., S. 307 f) in Ausgangs- und Endstellung gezeigt, zu denen je nach Fragestellung mehrere Variationen möglich sind.
  - *Passive Nackenflexion:* Erhöhung der neuromeningealen Spannung von kranial (Abb. 3.15 u. Abb. 3.16).
  - *Straight Leg Raise* (SLR): Erhöhung der neuromeningealen Spannung vom Bein aus (Abb. 3.17 u. Abb. 3.18).
  - *Slump-Test*: Erhöhung der neuromeningealen Spannung vom Bein, bei einer Vorspannung durch Rumpf und Nackenflexion (Abb. 3.19 u. Abb. 3.20).
  - *Prone Knee Bend* (PKR): Erhöhung der neuromeningealen Spannung mit Betonung des N. femoralis (Abb. 3.21 u. Abb. 3.22).

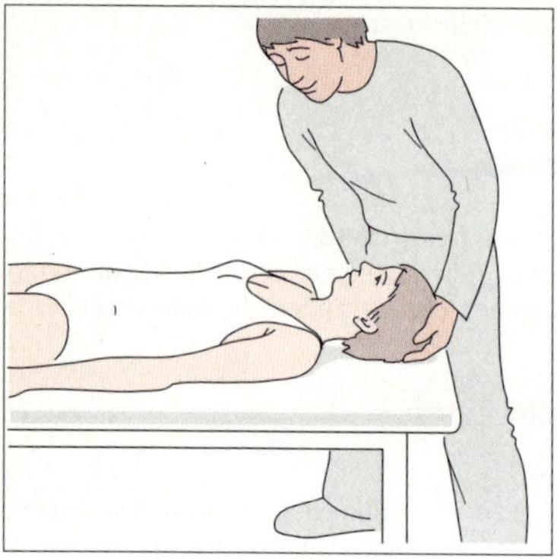

Abb. 3.15 Passive Nackenflexion, Ausgangsstellung.

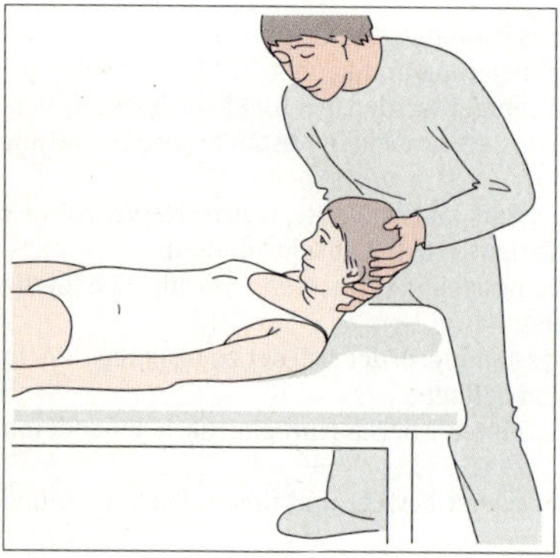

Abb. 3.16 Passive Nackenflexion, Endstellung.

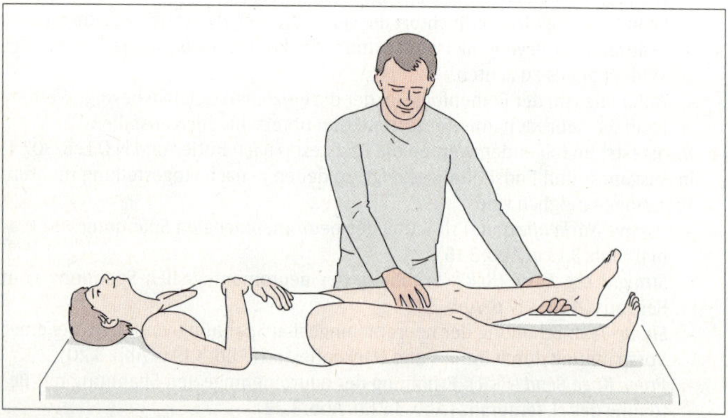

Abb. 3.17 Straight Leg Raise, Ausgangsstellung.

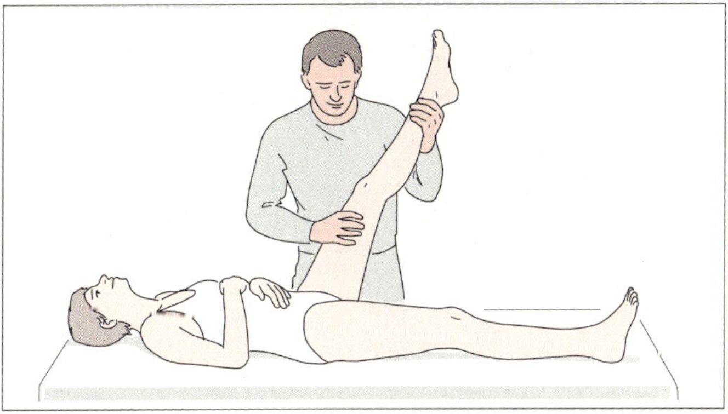

Abb. 3.18 Straight Leg Raise, Endstellung.

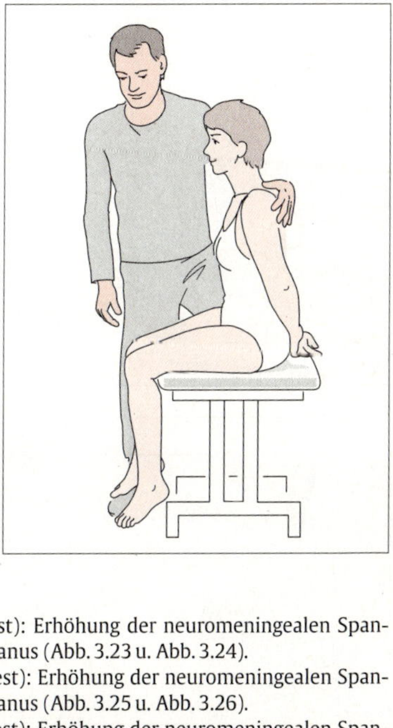

Abb. 3.19 Slump-Test, Ausgangsstellung.

- *ULTT 1* (Upper Limb Tension Test): Erhöhung der neuromeningealen Spannung mit Betonung des N. medianus (Abb. 3.23 u. Abb. 3.24).
- *ULTT 2a* (Upper Limb Tension Test): Erhöhung der neuromeningealen Spannung mit Betonung des N. medianus (Abb. 3.25 u. Abb. 3.26).
- *ULTT 2b* (Upper Limb Tension Test): Erhöhung der neuromeningealen Spannung mit Betonung des N. radialis (Abb. 3.27 u. Abb. 3.28).
- *ULTT 3* (Upper Limb Tension Test): Erhöhung der neuromeningealen Spannung mit Betonung des N. ulnaris (Abb. 3.29 u. Abb. 3.30).

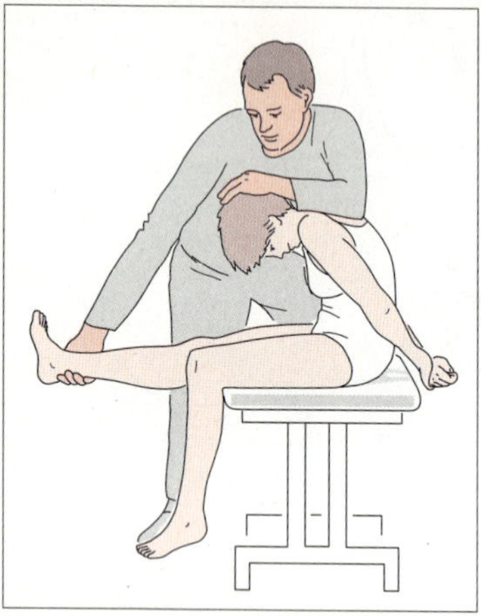

Abb. 3.20 Slump-Test, Endstellung.

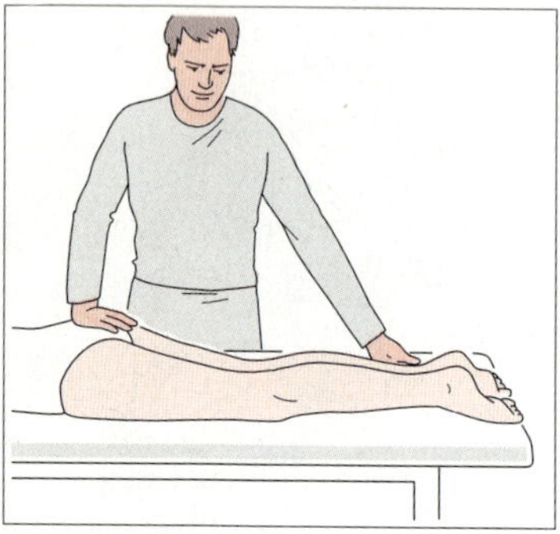

Abb. 3.21 Prone Knee Bend, Ausgangsstellung.

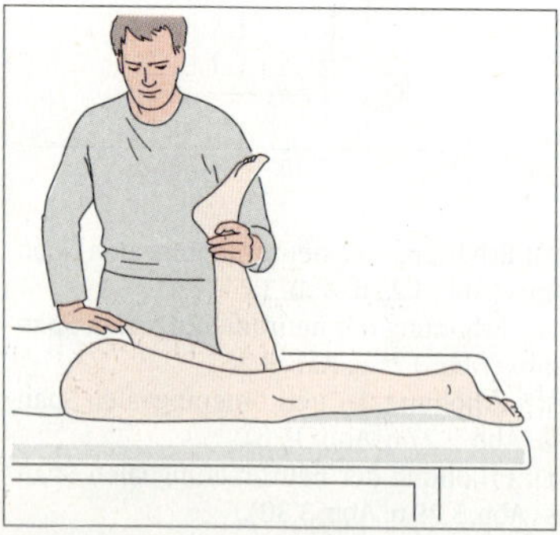

Abb. 3.22 Prone Knee Bend, Endstellung

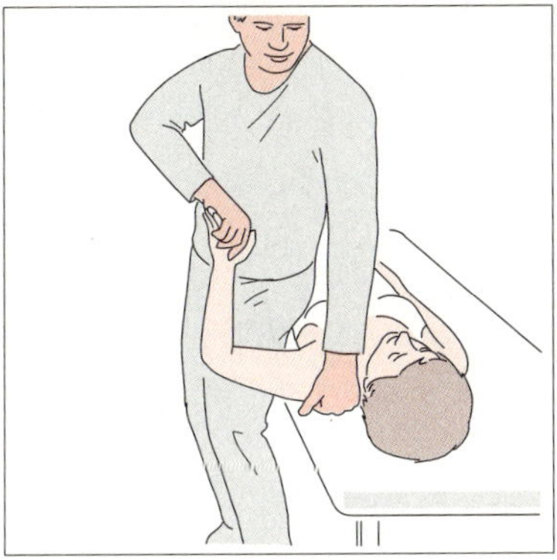

Abb. 3.23 ULTT 1, Ausgangsstellung.

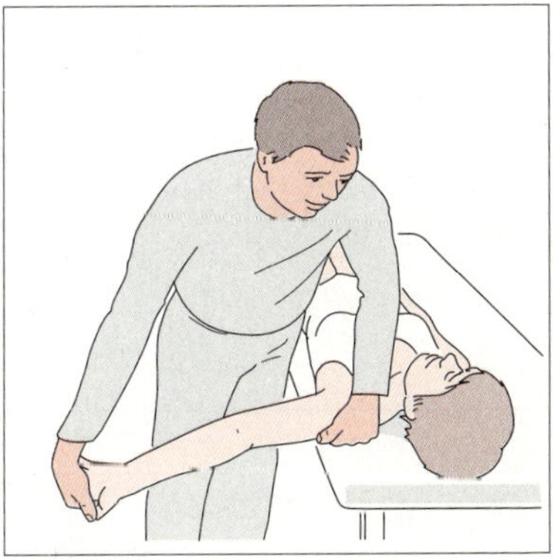

Abb. 3.24 ULTT 1, Endstellung.

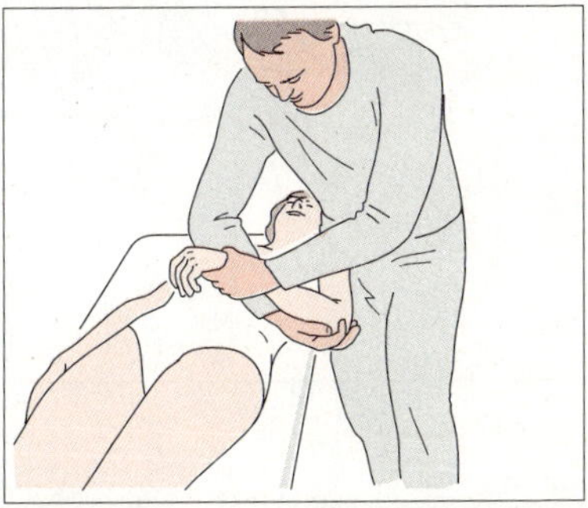

Abb. 3.25 ULTT 2 a, Ausgangsstellung.

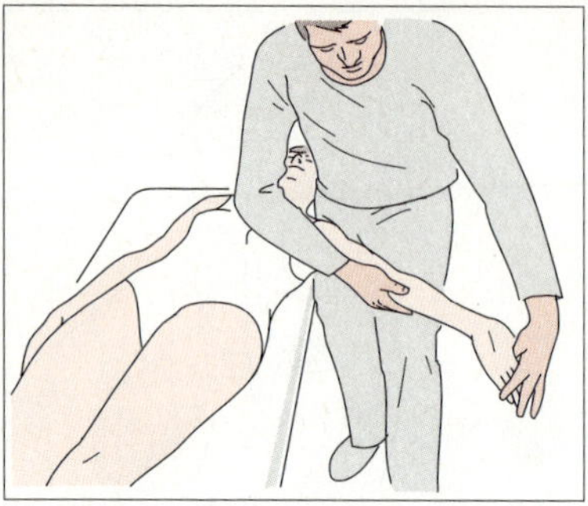

Abb. 3.26 ULTT 2 a, Endstellung.

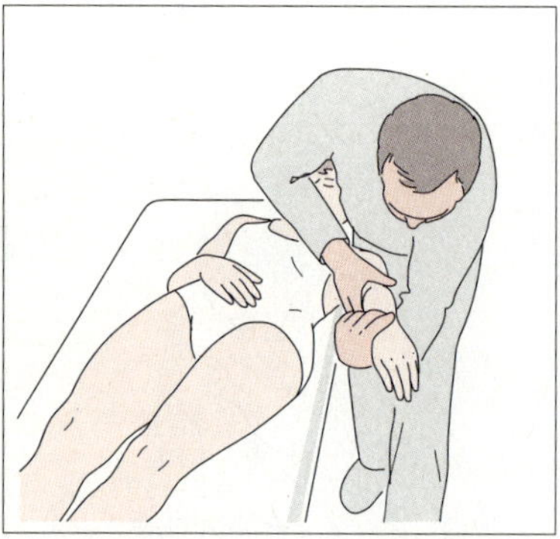

Abb. 3.27 ULTT 2 b, Ausgangsstellung. b) Endstellung.

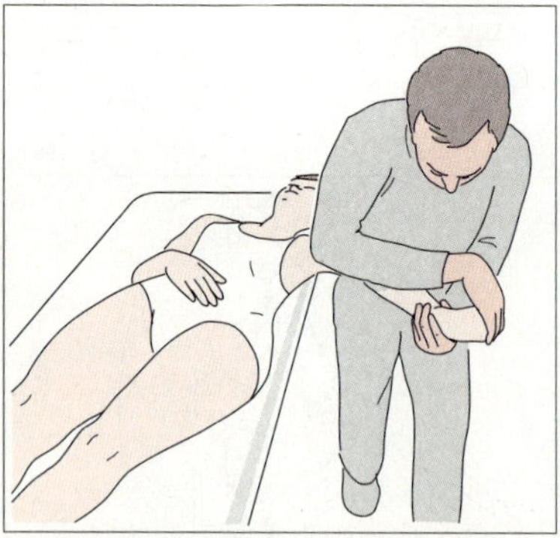

Abb. 3.28 ULTT 2 b, Endstellung.

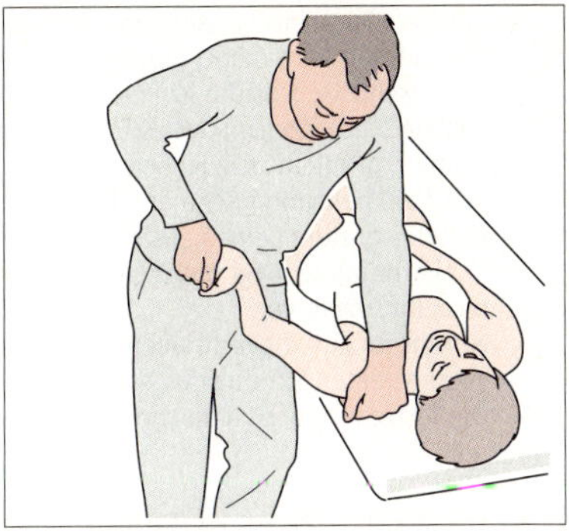

Abb. 3.29 ULTT 3, Ausgangsstellung.

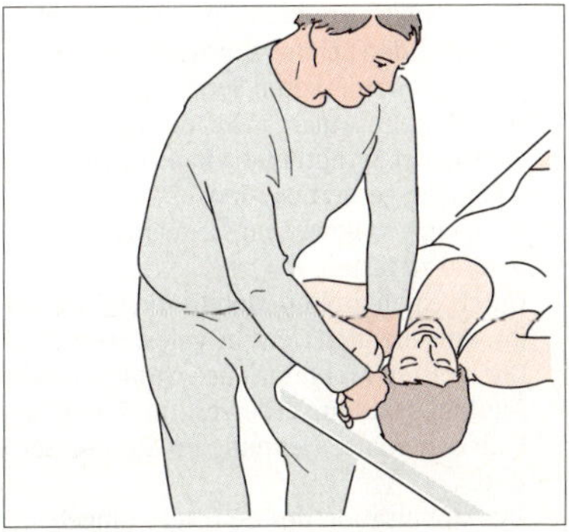

Abb. 3.30 ULTT 3, Endstellung.

➤ **Testauswertung:**
- Die beim Test erzielten Befunde sind zu folgenden Punkten des Ausgangsbefundes und den vom Patienten genannten und gezeigten Symptomen in Relation zu setzen:
  - Widerstand;
  - Schmerzbeginn;
  - Schmerzqualität;
  - Schmerzlokalisation.
- Ein gummiartiges Endgefühl spricht für eine Pathodynamik.
- Um eine muskuläre oder artikuläre Beteiligung auszuschließen, wird u. a. folgendermaßen vorgegangen:
  - Erhöhung der Nervenspannung bis zum Schmerzpunkt;
  - Zusätzliches Bewegen eines distalen Hebels, der nicht mit der Schmerzregion artikulär oder muskulär in Verbindung steht. Wird dadurch die bekannte Symptomatik verändert, spricht dies für eine neurodynamische Störung.

- *Beispiel:* Lumbale Schmerzen werden beim Slump-Test reproduziert. Die Endstellung wird fixiert und der Kopf (obere Halswirbelsäule) oder der Fuß flexorisch/extensorisch isoliert bewegt. Verändern diese distalen Bewegungen die Schmerzen im Gesäß, ist von einer neuromeningealen Beteiligung am Schmerzproblem auszugehen.
- Wird ein bekannter Schmerz durch einen Spannungstest ausgelöst und läßt sich dieser durch einen zusätzlichen Spannungsaufbau vom anderen Hebel her vermindern, liegt meist eine Störung des Gleitmechanismus im „mechanical interface“ vor.
- Nimmt im zuvor beschriebenen Fall der bekannte Schmerz zu, ist eher von einer direkten Störung des Nervs auszugehen.
- Die Testreaktionen können je nach Reihenfolge der Bewegungsabfolge variieren.

Physiotherapeutische Behandlung

- Das Bewegen des Nervs in seiner Umgebung wird meist in den Bewegungsmustern des den Schmerz provozierenden neurodynamischen Tests durchgeführt.
- Bei leicht irritierbaren Symptomen empfiehlt es sich, einen Hebel anzunähern, während der andere in Spannungsposition gebracht wird.
- Bei stabiler Symptomatik kann das Nervengewebe von beiden Hebeln her unter Spannung gesetzt werden.
- Nach einigen Bewegungssequenzen ist die Behandlungswirkung durch Wiederbefund zu testen.
- Durch einen großen Mobilisationsweg des Nervs können Adhäsionen mit dem ihn umgebenden Gewebe gelöst werden.
- Die meisten Mobilisationstechniken eignen sich gut als Heimprogramm.
- Die Mobilisation verbessert die Gleitfähigkeit der Nerven zu ihrer Umgebung. Eine dauerhafte Dehnung im Sinne einer Verlängerung des Nervs findet nicht statt.
- Die Mobilisation des den Nerv umgebenden Gewebes ist auch eine Form der neurodynamischen Mobilisation. Hierzu gehören beispielsweise:
  - Mobilisierende Techniken der Wirbelsäule oder der peripheren Gelenke, z. B. Manuelle Therapie oder entsprechende Techniken der FBL.
  - Detonisierende Maßnahmen bezüglich der Muskeln, die von einem Nerv durchbohrt werden oder an denen ein Nerv vorbeiläuft, wie z. B. M. pronator teres oder M. piriformis. Hierzu zählen Massagen, Therapien nach Brügger oder McKenzie.

Störungen der posturalen Kontrolle und des Gleichgewichts

Allgemeines

➤ **Begriff:** Der Begriff posturale Kontrolle stammt aus dem angloamerikanischen physiotherapeutischen Sprachgebrauch. Als der umfassendere Begriff wird er hier bevorzugt verwendet. Er umfaßt die sensomotorischen Fähigkeiten:
  - Reaktives Halten des Körpers im Gleichgewicht;
  - Reaktive Stabilisierung des Körpers gegen die Schwerkraft;
  - Aktivierung der entsprechenden Muskelgruppen durch vorausschauende/antizipierende Reaktion auf neue Gleichgewichtssituationen.

➤ **Störungen der posturalen Kontrolle sind Funktionsstörungen** (S. 8 f).

➤ **Abgrenzung** zum Schwindel und zur Ataxie: Schwindel (S. 169 ff) und Ataxie (S. 148 ff) sind primäre Impairments, die zu Störungen der posturalen Kontrolle führen.

➤ **Grundsätze:**
  - Sobald der menschliche Körper eine völlig passive, den Körper abstützende Position verläßt, ist er zu Gleichgewichtsreaktionen gegen die Schwerkraft gezwungen. Dies gilt schon für das Abheben einzelner Körperteile im Liegen.
  - Die Einnahme eines passiven, in sich stabilen Gleichgewichtszustands im freien Stand oder Sitz ist nicht möglich. Selbst wenn der Rumpf mit der HWS und dem Kopf im Sitz oder Stand ideal aufgerichtet ist, zeigt er nie ein statisches, in sich ruhendes Gleichgewicht.
  - Um den aufgerichteten Körper im Gleichgewicht zu halten, muß ständig gegen die Schwerkraft oder beschleunigende „innere" Kräfte des eigenen Körpers (z. B. Atembewegungen, kleinste Körperschwankungen oder Armpendel) gearbeitet werden.
  - Die Anforderungen steigen mit:
    - Der Verkleinerung der Basis;
    - Zunehmender Körperaufrichtung; in völliger Aufrichtung muß dauernd in jede Richtung fallverhindernd gearbeitet werden;
    - Der Größe der auf den Körper einwirkenden Kräfte.
  - Die Anforderung an die Muskelkraft steigt, je mehr der Rumpf aus der Lotrechten abweicht. Da in diesen Fällen die Schwerkrafteinwirkungen eindeutiger sind, ist die koordinative Anforderung geringer.
  - Es gibt drei Möglichkeiten, auf Abweichungen aus der Lotrechten zu reagieren (am Beispiel einer Rumpfneigung in den Hüftgelenken im Stand nach ventral; Abb. 3.31):
    1. Aktivierung der dorsalen Muskelkette vom Fuß bis zur HWS;
    2. Verlagerung von Körperteilen als Gegengewichte nach hinten (hier Gesäß und/oder Arme und/oder Kopf).
    3. Bildung einer neuen Basis durch einen Ausfallschritt, Abstützen der Arme oder eine Stütze von außen, wie z. B. eine Hilfsperson oder ein Hilfsmittel.
  - Wird durch willkürliche Aktivitäten eine neue Gleichgewichtssituation geschaffen, reagiert der Körper – quasi vorausschauend – mit angemessenen Muskelaktivitäten auf die sich neu entwickelnde Situation.
  - ***Beachte:*** Diese Reaktionsfähigkeiten und dieses antizipierende Verhalten sind wesentliche Voraussetzungen für jede zielgerichtete Bewegung.
  - Je nach Ausgangsstellung variiert die Muskelrekrutierung:
    - Im Stand sind alle Muskeln von Kopf bis Fuß aktiviert. Die Schulter- und Armmuskeln spielen bei kleineren Schwankungen eine geringe Rolle.
    - Im Sitz ist mit zunehmender Auflagefläche der Oberschenkel überwiegend der Rumpf aktiviert.

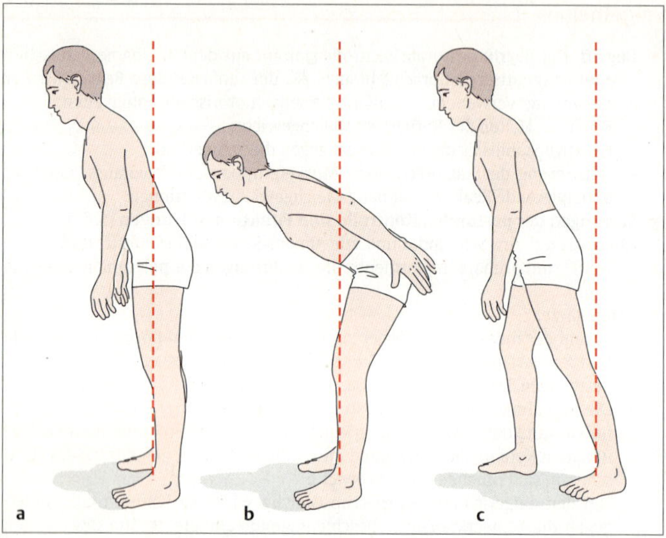

Abb. 3.31 Die drei Möglichkeiten, auf Abweichungen aus der Lotrechten zu reagieren (hier isoliert dargestellt).

- **Voraussetzungen** für eine intakte posturale Kontrolle:
  - *Funktionierende Reizaufnahme* von Auge, Innenohr und sensomotorischen Rezeptoren (Tiefen- und Oberflächensensibilität) und deren Weiterleitung über peripher afferente Nerven und Hinterstränge.
  - *Funktionierende Wahrnehmung* zum Erkennen und Verarbeiten der neuen Körpersituation. Dies geschieht u. a. im Kleinhirn.
  - *Ausreichender Tonus und muskuläre Kraft*, um der Schwerkraft und den beschleunigenden Kräften entgegenwirken zu können. Für den Rumpf sind hierbei die autochthonen Rückenmuskeln und die schrägen und transversen Bauchmuskeln von herausragender Bedeutung.
  - *Ausreichende normotone Reaktionen* bei höheren Anforderungen.
  - *Ausreichend freie Gelenke* zur Herstellung günstiger Hebelverhältnisse. Dies gilt in erheblichem Maß auch für die Wirbelgelenke.

Befundung

- **Ziel der Befundung:** Welche Impairments (S. 6 f), die eine Störung der posturalen Kontrolle bewirken können, sind in welchem Umfang gestört? (s. unter entsprechenden Störungen, die zu Störung der posturalen Kontrolle führen.)
- **Die Befunddurchführung** für die Funktionsstörung „Posturale Kontrolle" erfolgt entsprechend der Ataxiebefundung für den Rumpf bzw. im Stand und Gang (S. 150 f, S. 193 ff).

Physiotherapeutische Behandlung

- **Die Therapie der ursächlichen Faktoren** steht im Vordergrund.
- **Kompensationsübungen** sind zusätzlich bei sehr langsamer oder stagnierender Symptomverbesserung durchzuführen. Folgende Punkte sind zu beachten:
  - Der Patient muß an seinem Leistungslimit üben.
  - Der Patient muß sich bei seinen Übungen sicher fühlen.
  - Als vorbereitende Maßnahmen eignen sich aus den PNF-Techniken die „stabilisierende Umkehr" und die „rhythmische Stabilisation" mit einer überwiegend vertikalen Approximation im Sitz oder Stand.
  - Übungen zur posturalen Kontrolle müssen vom Patienten weitestgehend ohne direkte Unterstützung des Therapeuten oder durch Hilfsmittel durchgeführt werden.
  - Jedes Halten durch den Therapeuten nimmt dem Patienten die Chance, posturale Reaktionen zu aktivieren, da er, schon bevor er reagieren muß, aufgefangen bzw. abgestützt wird.
  - Dies gilt auch für Hilfsmittel wie Stock, Rollator oder Orthesen. Deren Einsatz muß vor allem bei wahrscheinlich passageren Problemen mit der posturalen Kontrolle genauestens überlegt werden.
  - Der schmale Grad zwischen Sturz und Nichtsturz, zwischen maximaler Lernmöglichkeit und notwendiger Sicherheit muß gefunden werden. Gelegentliche Stürze sind akzeptabel, wenn sie hundertprozentig kontrolliert werden können. Zur Grenzfindung muß diese überschritten werden.
  - Einseitiges Abstützen ruft völlig veränderte Aktivitäten hervor. So provoziert beispielsweise ein ventraler Widerstand am Thorax einseitige ventrale Muskelaktivitäten für die Muskelgruppen, die kaudal der Kontaktfläche liegen.
  - Axialer Druck auf den Kopf oder ein kaudaler Zug in Höhe von C7 oder ein leichtes ventrales und dorsales Halten am Thorax sind im Zweifelsfall am günstigsten. Sie dürfen jedoch nicht die Gleichgewichtsreaktion unterbinden.
  - Verliert der Patient das Gleichgewicht, ist er möglichst spät aufzufangen. Nur so erhält er die Möglichkeit zur Wahrnehmung des Ungleichgewichts und zur adäquaten Reaktion.
  - Besonders bei zentralneurologischen Verletzungen muß jede Aktivität in der Ausgangsstellung geübt werden, in der sie benötigt wird. Die muskulären Aktivitäten zur Erhaltung des Gleichgewichts sind z. B.:
    - Im Sitz und in der Rückenlage grundsätzlich unterschiedliche.
    - Im Stand und Sitz für den Rumpf annähernd dieselben, jedoch für Becken und Beinmuskulatur deutlich andere. Außerdem ist der Stand deutlich labiler und fordert wesentlich mehr Feinkoordination im Zusammenspiel der Muskelgruppen.
  - Steigerungsformen beim Üben:
    - Abbau der möglichen Abstützflächen.
    - Verkleinerung der Basis, beispielsweise vom bipedalen zum monopedalen Stand.
    - Steigerung der Instabilität der Unterstützungsfläche, z. B. Schaukelbrett, Wippe, Kissen, Kreisel, Skateboard oder Trampolin.
    - Zusätzliche Bewegungen von Kopf und Armen. Das abrupte Stoppen dieser Bewegungen bedeutet eine weitere Steigerung. Hierzu gehören auch Übungen aus der „Funktionellen Bewegungslehre", wie z. B. „Cowboy", „träumender Verkehrspolizist", „Frosch" im Stand, etc.

- Angepaßte Widerstände an Becken, Schultergürtel, Kopf und/oder Rumpf werden ruckartig weggenommen.
- Ablenkende Manöver, wie Gespräche mit dem Patienten.
- Wurfspiele mit wechselnder Position des Therapeuten, unterschiedlichen Wurfarten oder Gegenständen (Luftballone lassen mehr Zeit zum Reagieren, Kissen oder Reissäcke sind leichter zu fangen).
- Die Kombination der genannten Steigerungsmöglichkeiten.

– Für das Gehen gilt:
  - Schaffung eines sicheren Umfelds, z. B. am Barren oder in einem schmalen Flur;
  - Beginn mit schleifendem Gang, ohne richtigen Einbeinstand;
  - Bei Unsicherheit den Patienten nicht gleich abfangen, da dies das Erlernen der Gleichgewichtsreaktion unterdrückt.

➤ **Therapiemethoden:**
– Das *Bobath-Konzept* in Verbindung mit den oben genannten Grundsätzen eignet sich besonders bei zerebralen Störungsbildern (S. 290 ff).
– Das *PNF-Konzept*, u. a. mit seinen Techniken der „rhythmischen Stabilisation" und der „Combination of Isotonics", eignet sich besonders als vorbereitende tonisierende Übung (S. 310 ff).
– *Vojta-Therapie* (S. 316 ff).
– Im Text skizzierte Übungsformen.

➤ **Beispiele** für eine Steigerungsreihe beim funktionellen Üben im Stehen durch Änderung der Basis: Abbildung 3.32 –Abbildung 3.35.

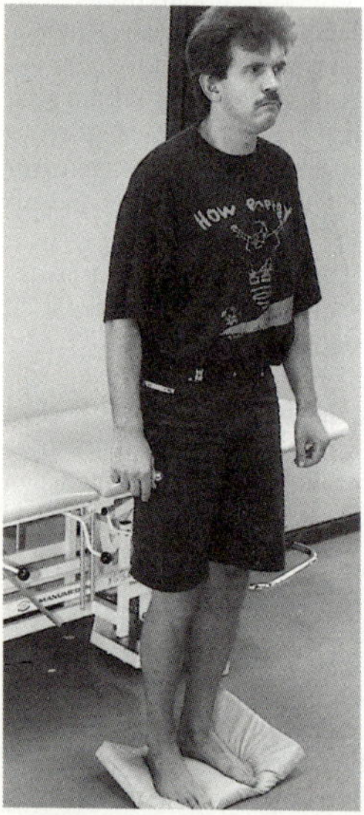

Abb. 3.32 Stehen auf einem dünnen Lagerungskissen.

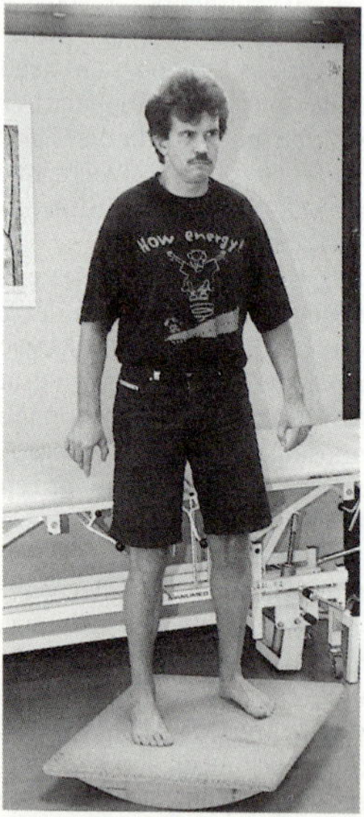

Abb. 3.33 Stehen auf einer Wippe bzw. Balken quer.

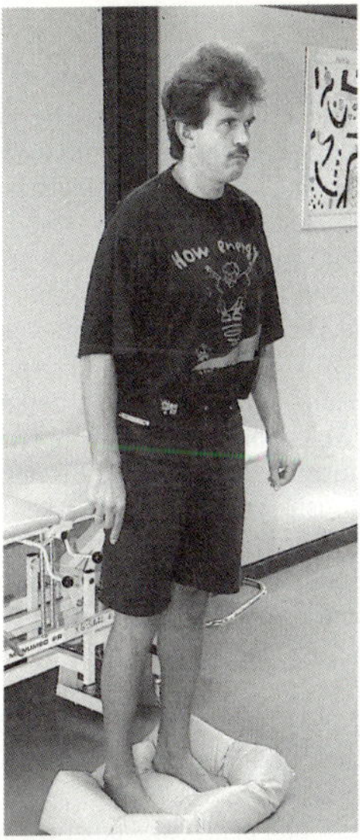

Abb. 3.34 Stehen auf einem dicken Lagerungskissen.

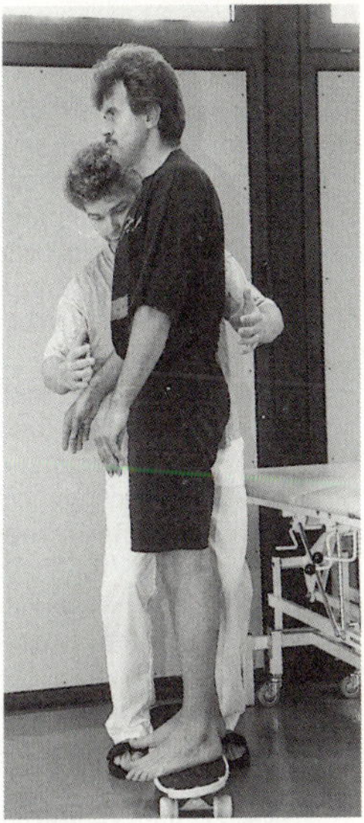

Abb. 3.35 Stehen auf einem fixierten Skateboard.

Neurogene Gangstörungen

Allgemeines

- **Begriffe:**
  - *Neurogene Gangstörungen* sind durch neurologische Erkrankungen verursachte Veränderungen oder Einschränkungen beim Gehen. Eine genaue Unterscheidung zwischen orthopädisch und neurologisch verursachten Gangstörungen ist nicht immer möglich.
  - Von *ökonomischem Gehen* wird gesprochen, wenn die größtmögliche Strecke mit minimalstem Kraftaufwand und geringstmöglicher Belastung der passiven Strukturen erreicht wird. Dies ist bei einer Frequenz von ca. 120 Schritten pro Minute möglich.
  - *Hinkmechanismen* werden alle Gangphänomene genannt, die von einem ökonomischen Gangbild abweichen. Sie zählen zu den Bewegungsanomalien (S. 7 f), die in den drei Ausformungen atypische Bewegung, eingeschränkte Bewegung und Kompensationsbewegung auftreten können.
- **Ursachen für Gehstörungen auf der Impairmentebene** (S. 6 f):
  - *Hypertonus* (S. 106 ff): Die Besonderheit des Hypertonus ist, daß er in Form einer Spastik für den Patienten sogar hilfreich sein kann. Dies gilt meist für schwer gelähmte Patienten, die ihre Streckspastik vereinzelt zum Stehen und Gehen benutzen.
  - *Hypotone Paresen* (S. 127 ff) und Kraft- und Ausdauermängel. Für das flüssige Gehen kurzer Strecken reichen Kraftwerte um 3 – 4.
  - *Ataxien* und Dystonie (S. 148 ff).
  - *Sensibilitäts-, Wahrnehmungs- und neuropsychologische Störungen* (S. 137 ff).
  - *Schwindel* (S. 169 ff).
  - *Störungen der posturalen Kontrolle* (S. 187 ff).
  - *Störungen der Gelenkbeweglichkeit* (S. 173 ff).
  - *Neurodynamische Störungen* (S. 178 ff).
  - *Schmerzzustände* (S. 154 ff).
  - *Sehstörungen.*
  - *Kreislauf- und Blutzuckerschwankungen.*
- **Folgen von neurologischen Gehstörungen:**
  - Enorme Fehlbelastungen der Gelenke der Wirbelsäule und der unteren Extremität. Mögliche Folgeschäden dieser Fehlbelastung und der angestrebte Mobilitätsgewinn sind gegeneinander abzuwägen. Folgendes ist zu beachten:
    - Nicht jede Fehlbelastung führt zu schmerzhaften Arthrosen.
    - Radiologische Verlaufskontrollen sind nur beschränkt aussagefähig.
    - Der Patient ist in die Entscheidung einzubinden und auf mögliche Folgen hinzuweisen.
- **Weitere Folgen** einer Gehstörung können sein:
  - Verstärkung bestehender Impairments, z. B. Spastik, Ataxie und Gelenkstörungen;
  - Verlust an Mobilität und Selbständigkeit;
  - Abhängigkeit von Hilfsmitteln.

- **Voraussetzungen für das Gehen** mit oder ohne Hilfsmittel sind folgende Fähigkeiten:
  - Eine stehende Körperhaltung einzunehmen;
  - Gleichgewichtsveränderungen zu bemerken und darauf entsprechend zu reagieren;
  - Schrittbewegungen auszuführen, ohne die Balance zu verlieren.
- **Phasen einer Schrittfolge und die wesentlichen Becken- und Beinmuskelaktivitäten:**
  - *Die Standbeinphase (STB)*:
    - Sie beginnt mit dem Fersenkontakt. Nach der vollständigen Gewichtsübernahme auf das gestreckte Bein wird der Fuß über die Zehengrundgelenke abgerollt. Die Zehenablösung beendet die Standbeinphase.
    - Die Standbeinphase umfaßt zeitlich 60% einer Schrittfolge.
    - Als *Muskelaktivitäten* sind im ersten Teil überwiegend die Dorsalextensoren des Sprunggelenks und die fallverhindernde Arbeit des M. quadriceps zu nennen. Im zweiten Teil der STB sind überwiegend die dorsalen Muskelketten des Beines aktiviert. Bei der Zehenabrollung sind die Sprung- und Kniegelenkmuskeln nicht aktiv. Während der ganzen STB sind die Hüftgelenksabduktoren aktiviert. Dies wechselt während der STB vom ventolateralen über den lateralen zum dorsolateralen Anteil am Ende der STB.
  - *Spielbeinphase (SPB)*:
    - Sie beginnt mit der Zehenablösung vom Boden. Anschließend wird das Bein durch eine Hüftbeugung und Kniestreckung so weit vorgebracht, bis die Ferse wieder aufsetzt.
    - Die Spielbeinphase umfaßt zeitlich 40% einer Schrittfolge.
    - Als *Muskelaktivität* sind neben der konzentrischen Hüftbeuger-, Kniestrecker- und Dorsalextensorenaktivität die anfängliche Kniebeugeraktivität zur Abhebung des Fußes und die exzentrische Hüftstrecker- und Kniebeugeraktivität am Ende der SPB bemerkenswert. Letztere bremsen den Vorwärtsschwung des Beines ab.
  - Als *Doppelkontaktphase* kann der Zeitraum beschrieben werden, in dem beim Gehen beide Füße Bodenkontakt haben. Sie umfaßt zeitlich 20% einer Schrittfolge.

Beobachtungskriterien des Ganges

- **Grundsätze:**
  - Die folgenden Kriterien gelten bezüglich des normalen Gangs in der Ebene beim ökonomischen Schrittempo von 120 Schritten pro Minute.
    - Sie beziehen sich auf mit bloßem Auge beobachtbare Merkmale.
    - Sie sollen den Therapeuten befähigen, Abweichungen von der „Norm" zu erkennen und zu analysieren.
  - Die Wahl einer günstigen Beobachtungsposition ist wichtig. So sind beispielsweise laterale Abweichungen in der Frontalebene aus der Seitsicht nur schwer zu erkennen.
  - Ökonomisches Gehen ist keine normkonstante Verhaltensweise, da jeder Mensch einen individuellen Gang besitzt, der geprägt ist durch:
    - Soziokulturelle Entwicklung und Gewohnheiten;
    - Konstitution, wie z.B. Körperlänge und -breite oder Gewichtsverteilung am Körper.

- Trotz aller individuellen Unterschiede gibt es eine gewisse Bandbreite des normalen Gehens.
- Für ein flüssiges ökonomisches Gehen ist eine deutlich höhere passive Beweglichkeit notwendig als sie beim Gehen tatsächlich genutzt wird.
- Das Vorliegen eines Hinkmechanismus ist meist offensichtlich, selbst bei diskreten Abweichungen. Um jedoch die zugrundeliegende funktionelle Störung und einen entsprechenden Behandlungsansatz zu finden, sind die nachfolgenden Beobachtungskriterien hilfreich.

➤ **Gangtempo:**
- Beim mühelosen, ökonomischen Gehen wird eine Schrittfrequenz von *110–120 Schritte* pro Minute erreicht.
- Ein *langsameres Tempo* erfordert höhere Gleichgewichtsaktivitäten in der Standbeinphase, die Schritte verkleinern sich und die Rotationsbewegungen des Beckens und der Lendenwirbelsäule nehmen ab. Ab 70 Schritten pro Minute ist keine Rotation mehr sichtbar.
- Bei *höherem Tempo* werden die Schritte kleiner und die Arme aktiver. Die Anforderung an die dynamische Rumpfstabilisation steigt.
  - Letzteres gilt auch für das Laufen. Diskrete Spastiken werden oft erst hier bedeutsam, weil sie funktionell relevant werden und teilweise das Laufen gänzlich verhindern.

➤ **Der Gangrhythmus** ist am Fersenaufsatz zu hören. Er ist regelmäßig und weich. Ataktiker haben beispielsweise immer einen arrhythmischen und harten Fersenaufsatz.

➤ **Spurbreite:** Die Spurbreite beim ökonomischen Gehen entspricht einer Geraden, die von der medialen Ferse tangiert wird. Die Fersen berühren sich beim Überholen gerade nicht.

➤ **Die Schrittlänge** umfaßt den Abstand der beiden Fersen in der Doppelkontaktphase. Die Länge des „Loches" zwischen den Füßen plus einer Fußlänge ergeben eine Schrittlänge. Normalerweise beträgt sie ca. 2,5 Fußlängen.

➤ **Aufgerichteter Rumpf:**
- *Beachte:* Die Beobachtungslinie liegt zwischen den beiden Achseln, nicht zwischen den Scapulae!
- Der Brustkorb wird beim Gehen aufgerichtet, d.h. vertikal im Raum nach vorne bewegt.
- Der Thorax zeigt beim Gehen keine Bewegungsausschläge. Er ist dynamisch stabilisiert. Als ruhender Pol ist der Thorax zur Führung des Patienten beim Gehen besonders gut geeignet.

➤ **Beckenbewegungen:**
- Das Becken ist mit dem Thorax über die Lendenwirbelsäule verbunden, die die rotatorischen Bewegungen des Beckens aufnimmt.
- Die minimale *Auf- und Abwärtsbewegung* des Beckens während des Gehens sind mit bloßem Auge nicht zu sehen. Ist sie sichtbar, liegt ein Hinkmechanismus vor.
- *Innen- bzw. außenrotatorische Bewegungen* des Beckens auf den Hüftköpfen während der Standbein- bzw. Spielbeinphase dienen der Vergrößerung der Schrittlänge, die je nach Gangtempo variiert. Rotationseinschränkungen in den Hüftgelenken bedingen eine Schrittverkürzung und meist eine Erhöhung der Schrittfrequenz.

- **Beobachtung der Becken- und Beinbewegungen von der Seite:**
  - Beobachtungspunkte sind die Fersen, Knie, Trochanter und Spina iliaca anterior superior.
  - Rückläufige Bewegungen sind Hinkmechanismen. Die Beobachtungspunkte bewegen sich beim ökonomischen Gehen immer vorwärts.
  - Die Hüftbewegung umfaßt in der Spielbeinphase eine Flexion von 30° und endet in der Standbeinphase in Extensionsstellung von 0°– 10°. Bei einer Ventralkippung des Beckens, einer häufigen Abweichung, verschiebt sich das Bewegungsausmaß in die Flexion.
  - Die Kniebewegung beginnt in der Spielbeinphase aus einer Flexionsstellung von ca. 60° und endet in völliger Streckstellung. In der Standbeinphase wird der Körper bei minimal flektiertem und muskulär stabilisiertem Knie nach vorne transportiert. Ein hyperextendiertes Knie, ein häufiger Hinkmechanismus, kann vielfältige Ursachen haben (s. u.).
  - Das Sprunggelenk bleibt fast während der ganzen Schrittfolge in einer stabilisierten Nullstellung. Erst am Ende der Standbeinphase gelangt es in die Plantarflexion, deren Ausmaß sich mit Zunahme der Schrittlänge vergrößert.
- **Beobachtung der Becken- und Beinbewegungen von hinten:**
  - *Beobachtungslinien* sind die Verbindungslinien der Spinae und der Trochanter.
  - Der *Fuß* setzt in der Standbeinphase mit der lateralen Ferse auf. Beim Abrollen befindet sich der maximale Abdruck unter dem Großzehenballen.
  - Das *Knie* zeigt keine seitlichen Achsenabweichungen. Minimale Rotationen des Kniegelenks, z. B. die Außenrotation am Ende der Extension, sind nicht zu erkennen.
  - Das *Becken*, dessen Beobachtungslinie die Verbindungslinie der Spina iliaca posterior superior ist, zeigt bei ökonomischem Gangtempo eine kleine seitliche Bewegung. Diese erleichtert die Spielbeinablösung und entlastet die Abduktoren in der Standbeinphase. Bei einer Temporeduzierung vergrößert sich die seitliche Bewegung des Beckens.
    Adduktorische und abduktorische Bewegungen in den Hüftgelenken sind minimal. Bei der Zehenablösung bewegt sich das Becken im STB-Hüftgelenk etwas abduktorisch und im SPB-Hüftgelenk ein wenig adduktorisch.
- **Der Armpendel** ist eine reaktive Gegenbewegung, die reziprok zum Schwung des Beckens und des Beines der Spielbeinseite abläuft. Bei Gehtempi mit mehr als 120 Schritten/Minute ist er stets vorhanden, bei weniger als 60 Schritten/Minute erlischt er völlig.
  - Beachtenswert ist, daß der Arm nach dem Vorwärtspendel keine Rückwärtsbewegung macht, sondern die Hand als distales Ende des Armes ihre Position im Raum hält und vom Rumpf „überholt“ wird.
  - Es ist darauf zu achten, daß der Patient während der Beobachtung nichts in der Hand hält, da dies den Armpendel verändern kann.

Häufige Hinkmechanismen und ihre möglichen Ursachen

➤ **Beachte:** Die nachfolgend aufgeführten Hinkmechanismen sind entsprechend der Reihenfolge der oben genannten Beobachtungskriterien beschrieben. Dabei besteht kein Anspruch auf Vollständigkeit.

➤ **Grundsätze:**
- Die Hinkmechanismen sind hinsichtlich möglicherweise zugrundeliegender primärer und sekundärer Impairments (S. 6 f) zu beobachten und in Relation zum erhobenen Befund zu setzen. Hinweise auf Spastik/Hypertonus, hypotone Paresen, Ataxien, Störungen der posturalen Kontrolle, Bewegungseinschränkungen und/oder andere Syndrome werden nur allgemein gegeben, Details werden in den entsprechenden Kapiteln behandelt.
- Es ist zu überlegen, welche der beobachteten Abweichungen relevant bzw. irrelevant für das angestrebte therapeutische Ziel sein könnten und welche beeinflußbar sind oder nicht.
- Beobachtete Bewegungseinschränkungen sind auf ihre möglichen Ursachen, einschließlich Schmerzzuständen, hin zu überprüfen.
- Auch konstitutionelle, habituelle und orthopädische Aspekte sind neben den hier genannten Möglichkeiten einer neurogen bedingten Ursache zu berücksichtigen.
- Treten mehrere Symptome gleichzeitig auf, gilt es zu überlegen, wie sie möglicherweise zeitgleich zu behandeln sind bzw. welche Symptomatik therapeutisch Vorrang hat.
- Wurde der auslösende Faktor für eine Gangstörung gefunden, ist zu überlegen, welche beeinflußbaren Ursachen dafür verantwortlich sind.

➤ **Verändertes Gangtempo:**
- Ein *verringertes Tempo* kann folgende Ursachen haben:
  - Antriebs- und/oder Wahrnehmungsstörung;
  - Hypertonusbedingte Unfähigkeit zu schnelleren Bewegungen;
  - Hypotonusbedingte Unfähigkeit zu schnelleren Bewegungen;
  - Gleichgewichtsstörung;
  - Artikuläre Einschränkung.
- Ein *erhöhtes Tempo* kann folgende Ursachen haben:
  - Gleichgewichts- oder Koordinationsstörung, da bei erhöhtem Tempo grundsätzlich geringere Fähigkeiten an das Gleichgewicht gestellt werden. Dieses Phänomen findet sich häufiger bei Ataktikern.
  - Propulsionstendenz.
  - Motorische Unruhe.

➤ **Veränderter Gangrhythmus:**
- Ein *arrhythmischer* Gang kann Zeichen einer Ataxie sein. Beim Barfußgehen ist er auch bei diskreten Ataxien sicher zu hören. Im Zweifelsfall sollte der Patient ein paar Schritte laufen oder rennen.
- Ein *gleichmäßiger* Rhythmus mit unterschiedlicher Länge der Schrittfolgen rechts und links (typisches Hinken) kann alle möglichen Ursachen haben und somit lediglich der unbestimmte, aber sichere Hinweis darauf sein, daß etwas nicht in Ordnung ist.

➤ **Veränderte Spurbreite:**
- Eine *schmalere Spur* ist meist Ausdruck von:
  - Adduktorenspastik;
  - Deutliche Gangunsicherheit mit Kreuzschritten.

- Eine *breitere Spur* vergrößert die Unterstützungsfläche in der Doppelkontaktphase und gibt mehr Sicherheit. Sie kann Hinweis für folgende Impairments sein:
  - Ataxie;
  - Gleichgewichtsstörung;
  - Schwindel;
  - Schwäche der Abduktoren;
  - Wahrnehmungs- und/oder Sensibilitätsstörung.
- Eine *breitere Spur* kann folgende Ursachen haben:
  - Verringertes Gangtempo;
  - Verminderte Gleichgewichtsreaktion, gleich welcher Ursache.

➤ **Abweichungen von der aufrechten Rumpfhaltung:**

- *Abweichung nach ventral* und mögliche Ursachen:
  - Hypotone/insuffiziente Bauchmuskeln führen zu einer überwiegenden Gewichtsübernahme durch die Rumpf- und Beckenextensoren. Häufig imponiert eine deutliche Hyperlordose der Lendenwirbelsäule.
  - Hypotone/insuffiziente BWS-, LWS- und/oder Beckenextensoren führen eher zu einer gleichmäßigen kyphotischen Krümmung der Becken- und Lendenwirbelsäule.
  - Flexionsstellungen der Hüftgelenke aufgrund von Gelenkeinschränkungen.
  - Tempoerhöhungen über 120 Schritte/Minute führen zu einer Ventralneigung des Rumpfes.
  - Reaktion auf eine Abweichung des Beckens nach dorsal (s. u.).
  - Angebahntes Verhalten, wenn beim Benutzen eines Rollators oder Gehstocks der Rumpf zu weit ventral geneigt wird. In diesem Fall sollte eine entsprechende Nutzung trainiert werden. Bei der Verordnung eines solchen Hilfsmittels ist zu überlegen, ob es sinnvoll ist, eventuell auf dieses Hilfsmittel zu verzichten, um möglicherweise später mit aufrechter Haltung und ohne Hilfsmittel den freien Gang zu erlernen. Dies gilt vor allem für Patienten mit prognostisch günstigem Krankheitsverlauf.
- *Abweichungen nach dorsal* sind selten. Ursachen können sein:
  - Eine insuffiziente Gluteal- und Rumpfextensorenmuskulatur zwingt die Patienten, sich in ihre ventralen passiven Strukturen zu hängen.
  - Eine Extensionsspastik der Rumpf- und Glutealmuskulatur. Kann diese nicht durch die Vorneigung des Rumpfes kompensiert werden, führt sie meist zur Gehunfähigkeit.
- *Abweichungen nach lateral* und ihre möglichen Ursachen:
  - Ein spastischer Hypertonus zieht den Rumpf zur Seite. In diesem Fall ist genau zu beobachten, ob dies in einer bestimmten Gangphase auftritt und welches die auslösenden Faktoren sein könnten (S. 107 f).
  - Ein Hypotonus oder eine Insuffizienz der lateralen Rumpfmuskulatur lassen den Oberkörper zur Seite kippen.
  - Gleichgewichtsreaktionen bei Ataxien, Schwindel, Sensibilitätsstörungen und/oder Instabilitäten kaudaler/distaler Gelenke.
  - Teil eines Schmerzhinkens, das das Gewicht vom Standbein nimmt.
  - Alle orthopädisch bedingten Insuffizienzen, die ein Duchenne-Zeichen verursachen, wie z. B. die Entlastung von Muskeln und Gelenken.

- *Rotatorische Abweichungen* sind ein häufiges Phänomen bei Hemiplegiepatienten und meist Folge eines muskulären Defizits der Hüftrotatoren bei der Innenrotation während der Standbeinphase oder bei der Außenrotation des Spielbeines. Sie können auch Ausdruck eines Neglects sein.

➤ **Abweichungen der Becken- und Beinbewegungen in der Sagittalebene (aus der Seitsicht):**

- *Ein unzureichendes Überholen des Standbeines durch das Spielbein* kann folgende Gründe haben:
  - Verkürzte Standbeinphase des anderen Beines, z.B. bei Ataxien oder einem Schmerzhinken;
  - Flexionsdefizite des Spielbeines aktiver oder passiver Art;
  - Extensionsdefizite des Standbeines aktiver oder passiver Art;
  - Außenrotationsdefizite des Standbeines und/oder Innenrotationsdefizite des Spielbeines im Hüftgelenk aktiver oder passiver Art;
  - Verminderte Knieextension aktiver oder passiver Art;
  - Fußheberdefizite aktiver oder passiver Art;
  - Antriebsstörungen;
  - Parkinson-Syndrom mit Kleinschrittigkeit.
- *Abweichungen des Beckens nach dorsal* sind häufig mit einer Flexionsstellung der Hüftgelenke und/oder einer Vorneigung des Rumpfes verbunden und können folgende Ursachen haben:
  - Gleichgewichtsreaktion auf eine Ventralneigung des Rumpfes;
  - Insuffiziente Glutealmuskulatur in der Standbeinphase;
  - Rückläufige Bewegungen in Knie- und Sprunggelenk in der ersten Hälfte der Standbeinphase;
  - Innenrotationsdefizite des Standbeinhüftgelenks gleich welcher Ursache;
  - Insuffiziente muskuläre Verankerung des Beckens mit dem Brustkorb, die bereits konstitutionell vorgegeben sein kann. In extremen Fällen wird das Becken ausschließlich über die Rückenextensoren bewegt.
- Eine *deutliche Flexion im Hüftgelenk* in der Spielbeinphase kann als Ursache haben:
  - Beugespastik in der Spielbeinphase;
  - Reaktion auf eine Fußheberschwäche, die zu einer Anhebung des Knies zwingt.
- *Rückläufige Bewegungen des Knies* in der Standbeinphase können Zeichen folgender Erscheinungen sein:
  - Streckspastik der Knieextensoren in der Standbeinphase;
  - Insuffizienz des M. quadriceps in der Endstellung, die zu einer passiven Arretierung des Kniegelenks führt.
  - Insuffizienz der Kniebeuger als Antagonisten des M. quadriceps.
  - Ataxie.
  - Sensibilitätsstörungen vor allem der Propriorezeptoren.
  - Reaktion auf eine Verlagerung des Körperschwerpunktes (Becken) nach dorsal.
  - Teil einer prämorbiden Ganggewohnheit.
- *Rückläufige Bewegungen der Ferse* sind meist mit einem harten Fersenaufsatz verbunden und deutlich hörbar. Sie sind fast immer Zeichen einer Ataxie oder einer Insuffizienz des M. quadriceps.

- *Einschränkungen der Dorsalextension* des Fußes können als Ursache haben:
  - Streckspastik der Fußmuskulatur;
  - Fußheberschwäche;
  - Wahrnehmungsstörung, bei der mit der Fußspitze der Fußboden erspürt wird;
  - Artikuläre Störungen.
- Ein *verlängerter Fersenkontakt* kann die Folge einer Schwäche der Plantarflexoren sein.

➤ **Abweichungen der Becken- und Beinbewegungen in der Frontalebene:**
- *Adduktorische Bewegungen* in der Standbeinphase (Trendelenburg-Zeichen) können als Ursache haben:
  - Insuffizienz der stabilisierenden Abduktoren in der Standbeinphase;
  - Entlastungsstellung für potentiell jedes Gelenk des Standbeines.
- *Lateralflexorisches Anheben des Beckens* aus dem Rumpf heraus während der Spielbeinphase kann folgende Gründe haben:
  - Spastik der lateralen Rumpfmuskulatur;
  - Kompensationsmechanismus auf die Unfähigkeit, das Bein, den Unterschenkel oder den Fuß gegen die Schwerkraft ausreichend anzuheben.
- *Seitliche Abweichungen des Kniegelenks* sind meist die Folge einer muskulären oder ligamentären Instabilität, deren Ursache auch in den benachbarten Gelenken liegen kann.
- *Supinatorische Abweichungen der Sprunggelenke* sind Anzeichen einer Spastik.
- *Pronatorische Abweichungen in der Standbeinphase* sind Zeichen einer insuffizienten Fußwölbung oder der sie hervorrufenden Muskulatur.
- Pronatorische/inversorische Abweichungen in der Spielbeinphase sind Anzeichen einer Spastik.

➤ **Änderungen beim Armpendel:**
- Ein *eingeschränkter Armpendel* kann folgende Ursachen haben:
  - Armlähmung, die deutlich hypoton ist.
  - Rumpfinstabilität, die der Patient über eine massive Skapulafixation am Rumpf oder einen generellen Tonusaufbau im Arm zu kompensieren versucht.
  - Jeder Hypertonus der Arme, der ein ökonomisches Bewegen verhindert.
  - Alle artikulären oder muskulären Insuffizienzen und Störungen, die die Beweglichkeit der humeroglenoidalen und/oder der klavikulären Gelenke und/oder das thorakal-skapuläre Gleiten einschränken.

Physiotherapeutische Behandlung

➤ **Grundsätze:**
- Die *Grundlagen der physiotherapeutischen Behandlung* (S. 1 ff) sind zu beachten.
- Behandlungsgrundsätze der jeweiligen verursachenden neurologischen Syndrome.
- Ein Kurzcheck im Sitzen läßt meist Rückschlüsse auf den Grad der Gehfähigkeit zu.
  - Kann der Patient frei sitzen, ist die Rumpfstabilität meist ausreichend.
  - Die Fähigkeit zu isolierten Rumpf- und Beckenbewegungen zeigt sich beim Schinkengang.

- Sind isolierte Beinaktivitäten (Hüftbeuger, Kniestrecker und Fußfunktionen) möglich?
- Kurze Tests der Sensorik liefern entsprechende Hinweise.
- Die vorangegangene Beobachtung des Patientenverhaltens läßt bei groben Auffälligkeiten entsprechende Rückschlüsse auf die Wahrnehmung oder neuropsychologische Leistungen zu.

– Als *Therapieeinstieg* ist es sinnvoll, den Patienten – eventuell mit ein oder zwei Hilfspersonen – einige Schritte gehen zu lassen. Dabei wird meist deutlich, wo das Hauptproblem liegt:
  - Liegt eine Spastik des Rumpfes oder der Beine/Füße vor?
  - Fehlt es an Tonus und/oder Kraft in Rumpf oder Beinen? Kraftwerte um den Wert 3 reichen zur Gehfähigkeit auf kurzen Strecken aus, wenn keine weitere Störung vorliegt.
  - Sind Sensibilitäts- oder Wahrnehmungsstörungen der entscheidende Störfaktor?
  - Beeinträchtigen ataktische Momente das Gehen?
  - Wird die Gangstörung durch Gelenkeinschränkungen beeinflußt?

– Bei zentralneurologischen Störungen beeinträchtigen meist Mischbilder der neurologischen Syndrome das Gehen. Ein scheinbar dominierender Syndromenkomplex darf hierbei nicht den Blick für andere Syndrome verstellen, die ihm möglicherweise zugrunde liegen.
  - *Beispiele:*
    a) Eine scheinbar dominierende, sehr auffällige Spastik kann die Folge der Kompensation eines Hypotonus bzw. einer Wahrnehmungsstörung sein.
    b) Eine scheinbare hypotone Bewegungsunfähigkeit kann als Ursache das hypertone Nichtloslassen der Antagonisten haben.

– *Die exakte Gewichtsverlagerung über das Standbein* in der Standbeinphase ist sehr wichtig. Dies gilt sowohl für das freie als auch für das geführte Gehen. Eine unkorrekte Gewichtsverlagerung kann zu falschem sensorischen Input, Angst, Unsicherheit, unnötigen Gleichgewichtsreaktionen und/oder Tonusanstieg führen. Wird dies bei Gehübungen nicht konsequent beachtet, handelt es sich um ein „Gehverhinderungstraining".

– Alle therapeutischen Eingriffe während des Gehens (z.B. Approximation, Stabilisation, Führen etc.) sollten den Gehfluß nicht stören. Gelingt dies nicht, ist nach einem anderen Ansatz zu suchen.

– Beim Gehtraining muß sich der Patient sicher fühlen.

– Es muß klar geregelt sein, welche Strecken der Patient alleine und welche er nur mit Hilfe von Begleitpersonen bewältigen kann/darf.

– Das Benennen eines Zieles, wohin der Patient gehen soll, fördert die Motivation und die innere Bereitschaft zum Gehen.

– Spezifische gangtypische Übungen: s.u.

➤ **Das Therapieziel** wird häufig sehr ungenau mit „gehen" angegeben, ganz gleich ob das Erreichen, die Verbesserung oder der Erhalt der Gehfähigkeit angestrebt wird. Im Einzelfall kann das Ziel „gehen" sehr unterschiedliche Bedeutungen haben.

– *Beispiele:*
  - *Drei bis vier Schritte* bewältigen, um den Weg in eine enge Toilette zu schaffen.
  - *Sich in der eigenen Wohnung zu Fuß* mit oder ohne Hilfsmittel frei bewegen.

- *Ohne Hilfsmittel gehen*, um die Hände frei zu haben und sperrige Hilfsmittel aus der Wohnung zu verbannen.
- *Die Gangsicherheit erhöhen* bzw. stabilisieren, um die Sturzgefahr zu minimieren.
- *Möglichst ökonomisch und kräftesparend*, bei optimaler Belastung des passiven Bewegungsapparates gehen.
- Keine oder weniger spastische bzw. assoziierte Reaktionen beim Gehen auslösen.
- *Die Gehstrecke verlängern* und den Aktionsradius des Patienten vergrößern.
- *Möglichst frei von Hinkmechanismen gehen*, d. h. das Gangbild verbessern, um das Gehen zu ökonomisieren und orthopädische Folgeschäden zu minimieren.
- *Das Laufen/Rennen wiedererlernen.*

➤ **Welches Ziel** angestrebt wird, hängt von folgenden Faktoren ab:
- Erhobener Befund und dem daraus ermittelten Potential des Patienten.
- Örtliche und soziale Gegebenheiten. Die Aufrechterhaltung oder das Erreichen der Unabhängigkeit von der Hilfe Dritter kann bedeuten, daß es manchmal gleichgültig ist, wie und mit welchen Kompensationen eine gewisse Strecke bewältigt wird. Die Hauptsache ist, daß der Patient die Strecke bewältigt.

➤ **Behandlungsansätze bei Dominanz einer spastischen Parese:**
- Die Behandlungsgrundsätze der spastischen Paresen sind zu beachten (S. 119 ff).
- Ist die spastische Parese Ausdruck eines Kompensationsmechanismus für ein anderes Defizit, muß dieses Defizit zuerst behandelt werden.
- Bevor ein Patient mit spastischem Hypertonus geht, ist zuvor sein Tonus weitestgehend zu normalisieren.
  - Die Tonusreduzierung sollte am besten stehend erreicht werden (S. 125 f).
  - Wird der Tonus in niedrigeren Ausgangsstellungen reduziert, sind die Transfers in den Stand unter sorgfältiger Beachtung der Spastikhemmung durchzuführen.
  - Selbständigen Formen der Tonusregulierung ist der Vorzug zu geben.
- *Üben spastikverstärkende Faktoren* (S. 107 f) einen wesentlichen Einfluß auf die Spastik aus, sind sie sowohl in der Vorbereitung als auch beim Gehen zu beeinflussen.
- *Zur Anbahnung des Gehens* möglichst frei von Spastik und/oder assoziierten Reaktionen sind je nach Lokalisation der Spastik die nachfolgenden Übungen möglich:
  - Bei einer einseitigen Rumpfspastik oder bei einer kompensatorischen Hyperaktivität kann der Arm der entsprechenden Seite zur Decke hochgestreckt oder mit dem Unterarm auf dem Kopf abgelegt werden. Dies wirkt spastikhemmend auf den Schultergürtel und die gedehnte spastische Seite. Als Hilfsmittel eignet sich hier manchmal ein Hirtenstab (Abb. 3.36).
  - Eine Spastik der Arme läßt sich während des Gehens durch das Auflegen des spastischen Armes oder auch beider Arme auf die Schulter des Therapeuten lösen, der vis-à-vis des Patienten rückwärts geht.
  - Bei einer Extensionsspastik der Rumpfmuskulatur reicht manchmal eine Flexion der oberen Halswirbelsäule aus, um den Tonus entscheidend zu beeinflussen. Dies kann durch einen „längenden“ Griff am Okziput unterstützt werden, der auch eine axial stabilisierende Wirkung hat (Abb. 3.37).

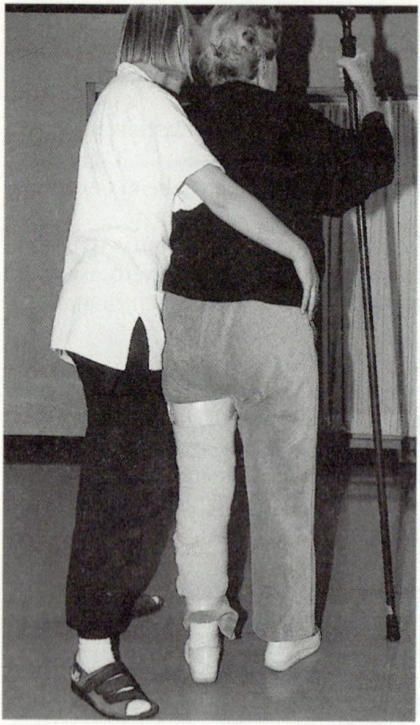

Abb. 3.36 Gehen mit einem Hirtenstab.

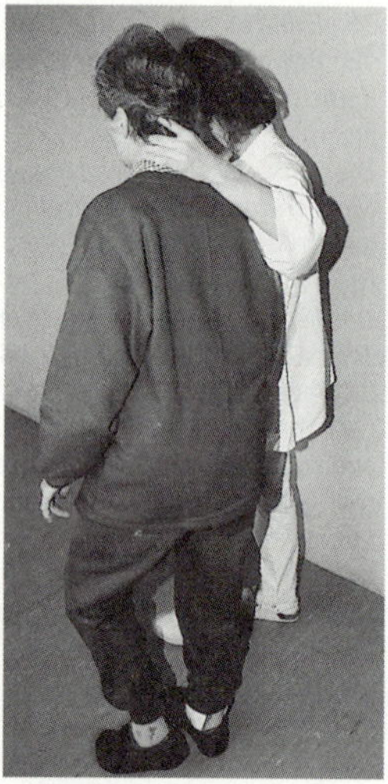

Abb. 3.37 Longitudinaler Zug nach kranial an der Halswirbelsäule.

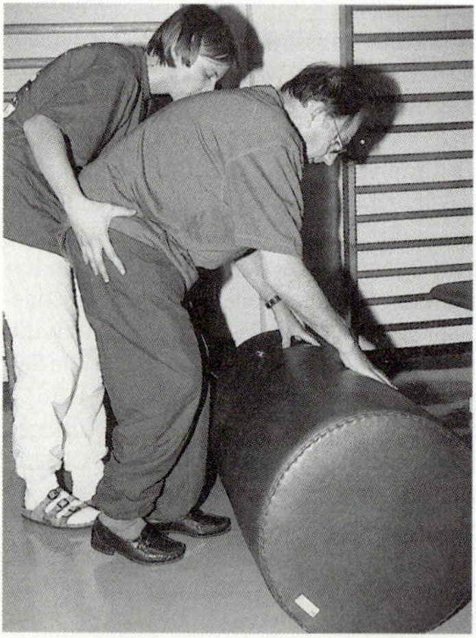

Abb. 3.38 Gebeugte Ganghaltung zur Hemmung massiver Extensorenaktivitäten.

- Bei einer stark dominierenden Extensorenaktivität von Rumpf oder Extremitäten kann in einer deutlich flektierten Haltung gegangen werden. Hilfsweise kann der Patient in der Anfangsphase eine große Rolle vor sich herrollen (Abb. 3.38).
- Bei einer Streckspastik der Knieextensoren in der Standbeinphase kann es hilfreich sein, mit deutlich gebeugten Knien zu gehen. Dies läßt sich durch eine Approximation auf der ipsilateralen Hüfte oder Schulter unterstützen. Eine Fersenerhöhung ist auszuprobieren (s. u.).
- Bei der für hemiparetische Patienten typischen Lateralflexion des Rumpfes auf der spastischen Seite in der Spielbeinphase (Zirkumduktion) können abhängig von der Ursache folgende Vorgehensweisen versucht werden:
  a) Durch einen „längenden" Griff nach kaudal auf dem Beckenkamm die Verkürzung inhibieren.
  b) Mit Hilfe eines leichten Schubs des Oberschenkels von dorsal nach ventral die Hüftbeugung fazilitieren (Abb. 3.40).
  c) Die oft fehlende Fußheberfunktion des plegischen Fußes durch manuelles Hinsetzen oder entsprechende Hilfsmittel (s. u.) ersetzen/fazilitieren.
- Reagiert der Patient in der Spielbeinphase mit einer Spastik des Spielbeines, kann ähnliches versucht werden.
- Wird die Standbeinphase mit einem Vorfußkontakt eingeleitet, darf auf keinen Fall ein Klonus und/oder eine Streckspastik ausgelöst werden, da in diesem Fall beides trainiert würde. Statt dessen soll der Patient lernen, die Ferse exzentrisch so herabzulassen, daß der Fersenkontakt ohne Klonusauslösung erreicht wird (S. 125). Der Bewegungsablauf kann bei Bedarf durch den Therapeuten fazilitiert werden. Ansonsten ist eine Fußheberschiene oder -bandage (S. 339 ff) zu testen. Die Ferse soll nicht unkontrolliert durch das Körpergewicht heruntergedrückt werden, da dies meist eine Hyperextension des Knies zur Folge hat, weil das Sprunggelenk in einer Dorsalextensionsstellung bleibt.
- Zur vorbereitenden Senkung einer Streckspastik des Fußes kniet der Therapeut rechtwinklig vor dem Patienten, dessen Fuß flächig auf dem Oberschenkel ruht und auch dort gehalten wird. Durch seitliche Gewichtsverlagerung wird das Sprunggelenk langsam flexorisch/extensorisch bewegt. Zeitgleich wird durch vom Knie ausgeführte adduktorische und abduktorische Bewegungen das untere Sprunggelenk pronatorisch und supinatorisch bewegt (siehe Abb. 3.6).

– *Ein Anstieg der Spastik* während des Gehens ist tolerabel, wenn der Therapieschwerpunkt auf der bipedalen Fortbewegung und nicht auf dem physiologischen Gehen liegt. Dafür ist Voraussetzung, daß sich der Tonusanstieg nach dem Gehen wieder auf das vorherige Maß reduziert und langfristig kein Verlust der Gehfähigkeit zu befürchten ist.
– *Hilfsmittel* bei einer durch Spastik dominierten Gangstörung:
  - Gehstöcke, Hirtenstab, Rollatoren (S. 330 ff), etc. sind hinsichtlich ihrer Auswirkungen genau zu überprüfen. Bei längeren Strecken kann ein Handstock eine vorzeitige Ermüdung und damit einen Tonusanstieg vermindern. (Zur besonderen Problematik bei Hemiplegiepatienten: S. 209.)
  - Eine Fersenerhöhung kann eine Streckspastik im Sprunggelenk mindern und eine Rekurvatur des Kniegelenks und die Auslösung eines Klonus oder eines Extensorstoßes verhindern.

- Bei einer Spastik des Fußes kann dieser mit einem Peronäuswickel (Bobath-Bandage) in die Dorsalextension hochgebunden werden. Dies hilft bei zeitlich passageren Funktionsdefiziten, deren Ende in einigen Wochen abzusehen ist oder wenn die Wirkung einer Peronäusschiene abgeschätzt werden soll. Zusätzlich kann die Bandage ein abgesunkenes Fußlängsgewölbe etwas aufrichten und stabilisieren (siehe Abb. 4.1 und 4.2).
- Bei diskreten Fußspastiken reicht unter Umständen eine Sprunggelenksorthese (siehe Abb. 4.37).
- Eine laterale Schuhranderhöhung kann denselben Effekt haben.
- Bei manifesten Fußspastiken empfiehlt sich eine Peronäusschiene, wenn es möglich ist, die Spastik zu überwinden (z. B. Heidelberger Winkel oder Sprunggelenksorthese mit Gelenk und Feder; siehe Abb. 4.38 – Abb. 4.40).
- *Beachte:* Alle Innenschuhlösungen können die Spastik zusätzlich provozieren.
- Schuhversorgung: S. 352 f.
- Zur Beeinflussung einer Flexionsspastik der Zehen können dünne zusammengerollte Mullkompressen unter den Zehen helfen. Eine weitere Alternative besteht in Zehenspreizern.

➤ **Behandlungsansätze bei Dominanz einer hypotonen Parese:**
- Die Grundsätze der Behandlung eines Hypotonus sind zu beachten (S. 135 ff).
- Der Tonisierung des Rumpfes kommt eine zentraler Rolle zu. Ist der Rumpf derart hypoton, daß er im Stand bzw. während des Gehens nicht aufrechterhalten werden kann, nutzen auch die besten Beinfunktionen nichts. Während im umgekehrten Fall – bei hypotonem Beintonus und stabilem Rumpf – zumindest ein wenn auch schlechtes Gehen möglich ist.
- *Die Rumpfaufrichtung* und seine Fazilitation während des Gehens wird mit folgenden Übungen gefördert:
  - Der Thorax wird zwischen Sternum und Brustwirbelsäule mit den Händen leicht fixiert und angehoben. Der Therapeut unterstützt die Thoraxaufrichtung und seinen Vorwärtstransport während des Gehens. (Abb. 3.39)
  - Der Therapeut übt einen axialen Druck auf Kopf oder Schultern aus. Er kann auch seine Hand auf den zervikothorakalen Übergang legen und mit ihr leicht nach kaudal ziehen. Während des Gehens kann die Approximation in der Standbeinphase zu diesem hin betont werden.
  - Bei einer massiven Aufrichtungsinsuffizienz können große Therapeuten hinter dem Patienten stehen, eine Hand über die Schulter greifend auf das Sternum legen und so den Thorax nach kranial-dorsal in die Aufrichtung stimulieren. Auf diese Weise soll auch das Gehen versucht werden (siehe Abb. 3.44).
  - Mit derselben Zielsetzung kann der Therapeut vis-à-vis des Patienten rückwärts gehen und dessen Arme auf seinen Schultern oder bei fehlender Beweglichkeit im Schultergelenk auf der Taille ablegen.
  - Bei diskreteren Aufrichtungsinsuffizienzen kann eine Hand auf den zervikothorakalen Übergang gelegt werden und während des Gehens einen leichten Zug nach hinten-unten ausüben.
  - Leichte Klopfungen mit den Fingerspitzen auf das Sternum stimulieren zur Aufrichtung, die sich nicht auf eine LWS-Extension reduzieren darf.
  - Siehe auch Ausführungen zur posturalen Kontrolle: S. 187 ff.

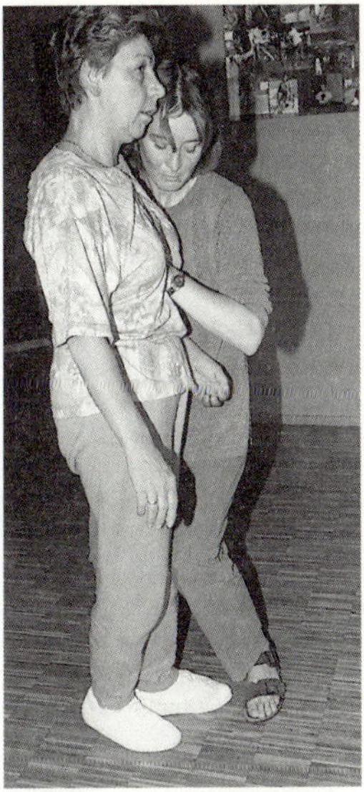

Abb. 3.39 Leichte Fixierung und Anhebung des Thorax mit den Händen zwischen Sternum und Brustwirbelsäule.

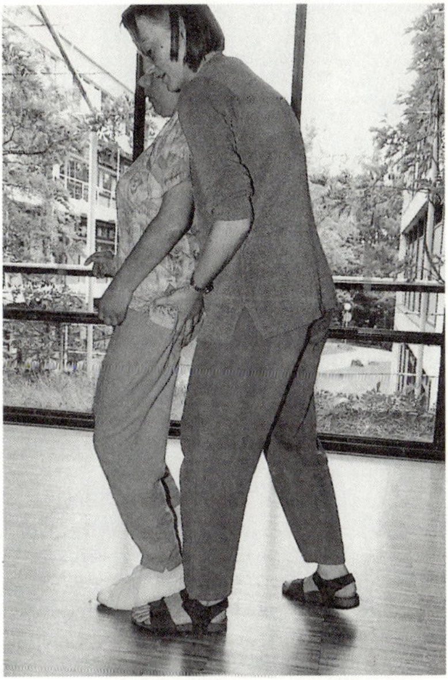

Abb. 3.40 Fazilitation der Beckenbewegung über das Standbein von dorsal.

- *Bei einer Betonung der Standbeinaktivitäten* liegen die Hände des Therapeuten auf den Beckenkämmen und approximieren in der Standbeinphase in Richtung Fersen. Der Druck setzt mit leichtem Impuls zu Beginn der Standbeinphase ein (PNF-Technik). Wegen der sich ändernden Stellung des Beckens zum Standfuß ist auf eine angepaßte Approximation zu achten (analog Abb. 3.43).
- Kommt das Becken in der Standbeinphase nicht über den Fuß, kann es durch Druck am Becken nach vorne geschoben werden (Abb. 3.40).
- *Bei einer Insuffizienz des M. quadriceps* hat der Therapeut folgende Möglichkeiten:
  - Er kann in der ersten Hälfte der Standbeinphase einen durchaus kräftigen Schlag auf den ventralen Oberschenkel geben. Dies kann auch eine deutliche Wahrnehmungshilfe sein (Abb. 3.41).
  - Das Knie kann mit einem Gabelgriff von ventral stabilisiert werden (analog Abb. 3.98).
  - Ist der Therapeut alleine oder liegt noch eine deutliche Rumpfinstabilität vor, ist eine dorsale Schiene hilfreich (S. 202). Alternativ hilft auch eine dicke zusammengelegte Zeitschrift, die in der Kniekehle angelegt und dort mit einer Binde festgebunden wird.

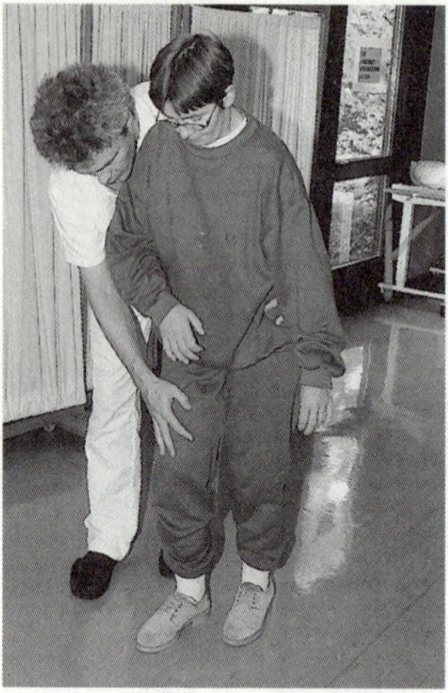

Abb. 3.41 Fazilitation der Aktivität des M. quadriceps in der Standbeinphase.

- In der Schwungbeinphase bieten sich dem Therapeuten folgende Möglichkeiten:
  - Kurz vor Beginn der Schwungbeinphase zur Stimulierung der Hüftflexion wird ein nach kaudal gleitender Schlag auf den dorsalen Oberschenkel gegeben (Abb. 3.42).
  - Zur Fazilitation, vor allem zur Anbahnung der Innenrotation des Beckens auf dem Standbeinhüftkopf, wird ein diskreter Stretch auf den Beckenkamm nach dorsal-kaudal gegeben (PNF-Technik; Abb. 3.43).
- *Hilfsmittel* zur Kompensation einer durch hypotone Paresen bedingten Gangschwäche sind bei langfristigem Gebrauch kritisch zu überprüfen:
  - Es besteht die Gefahr einer Überstrapazierung der passiven Gelenkstrukturen. Dies gilt für die peripheren Gelenke und die Wirbelsäule.
  - Der Wirbelsäule drohen, wenn sie ausschließlich über die passiven Strukturen und außerdem nichtaxial belastet wird, massive Skoliosen mit schmerzhaften Arthrosen und zusätzliche Läsionen an Nervenwurzeln und Rückenmark. Diese Gefahr und der möglicherweise nur kurzfristige Gewinn der meist noch stark eingeschränkten Gehfähigkeit sind sehr genau gegeneinander abzuwägen.
  - Durch Hilfsmittel (Gehhilfen) wird dem Körper die Notwendigkeit zur umfassenden posturalen Kontrolle genommen (S. 87 ff). Dies kann einen bereits erreichten Trainingsstand reduzieren bzw. noch mögliche Fortschritte einschränken.
- Folgende Hilfsmittel eignen sich zur Kompensation hypotoner Paresen:
  - Gehstöcke und Rollatoren jeglicher Art sind hinsichtlich ihrer unterstützenden Funktion zu prüfen (S. 330 ff).
  - Für den Rumpf können Korsetts sinnvoll sein.
  - Bei Knieinstabilitäten ist eventuell eine Knieorthese (S. 338 f) hilfreich. Sie kann ein passives Durchschlagen in die Extension verhindern. Sind Banda-

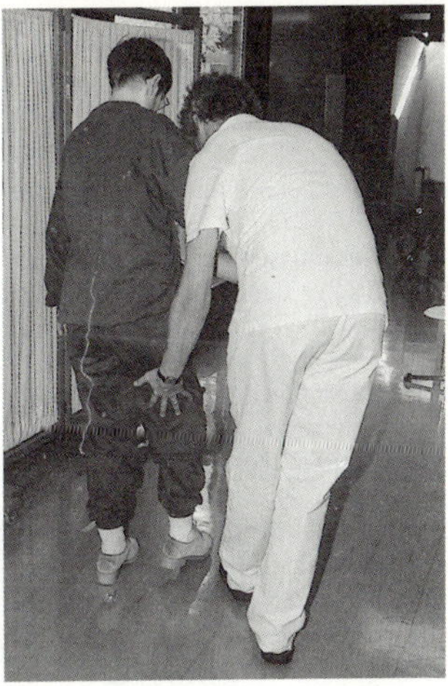

Abb. 3.42 Fazilitation der Hüftflexion in der Schwungbeinphase.

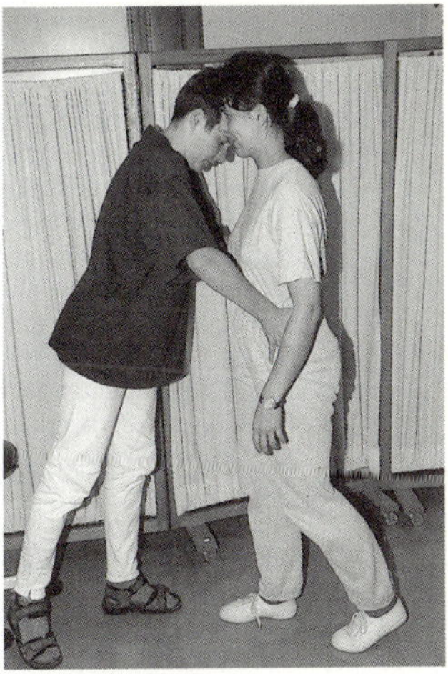

Abb. 3.43 Fazilitation der Ventralbewegung des Beckens von ventral.

gen ausreichend, liegen eher Sensibilitäts- oder Wahrnehmungsstörungen vor.

- Komplexe Beinschienen bzw. Gehapparate sind sehr genau hinsichtlich ihrer Auswirkung auf die Wirbelsäule zu überprüfen. Dies gilt vor allem, wenn der Rumpf muskulär nicht ausreichend stabilisiert werden kann.
- Bei einer Fußheberschwäche stehen verschiedene Hilfen zur Auswahl (S. 339 ff):
  a) Hierzu gehören Sprunggelenksbandagen und -orthesen, Peronäusschiene mit Innenschuh oder Glenzakgelenk und Heidelberger Winkel.
  b) Bei diskreten Schwächen hilft oft eine Vorfußlederbesohlung. Sie verhindert, daß der Vorfuß am Boden „kleben" bleibt. Als Provisorium eignet sich ein Unterkleben des vorderen Drittels der Schuhsohle mit Klebepflaster.
  c) Gummisohlen (Sportschuhe) sind ungeeignet, da sie den Fuß in der Schwungbeinphase stoppen, was zu Stolpern oder vermehrten Kompensationsbewegungen führen kann.
- Bei einer Abdruckschwäche der Mm. triceps surae kann eine Fersenerhöhung helfen. Als Provisorium eignen sich zugeschnittene Korkplatten, die mit festem Klebeband befestigt werden.
- Fußgewölbeinsuffizienzen lassen sich durch entsprechende Einlagen stabilisieren. Als Provisorium kann eine Einlage aus Mullkompressen gebastelt werden, die mit Klebeband im Schuh befestigt wird.
- Bei massiven Instabilitäten ist an die Versorgung mit orthopädischem Schuhwerk zu denken, dessen Gewicht jedoch kein Hindernis werden darf.

➤ **Behandlungsansätze bei Dominanz einer Wahrnehmungsstörung:**
- Die Grundsätze der Behandlung von Wahrnehmungsstörungen sind zu beachten (S. 137 ff).
- Bei massiven Wahrnehmungsstörungen, die zur absoluten Gehunfähigkeit führen können sind folgende Maßnahmen erforderlich:
  • Der Patient muß entsprechend vorbehandelt und es muß ein entsprechendes Umfeld geschaffen werden.
  • Der Patient ist frühzeitig hinzustellen und es müssen Gehübungen durchgeführt werden, damit er Informationen über das Gehen erhält. Dabei können dorsale Schienen und/oder das Hinstellen vor einen Rolltisch, der vorwärtsgeschoben wird, hilfreich sein.
- Wird viel mit dem Patienten gegangen, erleichtert ihm dies, die Gesamthandlung des Gehens wiederzuerkennen und zu erlernen.
- Viel flächiger Körperkontakt fördert die Wahrnehmungssituation.
  • *Beispiele:*
    a) Der Therapeut geht schräg rechts hinter dem Patienten, wobei seine linke Bein- und Rumpfseite während des Gehens flächig dessen rechte dorsale Körperhälfte berührt. Mit dem linken Arm umgreift er den Rumpf des Patienten, um die Hand möglichst ventral auf den Thorax zu legen. Große Therapeuten können über den linken Schultergürtel auf das Sternum greifen (Abb. 3.44).
    • Zwei Therapeuten gehen seitlich eng an den Patienten gelehnt und „führen" ihn. Dem Patienten hilft es möglicherweise, einen großen Ball leicht an sich gedrückt vor sich herzutragen.
  - Rhythmische Vorgaben können den Gangrhythmus finden helfen.

➤ **Behandlungsansätze bei Dominanz einer Ataxie:** S. 150 ff.

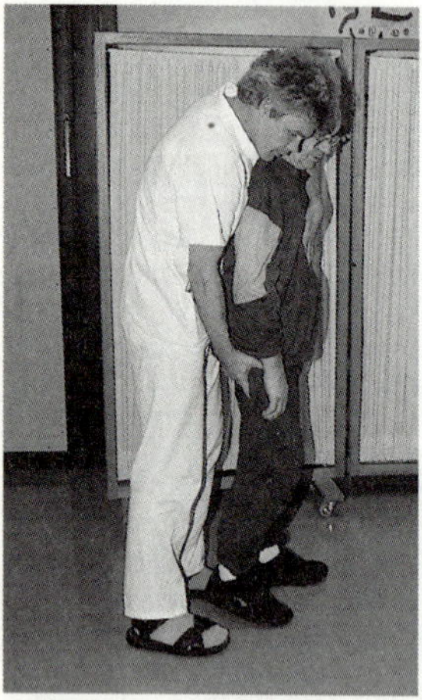

Abb. 3.44 Fazilitation des Gehens mit viel flächigem Kontakt zur Stimulierung der Wahrnehmung.

- **Besonderheiten bei einer Halbseitenlähmung:**
  - Patienten mit einer Hemiparese verlagern ihr Gewicht beim Stehen und Gehen meist auf das nichthemiplegische Bein. Wird nicht therapeutisch eingegriffen, kann dies dazu führen, daß der Patient langfristig sein plegisches Bein gar nicht mehr belastet, mit der großen Gefahr einer folgenden völligen Gehunfähigkeit.
  - Bei diesem nicht korrigierten Gangbild ist die plegische Beckenseite stark retrahiert. Teilweise gehen die Patienten fast seitlich durch den Raum.
  - Die Probleme können sich massiv verstärken, wenn der Patient mit einem Handstock das Gehen erlernt. Hier wird der schnelle Therapieerfolg häufig mit der späteren Gehunfähigkeit bezahlt. Außerdem ist dem Hemiplegiker die einzig freie Hand genommen.
  - Geht der Patient sicher und frei, ist auszuprobieren, ob auf längeren Gehstrecken ein Handstock möglicherweise eine frühzeitige Ermüdung verhindern kann. Diese zieht meist eine Gangverschlechterung nach sich, die normalerweise mit einem deutlichen Anstieg der Spastik korreliert. Die Auswirkungen der Stockbenutzung sind genau zu kontrollieren.
- **Besonderheiten bei Patienten mit Pusher-Syndrom:** S. 42 ff.
- **Besonderheit bei noch gehunfähigen Patienten/der erste Gehversuch:**
  - Bei Patienten, die wegen eines traumatischen Ereignisses (z. B. Schädelhirntrauma oder Hirninfarkt) ihre Gehfähigkeit verloren haben, ist es wichtig, sie möglichst frühzeitig wieder auf die Füße zu stellen und Gehbewegungen mit ihnen zu üben.
  - Zumindest die spinal geregelten Gehreflexe (Laufbandtraining: s. u.) werden nur durch Gehen und nicht durch Stehen aktiviert.
  - Voraussetzung sind unter anderem ein relativ stabiler Kreislauf und die Belastbarkeit des passiven Stützapparates, d. h. es dürfen keine instabilen Frakturen der unteren Extremität und der Wirbelsäule vorliegen.
  - Wegen der Gefahr eines Kreislaufkollapses beim ersten Gehversuch sollten immer zwei Personen anwesend und eine Sitzgelegenheit in greifbarer Nähe sein, die von der zweiten Person schnell erreicht werden kann.
  - Zusätzlich können dem Patienten dorsale Schienen angewickelt werden, die zwar physiologische Beinbewegungen verhindern, dafür aber ein gewisses Maß an Sicherheit bieten und dem Patienten ermöglichen, sich auf seinen Rumpf zu konzentrieren (Abb. 3.45).
- **Behandlungsansätze bei fehlendem Armpendel:**
  - Der Armpendel ist ein reaktives Geschehen auf den Schwung des Spielbeins, das ab 60 Schritten/Minute einsetzt. Ab ca. 90 Schritten/Minute ist er reziprok, davor in der Regel symmetrisch.
  - Mögliche Ursachen für einen fehlenden Armpendel:
    - Zu niedriges Tempo;
    - Hypertonus des Rumpfes und/oder der Arme;
    - Hypotone Armparesen mit Kraftwerten unter 3;
    - Schonhaltungen des Armes aufgrund von Schmerzen;
    - Gelenkeinschränkungen im Schultergürtelbereich.
  - Schwungübungen im Stand oder während des Gehens sind nicht sinnvoll, unabhängig davon, ob sie manuell oder mit dem Stab ausgeführt werden, da sie zu keinem reaktiven Verhalten des Schultergürtels bzw. des Armes führen.

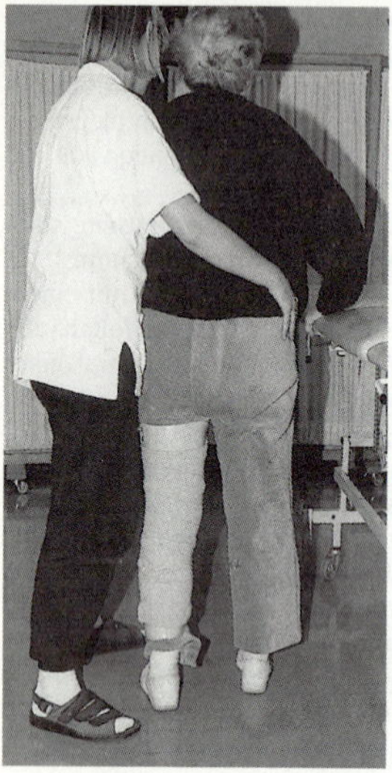

Abb. 3.45 Gehen mit dorsaler Schiene (hier entlang einer Bank).

- Ist der Armpendel in Ansätzen vorhanden, kann versucht werden, ihn über den Schultergürtel oder durch ein Mitschwingen der gehaltenen Hand zu fazilitieren. Dabei spürbare Widerstände dürfen nicht mit Kraft überwunden werden.

Laufbandtraining

➤ **Grundsätze:**
- Das Gehen wird nicht ausschließlich kortikal gesteuert. Ein rudimentäres Schreitmuster wird über die spinale Ebene abgerufen. Dies bedeutet beispielsweise, daß Patienten mit einer inkompletten Querschnittsymptomatik, die mit den ihnen zur Verfügung stehenden Restfunktionen nicht gehen können, über die Aktivierung dieses Schreitmusters in die Lage versetzt werden, Schritte auszuführen.
- Dies auf dem Laufband erlernte Gehen ist ein spinaler Schreitautomatismus. Da das beim Gesunden vorhandene kortikale sensorische Rückkopplungssystem eingeschränkt ist oder ganz fehlt, ist ein Reagieren auf abweichende Modalitäten, wie z.B. das Stolpern, nicht möglich.
- Der Vorteil dieser Lernmethode ist, daß sich das einmal erlernte Gehen selbständig mit jedem weiteren Gehen trainiert und stabilisiert.
- Durch die hohe Wiederholungszahl der Schritte zeigt sich auch ein günstiger Effekt bei peripheren Paresen, obwohl die Rückkopplung zum Rückenmark eingeschränkt ist.

- **Voraussetzungen** für das Laufbandtraining:
  - Eine Restaktivität der Beinmuskulatur muß vorhanden sein, d. h. es darf keine komplette Plegie der Beine vorliegen.
  - Die sensorische Innervation erleichtert das Erlernen des Gehens.
- **Geräte** (Abb. 3.46):
  - Laufband mit einem Rahmengerüst und einer Rampe zum Hinauf- und Herunterfahren.
  - Aufhängevorrichtung mit Flaschenzug, in die der Patient mit Hilfe eines modifizierten Fallschirmgurtes eingehängt wird. Dieser dient anfänglich der meist notwendigen Gewichtsentlastung und der Sicherheit des Patienten. Ein Nebeneffekt der Aufhängung ist eine erhöhte Rumpfstabilisation und über den flächigen Kontakt ein erhöhter sensorischer Input.
- **Vorgehensweise:**
  - Zu Beginn werden dem Patienten mit Hilfe des Gurtes meist 40% des Körpergewichts abgenommen. Bei Bedarf erfolgt eine zusätzliche Rumpfstabilisierung durch ein quer um das Becken gespanntes Gummiband, das an der Rahmenvorrichtung befestigt ist.
  - Die Füße werden – wenn nötig – von einem oder zwei Therapeuten nach vorne gesetzt. Wichtig ist die Streckung des Knie- und Hüftgelenks in der Standbeinphase.
  - Gehtempo, -zeit und -strecke werden kontinuierlich gesteigert.
  - Die Gewichtsabnahme durch den Gurt wird schrittweise verringert.
  - Es werden regelmäßig zusätzliche Gehversuche außerhalb des Laufbandes, auch im Freien und auf der Treppe durchgeführt, bei Bedarf mit Unterstützung durch Therapeuten und/oder dem Einsatz von Hilfsmitteln, meist Unterarmgehstöcken oder Rollatoren.

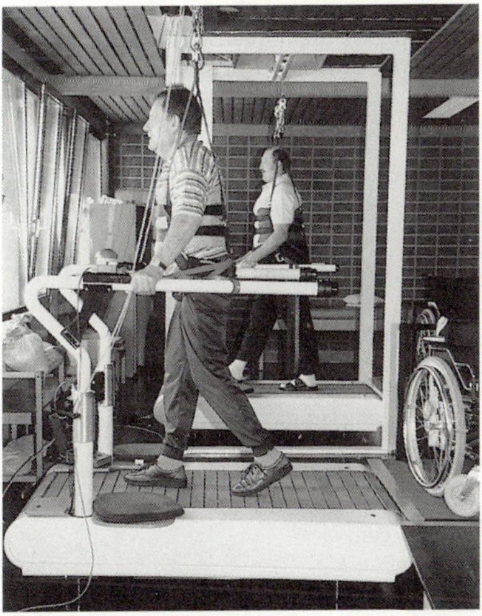

Abb. 3.46 Gehen im Laufband mit Gewichtsabnahme durch ein Gurtsystem.

Neurogen bedingte Arm- und Handfunktionsstörungen

Allgemeines

- **Begriff:** Unter Armfunktion werden alle Aktivitäten des Schultergürtels, des Armes und der Hand zusammengefaßt. Armfunktionsstörungen sind meist Folgen einer Bewegungseinschränkung des Armes und können ihrerseits weitere artikuläre Störungen nach sich ziehen, die wiederum die bestehenden Funktionsstörungen verstärken.
- **Ursachen:**
  - Alle primären Impairments (S. 6 f) können eine Störung der Armfunktion bewirken. Besonders eindrückliche Auswirkungen haben:
    - Hypertonus, sowohl als Spastik als auch als Rigor;
    - Paresen und Plegien;
    - Koordinationsstörungen;
    - Frakturbedingte Fehlstellungen.
  - Sekundäre Impairments als Störungsursache können sein:
    - Kontrakturen, Einschränkungen der Gelenkbeweglichkeit, neurodynamische Störungen und Ödeme.
  - Weitere Ursachen sind Schmerzen aufgrund unsachgemäßer Lagerung und falschen Handlings des Patienten bei zentralen Paresen, schmerzbedingte Schonhaltungen, sonstige Verletzungen, insuffiziente Eigenübungen und mangelhafte Therapie.
- **Mögliche Folgen:**
  - Weitergehende Einschränkungen der Gelenkbeweglichkeit infolge des Nichtgebrauchs des betroffenen Armes;
  - Schmerzsyndrome durch unphysiologische Gelenkbelastung;
  - Zunahme des Funktionsverlusts;
  - Entstehung oder Zunahme einer Behinderung.
- **Prognose:**
  - *Der Krankheitsverlauf ist abhängig* von Art und Ausmaß der Pathologie, der therapeutischen Beeinflußbarkeit der Pathologie und/oder der Impairments und den prämorbiden Vorschädigungen.
  - *Prognostisch günstig* sind:
    - Schnelle Reinnervation;
    - Positive Compliance des Patienten;
    - Frühzeitige Wiederkehr isolierter Arm- und Handfunktionen;
    - Gute Sensibilität und Wahrnehmungssituation (S. 137 ff);
    - Bei zentralneurologischen Störungen eine gering ausgeprägte, spät einsetzende und willkürlich kontrollierbare Spastik;
    - Geringer Einfluß der spastiksteigernden Faktoren (S. 107 f);
    - Gute Rumpfstabilität, sowohl aktiv als auch passiv, z. B. durch eine angepaßte Rückenlehne.
  - *Prognostisch ungünstig* sind:
    - Schmerzen;
    - Lange Immobilität, da schon kurzfristige Ruhigstellungen des Schultergelenks zu dauerhaften und sehr schwer zu therapierenden Einschränkungen der Gelenkbeweglichkeit führen können;
    - Hoher Destruktionsgrad des Nervengewebes bei peripheren Verletzungen;

    - Spastik, die bei zentralneurologischen Störungen früh nach der Läsion einsetzt, eine hohe Intensität hat und vom Patienten selbst kaum beeinflußbar ist.
    - Schlechte Sensibilität und erhebliche Wahrnehmungsstörungen.
  - Bei gleichzeitiger Störung der Stand- und Gangfähigkeiten steht deren Behebung für die meisten Patienten im Vordergrund; vor allem, wenn ein Arm noch funktionsfähig ist.

➤ **Voraussetzungen** für eine ökonomische Armfunktion sind:
  - Innervation mit normalen Tonusverhältnissen;
  - Aktivität der Muskeln und ihre ausreichende Dehnfähigkeit;
  - Sensibilität und Wahrnehmung (S. 137 ff);
  - Koordination des *skapulohumeralen Rhythmus:*
    - Zusammenspiel der Bewegungen in den Gelenken des Schultergürtels (s. u.);
    - Dynamische Stabilisation der muskulär geführten Gelenke.
  - Posturale Kontrolle (S. 187 ff): Jede Armaktivität gegen die Schwerkraft oder einen Widerstand bedeutet eine veränderte Gleichgewichtssituation für den Körper, auf die er reagieren muß;
  - Rumpfstabilität;
  - Beweglichkeit aller Gelenke des Schultergürtels und der Arme sowie die extensorische Mobilität der Beckenwirbelsäule;
  - Mobilität des Nervensystems (S. 178 ff).

➤ **Funktionseinheit Schultergürtel:**
  - Der Schultergürtel als funktionelle Einheit ist die gelenkige Verbindung zwischen Arm und Rumpf.
  - Er spielt bei fast allen Armfunktionen eine wesentliche Rolle.
  - Er besteht aus folgenden sieben Gelenken (Abb. 3.47):
    - Glenohumeralgelenk;
    - Skapulothorakalgelenk;
    - Akromiohumeralgelenk;
    - Akromioklavikulargelenk;
    - Kostosternalgelenk;
    - Klavikosternalgelenken;
    - Kostovertebralgelenken.
  - Die Funktionsstörung eines dieser Gelenke kann zu erheblichen Einschränkungen der Funktionseinheit Schultergürtel–Armfunktion führen.
  - Glenohumeral- und Skapulothorakalgelenk sind überwiegend bis ausschließlich muskulär geführt und somit besonders anfällig für Muskeltonusstörungen.
  - Bei einer Flexion bzw. Abduktion des Armes aus der Nullstellung bewegt sich die Skapula zum Arm im Verhältnis 1 : 2, wodurch die funktionelle Bedeutung eines frei beweglichen Schultergürtels klar wird.

➤ **Grundformen der Arm- und Handfunktion:**
  - Die *Transportfunktion* ermöglicht, den Arm im Raum zu bewegen.
  - Die *Stützfunktion* erlaubt dem Patienten, sich in verschiedenen Ausgangsstellungen mit dem Arm abzustützen. Dies reicht vom Ellenbogenstütz bis zur Abstützfunktion nach einem Sturz aus dem Stand.
  - Zur *Greiffunktion* gehört das Erkennen der Struktur des zu greifenden Gegenstandes, die Formung der Hand in einen griffbereiten Zustand und das Zugreifen auf den jeweiligen Gegenstand.

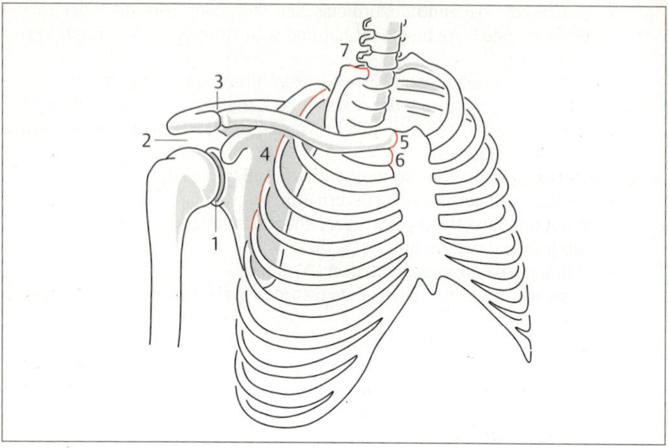

Abb. 3.47 Funktionseinheit Schultergürtel.

- Wichtige funktionelle Voraussetzungen für das Greifen sind isolierte Funktionen von:
  - Handgelenksextension;
  - Daumenopposition und -abduktion;
  - Fingerflexion.
- *Untergruppen der Greiffunktion*:
  - Beim *statischen Greifen* wird ein Gegenstand gehalten, wodurch eine Bewegung der Hand-, Ellenbogen- und Schultergelenke jedoch nicht ausgeschlossen wird, z. B. das Halten des Glases beim Trinken.
  - Beim *dynamischen Greifen*, das wesentlich schwieriger ist, wird etwas gehalten und gleichzeitig von den Fingern bewegt, z. B. das Halten der Schnürsenkel beim Schuhebinden.
- Mischformen aller Grundfunktionen sind die Regel, wie z. B. beim Bügeln oder Fensterputzen.
- Zur Aufrechterhaltung des Gleichgewichts spielen die Armfunktionen eine untergeordnete Rolle.

Befundung

➤ **Die Grundsätze der Befundung** sind zu beachten (S. 13 ff).
➤ **Funktionelle Befundung:**
- Grundsätze: S. 28.
- Die wichtigsten Arm- und Greiffunktionen (s. o.) werden vorgeführt und auf mögliche verursachende Impairments/strukturelle Störungen hin analysiert.
- Befundung der zugrundeliegenden Impairments.
- Die Funktionseinheit Schultergürtel wird gesondert inspiziert.
- Bei Bedarf ist die Rumpfstabilisation zu beurteilen.

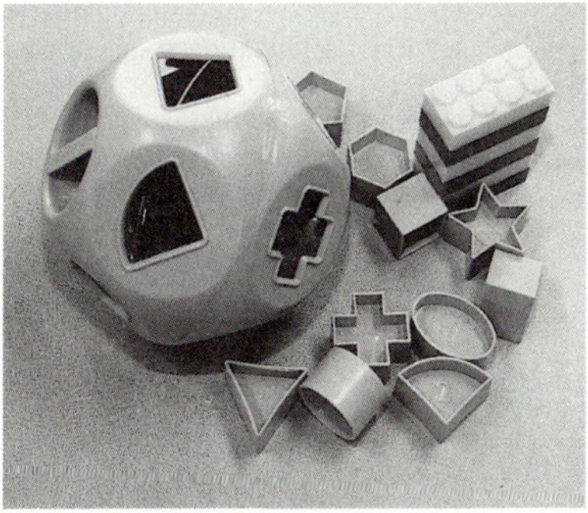

Abb. 3.48 „Formen-Würfel" und Duplosteine.

- Meßbare Funktionsbefunde (S. 13 ff) sind u. a.:
  - Gonometer messen die Kraft beim Faustschluß;
  - „Formen-Würfel" füllen und die benötigte Zeit messen (Abb. 3.48);
  - Turm mit sechs Duplosteinen ein- oder beidhändig auf- und abbauen und die benötigte Zeit stoppen (Abb. 3.48);
  - Festgelegten Text schreiben, Zeit messen und Schriftbild beurteilen;
  - Finger-Boden-Abstand bei der Elevation messen.
  - Finger-Kinn-Abstand messen.

Physiotherapeutische Behandlung

➤ **Grundsätze:**
- *Die Grundlagen der physiotherapeutischen Behandlung* sind zu beachten (S. 1 ff).
- *Die Aufrechterhaltung der Mobilität* des Schultergürtels hat sowohl in akuten als auch postakuten Stadien absolute Priorität. Eine einmal verlorengegangene Gelenkbeweglichkeit ist nur unter großen Mühen von Patient und Therapeut wiederzugewinnen. Tägliche (Eigen-) Übungen sind erforderlich.
- *Das regelmäßige Üben von Gebrauchsbewegungen* ist von grundlegender Bedeutung, da in Grenzfällen nur damit ein Wiedererlangen der verlorengegangenen Funktionen möglich ist. Dazu gehören u. a.:
  - Anziehen von Hemd, Hose und Socken;
  - Benutzen der Hand bei allen Essensvorgängen einschließlich Brotschneiden;
  - Einsatz der Hand bei der Körperpflege.
- *Die dynamische Stabilisation des Schultergürtels* auf dem Thorax ist bei allen Armaktivitäten mit Stütz- und Transportfunktionen sehr wichtig und stellt bei entsprechenden Insuffizienzen einen Therapieschwerpunkt dar.
- *Repetitive Greifübungen* verbessern auch bei zentralneurologischen Paresen die Greiffunktion.
- *Der Schwierigkeitsgrad einzelner Armfunktionen* hat vereinfacht folgende Abfolge:
  - Stützfunktion auf dem Ellenbogen;
  - Stützen auf dem Arm mit muskulär kontrollierter Ellenbogenextension;

- Statisches Greifen mit Stützfunktion (beim Schneiden Halten des Brotes);
- Statische Greiffunktionen mit Armtransport (Aufheben von Gegenständen);
- Dynamische Greiffunktionen ohne Überwindung der Schwerkraft (Bewegen von Gegenständen mit den Fingern bei abgestützten Unterarmen);
- Dynamische Greiffunktionen mit Überwindung der Schwerkraft (Wäscheaufhängen).

– Der Schwierigkeitsgrad einer Übung hängt insbesondere bei zentralen Paresen stark von der Ausgangsstellung ab. Folgende Steigerungsfolge für eine Greifübung wäre beispielsweise möglich:
  - In Bauchlage mit herunterhängendem Arm;
  - Im stabilen Sitz mit abgelegtem Arm;
  - Im freien Sitz mit abgelegtem Arm;
  - Im freien Sitz mit kontrollierter Abnahme des Armgewichts durch den Therapeuten;
  - Im freien Sitz mit völliger Abnahme des Armgewichts;
  - Im labilen Sitz;
  - Im durch Hilfen stabilisierten Stand;
  - Im freien Stand auf stabiler Unterstützungsfläche.

➤ **Behandlung hypotoner Paresen:** S. 135 f.

➤ **Behandlung von Koordinationsstörungen:** S. 148 ff.

➤ **Behandlungsgrundsätze zur Erhaltung bzw. Erweiterung der Gelenkbeweglichkeit:** S. 173 ff sowie entsprechende manualtherapeutische Fachliteratur.

➤ **Behandlung zur Erhaltung der Mobilität des Nervensystems:** S. 178 ff.

➤ **Behandlung zur Verbesserung der skapulothorakalen Fixation:**
– Dazu eignen sich u. a. Techniken des PNF- (S. 310 ff), FBL- (S. 300 ff), Bobath- oder Vojta-Konzeptes 290 ff u. 316 ff.
– *Bei zentralen Paresen* ist zu beachten, daß keine unnötige Spastik provoziert und auch Gebrauchsbewegungen geübt werden.

➤ **Besonderheiten bei zentralen Läsionen mit spastischen Paresen:**
– Es gelten die Grundsätze der Behandlung bei spastischen Paresen (S. 119 ff).
– *Die Tonussituation des Rumpfes* kann entscheidenden Einfluß auf den Armtonus haben.
  - Sowohl ein hypertoner als auch ein hypotoner Rumpf wirken sich mit großer Wahrscheinlichkeit negativ auf die Armfunktion aus.
  - Über die Tonusregulation des Rumpfes läßt sich ein erhöhter Armtonus senken.
  - Günstige Ausgangsstellungen bei typischen Beugespastiken sind Positionen, bei denen der Arm in 90° Flexion mit der Schwerkraft in Richtung Boden hängt. Dies gilt sowohl für die Bauchlage als auch für den Sitz (S. 122 ff).

– *Die Kontrolle des Armtonus* läßt sich gut mit Hilfe von Beobachtung oder Palpation der Finger durchführen.
– *Die Regeneration* setzt meist von proximal nach distal ein.
– Unabhängig vom proximalen oder distalen Regenerationsbeginn und den proximalen Funktionen wird mit Handfunktionsübungen begonnen. Dabei sind beispielsweise Gebrauchsübungen mit auf dem Tisch abgelegtem Unterarm oder nach unten hängendem Arm sinnvoll (Schuhe binden, auf dem Boden liegende Gegenstände ergreifen).

- Ein *grundlegendes Problem bei zentralen Läsionen* ist die Kombination aus dem Verlust der isolierten Bewegungsfähigkeit einerseits und beginnender Spastik und/oder Massensynergien andererseits. Letzteres wird meist durch den Versuch einer Aktivierung nicht nur des Armes gesteigert. Folgende Punkte sind zu beachten:
  - Bei frischen Läsionen ist auf eine strikte Hemmung der Spastik zu achten, was überwiegend durch die Wahl der Ausgangsstellung und die Dosierung der Aktivierung erfolgt. Eine ausschließlich passive Hemmung ist bei Patienten mit Aktivitäten nicht sinnvoll.
  - Kommt es bei Aktivitäten zu Tonuserhöhungen, kann der Therapeut u.a. Armgewichte abnehmen, Rumpf- und/oder Skapulastabilisation fazilitieren bzw. unterstützen oder vermehrt spastikhemmende Ausgangsstellungen wählen.
  - Leichte Tonuserhöhungen bei Greifübungen sind tolerabel, wenn das Übungsziel erreicht wird, sich der Tonus nach Übungsende wieder normalisiert und keine völlige Blockade aller Greiffunktionen droht. Häufigere Pausen zur Tonussenkung sind sinnvoll. Je stabiler die Tonuslage, desto unproblematischer sind Tonuserhöhungen während einer Aktivität.
  - Bei einseitigen Läsionen kann die weniger betroffene Seite bei Aktivitäten der anderen Seite diese unterstützen.
- *Übungsbeispiele zur Steigerung der Armaktivität* bei gleichzeitiger Hemmung der Spastik und Erhalt der Gelenkbeweglichkeit:
  - Der Patient sitzt und neigt seinen Oberkörper nach vorne. Die Arme hängen neben den Beinen auf den Boden hinunter. Aus dieser einfachen und überall anwendbaren spastikhemmenden Position sind isolierte Bewegungen des Schultergürtels passiv, assistiv oder aktiv möglich (Abb. 3.5).
  - Der Patient liegt in Bauchlage und der zu behandelnde Arm hängt herunter. Aus dieser Position sind isolierte Schulterbewegungen, komplexe Armbewegungen (Techniken aus dem FBL- oder PNF-Konzept) und Wisch-, Stütz- und Greifübungen möglich (Abb. 3.49).
  - Der Patient liegt auf dem Rücken, der Arm ist senkrecht zur Decke gestreckt. Diese Position erfordert wenig Kraft, weil die Schwerkraft kaum auf den Arm wirkt. Da der Arm schnell unterschiedlichen Schwerkräften ausgesetzt ist, die völlig unterschiedliche Aktivitäten verlangen, ist jedoch ein hohes Maß an Koordination erforderlich. Dabei sind viele Bewegungs- und Greifübungen möglich. Bei Bedarf kann durch Gewichtsabnahme der Arm unterstützt werden (Abb. 3.50).
  - Der Patient steht oder sitzt vor einem Tisch, wobei sich die Hände abstützen. Unter der Hand liegt ein Tuch, mit dem er über den Tisch wischt. Der Ellenbogen soll muskulär stabilisiert und nicht passiv überstreckt sein. Auf Spastik und thorakale Fixation des Schultergürtels ist zu achten. Günstig ist die Verwendung eines richtigen Staubtuches oder das tatsächliche Aufwischen einer Flüssigkeit. Als Steigerung sind Adaptationen an einer angewinkelten Platte, einer Wand oder Fensterscheibe möglich (Abb. 3.51).
  - Der Patient hält ein Handtuch, das durch seine Hand gezogen wird. Zunächst versucht der Patient, die Hand nur locker umschlossen zu halten, später soll er sie intermittierend öffnen und schließen. Die Ausgangsstellung ist dem Schweregrad der Störung anzupassen.

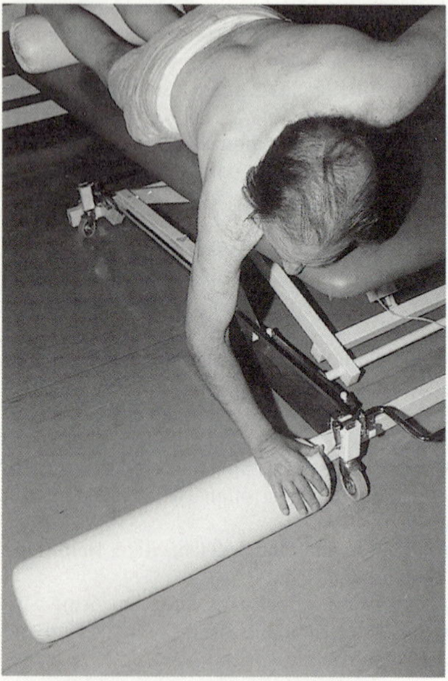

Abb. 3.49 Armaktivitäten mit wenig Schwerkrafteinfluß in der tonussenkenden Ausgangsstellung Bauchlage.

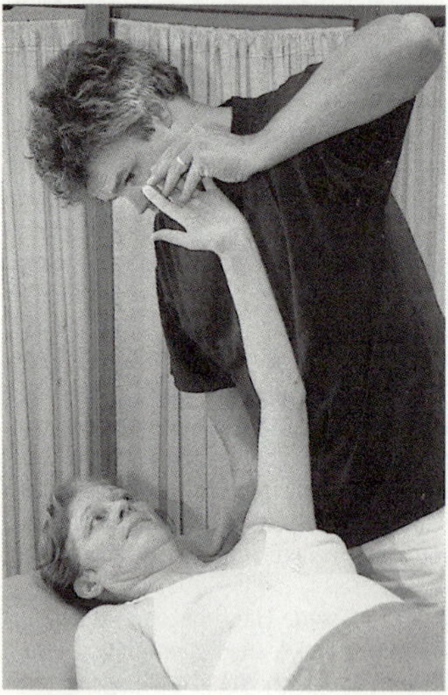

Abb. 3.50 Armaktivitäten mit wenig Schwerkrafteinfluß in Rückenlage.

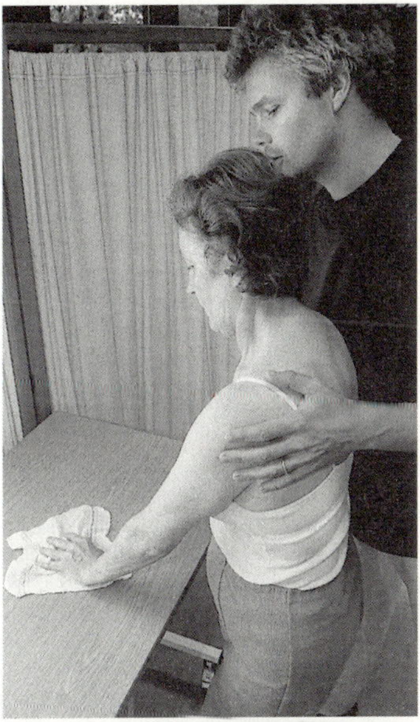

Abb. 3.51 Wischaktivitäten im Stand.

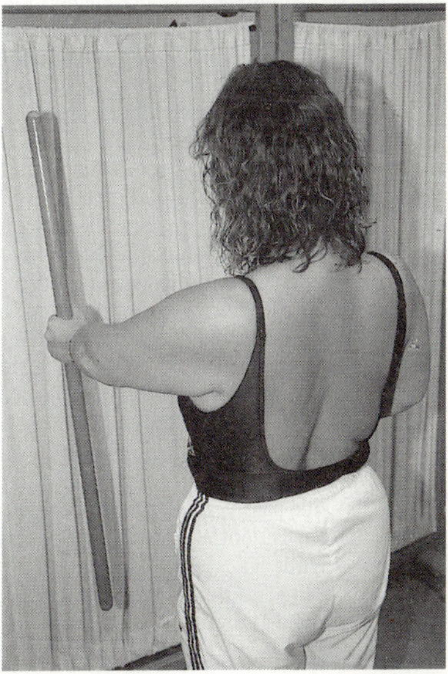

Abb. 3.52 Halteaktivität des Schultergürtels bei gleichzeitiger Spielfunktion der Hand.

  - Der Patient hält mit beiden Händen einen Stock und greift an ihm wechselweise entlang.
  - Falls der Stock einhändig gehalten werden kann, gleitet er in kleinen Etappen an der Hand hinunter. Wenn möglich, kann er stoßweise wieder nach oben befördert werden (Abb. 3.52).
- *Nachteile des Händefaltens* beim Aufstehen:
  - Untypisches Bewegungsverhalten, da kein Gesunder so aufsteht.
  - Die funktionsfähige Hand ist gebunden, so daß die schützende Stütz- oder Greiffunktion behindert werden kann, was eine eventuelle Unsicherheit beim Aufstehen noch steigert.
  - Ist ein Arm plegisch, kann traumatisierend an ihm gezogen werden.
- *Vorteile des Händefaltens:*
  - Sicherung der plegischen Hand vor Verletzungen;
  - Förderung der Körperwahrnehmung.

Schulter-Arm-Probleme bei zerebralen Störungen

➤ **Grundsätze:** Schulterprobleme bilden einen häufigen Symptomenkomplex nach traumatischen zerebralen Störungen, vor allem nach Hemiplegien. Drei Störungsbilder sind Bestandteil des Schulter-Arm-Problems:
1. *Schmerzhafte Schulter*;
2. *Schulter-Hand-Syndrom* (Handödem);
3. *Subluxierte Schulter.*

➤ **Schmerzhafte Schulter:**
- *Initial* treten meist lokale intraartikuläre Schmerzen auf, die unbehandelt zu einem kräftigen, andauernden, diffusen Schulterschmerz werden können.
- *Die Vermeidung bzw. Linderung der Schulterschmerzen* ist von großer therapeutischer Bedeutung. Die Schmerzen haben einen extrem negativen Einfluß auf die beginnenden Aktivierungen der Armfunktion, auf die Motivation zum Einsatz des Armes und teilweise auf den Allgemeinzustand des Patienten.
- *Der Pathomechanismus*, der zu dieser Störung des skapulohumeralen Rhythmus führt, ist folgender:
  - Der spastische Zug der Arminnenrotatoren und eine insuffiziente Skapuladepression und -rotation auf dem Thorax verhindern bei Flexions- und Abduktionsbewegungen über 60°, daß das Tuberculum major am Akromion vorbeigleiten kann. Dies führt zu Kompressionen des Humeruskopfes und des Akromion sowie zu den nachfolgenden Gelenkschmerzen.
  - Die häufig gleichzeitig auftretende Subluxation des Glenohumeralgelenks und die mit der Plegie oft einhergehende Trophikstörung des Kapsel-Band-Apparates fördern diesen Pathomechanismus.
- *Auslösende Stimuli* sind Bewegungen des paretischen Armes, die ohne Beachtung des skapulohumeralen Rhythmus und ohne die notwendige Außenrotation des Humerus im Schultergelenk stattfinden.
  - *Beispiele:*
    a) Alle passiven Hilfestellungen bei Lagerungen und Transfers, bei denen der Patient am Arm in die passende Stellung gezogen bzw. gehalten wird.
    b) Beim An- und Ausziehen der Kleidung wird der Arm von distal in die Höhe gezogen.

c) Übungen und auch Eigenübungen, bei denen der Arm passiv, ohne Kontrolle des skapulohumeralen Rhythmus in die Flexion über 60° bewegt wird. Das maximale Bewegungsausmaß ist hier nicht das Maß aller Dinge.

- *Die wichtigste therapeutische Maßnahme* ist die Prophylaxe. Das Auftreten der Schmerzen läßt sich meist im voraus durch folgende Maßnahmen verhindern:
  - Fachgerechte Lagerung (S. 276 ff) und Hilfestellung bei Transfers (S. 259 ff) und den Patienten auf keinen Fall am Arm halten oder ziehen!
  - Unterstützung des skapulohumeralen Rhythmus in der Therapie und bei Alltagsbewegungen sowie das Vermeiden massiver passiver Bewegungen in die hohe Flexion.
  - Frühzeitige Hemmung der Spastik durch entsprechende Lagerung (S. 277 ff).
  - Aufrechterhaltung der humeroskapulären Weichteile sowie der Gelenkbeweglichkeit der Schultergelenke und der Wirbelsäule.
- *Bei beginnenden Schmerzen* ist auf folgendes zu achten:
  - Weitere Beachtung der prophylaktischen Maßnahmen.
  - Der Patient soll seinen Arm unter Vermeidung zusätzlicher Schmerzen weiterbewegen, da das Einschleichen einer Schonhaltung vermieden werden muß.
  - Wiederherstellung der schmerzfreien Beweglichkeit. Dies umfaßt neben einer Tonusregulierung und einer Mobilisierung der Skapula auch eine entsprechende „orthopädische" bzw. manualtherapeutische Behandlung.
- *Bei deutlichem Schmerzzustand* sind folgende Maßnahmen indiziert:
  - Strikte Respektierung des Schmerzes. Schmerzprovokation ist zu vermeiden.
  - Auf schmerzauslösende Beweglichkeitsprüfungen im Zweifel verzichten.
  - Herausfinden einer schmerzfreien Lagerungsposition mit viel passiver/assistiver Unterstützung.
  - Schmerzfreie Tonusreduzierung, möglichst auch als Eigenübung (S. 4 f).
  - Leichte geringgradige Mobilisation der Schultergelenke. Bewegungen vom proximalen Hebel aus sind häufig günstiger, weil der Arm scheinbar nicht bewegt wird. Dies umfaßt z. B. alle Bewegungen des Rumpfes gegen den im Raum unveränderten Arm. Es gilt, die günstigste Bewegung auszutesten.
  - Anleitung des Patienten zu einer Bewegung des Armes unter Ausschluß des auslösenden Pathomechanismus.
  - Manualtherapeutische Maßnahmen zur Schmerzlinderung und Wiederherstellung der Gelenkbeweglichkeit unter Beachtung der Spastik.
- *Die Injektion eines Lokalanästhetikums* oder eines Kortisonpräparats kann sinnvoll sein und ist mit dem Arzt zu besprechen. Bei Schmerzmittelgabe sind passive Bewegungen sehr vorsichtig einzusetzen.

➤ **Das Handödem:** Dieser Syndromenkomplex tritt nicht selten nach traumatischen zerebralen Ereignissen mit initial hypotonen Paresen auf. Er kommt beispielsweise bei jedem achten Hemiplegiepatienten vor. Meist beginnt die Erkrankung im zweiten oder dritten Monat nach dem Trauma. In diesem Zeitraum ist der Patient selbständiger und weniger beobachtet.

- *Initial* tritt die Ödembildung plötzlich mit einer rötlich-lila Färbung auf. Die Hand- und Fingerbeweglichkeit ist durch das Ödem in typischer Weise eingeschränkt, und passive Bewegungen sind schmerzhaft.

- *Unbehandelt* führt die Schwellung im Endstadium zu einer massiven passiven Bewegungseinschränkung, denn trotz Remission der Schwellung hat sich das proteinhaltige Ödemgewebe fibrotisiert (S. 300).
  - Dies hat häufig eine Funktionsunfähigkeit der Hand zur Folge, obwohl noch isolierte Finger- und Handaktivitäten vorhanden sind.
  - In dieser bewegungsunfähigen „Endstellung" sind die Finger leicht flektiert, bei gleichzeitiger Unfähigkeit des Daumens zu abduzieren und opponieren. Radiologisch lassen sich oft osteoporotische Veränderungen erkennen.
- Als *auslösende Faktoren* werden folgende Möglichkeiten diskutiert:
  - Das wichtigste Moment ist wahrscheinlich eine übermäßige, andauernde Volarflexion der Hand, die den Venenrückfluß stark beeinträchtigt. Dies tritt häufig bei der Rückenlage im Bett und beim unkontrollierten Sitz im Rollstuhl mit herunterhängendem Arm und forcierter Handgelenksflexion auf.
  - Der meist hypotone oder volarflektorische spastische Muskeltonus verhindert eine Unterstützung des venösen Rückflusses.
  - Wahrnehmungsstörungen oder neuropsychologische Störungen, die mit einer Vernachlässigung der betroffenen Seite einhergehen, beispielsweise wenn der Patient unbemerkt auf seiner Hand sitzt.
  - Kleinere traumatische Handverletzungen durch das Herunterfallen der Hand oder Einklemmen der Finger in den Rollstuhlspeichen.
  - Ins Gewebe einlaufende Infusionen.
- Wichtigstes *Behandlungsziel* ist die Vermeidung von Arm-Hand-Stellungen, die die Stauung des venösen Rückflusses provozieren. Hierzu gehört die massive Volarflexion des Handgelenks, die endgradige Dorsalextension insbesondere bei einer Beugespastik der Finger und einer Ellenbogenflexion über 70°.
- *Therapeutische Maßnahmen:*
  - Therapeutische Lymphdrainage (S. 299 ff).
  - Lagerung der Hand in leichter Extensionsstellung des Handgelenks, entweder mit einer Lagerungsschiene nach Bobath oder leicht erhöhter Lagerung der Hand auf einem Kissen im Bett oder auf einem (Rollstuhl-) Tisch.
  - Hochlagerung des Armes in Rückenlage über Herzniveau.
  - Vorsichtiges Hochlagern des Armes im Sitz. Es sind die Ausführungen zur schmerzhaften Schulter zu beachten.
  - Bei Stützübungen auf der Hand bei einer Flexionsspastik der Finger ist Vorsicht geboten.
  - ***Beachte:***
    a) Infusionen in den paretischen Arm sind zu vermeiden.
    b) Eistauchbäder scheinen die Trophik eher zu stören als zu stärken.

Besonderheiten neurogener Subluxationen

➤ **Grundsätze:**
- Die direkte traumatische Schulterluxation wird hier nicht behandelt.
- Die subluxierte Schulter ist nicht immer schmerzhaft, häufig aber nicht zwingend prädisponierend für eine schmerzhafte Schulter.
- Klinisches Zeichen ist die meist gut sicht- und palpierbare Delle zwischen Humeruskopf und Akromionrand (Abb. 3.53).

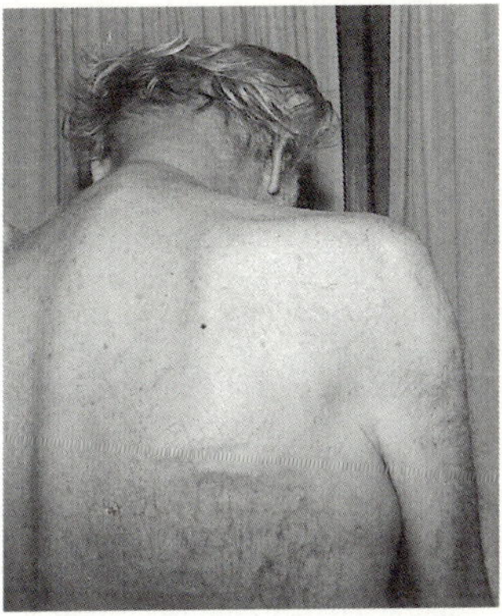

Abb. 3.53 Subluxation des Humerus.

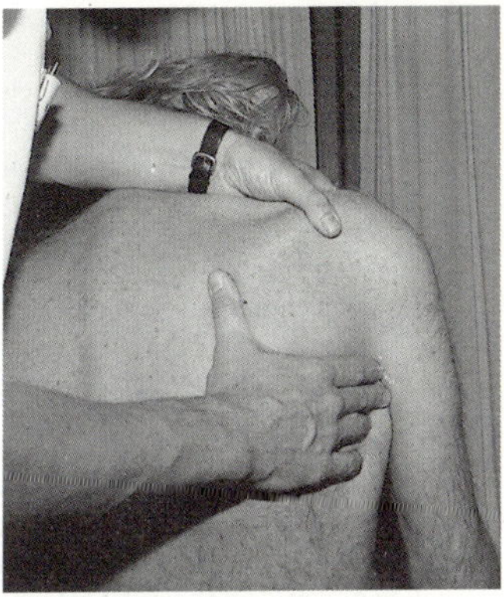

Abb. 3.54 Subluxation des Humerus bei korrigierter Stellung der Skapula.

- **Ursachen:**
  - Plegische oder stark paretische Zustände nach traumatischen zentralen Ereignissen oder peripheren Nervenverletzungen. Durch die Schwerkraft des Armes bei aufgerichtetem Körper kann eine Subluxation nach kaudal auftreten. Der Pathomechanismus stellt sich folgendermaßen dar:
    - Ein plegischer Zustand der Rotatorenmanschette (Mm. deltoideus postspinatus, supraspinatus und infraspinatus) und eine vermehrte Adduktion des Angulus inferior der Skapula begünstigen eine veränderte Winkeleinstellung zwischen Fossa glenoidea und Humeruskopf.
    - Diese Fehlstellung scheint für eine Subluxation entscheidend zu sein, da durch bloße Korrektur der Skapulastellung die Subluxation verschwindet (Abb. 3.54).
    - Die Schwerkrafteinwirkung des Armgewichtes kommt hinzu.
  - Anhaltende Innenrotations- und Adduktionsspastik können zu einer ventralen Subluxation führen.
- **Behandlungsziele** bei durch hypotone Paresen/Plegien bedingter Luxation:
  - *Korrektur der Gelenkpfannenstellung* durch:
    - Aktivierung des M. serratus anterior, der die Skapula an den Thorax anlegt und den Angulus inferior von der Wirbelsäule abduziert.
    - Gewichtsabnahme des Armes durch Ablegen auf einem (Rollstuhl-) Tisch, das Einstecken der Hand in eine Jacken- oder Hosentasche oder das zeitweise Nutzen einer Armschlinge (s. u.).
  - *Tonisierung der hypotonen Muskulatur* (S. 133 ff).
  - Die *Erhaltung der schmerzfreien Beweglichkeit* wird durch eine fachgerechte Lagerung (S. 276 ff) und die entsprechenden Maßnahmen zur Erhaltung der Gelenkbeweglichkeit und der Muskellänge gewährleistet.

- **Armschlinge** (Abb. 3.55):
  - *Nachteile*:
    - Entgegen dem ersten Anschein verringert sie nicht immer die Subluxation.
    - Sie kann die typische spastische Stellung provozieren.
    - Sie kann die Wahrnehmungsmöglichkeiten vermindern.
    - Sie verringert die spontanen reaktiven Aktivitätsmöglichkeiten des Armes.
    - Bei dauerhaftem Gebrauch vergrößert sie die Gefahr der Kontraktur periartikulärer Strukturen.
    - Durch den Druck auf die Nackenregion vergrößert sie die Gefahr venöser und lymphatischer Stauungen.
  - *Vorteil:* Sie verhindert das unkontrollierte und für die Patienten oft lästige „Herumbaumeln“ des plegischen Armes.
  - Die Verwendung ist im Einzelfall abzuwägen. Ein kurzfristiger Einsatz, beispielsweise bei freien Sitz- oder Stehübungen, ist eher nützlich als schädlich. Von einem dauernden Gebrauch ist insbesondere bei zentraler Parese aus den oben genannten Gründen eher abzuraten.

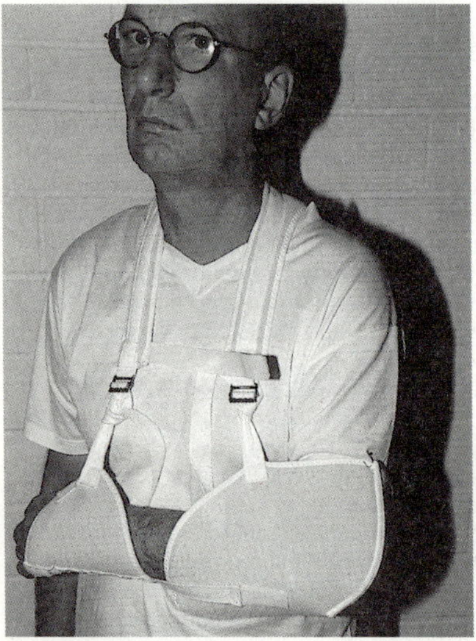

Abb. 3.55 Armschlinge.

Funktionshand bei Querschnittlähmung

- **Bei bestehenden Paresen/Plegien der Finger- und Handgelenkmuskulatur,** die keine Greiffunktion erlauben, ist ein Funktionsersatz durch die sogenannte „Funktionshand“ möglich.

- **Ziel** ist eine Verkürzung der Fingerflexorensehnen. Bei aktiver oder passiver Dorsalextension im Handgelenk erfolgt durch die Verkürzung der Fingerbeuger ein Faustschluß mit elastischem Widerstand. Durch mehr oder weniger Aktivität des M. extensor carpi radialis und die Supination im Ellbogen können Gegenstände aufgenommen werden. Das Widerlager Daumen entsteht durch eine Verkürzung im Sattelgelenk. Das Fingeröffnen erfolgt über die Plantarflexion im Handgelenk.
- **Vorgehensweise:**
  - Die Funktionshandlagerung muß sofort in der Frühphase der Verletzung erfolgen, da spätere Versuche häufig nur geringe Erfolgschancen haben.
  - Das Aufdehnen ist bei Rückbildung der Lähmung jederzeit möglich.
  - Gelenkeinschränkungen sind zu vermeiden.
  - Kein passives Dehnen der Fingerflexoren über alle Gelenke!
- **Lagerung:**
  - In 30° Dorsalextension im Handgelenk, das Grund-/Mittelgelenk in 90°, das Endgelenk gestreckt und der Daumen an die Finger angelegt.
  - Die Patienten dürfen ihre Hand jederzeit frei bewegen, ein offenes Ablegen der Hand ist jedoch zu vermeiden.
  - Die Situation wird dem bestehenden Lähmungsbild entsprechend individuell angepaßt.
    - *Beispiele:*
      a) Bei Lähmungen unterhalb von C6, mit intaktem M. extensor carpi radialis kann der Patient tagsüber die Hand frei bewegen, nachts sollte jedoch eine Lagerung erfolgen.
      b) Bei zusätzlichem Ausfall der Handgelenksführung ist eine regelmäßige Lagerung erforderlich.
- **Lagerungshilfen:**
  - Bekleben der Finger mit leichten Klebestreifen in der oben genannten Stellung;
  - Funktionshandschuh, der individuell angepaßt und bereits in der Frühphase der Behandlung eingesetzt wird (Abb. 3.56 und Abb. 3.57).

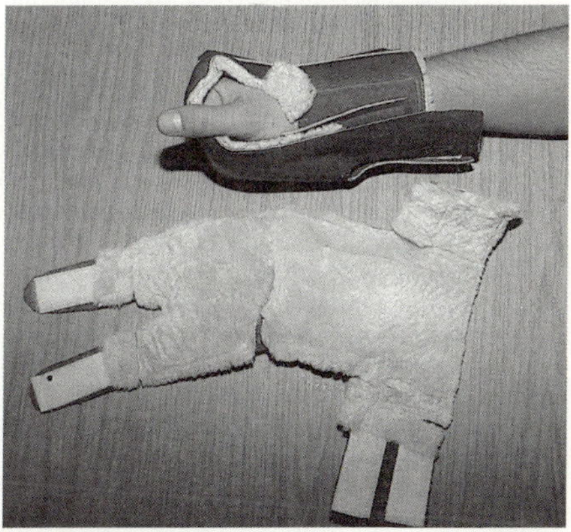

Abb. 3.56 Funktionshandschuh.

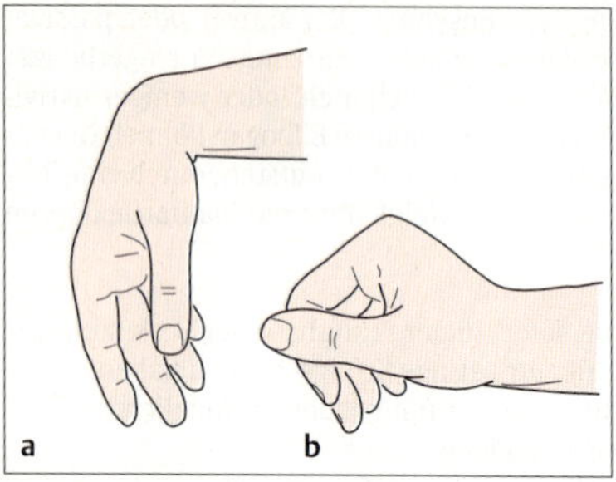

Abb. 3.57 Funktionshand a) geöffnet b) durch Dorsalextension im Handgelenk geschlossen.

Hilfsmittelversorgung

- **Die Grundsätze der Hilfsmittelversorgung** sind zu beachten (S. 321).
- **Hilfsmittel und Hilfen:** Auf diesem Sektor gibt es eine Vielzahl von Möglichkeiten, eingeschränkte oder verlorengegangene Arm- oder Handfunktionen zu kompensieren:
  - *Essen, Küche und Haushalt* (Details und Abbildungen S. 335 ff):
    - Griffverdickungen;
    - Verschiedenste Arten von Greifzangen, Dosen- und Verschlußöffnern;
    - Spezialgeschirr, Tassen, Becher und sonstige Trinkhilfen;
    - Vielfältige Bestecke und Schneidehilfen für unterschiedlichste Funktionen und Frühstücksbretter;
    - Koch- und Abwaschhilfen, Scheren und Tabletts;
    - Tür-, Schlüssel- und Griffverlängerungen sowie Greifhilfen;
  - *Freizeit und Beruf* (Details und Abbildungen S. 322 ff):
    - Zeitungs- oder Bücherhalter, Blattwender für Hand und Kopf;
    - Schreibgeräte und -platte, Schreibhilfen, Hilfen für den Computer;
    - Strick- und Nähhilfen, Kartenhalter und -mischer;
    - Verschiedene Gartenhilfen;
    - Schreibhilfen.
  - *Kleidung:*
    - Weite, leicht handhabbare Kleidungsstücke;
    - Klett- anstatt Reißverschlüsse, Knöpfe und Bänder;
    - Anziehhilfen für Hosen, Strümpfe und Schuhe.
  - *Adaptationen für Gehstöcke oder Rollatorenaufbauten* (Details und Abbildungen S. 330 ff):
    - Anatomische Griffe;
    - Adaptationen für den Unterarmstütz;
  - *Antriebshilfen für den Rollstuhl:*
    - Adaptationen am Greifreifen für den manuellen Gebrauch;
    - Elektrische Antriebshilfen;
    - Fuß-, Kopf- oder Mundadaptationen bei völligem Handfunktionsverlust.
  - Nachtlagerungsschienen.

Neurogene orofaziale Störungen, Schluckstörungen und Gesichtslähmungen

Allgemeines

- **Einleitung:** Schluckstörungen (Dysphagien) und ihre Behandlung sind bei Logopäden und Physio- bzw. Ergotherapeuten nur selten Bestandteil der schulischen Ausbildung. Spezielle schlucktherapeutische Ausbildungen werden in wenigen neurologischen Rehazentren angeboten, und meist absolvieren Logopäden diese Zusatzausbildung. Hier werden die therapeutischen Grundzüge dargestellt, so daß wesentliche Faktoren einer Schluckstörung klinisch erkannt und behandelt werden können.
- **Begriffe:**
  - *Neurogene orofaziale Störungen* umfassen alle neurologisch bedingten Störungen der Gesichtsmuskulatur sowie des Mund- und Rachenraumes.
  - *Nichtneurogene Störungsursachen* sind Frakturen, Operationen und Mißbildungen des Mund- und Rachenraumes, raumfordernde Prozesse in dieser Region und psychische Faktoren.
- **Ursachen** sind Erkrankungen des Groß- und Kleinhirns, des Hirnstammes, der Hirnnerven V, VII, IX, X, XI und XII oder der hohen Zervikalregion (Ansa cervicalis).
- **Folgen** sind die typischen neurologischen Störungen der Kraftentfaltung, der Tonusregulation, der Sensibilität, der neurophysiologischen Leistungen, der Wahrnehmung und der Mobilität von Gelenken, Muskeln, Nerven und Bindegewebe, die zu folgenden Funktionsstörungen des orofazialen Bereiches führen können:
  - *Dysphagien* (Schluckstörungen), die Aspirationen, Infektionen des Mundraumes und soziale Isolierung nach sich ziehen können.
    - Aspirationen, die ihrerseits eine Pneumonie zur Folge haben können, sind die gefährlichsten Folgeerscheinungen einer Schluckstörung. Bei Schlaganfallpatienten aspirieren 25%–75% der Betroffenen.
    - Erstickungsgefahr besteht bei der Aspiration eines größeren zäh-festen Bolus.
    - Mund- und Racheninfekte können durch Fäulnisprozesse von Speiseresten entstehen, die sich in den Wangentaschen, an den Zähnen oder unter der Zunge ablagern.
    - Soziale Isolation kann durch von Speiserückständen verursachte Mundgerüche, durch unkontrollierten Speichelverlust und unbemerkt am Mund hängengebliebene Essensreste ausgelöst werden.
  - *Mimische Störungen,* mit teilweise deutlichen Asymmetrien und Gesichtsentstellungen können zu sozialer Isolierung führen.
  - *Dysarthrien* (Störungen des Sprechapparates) können die völlige Unfähigkeit zu verbaler Kommunikation mit nachfolgender sozialer Isolierung zur Folge haben. (Sie werden hier nicht dargestellt.)
- Als **Aspiration** wird das Eindringen von Fremdmaterial in die Bronchien und Lunge bezeichnet.
  - *Erhöhte Aspirationsgefahr* besteht bei fehlendem Hustenreflex und massiven Sensibilitätsausfällen in Mund, Rachen und Trachea.
  - *Bei 20–70% aller Schlaganfälle* ist je nach Lage der Läsion mit einer Aspiration zu rechnen.
  - Stille Aspirationen, die ohne auffällige äußere Zeichen erfolgen, machen 40% aller Aspirationen aus. Ihre sichere Identifikation ist nur durch apparative Diagnostik (Videofluoroskopie) möglich.

- Eine Kontraindikation oraler Nahrungsaufnahme liegt vor, wenn mehr als 10% des Bolus aspiriert werden.
- *Prädispositionen für eine Aspiration*:
  - Fehlender Husten trotz starker Schluckstörung;
  - Aphonie;
  - Starke Speichelsekretion im Mundraum.
- *Aspirationsfolgen* können Infekte und Fieberschübe unklarer Genese sein.
- *Anzeichen einer Aspiration*:
  - Häufiges Verschlucken;
  - Husten und Würgen;
  - Unklare Infekte und Fieberschübe.

➤ **Erste-Hilfe-Maßnahmen:**
- *Das übliche Auf-den-Rücken-Klopfen ist kontraindiziert*, da dadurch die Nahrungsteile nur weiter in die Luftwege hineingerüttelt werden. Ein kräftiger Hustenstoß ist eher in der Lage, die Teilchen nach oben zu befördern. Eine kräftige Kompression des Thorax oder des Bauches kann dies unterstützen.
- *Bei Verschluß des Ösophagus* empfiehlt sich der Heimlich-Handgriff (Abb. 3.58):
  - Der Helfer steht hinter dem Patienten.
  - Die Hände greifen unter den Armen hindurch und verschließen sich zu einer großen „Faust", die unter den Rippenbögen plaziert wird.
  - Nun wird die „Faust" ruckartig und sehr kräftig nach hinten oben in die Magengrube gezogen, wodurch eine intrathorakale Druckerhöhung entsteht, die den verstopfenden Bolus herausdrücken soll.

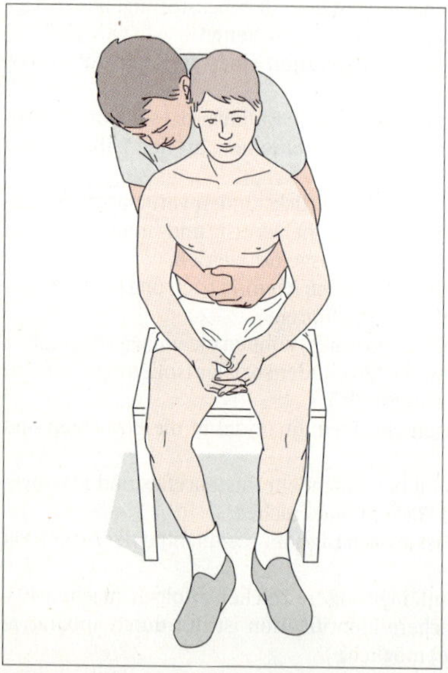

Abb. 3.58 Der Heimlich-Handgriff als Erste-Hilfe-Maßnahme bei einem Verschluß des Ösophagus.

- **Das Ausmaß der Störung** hängt von der Größe und Lokalisation der Schädigung ab.
  - Genaue Korrelationen zwischen neuroanatomischem Defekt und Ausmaß einer Störung sind nicht herstellbar. Es gibt noch keine Erklärungsmodelle für derartig widersprüchliche Befunde, daß beispielsweise ein Apalliker mit verbliebener Hirnstammfunktion, jedoch nicht alle Patienten mit einer einseitigen Läsion des Großhirnes schlucken können.
  - Die Hemiparese, gleichgültig ob rechts- oder linksseitig, ist mit ca. 30% die häufigste Ursache für eine Schluckstörung.
- **Die Fazialisparese** wird, da die Gesichts- und Mundmuskulatur wesentlich am Kauen und Schlucken beteiligt sind, in dieser Checkliste im Rahmen der Schluckstörungen beschrieben.
- **Das physiologische Schlucken** erfolgt (je nach Autor) ungefähr zwischen 600 und 2000mal am Tag.
  - Der normalerweise mühelose Schluckvorgang wird reflektorisch gesteuert und ist nur teilweise willkürlich beeinflußbar.
  - Der willkürlich steuerbare Teil wird im Frontalhirn koordiniert und von dort über kortikobulbäre Bahnen zu den Schluckzentren im Stammhirn weitergeleitet.
  - Obwohl mehrere kortikale und subkortikale Schluckzentren bekannt sind, ist eine genaue Zuordnung der Schluckfunktionen zu bestimmten Hirnregionen nicht möglich.
- **Voraussetzung** für eine unauffällige Mimik und Schluckfunktion ist das störungsfreie Funktionieren des komplexen Zusammenspiels folgender Faktoren:
  - Die *sensorische Innervation* der Gesichts-, Mund- und Schluckmuskulatur:
    - Verantwortlich sind die in Tabelle 3.11 aufgeführten Hirnnerven und deren im Hirnstamm gelegene Kerngebiete.
  - Die *motorische Innervation* der Gesichts-, Mund- und Schluckmuskulatur:
    - Verantwortlich sind die in Tabelle 3.12 dargestellten Hirnnerven und deren im Hirnstamm gelegenen Kerngebiete.

Tabelle 3.11 Sensorische Innervation.

V N. trigeminus	Empfindung der Gesichtshaut, Zähne, Zahnfleisch, Nasen- und Mundschleimhäute, evtl. Schluckauslöser, Propriorezeptoren der Kaumuskulatur.
VII N. facialis	Geschmack der vorderen zwei Drittel der Zunge und Teile des Gehörganges.
IX N. glossopharyngeus, X N. vagus	Pharynx- und Gaumenschleimhäute (Würgreflex), hinteres Zungendrittel, Eustachi-Röhre. Schleimhäute des Larynx, Pharynx mit Epiglottis, Ösophagus. Herz, Magen und Niere.

Tabelle 3.12 Motorische Innervation.

V N. trigeminus	Impulse zur Gesichts- und Kaumuskulatur, Zungenbewegungen zum Gaumen, Pharynx und Larynx;
VII N. facialis	Mimische Gesichts- und Lippenmuskulatur; Muskeln unter und hinter der Zunge;
IX N. glossopharyngeus	Pharynxmuskulatur, Speichelsekretion;
X N. vagus	Nichtquergestreifte Muskulatur des Larynx, Pharynx, Ösophagus und Trachea;
XI N. accessorius	Begleitet den pharyngealen Ast des N. vagus zur Ulna, zum Gaumen und zur pharyngealen Muskulatur;
XII N. hypoglossus Ansa cervicalis (C0 –C2)	Einheitliche motorische Innervation der Zungenmuskeln, untere Zungenbein- und Ringknorpelmuskulatur, die die Kehlkopfelevation durchführen.

- *Das neuromuskuläre Zusammenwirken* von Rumpf-, Halswirbelsäule-, Gesichts-, Mund- und Schluckmuskulatur (Abb. 3.59):
  - Neben den ca. fünfzig paarigen Muskeln, die direkt an einem Schluckvorgang beteiligt sind, ist der Mund- und Rachenraum über Muskelketten funktionell mit dem Schädel, der Halswirbelsäule und dem Rumpf verbunden. Tonus- und Koordinationszustand der Rumpf- und Halsregion können einen erheblichen Einfluß auf den komplexen Schluckvorgang haben.
  - Beispielsweise läßt sich bei allgemein schwer geschädigten Patienten durch eine ungünstige Ausgangsstellung eine deutlich Spastikerhöhung der Beckenregion und des Rumpfes provozieren, die das Kauen und Schlucken erheblich beeinträchtigen.
- *Wahrnehmungsstörungen* oder neurophysiologische Störungen, wie Hemianopsie, Neglect, Wachheits- und Antriebsstörungen sowie Dyspraxien können den Handlungsablauf der Nahrungsaufnahme und die Schluckfunktionen deutlich beeinträchtigen.

➤ **Vier Schluckphasen** werden unterschieden (nach Logemann) (Abb. 3.60 – Abb. 3.64):

- In der *oralen Vorbereitungsphase* (Kauphase) wird die Nahrung in den Mund aufgenommen, mit Speichel angereichert und zu einem schluckfähigen Bolus geformt, der auf der Zunge plaziert wird. Diese Schluckphase ist die einzige, die willkürlich vollständig steuerbar ist. Therapeutisch relevant sind in dieser Phase:
  - Lippenschluß.
  - Kieferbewegungen, die asymmetrisch rotierend, teils öffnend, teils schließend, meist unwillkürlich reflektorisch durchgeführt werden.
  - Zungenbewegungen, die den Speisebolus im Mundraum verschieben und sein Abgleiten in die Wangentaschen verhindern.
  - Wangentonisierung, die die Zungenfunktion unterstützt.
  - Anteriorstellung des Gaumensegels.

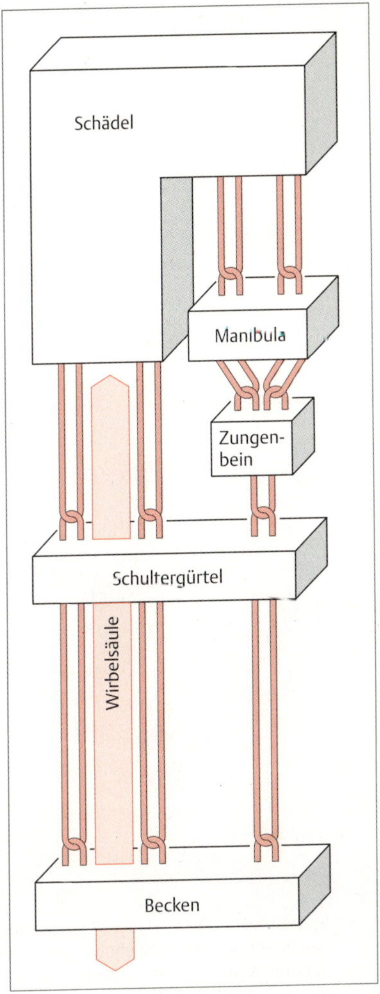

Abb. 3.59 Das neuromuskuläre Zusammenwirken von Rumpf-, HWS-, Gesichts-, Mund- und Schluckmuskulatur (nach Brondie/Morales).

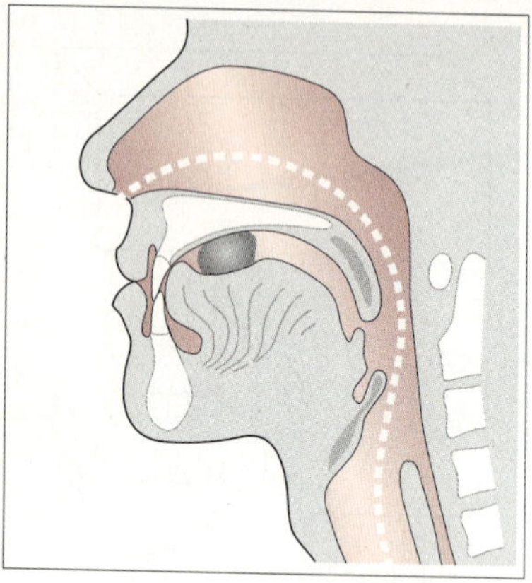

Abb. 3.60 Positionierung des Bolus auf der Zunge (nach Schalch).

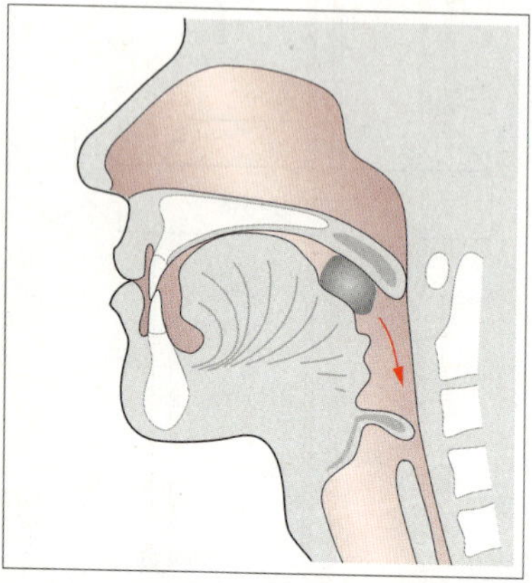

Abb. 3.61 Verschluß der Rachenwand durch das Gaumensegel (nach Schalch).

- In der *oralen Phase* (Dauer: 1–2 Sekunden) formt sich die Zunge zu einer Furche, in der der Speisebolus durch peristaltische Rückwärtsbewegungen der Zunge gaumenwärts transportiert wird. Durch Verschluß der Lippen und einen Spannungsaufbau der Wangen entsteht eine Sogwirkung, die den Bolustransport unterstützt. Therapeutisch relevant sind in dieser Phase:
  - Lippenschluß;
  - Tonisierung der Wangen;
  - Zungenbewegungen;
  - Schluckreflex.

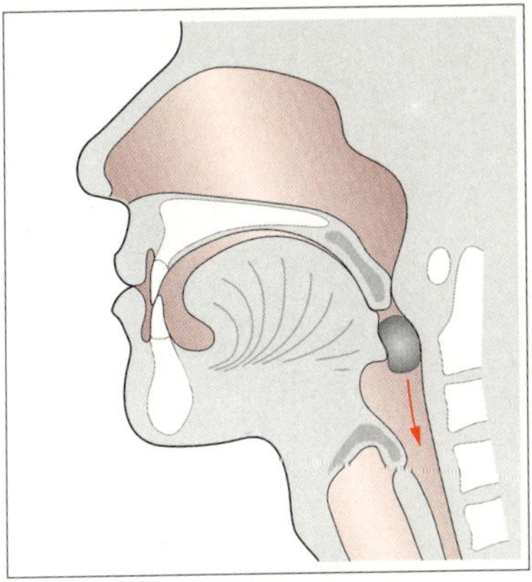

Abb. 3.62 Eintritt des Bolus in den Pharynx (nach Schalch).

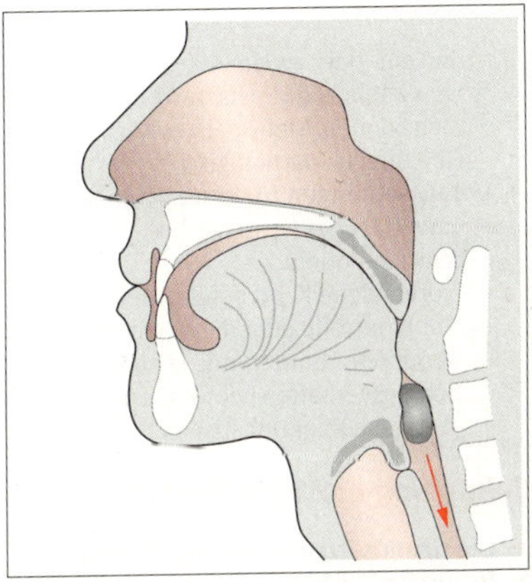

Abb. 3.63 Verschluß der Luftröhre durch den Kehldeckel (nach Schalch).

- In der *pharyngealen Phase* (Dauer: 1 Sekunde) wird der Bolus durch den Rachenraum in die Speiseröhre transportiert. Ein komplexer Bewegungssynergismus der Zunge, Zungenbein, Pharynxmuskeln und Larynx erzeugt eine Sogwirkung, die den Bolus in Richtung Ösophagus gleiten läßt. Dieser Vorgang sowie der gleichzeitige Verschluß des Nasenrachenraumes und der Luftröhre erfolgen reflektorisch.
- In der *ösophagealen Phase* wird der Bolus in peristaltischen Wellen durch den Ösophagus in den Magen befördert. Bei aufgerichteter Haltung wird dieser Transport durch die Schwerkraft unterstützt.

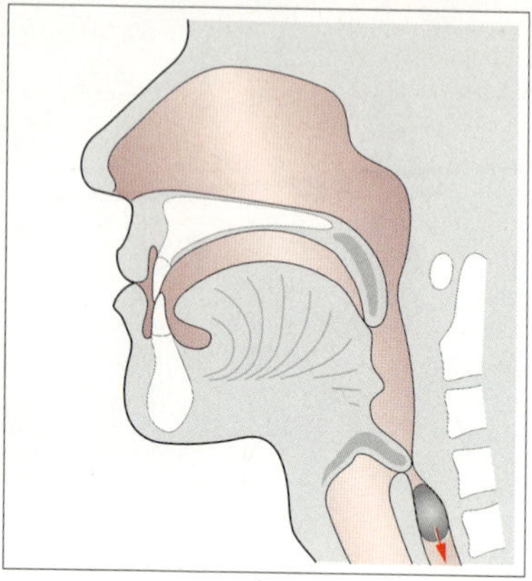

Abb. 3.64 Nach dem Passieren des oberen Sphinkter erreicht der Bolus den Ösophagus (nach Schalch).

- Ein ein- oder zweimaliges Nachschlucken ist bei normalen Mengen nicht ungewöhnlich, da Speisereste an den Rachenwänden und -taschen hängenbleiben können. Mehrmaliges Nachschlucken bei einer Menge von einem halben Teelöffel ist pathologisch.

➤ **Voraussetzungen für erste Schluckversuche:**
- Zuverlässiger Hustenreflex;
- Wacher Patient;
- Vorhandene Kehlkopfelevation unmittelbar nach dem Schluckreflex;
- Kopfkontrolle oder die Möglichkeit, ihn passiv zu halten;
- *Verfahren*: Immer mit einem Teelöffel Wasser beginnen und dabei das Schluckverhalten beobachten. Wasser bedeutet im Falle einer Aspiration das geringste Infektionsrisiko.

Befundung der Schluckstörungen und ihrer Ursachen

➤ **Die Grundsätze der Befunderhebung** sind zu beachten (S. 13 ff).

➤ **Klinische Zeichen** für eine mögliche Schluckstörung:
- Fehlender Hustenreflex;
- Seltenes Schlucken (< 2 – 3mal pro Minute);
- Häufiges Verschlucken;
- Husten und Würgen;
- Nahrungsverweigerung;
- Speichelfluß;
- Ansammlung von Essensresten in den Backentaschen;
- Auftreten von Such-, Saug- und Beißreflexen;
- Feuchte, rauhe, heisere Stimme nach dem Schlucken;
- Unklare Fieberschübe;
- Sensibilitätsstörungen in Mund und Rachen;
- Artikulationsstörungen.

- **Klinisch beobachtbare Störungszeichen der oralen Vorbereitungsphase:**
  - *Kiefermuskulatur*:
    - Tonische Störungen, wie spastische Paresen oder pathologische Zungenreflexe und koordinative Behinderungen (z. B. Ataxie) können die Mundöffnung und die kreisende Mahlbewegung beim Kauen behindern.
    - Störungszeichen sind eine geringe Mundöffnung bzw. unzureichend zerkleinerte Nahrung bei insuffizienter Mahlbewegung.
  - *Muskulatur der Mundöffnung*:
    - Die Lippen müssen während des Kauvorganges trotz sich permanent ändernder Kieferstellung immer locker geschlossen bleiben.
    - Störungszeichen ist ein Austreten von Nahrung während des Kauens und Nahrungsreste zwischen Lippen und Zahnreihen.
  - *Wangenmuskulatur*:
    - Bei Tonus- und Koordinationsstörungen werden die Wangentaschen unzureichend abgeschlossen.
    - Störungszeichen sind in den Wangentaschen verbliebene Nahrungsreste.
  - *Zunge*:
    - Durch die Zunge wird der Bolus während des Kauens sowohl auf einer Mundseite gehalten als auch hin- und herbewegt. Anschließend muß sich die Zunge zu einer Furche formen, in der der Bolus plaziert wird.
    - Störungszeichen bei einer Insuffizienz der lateralen Beweglichkeit sind unzerkaute Nahrungsreste auf bzw. zwischen der Zunge und den Zähnen. Können Zungenspitze oder -ränder nicht ausreichend gehoben werden, finden sich Speisereste im ganzen Mundraum.
  - *Sensorik:*
    - Sie liefert Informationen über die Lokalisation von Bolus, Zunge, Zahnreihen, Lippen, Wangen, Temperatur, Geschmack, intrabolischen Druck und Fließeigenschaften des Bolus.
    - Störungszeichen sind unbemerkte Nahrungsreste im Mund sowie Nahrungsverlust und Bißverletzungen.
- **Klinisch beobachtbare Störungszeichen der oralen Phase:**
  - *Muskulatur des Kiefers und der Mundöffnung:*
    - Ein guter Kiefer- und Lippenschluß ist Voraussetzung für die Entstehung des beim physiologischen Schluckens erforderlichen Unterdrucks.
    - Schlucken mit geöffnetem Mund ist möglich, aber deutlich erschwert.
  - *Zunge:*
    - Die Zunge hat engen Kontakt zum Gaumen. Gut koordinierte Retraktions- und Elevationsbewegungen erzeugen die notwendige Peristaltik. Das Einsetzen der Bewegung kann am Mundboden nahe der Kinnspitze mit dem Zeigefinger palpiert werden.
    - Störungszeichen bei Elevationsinsuffizienzen der Zungenspitze sind Essensreste am Mundboden. Bei Störungen der peristaltischen Zungenbewegungen ist die Dauer des Bolustransportes verändert.
    - Der Zungenstoß ist ein pathologisches Reflexgeschehen, bei dem der Speisebolus nach vorne anstatt nach hinten transportiert wird.
  - *Wangenmuskulatur*:
    - Bei Tonus- und Koordinationsstörungen ist die bilaterale Wangenkontraktion unzureichend.
    - Störungszeichen sind Nahrungsreste, die nach dem Schlucken in den Wangentaschen verbleiben.

- *Sensorik:*
  - Sie liefert Informationen über den Verlauf des rückwärtigen Transportes des Bolus und über den Beginn des reflektorischen Schluckens der pharyngealen Phase.
  - Störungszeichen sind Bolusrückstände am Gaumen oder an der Zunge.

➤ **Klinisch beobachtbare Störungszeichen der pharyngealen Phase:**

- *Die Reflexauslösung* (-triggerung):
  - Die Reflextriggerung des Schluckens ist ein komplexes Zusammenwirken von Sensorik, Motorik, Wahrnehmung und zentraler Verarbeitung. Die genaue Auslösung der Vorgänge ist noch ungeklärt.
  - Störungszeichen ist eine verlängerte orale Phase, d.h. die zwischen der einleitenden Zungenbewegung und der Larynxhebung verstreichende Zeit liegt über einer Sekunde.
  - Zur Palpation der Bewegungen wird der Zeigefinger auf den äußeren Mundboden gelegt. Der Mittelfinger sitzt auf dem Zungenbein. Finger IV und V liegen am oberen Rand bzw. auf dem Kehlkopf. Nun können der Ablauf und die Dauer der Bewegung von Zunge und Zungenbein und der Larynxelevation palpiert werden (Abb. 3.65).
- *Die laryngeale Adduktion:*
  - Hierbei werden die Stimmlippen verschlossen. Dies ist die wichtigste Schutzfunktion zur Verhinderung einer Aspiration.
  - Störungszeichen sind eine hauchende Stimme oder eine Aphonie.
- *Die laryngeale Elevation:*
  - Sie bewirkt durch eine Verstärkung des Unterdrucks und einer Mitbeteiligung der Ösophagusöffnung die Freigabe der Boluspassage.
  - Störungszeichen ist eine verminderte Elevation des Larynx bei der oben beschriebenen Palpation. Dies erlaubt jedoch nur eine grobe Beurteilung.

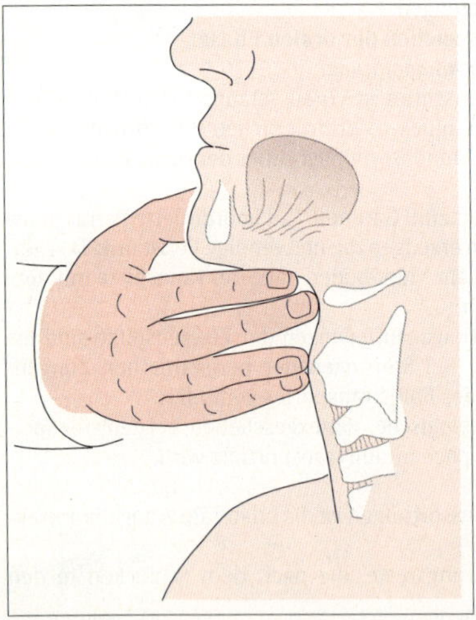

Abb. 3.65 Palpationskontrolle beim Schlucken.

- *Abschluß des Nasenrachenraumes:*
  - Der Abschluß wird durch eine reflektorische Anhebung des Gaumensegels erzeugt.
  - Störungszeichen sind Niesen oder nasaler Nahrungsaustritt.
- Der *Zungenabschluß* mit der Rachenrückwand:
  - Die Hinterzunge transportiert den Bolus weiter nach hinten.
  - Störungszeichen sind eine verminderte Schubkraft der Zunge und/oder teilweise auftretende Mißempfindungen im Rachenraum.
- *Larynxbeweglichkeit:*
  - Durch die Elevation des Kehlkopfes unter das Zungenbein wird der Schluckweg freigegeben, der Schlucksog verstärkt und die Öffnung der Speiseröhre mitbeeinflußt.
  - Störungszeichen einer Larynxhypomobilität, die nicht immer palpabel ist, sind Aspirationen nach dem Schlucken.
- Weitere Phasen der pharyngealen Schluckphase bleiben unberücksichtigt, da sie physiotherapeutisch nicht unmittelbar zu beeinflussen sind.

➤ **Klinisch beobachtbare Störungszeichen der ösophagealen Phase:**
- In dieser Phase auftretende Störungen unterliegen nicht der physiotherapeutischen Beeinflußbarkeit.

➤ **Radiologische Diagnostik:**
- Zur sicheren Diagnostik von Schluckstörungen und Aspiration bedarf es einer radiologischen Untersuchung des Schluckens, wofür die *Videofluoroskopie* besonders geeignet sind. Dabei handelt es sich um kontrasthaltige Breischluckdurchleuchtungen, die per Video aufgezeichnet werden. Die Befundung und Auswertung sollte interdisziplinär durch einen Radiologen und einen Schlucktherapeuten erfolgen.

➤ **Tonusregulationsstörung der Gesichtsmuskulatur:**
- Funktionell relevant sind:
  - Mund- und Lippenschluß verhindern ein Heraustropfen von Nahrungsresten oder Speichel.
  - Die Wangenaktivitäten in der präoralen und oralen Schluckphase (s. o.).
  - Modulationsinsuffizienzen von Mund und Wangen führen zu dysarthrischen Störungen.
  - Der Lidschluß schützt das Auge vor Fremdkörpern und Austrocknung.
  - Das Gesamterscheinungsbild des Gesichts ist für das Selbstwertgefühl bedeutend.
- Störungsformen können spastisch und/oder hyperton paretischer, rein hypertoner, dyskinetischer, ataktischer oder gemischter Art sein.
  - Welche Gesichtsregion in welchem Maß gestört ist, ergibt sich aus sichtbaren Asymmetrien, aktiven funktionellen Tests und nach einer passiven Beweglichkeitsprüfung der entsprechenden Gesichtsbereiche. Die aktiven und passiven Tests erfolgen analog den Fazilitationsübungen (S. 240 ff). Der Seitenvergleich hilft bei einseitigen Läsionen.

➤ **Tonusregulationsstörungen der Kaumuskulatur:**
- Störungsformen können hypertoner, hypotoner, dyskinetischer, ataktischer oder gemischter Art sein.
  - Die Art der Störung läßt sich durch Widerstandstest, passives Bewegen des Kiefers und Beobachten der Kaubewegungen erkennen.
  - Störungen der Kiefergelenkbeweglichkeit sind manualtherapeutisch zu überprüfen.

➤ **Tonusregulationsstörung der Zunge:**
- Funktionell relevant ist die Zunge in den ersten drei Phasen des Schluckens (S. 230 ff).
- Störungsformen können spastisch und/oder hyperton paretischer, rein hypertoner, dyskinetischer, ataktischer oder gemischter Art sein.
  - Die Art der Störung läßt sich durch Widerstandstests, passives Bewegen der Zunge und Beobachtung ihres Bewegungsverhaltens erkennen.
  - Der Zungenstoß ist eine pathologische Stoßbewegung der Zunge nach ventral, durch die der Bolus aus dem Mund herausbefördert wird.
  - Pumpbewegungen der Zunge treten bei Parkinson-Syndromen auf. Hier wird der Bolus nicht zum Schlucken nach dorsal, sondern auf der Stelle hin- und herbewegt.

Orofaziale Behandlungsansätze

➤ **Die physiotherapeutischen Behandlungsgrundsätze** sind zu beachten (S. 1 ff).

➤ **Grundsätze:**
- *Spezielle orofaziale Therapieformen:*
  - Fazial-orale Trakt-Therapie (FOTT) nach Kay Coombes;
  - Orofaziale Regulationstherapie nach Castillo Morales;
  - Gesichts- und Mundbehandlung nach PNF;
- *Allgemeine Therapieformen:*
  - Dazu gehören alle Therapien zur Behandlung neurologischer Erkrankungen, u. a. nach Affolter (S. 284 ff), Bobath (S. 290 ff), PNF (S. 310 ff) und Vojta (S. 316 ff).
- *Ganzheitliche Überlegungen* sind bei Schluckstörungen von besonderer Bedeutung:
  - Bei umfassenden Tonus- und Wahrnehmungsstörungen sind sie in die Therapie miteinzubeziehen. Ein isoliertes Therapieren im Gesichtsbereich ist zum Scheitern verurteilt, wenn das Gesamtkrankheitsbild, wie z. B. eine ausgeprägte Spastik des Rumpfes oder eine Wahrnehmungsstörung, deutlichen Einfluß auf Kopf- und Schluckfunktionen hat. Ein entsprechend therapeutisches Vorgehen beim Transfer, der Wahl der Ausgangsstellung und dem Handling während der Therapie ist zu berücksichtigen.
  - Orofaziale Behandlungen bedürfen der Ruhe und Konzentration. Ein visuell und akustisch unruhiges Behandlungsumfeld oder gleichzeitige Gespräche sind zu vermeiden.
  - Die Darreichungsformen von Speisen sollen für den Patienten appetitanregend und schmackhaft sein. Ebenso ist möglichst auf seine Präferenzen einzugehen.
- Bei tonisierenden konzentrischen Übungen ist der Widerstand so zu wählen, daß die gewünschte Muskelarbeit aktiviert wird. Zusätzliche spastische oder assoziierte Reaktionen sollten nicht auftreten oder gar unbewußt trainiert werden. Die exzentrische Muskelarbeit ist nicht zu vernachlässigen.
- *Spiegelbehandlungen* sind selten empfehlenswert:
  - Die spiegelverkehrte Wahrnehmung stellt meist eine zusätzliche Erschwernis dar.
  - Der Patient erlernt nicht, seine Gesichtsaktivitäten ohne Augenkontrolle wahrzunehmen, da die Eigenwahrnehmung behindert wird.

  - Gelegentliche Selbstkontrollen vor dem Spiegel sind als Feedbackmaßnahmen ratsam.
- *Nahrungskonsistenzen:*
  - Feste Nahrung kann als zäh-fester Bolus die Luftröhre lebensgefährdend verschließen bzw. durch Reizung der Innenwand der Trachea eine Spastik des laryngo-trachealen Traktes auslösen. Letzteres ist die häufigste Todesursache bei Erstickung durch Fremdkörper.
  - Eingespeichelte klebrige Boli bleiben im Mund- und Rachenraum hängen und behindern den Schluckakt. Dies gilt z. B. für Weißbrot, Kekse u.ä..
  - Breiige Speisen eignen sich bei geminderter Reflexauslösung und bei insuffizientem Bolustransport im Mund.
  - Flüssige Nahrung ist bei allen Dysphagieformen meist schwierig.
  - Die Nahrungsmenge sollte anfangs nicht mehr als eine Teelöffelfüllung betragen.
- ***Beachte:*** Vorsicht bei Beißreflexen!

➤ **Die Ausgangsstellung, das Handling während der Therapie und der Transfer vor und nach jeder Therapie** sind wesentliche Faktoren bei allen orofazialen Behandlungen.
- *Die physiologischste Ausgangsstellung für das Schlucken* ist die aufrechte Rumpf- und Kopfhaltung mit flexorischer Stellung der oberen Halswirbelsäule.
  - Sitz und Stand sind liegenden Positionen vorzuziehen. Die halbliegende Position in Bett und Rollstuhl ist sehr ungünstig.
  - Bei bettlägerigen Patienten empfiehlt sich der Pilotensitz (S. 280 f) oder der Langsitz.
- Das Auslösen einer zusätzlichen Spastik durch die Ausgangsstellungen, beim Handling während der Therapie und bei den Transfers ist zu vermeiden! Die entsprechenden Grundsätze sind zu beachten.
- Bei wahrnehmungsgestörten Patienten sind die entsprechenden Grundsätze zu beachten.
- Bei Störungen der Vigilanz (Wachheit) ist der Stand eine gute Ausgangsstellung.

➤ **Mundhygiene:**
- Als grundlegende Therapiemaßnahme hat die Durchführung der Mundhygiene *vier Funktionen*:
  1. Mundreinigung;
  2. Tonusregulation;
  3. Normalisierung der Sensibilität;
  4. Durchblutungsförderung im orofazialen Bereich.
- Zur Durchführung der Mundhygiene wird der Mund in vier Quadranten eingeteilt und der Reihe nach jeder Quadrant folgendermaßen behandelt:
  - Mit der Innenseite des kleinen Fingers wird mit mäßigem Widerstand dreimal bei lautem Mitzählen auf dem Zahnfleisch entlanggerieben.
  - Nach dem dritten Hineinführen wird der Finger um 180° gedreht und so weit über die Wange hinausgezogen, daß sie gedehnt wird.
  - Abschließend soll der Patient schlucken.
  - Die Zahnreinigung erfolgt im gleichen Schema mit einer Zahnbürste oder mit um den Finger gewickelter angefeuchteter Gaze.

➤ **Behandlung der Gesichtsmuskulatur:**

- *Tonussenkende Vorbehandlungen* sind bei spastisch hypertoner Gesichtsmuskulatur oder kompensatorischer Hyperaktivität der nichtbetroffenen Seite notwendig. Zur Detonisierung eignen sich alle Techniken der Tonussenkung (S. 119). Eine weitere Möglichkeit sind Ausstreichungen der Gesichtszüge im Sitz oder in der Rückenlage mit folgendem Ablauf und jeweils dreimaliger Wiederholung:
  - Gegenläufige Ausstreichungen von Stirn und Kinn;
  - Symmetrisches Ausstreichen der Stirn, zu den Schläfen bis zum Ohransatz;
  - Symmetrisches Ausstreichen der Augenbrauen bis zum Ohransatz;
  - Symmetrisches Ausstreichen der Wangenknochen bis zum Ohransatz;
  - Symmetrisches Ausstreichen des Nasenrückens unter den Wangenknochen bis zu den Ohrläppchen;
  - Symmetrisches Ausstreichen der Lippen bis zu den Ohrläppchen;
  - Symmetrisches Ausstreichen von der Kinnspitze bis zum Kiefergelenk;
  - Abschließend nochmals gegenläufige Ausstreichung von Stirn und Kinn.
- *Tonisierende Behandlung nach der PNF-Methode* mit den PNF-Techniken des optimalen Widerstandes, Quick Stretch und Restretch sind bei Gesichts- und Mundparesen und Plegien indiziert. Der Ablauf ist folgender:
  - Stirn und Augenbrauen hochziehen (M. epicranius; Abb. 3.66 u. Abb. 3.67);
  - Augenbrauen herunterziehen und grimmig schauen (M. corrugator supercilii; Abb. 3.68 u. Abb. 3.69);
  - Augen schließen (M. orbicularis oculi; Abb. 3.70 – Abb. 3.73);

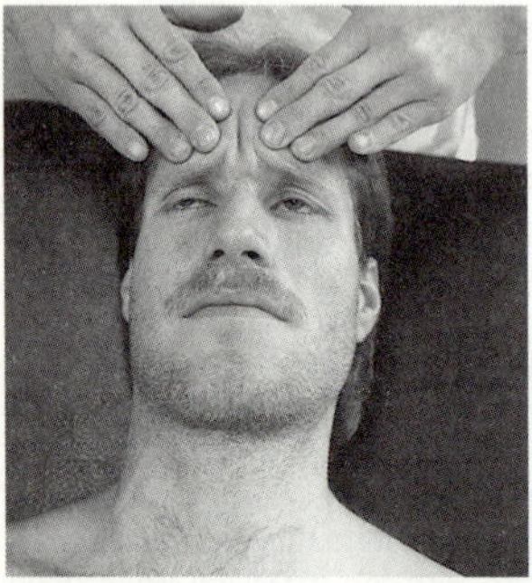

Abb. 3.66 Stirn und Augenbrauen hochziehen, Ausgangsstellung.

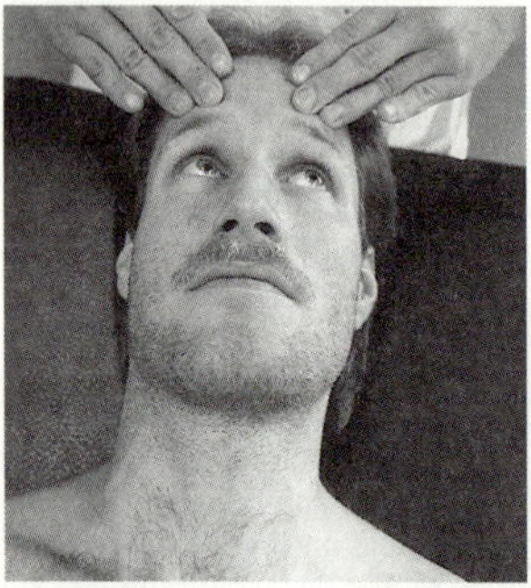

Abb. 3.67 Stirn und Augenbrauen hochziehen, Endstellung.

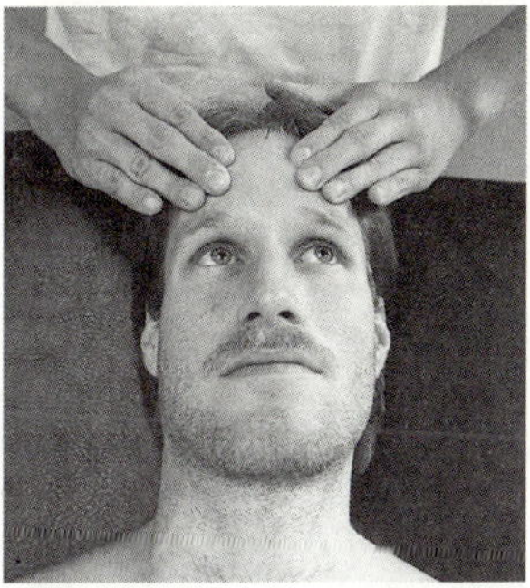

Abb. 3.68 Augenbrauen herunterziehen und grimmig schauen, Ausgangsstellung.

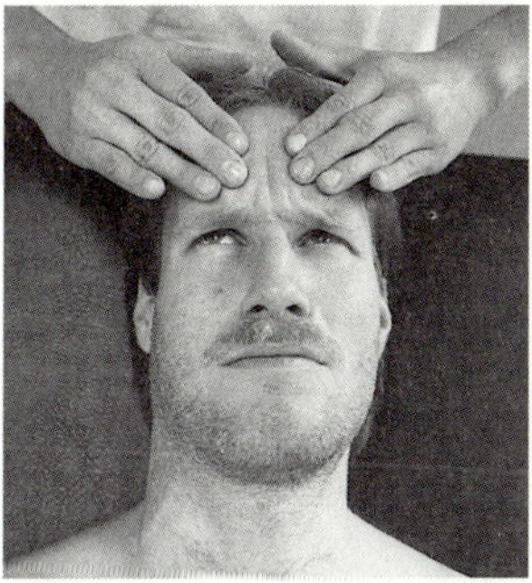

Abb. 3.69 Augenbrauen herunterziehen und grimmig schauen, Endstellung.

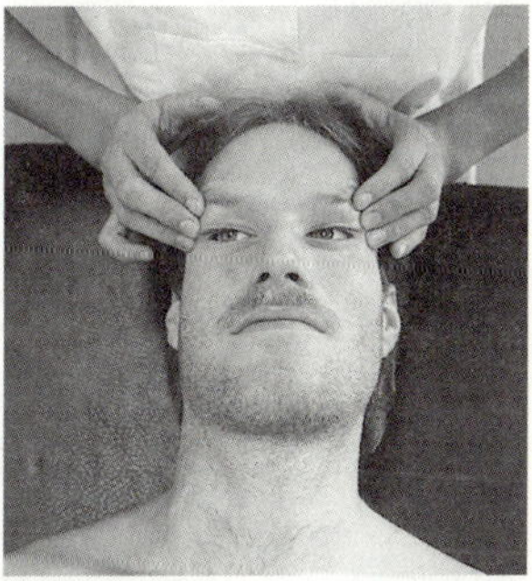

Abb. 3.70 Augen schließen von kranial, Ausgangsstellung.

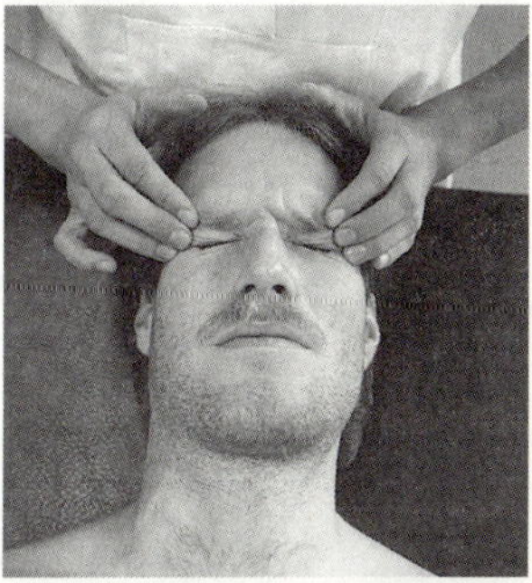

Abb. 3.71 Augen schließen von kranial, Endstellung.

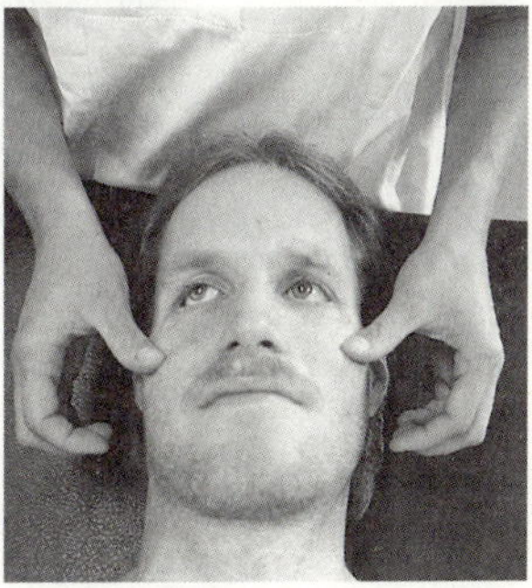

Abb. 3.72 Augen schließen von kaudal, Ausgangsstellung.

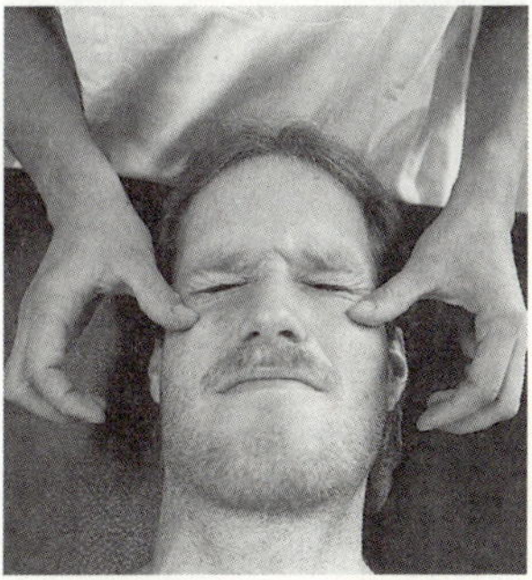

Abb. 3.73 Augen schließen von kaudal, Endstellung.

- Augen öffnen (M. levator palpebrae superioris; Abb. 3.74 u. Abb. 3.75);
- Nase rümpfen (M. procerus; Abb. 3.76 u. Abb. 3.77);
- Mund spitzen und „Ohhh..." sagen (M. orbicularis; Abb. 3.48 u. Abb. 3.79);
- Mund weitziehen und „Iii..." sagen (Mm. risorius et zygomaticus major; Abb. 3.80 u. Abb. 3.81);
- Oberlippen hochziehen und Zähne zeigen (M. levator labii superioris; Abb. 3.82 u. Abb. 3.83);

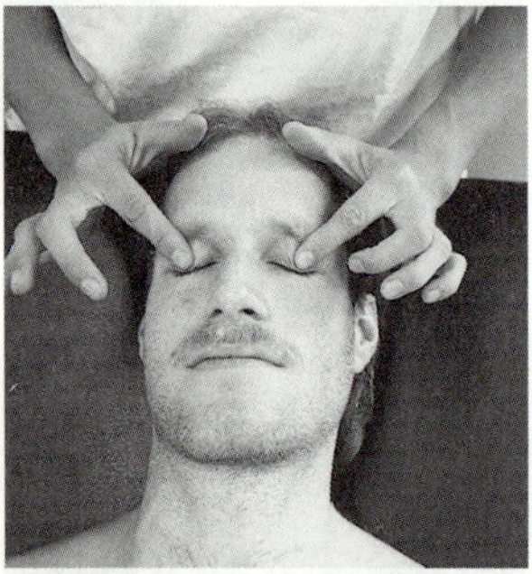

Abb. 3.74 Augen öffnen, Ausgangsstellung.

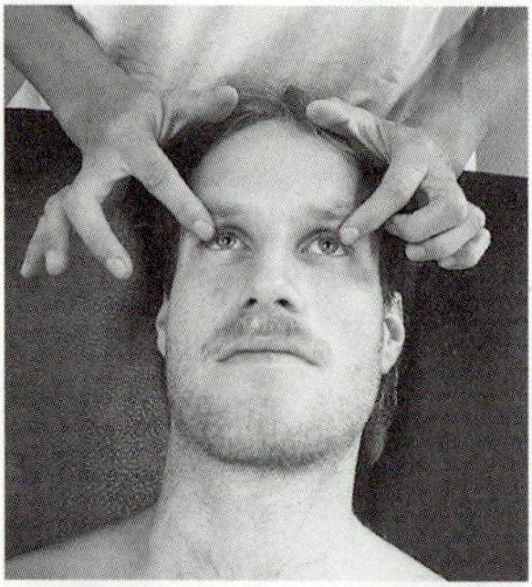

Abb. 3.75 Augen öffnen, Endstellung.

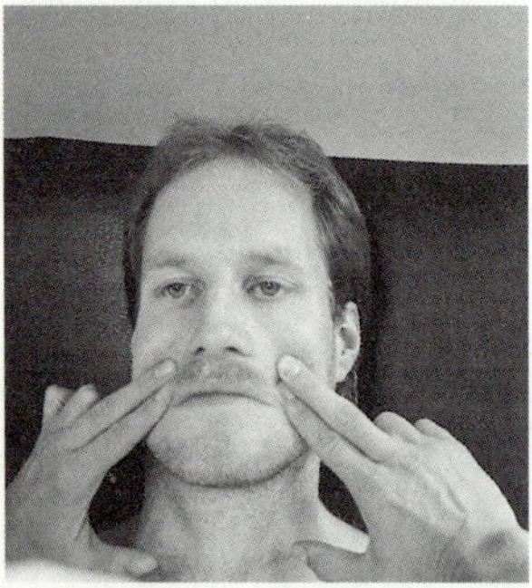

Abb. 3.76 Nase rümpfen, Ausgangsstellung.

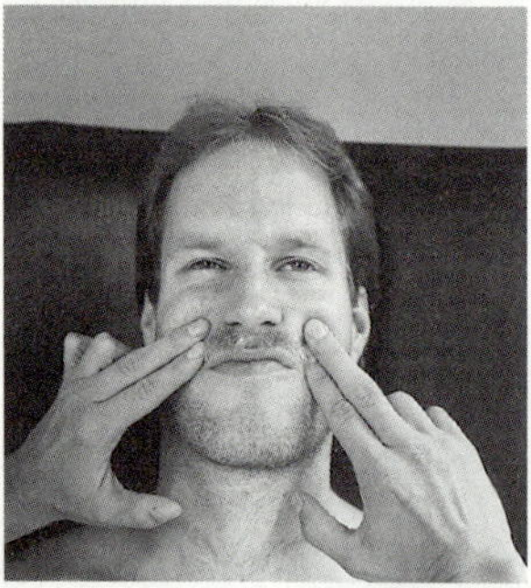

Abb. 3.77 Nase rümpfen, Endstellung.

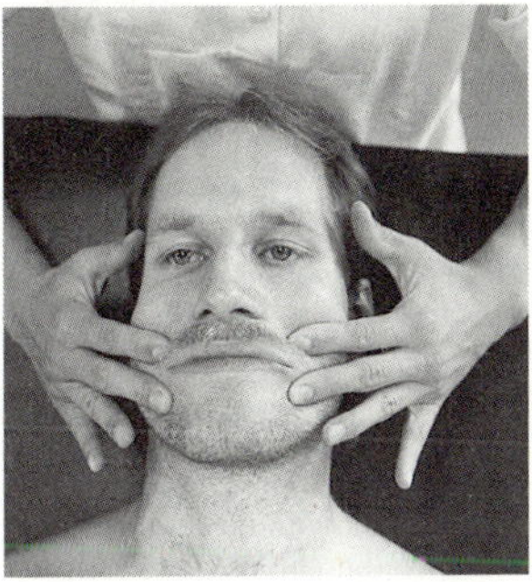

Abb. 3.78 Mund spitzen und „Ohh…“ sagen, Ausgangsstellung.

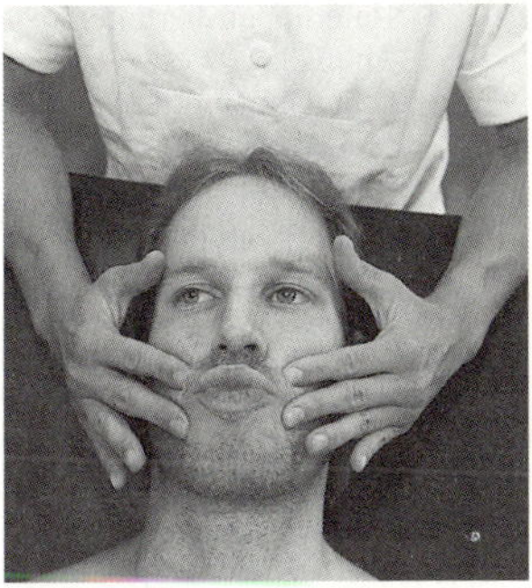

Abb. 3.79 Mund spitzen und „Ohh…“ sagen, Endstellung.

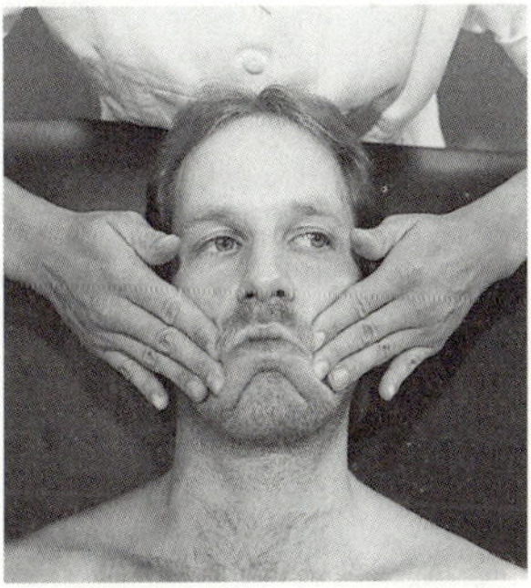

Abb. 3.80 Mund weitziehen und „Iii…“ sagen, Ausgangsstellung.

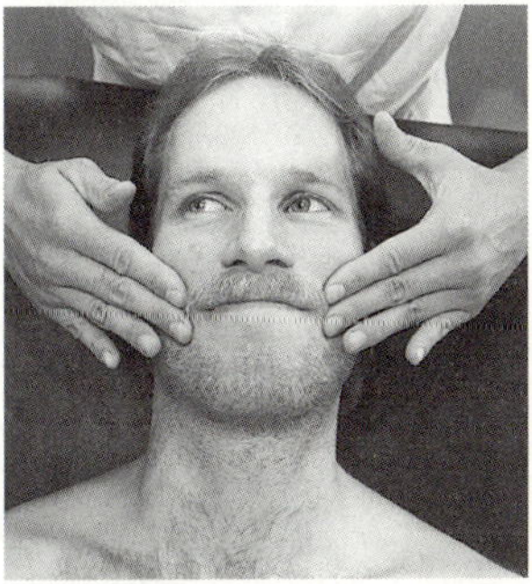

Abb. 3.81 Mund weitziehen und „Iii…“ sagen, Endstellung.

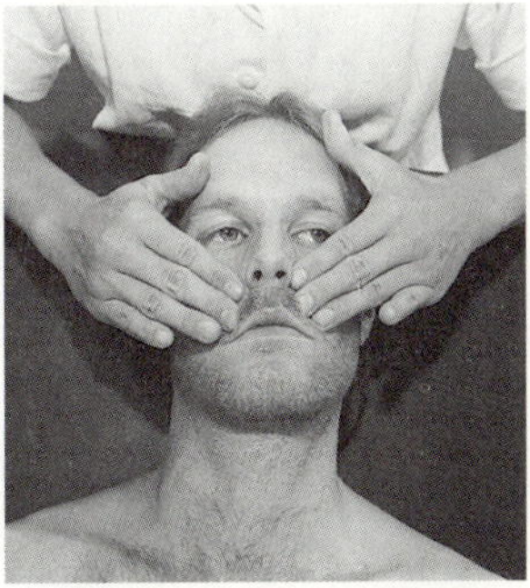

Abb. 3.82 Oberlippen hochziehen und Zähne zeigen, Ausgangsstellung.

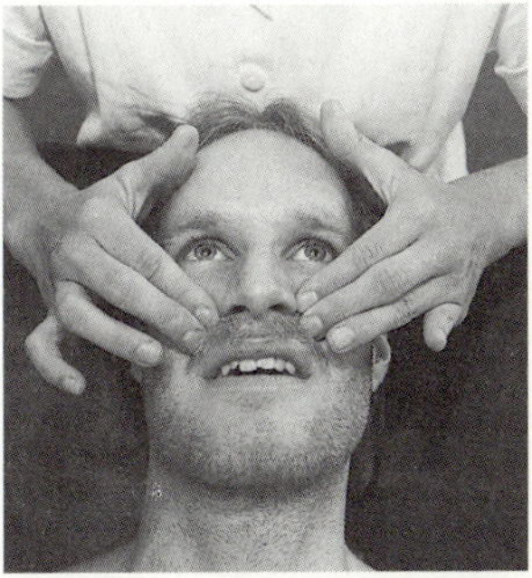

Abb. 3.83 Oberlippen hochziehen und Zähne zeigen, Endstellung.

- Unterlippen herunterziehen (M. depressor labii inferioris; Abb. 3.84 u. Abb. 3.85);
- Spatel hineindrücken (M. buccinator; Abb. 3.86 u. Abb. 3.87);
- Mund schließen und zubeißen (Mm. masseter et temporalis; Abb. 3.88 u. Abb. 3.89);
- Kinn nach unten ziehen (Mm. infrahyoidei et suprahyoidei et platysma). Bei geschlossenem Mund ist der M. platysma betont (Abb. 3.90 u. Abb. 3.91).

– Bei der tonisierenden Behandlung ist folgendes zu beachten:
  - Die Übungen werden bilateral durchgeführt.
  - Ist die nichtbetroffene Seite zu dominant, kann auch einseitig mit der paretischen Seite geübt werden.
  - Löst das einseitige Üben immer noch deutliche Aktivitäten der nichtparetischen Seite aus, ist das *flächige Zurückhalten* dieser Seite in der Mittelstellung empfehlenswert.

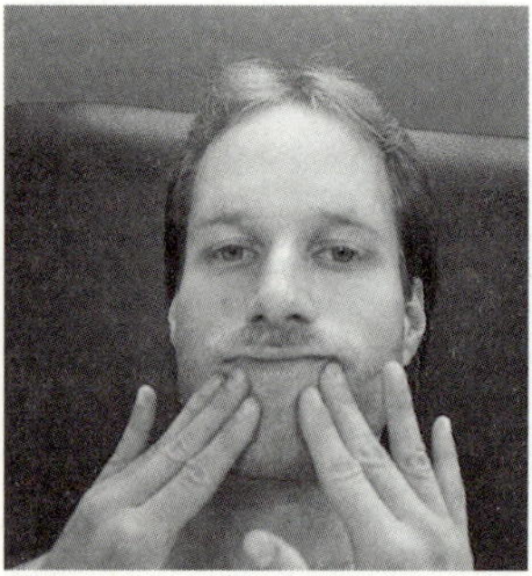

Abb. 3.84 Unterlippen herunterziehen, Ausgangsstellung.

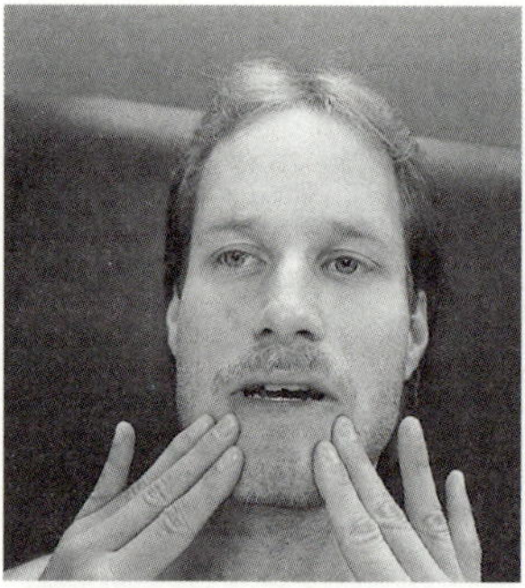

Abb. 3.85 Unterlippen herunterziehen, Endstellung.

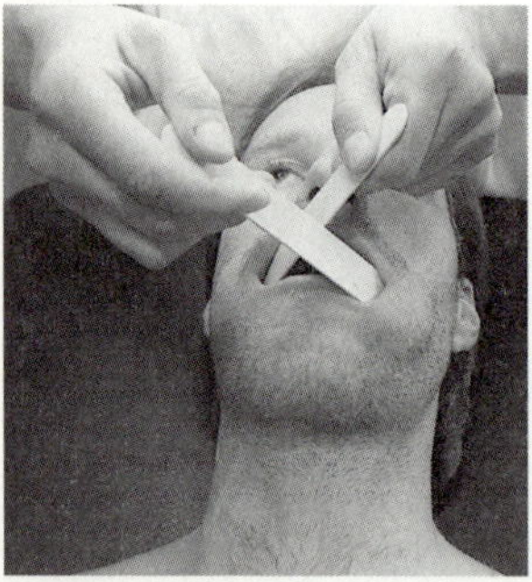

Abb. 3.86 Spatel hineindrücken, Ausgangsstellung.

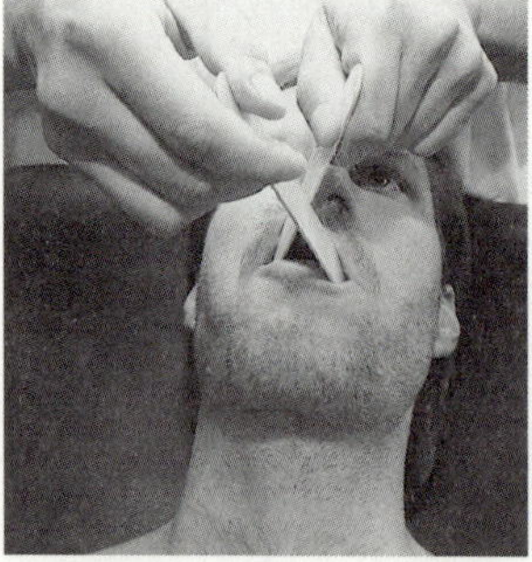

Abb. 3.87 Spatel hineindrücken, Endstellung.

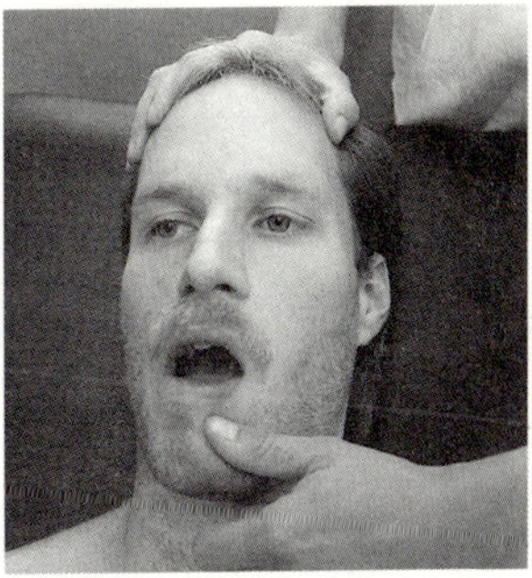
Abb. 3.88 Mund schließen und zubeißen, Ausgangsstellung.

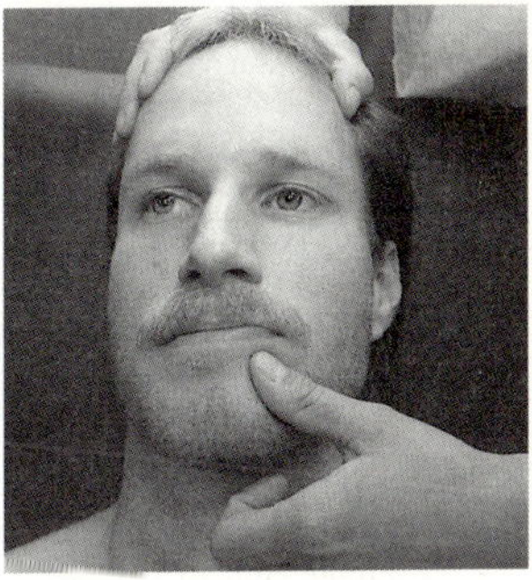
Abb. 3.89 Mund schließen und zubeißen, Endstellung

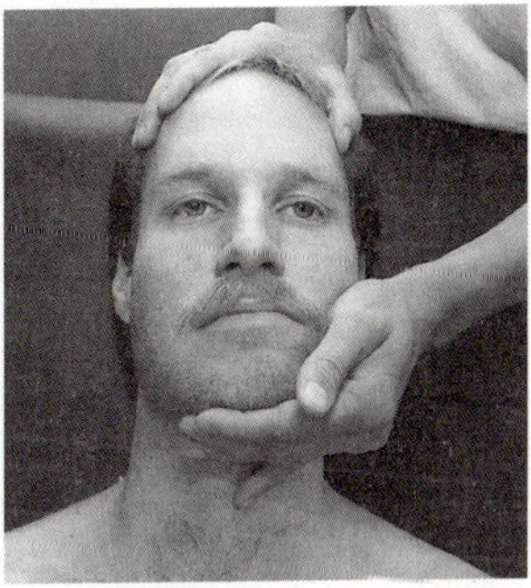
Abb. 3.90 Kinn nach unten ziehen, Ausgangsstellung.

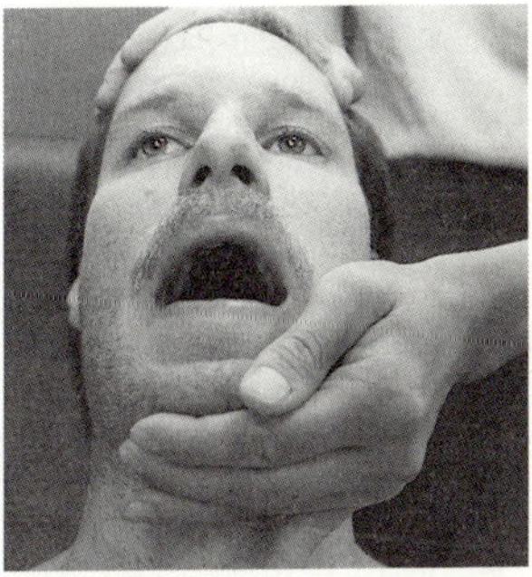
Abb. 3.91 Kinn nach unten ziehen, Endstellung.

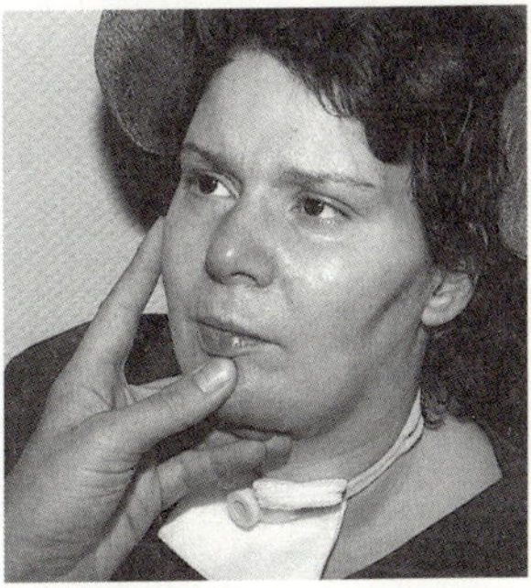
Abb. 3.92 Kieferkontrollgriff von ventral.

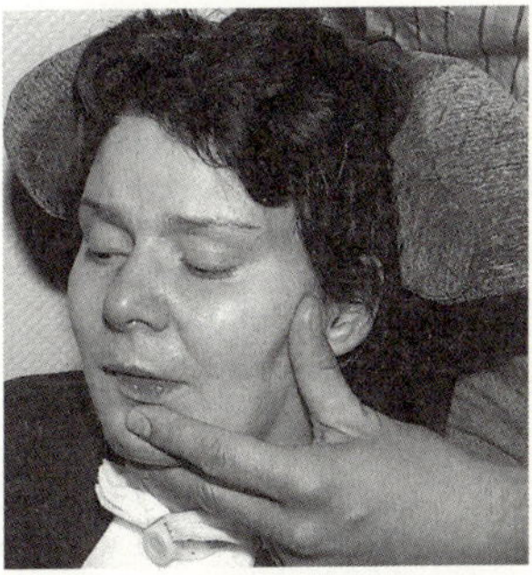
Abb. 3.93 Kieferkontrollgriff von dorsal.

    - „Schnelles Eis“ kann zur Tonusstimulierung angewendet werden. Vorsicht ist angebracht, da die Gesichtsregion sehr empfindlich ist. Es sollten maximal drei Wiederholungen stattfinden. Die Kältetoleranz des Patienten ist zu beachten.
  - Bei fehlendem Lippenschluß kann der Kieferkontrollgriff verhindern, daß Flüssigkeit aus dem Mund ausläuft (Abb. 3.92 u. Abb. 3.93).

- **Übungen für die Zunge:**
  - *Zur Tonussenkung* kann der Therapeut folgende Techniken einsetzen:
    - Mit einem Finger auf der Zunge vibrieren.
    - Die Zunge mit zwei Fingern festhalten und leicht schütteln. Dabei verhindert etwas um den Finger gewickelte Gaze ein Wegrutschen der Zunge zwischen den Fingern.
    - Die Wirkung einer Massage mit einer elektrischen Zahnbürste ist auszuprobieren.
  - *Tonisierende Maßnahmen*:
    - Ein angefeuchteter Spatel wird auf, unter, rechts und/oder links neben die Zunge gelegt. Der Patient soll nun den Spatel in die gewünschte Richtung drücken.
    - Die Zungenspitze kann entsprechend nach vorne aus dem Mund heraus- und nach vorne/oben hinter die oberen Schneidezähne gedrückt werden.
    - PNF-Grundsätze und -Techniken sind entsprechend anwendbar.
  - *Beim Zungenstoß*, einem pathologischen Extensorenstoß, wird der Speisebolus nach vorne transportiert. Therapeutische Maßnahmen:
    - Wahl einer spastikhemmenden Ausgangsstellung;
    - Übung isolierter Zungen- und Kieferbewegungen;
    - Plazierung der Speisen auf der hinteren Zungenhälfte und das sofortige Schließen des Mundes.
  - *Bei Pumpbewegungen der Zunge*, die beim Parkinson-Syndrom auftreten können, muß der Patient versuchen, willkürlich den Bolus gegen den Gaumen zu drücken und dann die Zunge kräftig nach hinten bewegen.

- **Übungen für den Kiefer:**
  - *Lokale detonisierende* Wirkungen werden durch Querdehnungen auf dem M. masseter oder dessen Massieren zwischen den Fingern II und III erreicht, wobei der Zeigefinger im Mundraum und der Daumen auf der Wange liegen.
  - Bei *gesamthypertoner* Situation ist es empfehlenswert, zuerst allgemeine tonussenkende Maßnahmen zu versuchen.
  - *Tonisierende Wirkung* auf die Kiefermuskulatur haben schnelles Eis und die oben genannten PNF-Techniken.
  - *Bei Einschränkungen des Kiefergelenks* kommen die entsprechenden Techniken aus der Manuellen Therapie zur Anwendung.

- **Behandlung bei Sensibilitätsstörungen:**
  - Zur Stimulierung der sensorischen Rezeptoren im orofazialen Bereich empfehlen sich schnelle Eisanwendungen (S. 295 ff). Geeignete Hilfsmittel hierzu sind Pipetten mit in Wasser eingefrorenen Holzstäbchen als Haltegriff oder gefrorene Mundspiegel.

- **Stimulation der Reflextriggerung:**
  - *Mehrmalige Kälteimpulse* drei- bis viermal täglich, am unteren Drittel der Gaumenbögen, um die entsprechende Sensorik zu aktivieren.
  - *Eine Aktivierung der Geruchs- und Geschmackssensorik* durch geschmacklich und optisch ansprechend hergerichtete Speisen kann die Schluckaktivitäten verstärken.
  - *Als manuelle Reize* können wirken:
    - Mehrmaliges Ausstreichen der Mundbodenmuskulatur mit dem Daumen oder Zeigefingerrücken vom Kinnwinkel bis zum Zungenbein. Der Kiefer muß hierbei geschlossen sein.
    - Seitliches Ausstreichen des Larynx mit Daumen und Zeigefinger von kaudal nach kranial.
- **Übungen zur adduktorischen Larynxmobilisation:**
  - Leichte, bilaterale, kreisende Massage mit Daumen und Zeigefinger an den Kehlkopfseiten.
  - Leichte rechts/links Mobilisation des Kehlkopfes.
  - Das Anhalten des Atems verschließt automatisch die Stimmlippen. Zur genauen Dosierung des Luftanhaltens bedarf es einer endoskopischen Kontrolle. Bei zu kräftigem und zu langem Luftanhalten wird eventuell ein laryngealer Hypertonus provoziert.
  - Eine *kompensatorische Technik* bei adduktorischer Larynxinsuffizienz ist das supraglottische Schlucken.
    - Um beim Schlucken einen guten Stimmlippenschluß zu erreichen, wird während des Schluckens der Atem angehalten.
    - Nach dem Schlucken wird sofort kräftig gehustet, um die Nahrungsreste vorzustoßen.
    - Danach wird sofort wieder geschluckt.
- **Übungen zur elevatorischen Larynxmobilisation:**
  - Die Mundbodenmuskulatur wird mit dem Daumen oder dem Zeigefingerrücken vom Kinnwinkel bis zum Zungenbein mehrmals ausgestrichen. Der Kiefer muß hierbei geschlossen sein.
  - Phonationsübungen mit „K“, wie z. B. bei „Kalk“ heben den Kehlkopf.
  - Eine *kompensatorische Technik* bei insuffizienter Larynxelevation ist das *„Mendelsohn-Manöver“*:
    - Der Patient legt einen Finger auf den Kehlkopf, schluckt einige Male und spürt seine Kehlkopfhebung.
    - Den nächsten Schluckvorgang unterbricht der Patient, indem er den Zungenrücken gegen den Gaumen drückt. Diese Stellung hält er etwas an und erspürt dabei die verlängerte Kehlkopfhebung.
- **Hilfsmittel:**
  - Gute Portionierung der Speisen. Anfänglich sind teelöffelgroße Portionen sinnvoll. Dies gilt für feste wie für flüssige Nahrung.
  - *Trinkbecher mit weiter Öffnung:*
    - Sie erleichtern das Trinken, da dabei keine HWS-Extension provoziert wird. Bei geringer Öffnung stößt der Rand an die Nase und zwingt zur HWS-Extension.

- *Strohhalme* sind bei neurogenen oropharyngealen Schluckstörungen ohne genaue Kenntnis der Schluckphysiologie des individuellen Patienten grundsätzlich abzulehnen. In der Regel fördern sie eher das unkontrollierte Schlukken und damit die Aspiration, da durch den Strohhalm das Saugen stimuliert wird. Die intraoralen und -pharyngealen Saug- und Pumpmechanismen sind aber bei Schluckstörungen immer gestört, so daß keine sichere Dosierung möglich ist.
  - Vorteile des Strohhalms:
    a) Förderung des Lippenschlusses;
    b) Erleichterung einer aufrechten Kopfhaltung mit Flexion in der oberen Halswirbelsäule;
    c) Mögliche Positionierung von Flüssigkeiten auf der Zunge;
    d) Überwindung der Arm–Mundabstände bei eingeschränkten Armaktivitäten.
- *Schnabeltassen und Becher mit Mundstück:*
  - Erschweren der Kontrolle, wie groß der jeweilige Schluck ist. Die orale Kontrolle wird nicht erleichtert.
  - Verhinderung des Überlaufens oder Verschüttens der Flüssigkeit bei extraoralen Koordinationsstörungen.
- *Sonstige Hilfsmittel* (S. 335 ff):
  - Schneidebrett;
  - Griffverstärkung;
  - Angewinkeltes Besteck;
  - Erhöhter Tellerrand;
  - Besteckhalter für Tetraplegiker.

Allgemeines

- **Begriff:** Stehen umfaßt die Fähigkeit, sich aufrecht auf seine Füße zu stellen.
  - *Beim freien physiologischen Stehen* ist man in der Lage, mit geringstmöglichem Kraftaufwand und muskulär stabilisierten Gelenken ohne Hilfe die posturale Kontrolle über den Stand zu behalten. Dabei werden die Körperabschnitte mit minimalem Kraftaufwand in der Senkrechten gehalten.
  - *Das Stehen ist Voraussetzung* für das freie Gehen und erleichtert den Transfer Sitz–Sitz, wenn er über den Stand durchgeführt werden kann.
- **Voraussetzungen** für das freie Stehen:
  - Ausreichende Gelenkbeweglichkeit, um einen vollständigen Sohlenkontakt sowie eine Zentrierung des Körperschwerpunkts über der Unterstützungsfläche zu erreichen;
  - Ausreichende Belastbarkeit der passiven Strukturen;
  - Ausreichende Kraft, um den Körper gegen die Schwerkraft aufrecht zu halten;
  - Adäquate posturale Kontrolle;
  - Stabile Kreislaufsituation.
- **Ziele des Stehens,** vor allem nach langer Bettlägerigkeit:
  - Stimulierung des Kreislaufs;
  - Stimulierung der Vigilanz/Wachheit;
  - Stimulierung der posturalen Kontrolle;
  - Stimulierung der Blasen- und Darmtätigkeit;
  - Mobilisierung der Sprunggelenke bis zu 90° Dorsalextension;
  - Psychische Aufrichtung;
  - ***Beachte:*** Die Osteoporoseprophylaxe ist strittig.

Stehübungen

- ***Beachte:***
  - Die Behandlungsgrundlagen der Physiotherapie (S. 1 ff).
  - Die Behandlung der Impairments, die das freie Stehen ungünstig beeinflussen.
- **Das frühzeitige Stehen** ist wegen seiner stimulierenden Wirkung auf verschiedene Körperfunktionen (s. o.) vor allem nach schweren Erkrankungen von großer Bedeutung. Es kann daher durchaus bereits auf der Intensivstation durchgeführt werden. Die mögliche Monitorüberwachung minimiert das Risiko eines Kreislaufkollaps.
- **Steigerungsformen des Stehens:**
  - Mit zwei Personen vor der Bettkante, wobei die erste Person vor dem Patienten steht und Knie sowie Becken/Rumpf stabilisiert (analog dem Transfer Sitz–Stand, S. 268 f). Der zweite Helfer sichert bei Bedarf von hinten das Aufrichten oder unterstützt bei zügigem Rücktransfer und ordnet eventuell Kabel und Schläuche.
  - Alternativ kann mit dorsalen Schienen vor einer Behandlungsbank gestanden werden (Abb. 3.94). Zum Hinstellen ist dann meist ein Helfer notwendig, der die Füße fixiert.
  - Stehen mit einer Person wie oben. Bei der Verwendung von Schienen und bei guter Armkraft des Patienten kann im Barren gestanden werden. Der Helfer fixiert die Füße, und der Patient zieht sich am Barren in den Stand.

Stehen

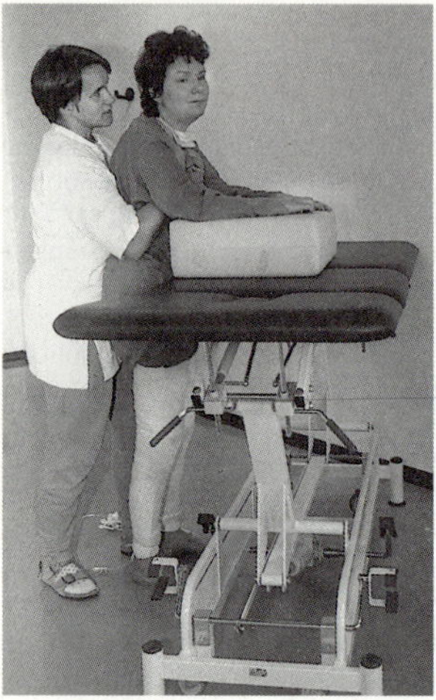

Abb. 3.94 Stehen mit dorsalen Schienen.

- Mit einer Person, die nur noch Knie und Becken sichert (analog dem Transfer Sitz–Stand, S. 267);
- Im Barren oder zwischen zwei Behandlungsbänken oder ähnlichem;
- In einer Raumecke;
- Im freien Raum;
- Auf einer weichen Unterlage;
- Weitere Steigerungen analog den Übungen zur posturalen Kontrolle (S. 189 ff).

Stehgerät/Stehtisch

➤ **Begriff:** Das Stehgerät ist eine Hilfskonstruktion, die mittels Stabilisationen an den Füßen und Knien, am Becken und vor dem Bauch das Stehen ermöglicht (Abb. 3.95).
  - Diese Stabilisationshilfen sind individuell bezüglich Höhe, Breite und Tiefe einstellbar.
  - Das Stehgerät kann auch beim Patienten zu Hause zur Eigennutzung eingesetzt werden.

➤ **Voraussetzung** ist eine ausreichende Rumpfstabilisation, die noch deutlich unter der des freien Sitzes liegt sowie eine ausreichende Gelenkmobilität.
  - Defizite der Fußgelenke werden über Keile oder Sandsäckchen ausgeglichen.
  - Eine insuffiziente Rumpfstabilität kann durch Abstützen auf den Armen, Festhalten am Tisch oder Hilfspersonen kompensiert werden.

➤ **Die korrekte Stellung** entspricht dem freien aufrechten Stand. Durch die guten Fixierungsmöglichkeiten läßt sich leicht eine völlig unphysiologische Stellung ermöglichen. Dies ist vor allem bei der selbständigen Benutzung des Stehgeräts durch den Patienten oder bei Hilfestellung durch ungeschulte Personen zu beachten.

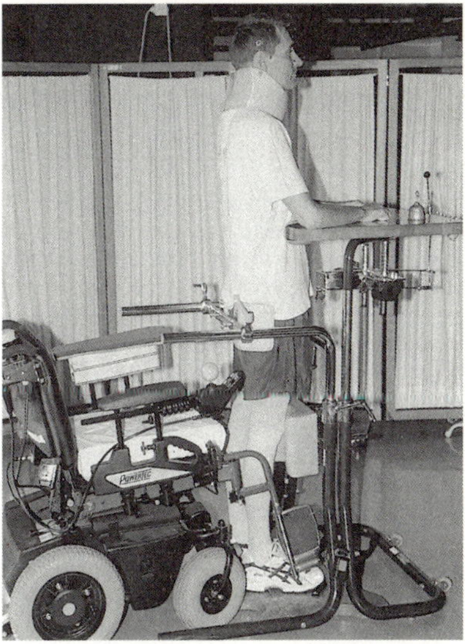

Abb. 3.95 Stehgerät.

- **Ziele** beim Stehen im Stehgerät:
  - Die Ziele *des Stehens* (s. o.), jedoch über einen längeren Zeitraum und eventuell selbständig durch den Patienten. Das Stehgerät ermöglicht dem Patienten, die therapeutische Wirkung zu nutzen und gleichzeitig einigen Alltagsgeschäften nachzugehen, wie z. B. Lesen, Schreibtischarbeiten, Essen, etc.
  - Ausnutzung des aufrechten Stehens für weitere therapeutische Zwecke, wie beispielsweise:
    - Schluck- und Eßtraining;
    - Übungen zur Rumpfstabilisation sowie zur Erhaltung der posturalen Kontrolle durch den Rumpf und die Arme;
    - Koordinationsübungen der oberen Extremität;
    - Übungen zur Minderung neurophysiologischer Störungen.
  - *Beinachsentraining*: Durch Lockerung der Fixation kann sich der Patient in engen Grenzen im Stehgerät bewegen. Dies kann zum Üben des aktiven Stehens, der Gewichtsverlagerung im Stand und der posturalen Kontrolle im Stand genutzt werden.
- **Benutzung:**
  - Der Patient fährt mit dem Rollstuhl vor das bereits eingestellte Gerät.
  - Der Gesäßgurt wird unter das Gesäß gelegt und mit den Zügen verankert.
  - Der Patient wird vom elektrisch angetriebenen Gurtsystem in die Vertikale gezogen. Je nach Art der Behinderung muß dies von einem oder zwei Helfern unterstützt werden. Eine Mundsteuerung ist möglich.
  - Einige Geräte erlauben nur ein Aufstehen ohne motorisierte Hilfe.

- Die Kniefixation dient als Widerlager beim Hinauf- und Herunterlassen.
- Abschließend sind die Beinachsen und die Symmetrie zu korrigieren.
- Bei der ersten Benutzung ist eine genaue Beobachtung des Patienten im Hinblick auf eine mögliche Kreislaufinsuffizienz erforderlich.

Stehbrett/Stehbett

➤ **Begriff:** Beim Stehbrett (Abb. 3.96) bzw. Stehbett handelt es sich um eine Vorrichtung bzw. ein Bett, auf dem der Patient mit zwei Gurten über den Knien und dem Rumpf fixiert wird. Anschließend kann er schonend stufenlos bis zur Belastungsgrenze vertikalisiert werden. Durch die völlige Fixierung ist hier eher von einer Vertikalisierung als vom Stehen zu sprechen.

➤ **Ziele** sind die des Stehens ohne die Stimulierung der posturalen Kontrolle.

➤ **Vorteile:**
- Bei Kreislaufschwächen vor allem nach langer oder bei dauernder Bettlägerigkeit ist eine angepaßte stufenlose Vertikalisierung möglich.
- Beim Auftreten erster Anzeichen eines Kreislaufkollapses kann der Patient schnell in die Horizontale zurückgeführt werden.
- Bettlägerige Patienten können bei einem Stehbett ohne großen Transferaufwand vertikalisiert werden.
- Bei Verwendung einer Tischadaptation kann der Patient die ihm möglichen Armfunktionen durchführen, wie z.B. Lesen, Spielen, Essen, etc.

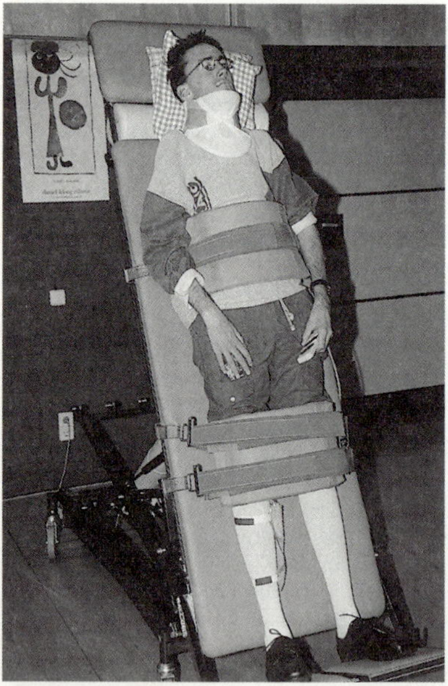

Abb. 3.96 Stehbrett.

Allgemeines

- **Ein entscheidendes Mobilitätshindernis** im Alltag neurologisch erkrankter Patienten ist häufig das Überwinden einer Treppe bzw. von Stufen. Dieses Funktionsdefizit darf vor allem bei der Erstversorgung nicht vergessen werden.
- **Kardiale Grunderkrankungen** sind immer im Auge zu behalten. Das Treppensteigen stellt eine große Belastung für Herz- und Kreislaufsystem dar. Im Zweifelsfall ist die entsprechende Erlaubnis des behandelnden Arztes einzuholen.
- **Sensomotorische Voraussetzungen** für das freie Treppensteigen:
  - Ausreichende Rumpfstabilität.
  - Gute Standbeinaktivität.
  - Ausreichende Beweglichkeit in den Kniegelenken. Sie müssen beim Hinauf- und Hinuntergehen ca. 90° Beugung zulassen können.
  - Ausreichende Beweglichkeit der Sprung- und Zehengrundgelenke.
  - Das Spielbein muß sich im Hüftgelenk 90° flexorisch anheben lassen.
  - Das Standbein muß beim Abwärtsgehen das Körpergewicht exzentrisch herablassen und beim Aufwärtsgehen konzentrisch hochdrücken können.
- **Mögliche Störungsursachen auf der Impairmentebene** (S. 6 f):
  - Spastik und Rigor können die erforderlichen Bewegungen unterbinden.
  - Spastische Reflexmuster, z. B. der Extensorstoß, können das Gleichgewicht gravierend beeinflussen oder wie bei gekreuzten Streckreflexen das schon flektierte Standbein in die Beugung wegziehen.
  - Hypotone Paresen ermöglichen nicht die notwendige Kraftentfaltung.
  - Sensibilitäts- und Wahrnehmungsstörungen stellen beim freien Treppensteigen einen großen Unsicherheitsfaktor dar. Das Benutzen des Geländers oder die Augenkontrolle sind meist ausreichende Kompensationsmöglichkeiten.
  - Ataxien, Schwindel und Störungen der posturalen Kontrolle sind häufig kein Problem, wenn sich der Patient am Geländer festhalten kann. Beim freien Treppensteigen können sie jedoch sehr gefährlich werden.
  - Fehlende Gelenkbeweglichkeit in der unteren Extremität.
  - Angst.
- **Zwei Ziele** werden mit dem Üben an der Treppe verfolgt:
  - *Das Hindernis Treppe bzw. Stufe ist zu überwinden.* Im Idealfall erfolgt dies freihändig, reziprok und mit normalem Tempo.
  - *Das Fazilitieren des normalen Gehens* durch das Treppensteigen beim zentralneurologischen, spastischen Patienten.
- **Zur Behandlungsplanung** des Ziels, die Treppe als Hindernis zu überwinden, sollten die folgenden Punkte in Erfahrung gebracht werden:
  - Wie viele Stufen muß der Patient überwinden, um in seine Wohnung zu gelangen?
  - Ist ein Handlauf vorhanden und auf welcher Seite liegt er bzw. kann er installiert werden?
  - Gibt es – in mehrstöckigen Wohnungen – Möglichkeiten einer Sitzpause?
  - Wie viele Hilfen sind nötig, um die Treppe sicher hinauf- und hinunterzugehen?
  - Wie verhält es sich mit Freitreppen oder Wendeltreppen?

Treppensteigen

Therapeutische Vorgehensweise

- **Beachte die Grundlagen:**
  1. Der physiotherapeutischen Behandlung (S. 1 ff);
  2. Der Behandlung der zugrundeliegenden Impairments und des Gehens;
- **Angstfreiheit** ist von immenser Wichtigkeit. Die Angst vor Stürzen oder vor der Größe der gestellten Aufgabe kann einen Patienten völlig blockieren, sei es psychisch oder durch einen starken Tonusanstieg. Daher muß dem Patienten vermittelt werden, daß er sicher gehalten wird und keine Angst zu haben braucht. Das Hinaufgehen ist weniger angsterzeugend.
  - Läßt die Angst das Treppabwärtsgehen nicht zu, kann die Treppe auch seitwärts oder rückwärts bewältigt werden.
- **Hinsichtlich des Übungsaufbaus** ist es vor allem bei Patienten mit einer traumatischen zentralen Schädigung sinnvoll, das Treppensteigen ohne Festhalten an einem Geländer zu erlernen.
  - Dieser Weg dauert zwar meist länger, erhält dem Patienten jedoch größere Entwicklungsmöglichkeiten. Kompensationsmechanismen, die sich meist auch ungünstig auf das Gehen auswirken, werden vermieden. Hat sich ein Patient erst einmal an ein Geländer gewöhnt, läßt es sich meist nicht mehr abtrainieren.
  - Ist ein Patient jedoch unbedingt auf die Fähigkeit angewiesen, eine Treppe hinauf- und hinabzukommen, ist es letztlich egal, auf welche Art und Weise er das Hindernis bewältigt. Ob vorwärts, seitwärts, rückwärts, auf allen Vieren oder auf dem Gesäß rutschend –, der Therapeut muß die für den Patienten effektivste Variante herausfinden. Die Hauptsache ist, daß der Patient aus der bzw. in die Wohnung oder vom Erdgeschoß ins Obergeschoß seines Hauses gelangt.
  - Zum Üben ist es meist günstiger, die Treppe zuerst hinauf- und anschließend hinunterzugehen.
- **Sind immer Helfer zur Bewältigung der Treppe notwendig**, sollte das Treppensteigen auch mit ihnen zusammen geübt werden.
- **Bei Hemiplegiepatienten** und beim Treppensteigen als therapeutische Vorübung für das Gehen in der Ebene ist auf folgendes zu achten:
  - Das Hinauf- und Hinuntergehen ist ohne Festhalten durchzuführen. Dies schließt ein fazilitierendes Führen und Stabilisieren seitens des Therapeuten jedoch nicht aus.
  - Das Tempo sollte möglichst zügig sein und sich dem normalen annähern.
  - Gleich im Anschluß an das Treppensteigen muß in der Ebene weitergegangen werden.
- **Therapeutische Hilfen beim Aufwärtsgehen:**
  - Schreckt der Patient vor der Vielzahl der Stufen zurück, ist es hilfreich, ihm zu zeigen, daß er die Treppe als Ganzes überwinden will. Damit er nicht vor der Menge der Stufen resigniert, wird ihm zur Motivation gesagt: „Da oben wollen Sie hin!"
  - Mit dieser Dynamik ist auch verbunden, daß es beim Treppensteigen nicht nur nach oben, sondern auch nach vorne geht. Die Vorwärtsbewegung ist mit einem gewissen Schwung, auch mentaler Art, zu bewältigen.
  - Bei Halbseiten-Symptomatiken wird das Gewicht zuerst auf das plegische Bein verlagert, so daß das „nichtbetroffene" Bein den ersten Schritt auf der Stufe macht.

- Bei einer Rumpfinstabilität oder sonstigen Unsicherheiten muß der Therapeut nahe beim Patienten stehen und einen Arm flächig und fest um dessen Rumpf oder Becken legen. Der andere Arm sollte so frei sein, daß er sich notfalls am Geländer festhalten bzw. den Patient dort „einklemmen“ kann.
- Um die Aufwärtsbewegung im Standbein zu unterstützen, kann mit dem Gabelgriff oberhalb der Patella ein kräftiger Druck in Verlängerung des Unterschenkels gegeben werden. Gleichzeitig erhält das Knie zusätzlich einen Zug nach vorne-oben.
  - Ist dieses Hochdrücken mit einem Bein gar nicht möglich, muß die Treppe im Nachstellschritt bewältigt werden.
- Wird beim Aufsetzen des Fußes auf die höhere Stufe bzw. bei seiner Belastung ein Klonus ausgelöst, kann dies durch einen axialen Druck auf die Femurkondylen in Richtung Ferse gehemmt werden.
- Ist das Aufsetzen auf die nächsthöhere Stufe nicht möglich, ist folgendes zu beachten:
  - Bei einer hypotonen Störung ist mit einem stimulierenden Schlag entlang der dorsalen Oberschenkelseite das Anheben des Beines zu fazilitieren oder das Bein am Unterschenkel auf die nächste Stufe zu führen (Abb. 3.97).
  - Bei einer spastischen Störung ist nach tonuslösenden Verfahren zu suchen, wie z.B. den Fuß hochbinden (S. 341 f), den Rumpf/Kopf in eine Flexionsstellung bringen, dem Patienten mehr sensorischen Input oder mehr Sicherheit geben.
  - Bei einseitigen Störungen bleibt letztlich noch die Möglichkeit, das Bein im Nachstellschritt nachzusetzen. Dies ist sowohl vorwärts als auch seitwärts möglich.

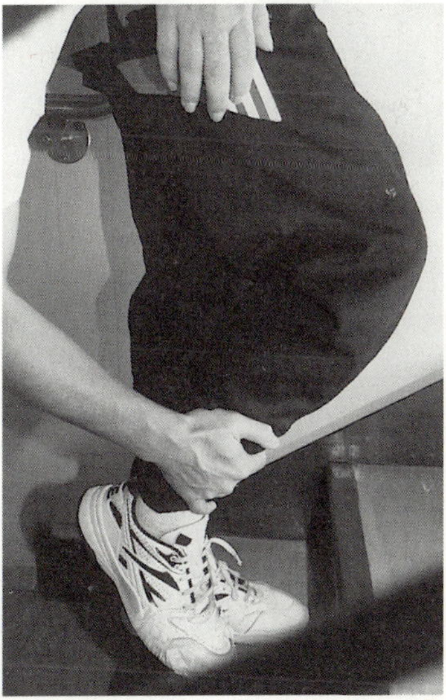

Abb. 3.97 Fazilitationshilfe beim Aufwärtsgehen.

Treppensteigen

➤ **Therapeutische Hilfen beim Abwärtsgehen:**

- Um dem Patienten die Angst vor der Tiefe zu nehmen, ist es günstig, ihn hinunterzuführen, indem man vor ihm hergeht. Dadurch wird ihm auch der Blick in die Tiefe genommen.
- Bei Halbseiten-Symptomatiken wird das Gewicht auf das plegische Bein verlagert, so daß der erste Schritt vom „nichtplegischen" Bein ausgeführt wird.
- Kann der M. quadriceps in der Standbeinphase die exzentrische Arbeit nicht ausreichend leisten, legt der Therapeut eine Hand im Gabelgriff auf den Tibiakopf und kontrolliert so die Vorwärtsbewegung des Knies (Abb. 3.98).
- Wird das Becken in der Standbeinphase nicht nach vorne gebracht, kann dies u. a. folgende Ursachen haben:
  - Angst davor, das Körpergewicht beim Hinuntergehen nach vorne zu bringen. In diesem Fall muß dem Patienten ein deutliches Gefühl der Sicherheit vermittelt und ihm eventuell während der ersten Hälfte der Standbeinphase ein leichter fazilitierender Schlag auf das Gesäß gegeben werden.
  - Verursachung einer vom Fuß ausgehenden Streckspastik. In diesem Fall hilft es meist, das Becken nach vorne zu bringen und die Standbeinphase gut zu approximieren. Eventuell kann zusätzlich die Knieflexion unterstützt werden.
  - Insuffizienz der Beckenextensoren. Entweder muß diese fazilitiert oder durch den Therapeuten stabilisiert werden.

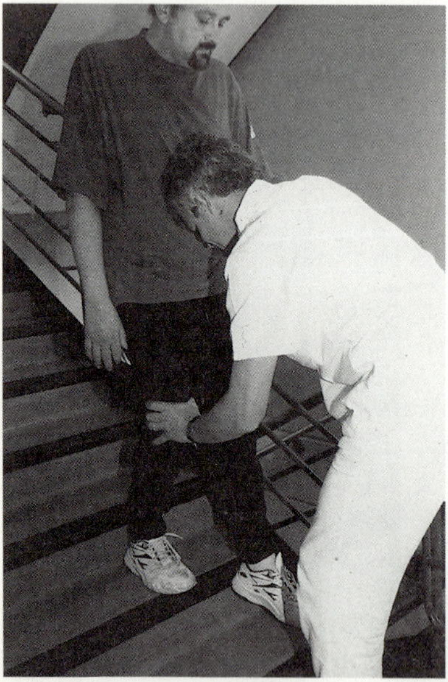

Abb. 3.98 Fazilitationshilfe beim Abwärtsgehen.

- Ausdruck einer Flexionsspastik der Hüftbeuger, die möglicherweise durch einen leichten kaudalen Zug am Oberschenkel gehemmt werden kann.
- Bei einer Streckspastik in der Schwungbeinphase gibt es u. a. folgende Möglichkeiten:
  - Geht sie vom Fuß aus, kann versucht werden, den Fuß durch manuelle Führung oder durch Hochbinden spastikhemmend in einer Dorsalextensionsstellung zu halten.
  - Geht sie eher von der Becken- oder Kniemuskulatur aus, ist zu versuchen, das Knie spastikhemmend in eine leichte Flexionsstellung zu führen bzw. zu halten.
- Ist ein nach vorn gerichtetes Hinuntergehen nicht möglich, kann dies möglicherweise mit Hilfe des Nachstellschritts vorwärts, seitwärts oder rückwärts gelingen.

➤ **Kompensationsformen:** Sind die therapeutischen Bemühungen, ein reziprokes Treppensteigen zu erzielen, erfolglos, müssen mit dem Patienten Kompensationsmöglichkeiten geübt werden. Dabei sind der Phantasie des Therapeuten und Patienten keine Grenzen gesetzt.
- *Beispiele:* Im Nachstellschritt, in Seitschritten, rückwärts die Treppe hinunter, im Vierfüßlergang die Treppe hinauf, auf dem Gesäß die Treppe hinunterrutschend, etc.

Bewältigung der Treppe im Rollstuhl

➤ **Grundsätze:**
- Die Helfer sollten auf rückenschonendes Arbeiten achten.
- Der Rollstuhl darf ausschließlich an Teilen des Rahmens festgehalten werden! Vor allem die Fußrasten und Seitenteile verleiten häufig zum Anfassen; diese sind für derartige Belastungen jedoch nicht geeignet.
- Auf ein gemeinsames Kommando ist zu achten.

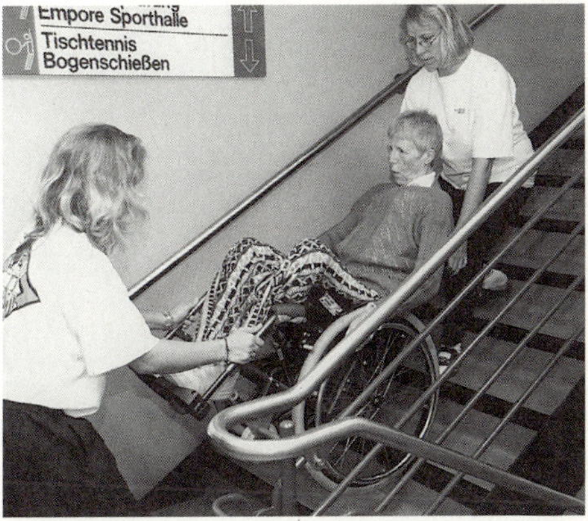

Abb. 3.99 Bewältigung einer Treppe abwärts im Rollstuhl mit zwei Helfern.

Treppensteigen

- **Aufwärts:**
  - Ein Helfer steht hinter dem Patienten und zieht ihn rückwärts die Treppe hinauf. Der Patient unterstützt den Vorgang so weit wie möglich mit den Händen.
  - Ist ein zweiter Helfer notwendig, unterstützt dieser das Vorgehen durch Schieben von unten.
- **Abwärts** (Abb. 3.99):
  - Der Helfer steht hinter dem Rollstuhl und läßt ihn langsam Stufe für Stufe hinuntergleiten, wobei der Patient so weit wie möglich das Bremsen übernimmt.
  - Bei Bedarf hilft ein zweiter Helfer von vorne, das Gewicht abzubremsen.

Hilfsmittel

- s. S. 353.

Allgemeines

- **Ziele:**
  - Der Positionswechsel muß für den Patienten sicher sein.
  - Der Patient soll den Transfer möglichst ökonomisch, d.h. flüssig und kräftesparend ausführen. Dies kann den Grad seiner Selbständigkeit erhöhen.
  - Für Helfer ist ebenfalls eine ökonomische Ausführung von Bedeutung, da dadurch die Zahl der Helfer beim Transfer verringert, der körperliche Kraftaufwand der Helfer reduziert und die Anzahl der möglichen Transfers pro Tag für den Patienten erhöht werden können.
    Während des Transfers ist die Pathologie des Patienten zu berücksichtigen. Dies bedeutet:
    - Eine zusätzliche Tonussteigerung bei spastischen Paresen ist zu vermeiden. Vor allem bei zerebralen Störungen ist auf eine spastikhemmende Ausführung zu achten. Dabei sollte mit viel Rumpfrotation und entgegen dem spastischen Muster gearbeitet werden.
    - In seltenen Fällen kann eine Spastik für einen Transfer ausgenutzt werden.
    - Bei Störungen der Sensibilität, Wahrnehmung und neuropsychologischen Leistungen müssen die entsprechenden Grundsätze beachtet werden. Meist ist eine Unterstützung durch großflächigen Kontakt hilfreich.
- **Grundsätze:**
  - Die Fähigkeit zur Ausführung von Transfers ist für die Selbständigkeit des Patienten ein wesentlicher Bestandteil. Bei stabilem Krankheitsbild ist es fast immer günstiger, ohne Helfer auszukommen. Dies erlaubt, der Phantasie beim Erfinden selbständiger Transferwege freien Lauf zu lassen.
  - *Der Transfer muß sicher* in der Ausführung sein.
    - Dies gilt für den Transfer mit und ohne Helfer.
    - Zu beachten sind neben den körperlichen auch die neuropsychologischen Fähigkeiten des Patienten. Ein Patient, der bei jedem 20. Versuch vergißt, die Bremsen des Rollstuhls zu schließen oder über seine Fußrasten stolpert, darf – obwohl körperlich dazu in der Lage – einen Transfer zwischen Bett und Rollstuhl nicht alleine ausführen.
  - *Die körperliche Belastung* muß für den Helfer zu bewältigen sein.
  - *Die Anzahl der Helfer* hängt von deren Kraft und Geschicklichkeit, dem Gewicht des Patienten und dem Verhältnis der Körperproportionen zwischen Helfer und Patient ab.
  - *Rückenschonendes Arbeiten* ist für die Helfer außerordentlich wichtig.
    - Die Helfer sollten die Transfertechnik unter Anleitung einüben und sich möglichst gegenseitig auf rückenschonendes Hebeverhalten hinweisen.
    - Der Helfer muß seinen Rumpf unbedingt stabil halten und sollte nicht aus dem Rücken oder den Armen heraus heben. Im Idealfall ist der Helfer in sich muskulär völlig stabilisiert und hebt ausschließlich alleine aus den Beinen heraus und/oder durch Gewichtsverlagerung.
    - Im Zweifel sollte der Transfer zu zweit durchgeführt werden.
    - Die Schwerkraft kann mitunter positiv genutzt werden. Es empfiehlt sich oft, „bergab" zu arbeiten.
      Beispiel: Beim Transfer Bett–Rollstuhl und zurück wird das höhenverstellbare Bett so eingestellt, daß der Patient sich mit der Schwerkraft bewegt.

Transfers

- *Beim Erlernen der Transfers* durch den Patienten sind die therapieinternen Faktoren (S. 10 f) zu beachten.
  - Der Ablauf des Transfers ist dem Patienten auch bei passiven Transfers zu erklären.
  - Sowohl pathologische als auch physiologische Bewegungsgrenzen von Muskeln und Gelenken sind zu beachten.
- *Vorsichtsmaßnahmen*:
  - Die Helfer dürfen den Patienten nicht an den Extremitäten in die gewünschte Position ziehen, wenn diese muskulär nicht stabilisiert werden können, sondern müssen am Schulter- und Beckengürtel greifen. Bei einem Zug an den Armen besteht die Gefahr der Schulterluxation. Dies gilt vor allem bei paretischen Patienten.
  - Werden Transfers mit einem oder zwei Helfern durchgeführt, ist ein Kommando abzusprechen. Dabei gibt derjenige das Kommando, der die meiste Last übernimmt.
  - Bei Patienten mit einer Wirbelsäuleninstabilität muß der Rumpf en bloc bewegt werden.

➤ **Besonderheiten bei para- und tetraplegischen Patienten:**
- Bewegungsübergänge orientieren sich am Lähmungsbild:
  - Bei inkompletten Lähmungen ist der „normale" Bewegungsweg das Ziel.
  - Sonst bestimmen motorische Fähigkeiten, Sensibilität, Beweglichkeit, Proportionen, Alter und Motivation den zu wählenden Weg.
- Physikalische Grundlagen, wie die Größe der Unterstützungsfläche, Schwerpunkt- und Gewichtsverteilung über der Unterstützungsfläche, Hebellängen und Transfergeschwindigkeit sind zu berücksichtigen.
  - *Beispiel* Stützen im Langsitz:
    a) Bei intakter Rumpfmuskulatur ist die Position der Hände nicht entscheidend.
    b) Bei schwacher bis plegischer Rumpfmuskulatur müssen die Hände in Höhe der Trochanter und der Oberkörper Richtung Füße geneigt sein.
    c) Fehlt die Funktion des M. triceps brachii, gelten die oben erwähnten Hinweise. Zusätzlich muß der Ellenbogen in Extension/Schultergelenkaußenrotation blockiert werden. Die Flexionsachse des Ellenbogengelenks liegt jetzt sagittotransversal.
    d) Je nach Parese des M. pectoralis major kann ein Ab- bzw. Hochstützen erreicht werden.
- Bevor einzelne Bewegungsübergänge geübt werden, sollten die enthaltenen Bewegungselemente sicher beherrscht werden. Für den Transfer Bett–Rollstuhl müssen die Sitzbalance und das Hochstützen sicher beherrscht werden.

Transfer Rückenlage – Seitlage und zurück

➤ ***Beachte:*** Alle Lagerungsangaben gelten für Transfers über die rechte Patientenkörperseite.

➤ **Passiv:**
- Zunächst ist der Patient bei Bedarf von der Kante wegzuziehen, so daß er genügend Platz zum Drehen hat.

  - Liegt der Patient auf einer stabilen, separaten Unterlage, läßt er sich auf dieser in die günstigste Ausgangsposition ziehen.
  - Ist der Helfer alleine, muß er im Wechsel Becken, Beine und unteren Rumpf einerseits sowie oberen Rumpf, Schultergürtel und Kopf andererseits zu sich herziehen.
  - Sind die Helfer zu zweit, teilen sie sich die Körperabschnitte entsprechend auf und ziehen den Patienten zeitgleich zu sich her.
- Der rechte Arm wird abduziert, damit er nicht im Weg ist, und der linke Arm in Adduktion auf die ventrale Rumpfseite gelegt.
- Zumindest das linke Bein wird angestellt oder – bei plegischen Patienten – über das rechte gekreuzt.
- Das Drehen auf die Seite erfolgt über einen Zug an Schultergürtel und Becken. Werden beide Beine angestellt, kann der Zug auch an den Knien erfolgen. Diese sind zwar mit einer Hand schwieriger zu greifen, der Hebel ist jedoch günstiger.
- In der Seitlage ist die untere Schulter in die Protraktionsstellung hervorzuziehen und der Patient nach Bedarf mit Kissen zu lagern.
- Der Rückweg erfolgt entsprechend.

➤ **Aktiv/assistiv:**
- Die Reihenfolge ist analog dem passiven Transfer zu wählen.
- Der Kopf sollte die Bewegung mit einer Flexion und einer Rotation nach rechts einleiten.
- Der linke Arm zieht quer über den Thorax nach rechts.
- Das angebeugte linke Bein wird nach rechts bewegt.
- Spastische Patienten sollten sich nicht mit rechter Ferse, Schulter/Arm und/oder Kopf abdrücken, da dies das spastische Extensionsmuster fördert.
- Paraparetische Patienten sollen die Beine eng beieinander halten und beide Arme mit viel Schwung von rechts nach links, eventuell im PNF-Muster schleudern, um sich mit Hilfe dieses Schwungs auf die Seite drehen zu können. Dabei ist der Kopf in die Bewegung miteinzubeziehen.
- Der Rückweg erfolgt entsprechend.

  Das Drehen im Bett ist mit der Bettdecke zu üben. Insbesondere für Patienten mit Para- oder Tetraparese ist es meist praktischer, sich erst in den Langsitz zu begeben, das Gesäß und die Beine zur Seite zu bewegen, die Decke zu plazieren und sich dann auf die Seite zu legen.

Drehen in die Bauchlage und zurück

➤ ***Beachte:*** Alle Lagerungsangaben gelten für Transfers über die rechte Patientenkörperseite.

➤ Zur Endstellung siehe Abb. 3.113.

➤ **Passiv** mit zwei Helfern oder alternativ abschnittsweise mit einem Helfer.
- Das Drehen in die Bauchlage erfolgt anfangs analog dem Drehen in die Seitlage.
- Damit Schultern und Hüftgelenke nicht traumatisiert werden, sollte das passive Drehen in die Bauchlage mit zwei Helfern erfolgen.

- Bei Kontrakturen sind entsprechende Lagerungen vorzunehmen (Abb. 3.113).
  - Muß der Rumpf in Bauchlage unterlagert werden, ist vorher ein entsprechendes Kissen neben dem Rumpf zu plazieren, damit der Patient sofort auf das Kissen gedreht werden kann.
  - Die erste Hilfsperson steht am Kopfende. Sie rotiert den Kopf des Patienten nach rechts und bringt unter Beachtung der Mitbewegung der Skapula den rechten Arm in ca. 160° Flexion. Während des Drehvorgangs hebt sich der linke Arm ebenfalls bis ca. 160° in die Flexion. In der Endstellung liegen die Arme U-förmig neben dem Kopf.
  - Ist die hohe Flexion nicht möglich, wird der Arm entweder gestreckt oder im Ellenbogengelenk flektiert an den Thorax adduziert. Anschließend wird der Patient über diesen Arm in die Bauchlage gedreht. War der Arm angewinkelt, muß der Unterarm unter dem Bauch hervorgeholt werden.
  - Der zweite Helfer hebt das linke Bein in Abduktion/Flexion, indem er unter den Ober- und Unterschenkel greift, und führt es beim Drehen mit nach vorne.
  - Wird dies von einem Helfer alleine abschnittsweise durchgeführt, muß er auf die erhöhte Luxationsgefahr achten.
  - Abschließend ist das Schultergelenk nochmals hinsichtlich seiner Stellung zu überprüfen.
- Der Rückweg über die rechte Seite:
  - Bei gleichzeitigem Zug am Becken wird das linke Bein über das rechte zurückbewegt.
  - Zeitgleich wird der linke Arm adduziert, wobei das Zurückdrehen vorsichtig erfolgt. Beim letzten Teil der Drehung in die Rückenlage ist darauf zu achten, daß der Kopf nicht über seine passiven Strukturen zurückgezogen wird.

➤ **Aktiv/assistiv:**
- Die Lagerung erfolgt analog dem passiven Drehen in die Bauchlage.
- In welche Position der rechte Arm gebracht wird, hängt von seiner Bewegungsmöglichkeit im Schultergelenk bzw. von der Fähigkeit ab, den Arm unter dem Bauch hervorzuziehen.
- Der Rückweg:
  - Die linke Hand wird neben dem Thorax aufgesetzt. Von dort drückt sich der Patient über die Seitlage zurück in die Rückenlage. Der rechte Arm wird analog dem Hinweg positioniert.
  - Das linke Bein kann die Bewegung zurück durch eine Extensions-/Adduktionsbewegung in den Hüftgelenken unterstützen oder einleiten.
- Für tetraplegische Patienten mit einer deutlichen Parese des M. pectoralis ist das selbständige Drehen kaum zu erlernen.

Transfer Rückenlage – Langsitz

➤ **Für Para- und Tetraplegiepatienten:**
- Mit Armschwung in die Seitlage drehen.
- Mit den Ellenbogen neben dem Oberkörper abstützen.
- Auf den Ellenbogen stützend, bewegt sich der Rumpf des Patienten zu den Knien, bis sich der Oberkörper über den Oberschenkeln befindet.

Transfer Seitlage – Sitz und zurück

- **Passiv** (Abb. 3.100):
  - Der Patient wird so in die Seitlage gedreht, daß die Knie etwas über der Bettkante hervorstehen.
  - Der Helfer steht auf Bauchnabelhöhe vor dem Patienten.
  - Mit dem einen Arm untergreift er so den Kopf, daß die Hand auf dem dorsalen Thorax plaziert werden kann.
  - Der andere Arm umgreift von oben – hinten die Knie und bewegt die Unterschenkel über die Bettkante hinaus. Diese können mit dem Knie des Helfers bis zum Aufsitzen gebremst werden.
  - Zeitgleich werden nun die Unterschenkel in die Vertikale und der Oberkörper in die Aufrichtung gebracht. Der Schwung der der Schwerkraft folgenden Unterschenkel unterstützt die Bewegung. Der Kopf des Patienten ruht während der Aufrichtung bei Bedarf in der Ellenbogenbeuge des Helfers.
  - Im Sitz werden die Knie des Patienten durch die des Helfers fixiert und der Kopf bei Bedarf auf der Schulter plaziert. Die Füße sollten auf dem Boden stehen oder auf einen untergeschobenen Block oder Kiste gestellt werden.
  - Der Rückweg erfolgt entsprechend, wobei der Helfer versucht, die Unterschenkel gleich mitanzuheben, um eine Traumatisierung der Hüftgelenke zu vermeiden.
- **Aktiv/assistiv mit Rumpfrotation:**
  - Der Patient liegt auf dem Rücken, eine Thoraxbreite von der Kante entfernt. Der rechte Unterschenkel hängt über der Bettkante.
  - Unterstützt vom zur rechten Kante ziehenden linken Arm, leiten Kopf und Rumpf eine Rotation nach rechts in die Seitlage ein. Währenddessen oder auch anschließend bewegt sich der Patient in den Ellenbogenstütz.

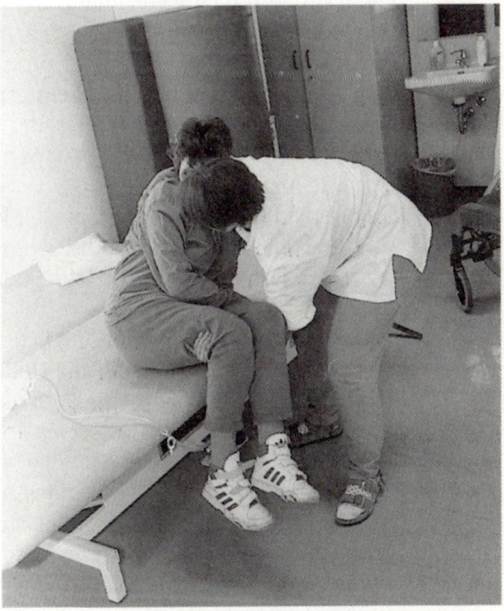

Abb. 3.100 Passiver Transfer Seitlage – Sitz und zurück.

- Während des Abstützens auf den rechten Ellenbogen wird das linke Bein über die Kante bewegt, wobei die linke Hand vor dem Bauch oder dem Sternum plaziert wird.
- Mit dem Schwung der Beinschwerkraft drückt sich der Patient rechts aus dem Ellenbogenstütz durch Ellenbogenextension hoch in die Aufrichtung. Der linke Arm kann durch Abdrücken die Aufrichtung in den Sitz unterstützen.
- Der Rückweg erfolgt entsprechend.

➤ **Aktiv/assistiv für Para- und Tetraplegiepatienten:** Bei ausreichender Funktion der Ellenbogenstreckung ist es für diese Patienten möglicherweise leichter, über den Langsitz im Bett an die Bettkante zu gelangen.
- Über die Seitlage kommt der Patient – eventuell unterstützt durch ein elektrisch verstellbares Kopfteil – in den Ellenbogenstütz, um von dort in den Langsitz zu gelangen.
- Von dort schiebt er sukzessive das Gesäß und die Beine zum Rand und letztere über diesen hinaus zum Sitz.

➤ **Aktiv/assistiv ohne Rumpfrotation:**
- Die Bewegungsabfolge entspricht der beim passiven Transfer Seitlage–Sitz.
- Während die Unterschenkel über die Kante bewegt werden, drückt sich der Patient bei völlig stabilisiertem Rumpf en bloc hoch in den Sitz.

Transfer Bettkante – (Roll-)Stuhl

➤ **Grundsätze:**
- Für diesen Transfer gibt es mehrere Möglichkeiten mit großer Variationsbreite. Welche die günstigste ist, muß ausprobiert werden und hängt von den Möglichkeiten ab, die Helfer und Patient mitbringen.
  - Völlig hypotone Patienten benötigen zwei Helfer mit ausreichenden Kräften.
  - Patienten mit einem stabilen Tonus lassen sich, auch wenn sie nicht mithelfen können, alleine von einem Helfer umsetzen.
  - Patienten mit Stützfunktion in den Armen können sich entweder mit fremder Hilfe und Rutschbrett, ausschließlich mit fremder Hilfe oder Rutschbrett oder auch ganz alleine umsetzen. Dies hängt jeweils von der Armkraft, der Rumpfstabilität, der verbliebenen posturalen Kontrolle und/oder der Wahrnehmung bzw. Sensibilität des Patienten und seinem Geschick beim Transfer ab.
  - Patienten mit relativer Standfähigkeit können mit Hilfe einer Person über den Stand oder alleine durch Abstützen mit ihren Armen bei gleichzeitiger Gewichtsübernahme auf ihre Beine oder alleine über den Stand übersetzen.
  - Ist kein Transfer durch Helfer möglich, bleibt die Möglichkeit, einen Lifter einzusetzen. Dies ist zwar für die Helfer weniger belastend, jedoch zeitaufwendig und vor allem für Patienten mit Wahrnehmungsstörungen meist unangenehm. Eine Unterweisung in der fachgerechten Bedienung erfolgt durch die Lieferfirma.
- *Bei spastischen Paresen* ist auf folgendes zu achten:
  - Patienten mit stark einschießender Streckspastik bedürfen einer besonders sorgfältigen spastikhemmenden Positionierung. Dabei handelt es sich meist um eine deutliche Flexionsstellung in Hüft- und Kniegelenken sowie der gesamten Wirbelsäule.

- Patienten mit starkem Beugetonus ziehen während des Transfers teilweise ihre Füße unter die Bettkante. Hier hilft eventuell ein Transfer über den Stand oder indem der Vorfuß des Helfers hinter die Ferse des Patienten gestellt wird, so daß sie nicht nach hinten wegzieht.
- Der Fuß muß flach auf dem Boden stehen. Eine isolierte Vorfußbelastung kann einen Klonus des Fußes oder eine Streckspastik auslösen.

– *Bei hemiparetischen Patienten* erfolgt der Transfer normalerweise über die paretische Seite (S. 40 ff).
– Verbleiben die Füße beim Transfer auf der Fußraste des Rollstuhls, ist unbedingt darauf zu achten, daß die Vorderräder nach vorne zeigen, da dies die Standfläche des Rollstuhls vergrößert.
– Das Bett sollte gleich hoch oder etwas höher als der Rollstuhl sein. Für den Rückweg gilt dies entsprechend. Ist der Transfer nur über ein derartiges Gefälle möglich, kann ein höhenverstellbares Bett sinnvoll sein.
– Die scheinbar praktikable Lösung, den Patienten beim Transfer am Hosenbund zu greifen, ist mit Rücksicht auf seine Genitalregion zu unterlassen. Falls diese Griffvariante nicht zu vermeiden ist, sollte wenigstens seitlich zugegriffen werden. Dabei müssen alle Kleidungsstücke (Hose, Hemd, Unterwäsche) zusammen gegriffen werden, um sowohl den Patienten als auch die Kleider zu schonen.
– Mit ähnlichen Transfers, z. B. auf die Toilette, den Badewannenrand oder ins Auto, ist entsprechend zu verfahren.
– Eine *Drehscheibe*, auf die der Patient mit den Füßen gestellt wird, kann hilfreich sein.
  - Durch die Drehscheibe wird eine übermäßige Rotationsbelastung in Knie- und Sprunggelenken vermieden.
  - Nachteilig ist, daß eine Fixierung der Patientenfüße mit denen des Helfers nur schwer möglich ist.
  - Schwere Patienten, bei denen eine Drehscheibe am ehesten in Betracht kommt, drücken mit ihrem Gewicht die Scheibe meist so zusammen, daß sie sich nicht mehr drehen läßt.
  - Eine Alternative sind Schuhe mit einer rutschfähigen Sohle (z. B. aus Leder) unter dem Vorfuß. Als Provisorium läßt sich auch ein „Stülpa"-Schlauch über den Vorfuß ziehen. Die Rutschgefahr ist gering, wenn das Gewicht während des Transfers gut über die Füße gebracht wird.

– Ein *Rutschbrett* kann hilfreich sein (Abb. 3.103).

➤ **Passiv mit zwei Hilfspersonen (1):**

– Zuerst wird der Patient im Schinkengang nach vorne bewegt. Die Gewichtsverlagerung und die Bewegung der entlasteten Gesäßhälfte nach vorne wird vom vorderen Helfer durchgeführt bzw. unterstützt:
  - Hierzu kniet er vor dem Patienten, greift flächig auf das dorsale Becken und zieht, nachdem das Körpergewicht auf die andere Seite verlagert wurde, die entlastete Gesäßhälfte nach vorne. Die Vorwärtsbewegung der Beckenhälfte kann mit einem Klaps auf das Gesäß stimuliert werden.

– Alternativ hierzu kann der Patient an den Knien nach vorne gezogen werden.
– Die Füße stehen parallel und plan auf dem Boden. Sie sollten gleichmäßig belastet werden. Beim Transfer in oder aus einem Rollstuhl können die Füße je nach Betthöhe auf den Fußrasten verbleiben. Wichtig ist, daß dabei die Vorderräder nach vorne zeigen.

- Der Rollstuhl steht mit der vorderen Sitzkante im Winkel von 90° zum Bett. Die vordere linke Ecke des Rollstuhls berührt die Bettkante und steht ganz nahe am rechten Patientenknie. Das zum Bett zeigende Seitenteil wird herausgenommen.
- Der vordere Helfer fixiert mit seinen Knien und Füßen die Knie und Füße des Patienten.
- Der Patient wird mit dem Rumpf nach vorne geneigt.
- Der vordere Helfer hat die folgenden beiden Möglichkeiten:
  1. Er greift – je nach Proportionen – um den Oberarm oder unter den Achseln des Patienten auf dessen Schulterblätter. Dabei kann der Kopf des Patienten auf der Schulter des Helfers abgestützt werden (analog Abb. 3.102).
  2. Der Patient wird vom Rumpf so weit flektiert, daß sein Kopf links neben den unteren Rippen des Helfers lagert. Eventuell kann er seinen Oberkörper auf dem linken Oberschenkel des Helfers ablegen. Der Helfer greift nun von hinten-oben an den seitlich-unteren Thorax des Patienten oder unter dessen Gesäß (analog Abb. 3.103).
- Der hintere Helfer kniet mit dem linken Bein im Bett und mit dem rechten steht er entweder zwischen den Antriebsrädern hinter der Rückenlehne des Rollstuhls oder zwischen Bett und rechtem Antriebsrad. Dies empfiehlt sich bei kleinen Helfern.
- Der Schwerpunkt des Patienten wird nun über seine Füße gebracht, indem der vordere Helfer sein eigenes Gewicht nach hinten-unten verlagert und der hintere Helfer gleichzeitig das Gesäß nach vorne-oben anhebt. Anschließend wird er sofort zügig in den Rollstuhl hinübergeschwenkt.
- Patienten, die nicht in einem Schwung umgesetzt werden können, sollten eventuell einen Stop zwischen Bett und Rollstuhl einlegen. Dazu kann ein Rutschbrett zwischen Bett und Rollstuhl gelegt werden.
- Abschließend ist der Patient aufzurichten und gut im Rollstuhl zu positionieren.
- Der Rückweg ist entsprechend zu gestalten.

➤ **Passiv mit zwei Hilfspersonen (2)** (Abb. 3.101):
- *Beachte:* Alle Lagerungsangaben gelten für Transfers über die rechte Patientenkörperseite.
- Ist die oben beschriebene Variante nicht möglich, kann der Patient zu zweit vom Bett in den Rollstuhl gehoben werden.
- Der erste Helfer kniet mit dem rechten Bein hinter dem Patienten auf der Bank/Bett und greift unter den Achseln hindurch nach den vor dem Bauch vereinigten Unterarmen des Patienten (Rautek-Rettungsgriff). Folgendes ist zu beachten:
  - Es soll kein Druck auf die Schultergelenke ausgeübt werden.
  - Die Unterarme werden in unmittelbarer Nähe des Ellenbogens gegriffen.
  - Die Unterarme werden unter den Rippenbogen gezogen und der Rumpf nach vorne über die Arme gebeugt, so daß die Kraftübertragung auf den Rumpf erfolgt.
- Der zweite Helfer steht vor oder seitlich des Patienten und greift unter den Knien hindurch.
- Auf Kommando wird der Patient hochgehoben und in einen Stuhl gesetzt.

➤ **Passiv mit zwei Hilfspersonen (3):** Bei der Verwendung eines Bauchgurtes ist dieser sehr eng zu schnallen, so daß er unter dem Rippenbogen verbleibt.

➤ **Passiv/assistiv mit einem Helfer** (Abb. 3.102 u. Abb. 3.103):
- Dieser Transfer wird allein durch den vorderen Helfer ausgeführt. Die Position des Patientenoberkörpers und die Griffhaltung des Helfers variieren je nach Körperproportionen und Rumpfstabilität. Der Transfer erfolgt entsprechend dem passiven Transfer mit zwei Helfern, jedoch mit folgenden Abweichungen:
  - Der Patient muß mehr Gewicht auf die Füße übernehmen.
  - Patienten, die nicht in einem Schwung umsetzen, können eventuell einen Stop zwischen Bett und Rollstuhl einlegen. Dabei ist es günstig, ein Rutschbrett zwischen Bett und Rollstuhl zu legen.
  - Durch Abstützen mit den Armen an der Bettkante und am rechten Seitenteil des Rollstuhls kann der Patient wie beim aktiven Transfer mithelfen.

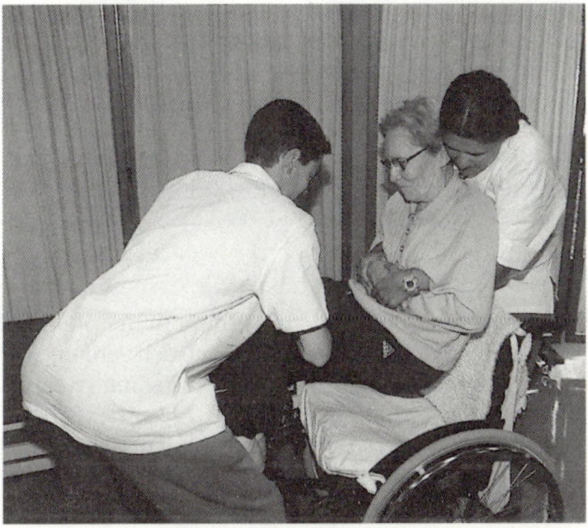

Abb. 3.101 Passiver Transfer Bettkante – Sitz (2) mit zwei Helfern.

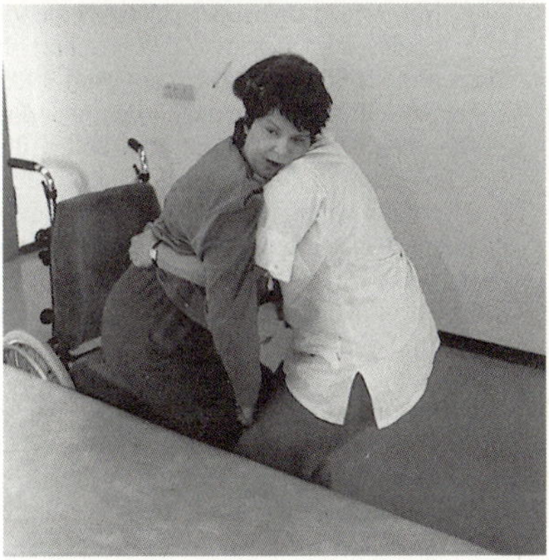

Abb. 3.102 Passiver/assistiver Transfer Bettkante – Sitz mit einem Helfer ohne Hilfsmittel.

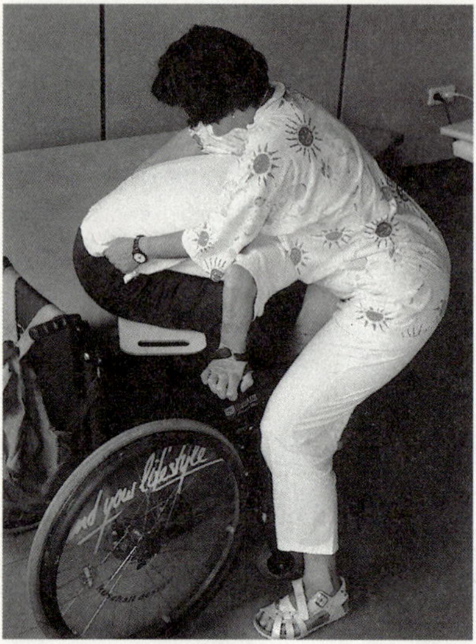

Abb. 3.103 Passiver/assistiver Transfer Bettkante – Sitz mit einem Helfer mit Rutschbrett bei Patienten mit sehr instabilem Rumpf.

- **Assistiv über den Stand mit einem Helfer** (Abb. 3.104):
  - Dieser Transfer wird allein durch den vorderen Helfer ausgeführt und erfolgt entsprechend dem passiven Transfer mit zwei Helfern (1), jedoch mit folgenden Abweichungen:
    - Der vordere Helfer greift mit einer Hand unter dem Tuber ischiadicum und zieht den Patienten bis in den Stand hoch.
    - Die Knie des Patienten sind bei Bedarf durch die Knie des Helfers zu sichern.
    - Nun erfolgt in Trippelschritten eine Vierteldrehung zum Bett. Dort wird der Patient langsam und kontrolliert abgesetzt.
- **Aktiv ohne Helfer mit Abstützen** (Abb. 3.105):
  - Der Patient rutscht an die Bettkante und möglichst nahe an den Rollstuhl.
  - Die Füße stehen plan auf dem Boden und sind möglichst mit den Fersen schon leicht in Richtung Rollstuhl gedreht.
  - Alternativ können die Füße auf den Fußrasten stehen. Die Vorderräder müssen nach vorne zeigen, da dadurch die Standfläche des Rollstuhls vergrößert wird.
  - Bei Bedarf kann ein Rutschbrett unter den rechten Oberschenkel geschoben und mit dem anderen Ende auf der Sitzfläche des Rollstuhls plaziert werden.
  - Die rechte Hand greift je nach Kraft, Arm- und Rumpflänge sowie Rollstuhlbreite auf das rechte Seitenteil oder den vorderen äußeren Sitzrand, um sich dort ab- oder hochstützen zu können. Ist dies nicht direkt möglich, kann sich die Hand über das linke Seitenteil, die Rückenlehne bzw. die Sitzfläche zum rechten Seitenteil vortasten.

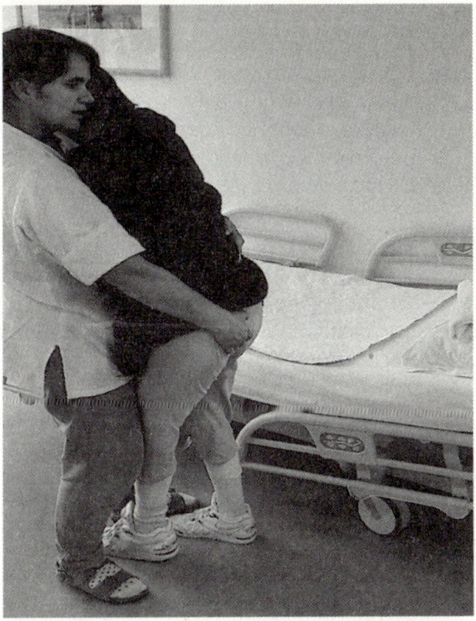

Abb. 3.104 Assistiver Transfer Bettkante – Rollstuhl über den Stand mit einem Helfer. (Der RS wurde weggenommen.)

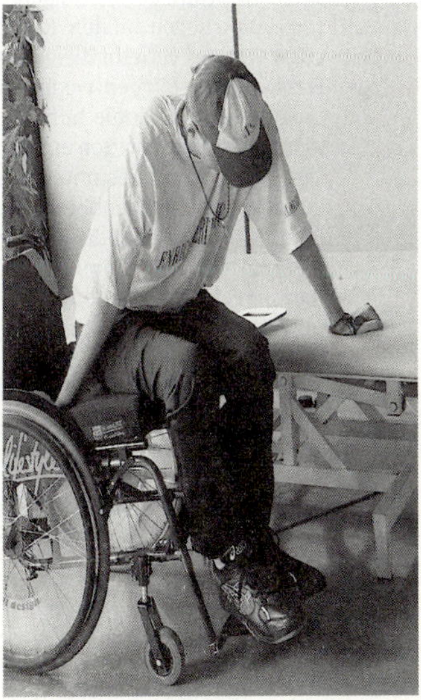

Abb. 3.105 Aktiver Transfer Bettkante – Sitz ohne Helfer mit Abstützen am Bett bzw. Rollstuhl.

Transfers

- Nun wird über den Druck der Arme und Gewichtsverlagerung nach vorne der Körperschwerpunkt über die Füße gebracht.
- Mit der verbliebenen Bein- und/oder Rumpfkraft und durch Abstützen der Arme wird der Körper vom Bett schwungvoll zum Rollstuhl bewegt. Dies ist auch ausschließlich über die Arme möglich, erfordert jedoch die Fähigkeit des Patienten, sein Körpergewicht fast vollständig stützen zu können.

➤ **Assistiv/aktiv über den Stand mit einem Helfer:**

- Es empfiehlt sich, diesen Transfer mit allen Patienten durchzuführen, die einigermaßen stehen können und nicht einen zu kräftigen Extensionsstoß haben, der sie aus dem Gleichgewicht bringen kann. Dieser Transfer ist für den Helfer weniger anstrengend.
- Entscheidend ist die für die Aufrichtung notwendige Aktivität der Rumpf-, Becken- und Beinstreckung. Ob dies durch eine Spastik erreicht wird, ist für den Transfer unerheblich. In Einzelfällen ist eine derartige Aufrichtung nur darüber zu erreichen und nach gründlicher Abwägung auch zulässig.
- Der Transfer verläuft bis auf folgende Unterschiede wie der passive Transfer mit einem Helfer:
  - Während der Schwerpunkt des Patienten über die Füße gebracht wird, soll er sich in den Stand aufrichten.
  - Die Knie des Patienten sind bei Bedarf durch die Knie des Helfers zu sichern.
  - Der Helfer kann die Aufrichtebewegung durch den Zug seiner Arme unterstützen. Durch einen wohldosierten Schlag auf das Gesäß kann eine zusätzliche Stimulation erfolgen.
  - Die Hände liegen auf dem Rücken, Becken oder unter dem Tuber ischiadicus. Letzteres verleiht die große Stabilität.
  - Das Drehen erfolgt entweder durch den Helfer, wobei beim Patienten eine nicht zu griffige Sohle hilfreich ist, oder der Patient vollführt selbst mit kleinen Trippelschritten eine Drehung um 90° in Richtung Rollstuhl/Bank. Der Helfer kann dies unterstützen, indem er das Gewicht des Patienten auf das jeweilige Standbein verlagert.
  - Beim Hinsetzen sind die Knie wieder gut mit den Knien des Helfers zu fixieren. Der Patient kommt mit seinem Oberkörper nach vorne-unten, das Becken geht nach hinten-unten und die Knie flektieren durch eine Drehpunktverschiebung nach vorne, so daß der Schwerpunkt über den Füßen bleibt.
  - Damit der Patient von Anfang an weit genug hinten sitzt, kann ihm am Ende der Bewegung ein kleiner Impuls nach hinten gegeben oder darauf geachtet werden, daß er nach der Drehung mit den Kniekehlen an der Kante anstößt. Dies reicht meist aus. Andernfalls muß er nochmals nach hinten rücken.
  - Siehe auch S. 271 (Transfer Sitz – Stand).

➤ **Aktiv über den Stand ohne Helfer:**

- Dieser Transfer entspricht dem Transfer Sitz–Stand mit einer Vierteldrehung im Stand.

Transfer Rollstuhl – Bett

- **Aktiv/assistiv mit oder ohne Helfer für Para- oder Tetraplegiker (1):**
  - Der Rollstuhl wird leicht schräg neben das Bett gestellt und das Seitenteil herausgenommen.
  - Der Patient rutscht im Rollstuhl nach vorne und die Füße werden auf das Bett gelegt und zur Fixation überkreuzt.
  - Der Oberkörper und die Arme werden seitlich auf das Bett gelegt.
  - Der Patient rollt vom Rollstuhl in die Bauchlage ins Bett.
- **Aktiv/assistiv mit oder ohne Helfer für Para- oder Tetraplegiker (2):**
  - Ein oder beide Beine werden zum Lang- oder Halblangsitz auf das Bett gebracht.
  - Im Stütz wird das Becken ins Bett transferiert.
  - Hier hat der Patient mehr Unterstützungsfläche. Dies hilft bei instabilem Rumpf, Wahrnehmungsstörungen und Angst des Patienten.

Transfer Rollstuhl – Toilette

- **Grundsätze:**
  - Häufig (oft auch in Architektenplänen) ist eine Parkmöglichkeit des Rollstuhls neben der Toilette vorgesehen. Besser ist es, ähnlich wie beim Transfer vom Bett in den Rollstuhl, ihn im Winkel von ca. 90° zur Toilette abzustellen. Dies hat den Vorteil eines stabilen Drehpunkts Knie/Füße.
  - Transfers über Stand und Sitz mit und ohne Helfer sind möglich. Die Füße können eventuell auf den Rasten bleiben (s. o.).
  - Als Hilfsmittel eignen sich Griffe oder Stützhilfen.
  - Bei engen Toiletten ist ein Transfer frontal zur Toilette möglich:
    - Der Rollstuhl steht gegenüber dem WC.
    - Der Patient rutscht rittlings nach vorne auf die Toilette.
    - Die Knie zeigen Richtung Wand bzw. Spülkasten.

Transfer Sitz – Stand

- **Assistiv/aktiv mit Helfer:**
  - Zunächst rutscht der Patient im Schinkengang nach vorne. Die Gewichtsverlagerung und die Bewegung der entlasteten Gesäßhälfte nach vorne wird bei Bedarf vom Helfer unterstützt:
    - Hierzu kniet er vor dem Patienten, greift flächig auf das dorsale Becken und zieht, nachdem das Körpergewicht auf die andere Seite verlagert wurde, die entlastete Gesäßhälfte nach vorne. Die Vorwärtsbewegung der Beckenhälfte kann mit einem Klaps auf das Gesäß stimuliert werden.
  - Die Füße stehen parallel und sollten gleichmäßig belastet werden.
  - Der Helfer steht vor dem Patienten, fixiert Füße und Knie mit seinen Füßen und Knien und greift mit den Händen unter den Achseln hindurch auf die Scapulae des Patienten.
  - Durch eine Gewichtsverlagerung des Helfers nach hinten-unten und gleichzeitiger Ventralneigung des Patientenrumpfes erfolgt eine Verlagerung des Patientenschwerpunkts über dessen Füße.
  - Bei der Rumpfaufrichtung bewegt sich der Helfer synchron mit dem Patienten durch Knie- und Hüftgelenkstreckung nach oben. Als zusätzliche Stimulation zur Aufrichtung kann ein Schlag auf das Gesäß des Patienten erfolgen.

- Bei fast selbständigen Patienten reicht es meist, wenn der Helfer seitlich neben dem Patienten steht und die Hände ventral am Sternum und dorsal auf der unteren BWS-Hälfte plaziert hat. Aus dieser Position wird der Patient durch den ökonomischsten Bewegungsablauf geführt. Ist ein Kniegelenk des Patienten instabil, kann es mit den Knien des Helfers fixiert werden.

➤ **Aktiv ohne Helfer:**
- Dieser Transfer erfolgt analog dem assistiven Transfer.
- Wichtig ist, daß der Patient seinen Oberkörper so weit nach vorne-unten beugt, daß sein Schwerpunkt genau über den Füßen liegt, um sich dann aufzurichten.
- Mit Schwung ist diese Aufrichtebewegung leichter auszuführen.

➤ **Besonderheiten:**
- *Ataktische Patienten* müssen die Vorwärts- und Aufrichtebewegung eher langsam ausführen.
- *Für Patienten mit Halbseitenlähmung und/oder spastischem Hypertonus* gilt folgendes:
  - Die gleichmäßige Fußsohlenbelastung ist wichtig für die Wahrnehmungsschulung, zur Tonusnormalisierung und zur Vermeidung eines Klonus. Hemiplegiker belasten meist nur ihr Non-Hemi-Bein und haben es auch meist etwas weiter zur Sitzkante gezogen.
  - Ist ein Extensorstoß auffällig, muß beim Aufrichten auf eine sichere Verteilung des Köperschwerpunkts über den Füßen geachtet werden. Die Aufrichtebewegung sollte der Patient langsam und mit flektierter Halswirbelsäule durchführen. Eine prononcierte Flexionsstellung der Kniegelenke am Ende der Aufrichtebewegung kann hilfreich sein.
  - Weicht das paretische Bein mit dem Knie nach medial ab, ist auf eine außenrotatorische Stabilisierung im Hüftgelenk oder auf eine Stabilisierung des medialen Kniegelenkes und/oder des Fußgewölbes zu achten.
  - Die Arme sollten vor dem Aufrichten, wenn der Rumpf ventral geneigt ist, bei gestrecktem Ellenbogengelenk und flektiertem Schultergelenk in Richtung Boden hängen. Diese Stellung hemmt das typische Muster der Flexionsspastik.
  - Das Händefalten beim Aufstehen empfiehlt sich nur bei relevanten Wahrnehmungsstörungen. Ansonsten bleiben die Arme während des Aufstehens frei hängen. Dies ist eine größere Annäherung an das normale Bewegungsverhalten und läßt die Hände frei für Schutzreaktionen oder sonstige Aktivitäten.

Transfer Boden – Rollstuhl (Hocker) – Stand

➤ **Grundsätze:**
- Es ist absolut notwendig, diese Transferform zu üben bzw. sicherzustellen, daß der Patient den Transfer beherrscht.
- Ein Sturz oder ähnliches kann jedem Patienten passieren. Besonders bei alleinstehenden Patienten muß daher entweder gesichert sein, wie der Patient wieder auf die Füße kommt oder wie er sich Hilfe organisieren kann, die ihm vom Boden aufhilft.
- Wie dieser Transfer tatsächlich vor sich geht, hängt vom Schweregrad der Krankheit, der allgemeinen Mobilität, dem Gewicht des Gestürzten und der Anzahl der zur Hilfe stehenden Personen ab.

- **Transfer Boden – Stand (1) aktiv:**
  - Aus der Rückenlage bewegt sich der Patient über die Seitlage in den Seitsitz, mit Abstützen der Hände in den Knie- und Halbkniestand und von da in den Stand.
  - Alternativ dazu kann der Patient aus der Rückenlage in die Bauchlage drehen und von dort aus über den Vierfüßlerstand in den Kniestand gelangen.
- **Transfer Boden – Stand (1) assistiv:**
  - Ein Helfer kann bei jeder gegen die Schwerkraft erfolgenden Bewegung versuchen, Gewichte des Patienten abzunehmen. Dabei empfiehlt es sich, seitlich am Thorax zu greifen. Dies gilt vor allem beim Wechsel vom Seitsitz in den Fersensitz, von dort in den Kniestand, bei der Gewichtsverlagerung zur einen Seite und dem Nachvornebringen des Beines in den Halbkniestand und beim Aufrichten von dort in den Stand.
  - Im Halbkniestand kann der Helfer mit einem Gabelgriff senkrechten Druck auf das Kniegelenk des vorgestellten Beines ausüben, wodurch dessen Standstabilität gefördert wird. Gleichzeitig kann er bei der Gewichtsverlagerung über das vorgestellte Standbein und bei der Aufwärtsbewegung des Oberkörpers behilflich sein.
- **Transfer Boden – Rollstuhl (1) aktiv** (Abb. 3.106):
  - Der Patient bewegt sich in den Langsitz.
  - Der Rollstuhl steht direkt hinter dem Rücken des Patienten.
  - Die Füße werden maximal an das Gesäß herangezogen.
  - Mit beiden Händen greift der Patient auf Sitzhöhe möglichst weit vorne am Rahmen des Rollstuhls.
  - Nun drückt er sein Gesäß durch eine kräftige Armstreckung in die Höhe und setzt sich auf die vordere Sitzkante.
  - Abschließend positioniert er sich richtig im Rollstuhl.

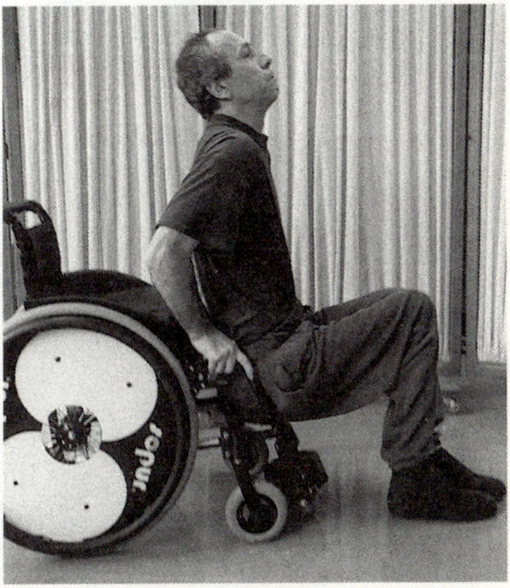

Abb. 3.106 Aktiver Transfer Boden – Sitz.

Transfers

- **Transfer Boden – Sitz (2):**
  - Eine weitere Möglichkeit besteht darin, vom Boden zum nächstgelegenen Sofa zu robben, sich in der Bauchlage auf dieses hochzuziehen, um von dort dann in den Sitz zu gelangen.
- **Transfer Boden – Rollstuhl mit einem Helfer** (Abb. 3.107 –Abb. 3.109):
  - Der Patient liegt in ca. 90° Hüft- und Knieflexion in der Seitlage.
  - Der Rollstuhl wird mit den Schiebegriffen auf dem Boden abgelegt, so daß die seitliche Rückenlehne parallel zum Patientenrücken liegt. Die Bremsen sind festgestellt.
  - Der Patient wird auf den Rücken gedreht, so daß er mit diesem auf der Rükkenlehne des Rollstuhls liegt. Das Gesäß muß möglichst nahe an die Kante der Sitz- bzw. Rückenfläche kommen.
  - Die Unterschenkel werden über die vordere Sitzkante gelegt.

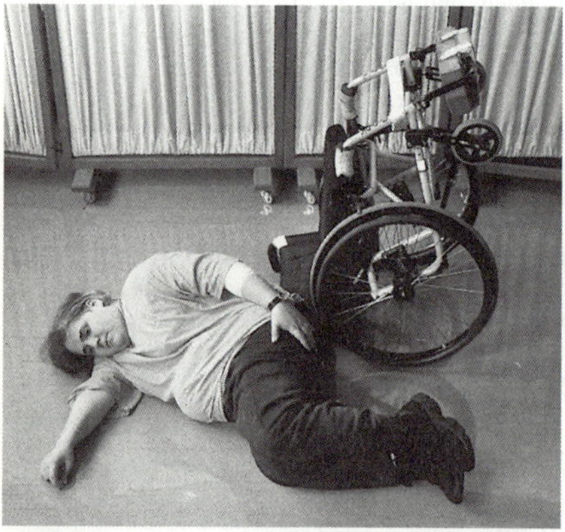

Abb. 3.107 Transfer Boden – Rollstuhl mit einem Helfer.

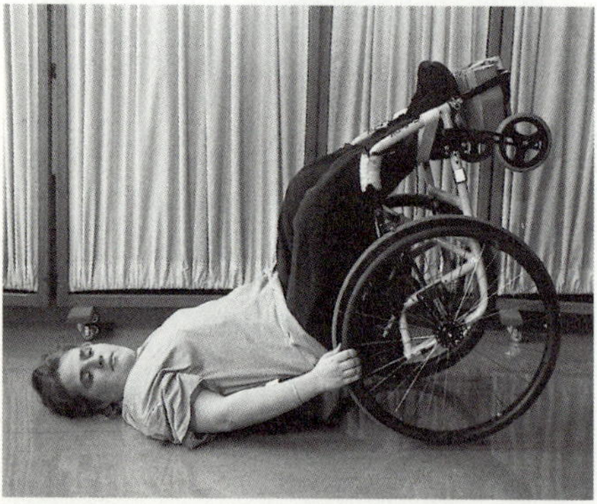

Abb. 3.108 Transfer Boden – Rollstuhl mit einem Helfer.

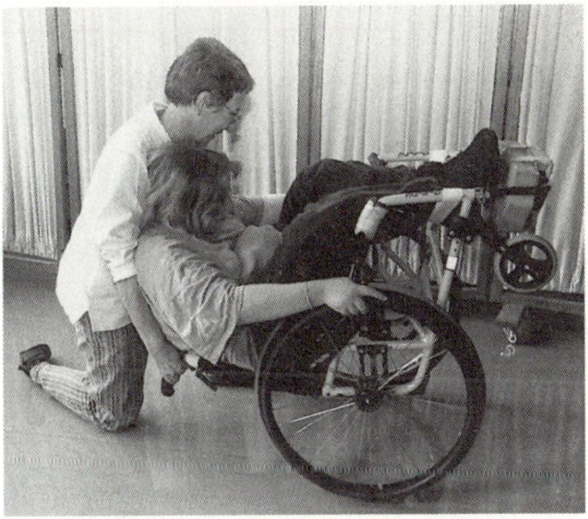

Abb. 3.109 Transfer Boden – Rollstuhl mit einem Helfer.

- Nun wird der Rollstuhl aufgerichtet und auf alle vier Räder gestellt. Der Patient unterstützt dies durch Zug an den Antriebsrädern.

➤ **Transfer Boden – Sitz mit zwei Helfern:**
- Der Patient wird in den Langsitz gebracht.
- Der erste Helfer kniet hinter dem Patienten und greift unter den Achseln hindurch nach den vor dem Bauch vereinigten Unterarmen des Patienten (Rautek-Rettungsgriff).
- Der zweite Helfer kniet neben den Oberschenkeln des Patienten und umgreift sie.
- Auf Kommando wird der Patient hochgehoben und in einen Stuhl gesetzt.

➤ **Hilfsmittel:**
- Kann ein öfter stürzender Patient nur mit größter Mühe vom Boden in den Sitz oder Stand gebracht werden, ist ein Lifter notwendig, der den Patienten aus dem Langsitz in einen Stuhl oder ins Bett heben kann. Diese Funktion erfüllt jedoch nicht jeder Lifter, was bei Neuanschaffungen unbedingt berücksichtigt werden muß.

Patientenlagerung

Allgemeines

- **Ziele** einer therapeutischen Lagerung:
  - Dekubitusprophylaxe ist das grundlegendste Ziel einer jeden Lagerung bei bettlägerigen Patienten.
    - Jeder Dekubitus ist vermeidbar. Bei unbekannten Patienten ist anfangs eine engmaschige Kontrolle auf Hautrötungen unbedingt erforderlich.
    - Die Heilung einer tiefen Druckstelle kann sich trotz operativer Versorgung über viele Monate hinziehen.
  - Pneumonieprophylaxe.
  - Kontrakturprophylaxe für Muskeln und periartikuläre Strukturen.
  - Spastikhemmung läßt sich durch eine fachgerechte angepaßte Lagerung erzielen, z. B. nach dem Bobath-Konzept.
  - Wahrnehmungsstörungen können durch flächige und stabile Lagerungen mit viel Körperkontakt in ihren Auswirkungen deutlich gemindert werden.
  - Ödemprophylaxe bei hypotonen Paresen und Herzinsuffizienz.
  - Kardiale und/oder pulmonale Entlastung.
  - Allgemeine Aktivierung und Stimulierung der Wachheit des Patienten.
- **Grundsätze** der Lagerung:
  - Immer nur so viel Lagerung wie notwendig;
    - Tagsüber sehr mobile Patienten brauchen nachts nicht aus Gründen der Kontrakturprophylaxe gelagert werden.
    - Wenn möglich, sollte der Patient das nächtliche Drehen erlernen.
  - Bequem für den Patienten;
  - Schmerzfreiheit;
  - Gelenkschonend beim Positionieren und Handling vorgehen, um Mikrotraumen, Luxationen (S. 220 ff) und Ossifikationen (S. 174) zu vermeiden. Folgendes ist zu beachten:
    - Nicht an den Extremitäten herumziehen!
    - Möglichst rumpfnahe greifen.
    - Bei Drehungen möglichst am Schultergürtel und Becken greifen.
    - Bei räumlichen Lagewechseln keine Körperteile „vergessen". Dies gilt vor allem für Kopf und Arme plegischer Patienten.
  - Pathologische Reflexauslösung muß vermieden werden (S. 108 ff).
  - Funktionell sinnvoll, z. B. aufrechter Sitz beim Essen bzw. der Essensverabreichung mit leichter Flexionsstellung in der oberen Halswirbelsäule.

Ausführung der Lagerung nach Indikationsstellung

- **Dekubitusprophylaxe:**
  - Durchblutungsstörungen und Sensibilitätsausfälle erfordern immer eine besondere Wachsamkeit.
  - Bettlägerige Patienten benötigen, wenn sie sich nicht bewegen, spätestens alle zwei Stunden einen Lagewechsel zur Druckentlastung oder ein dem Krankheitsbild angepaßtes Matratzensystem.
  - Meist reicht ein Wechsel zwischen Rückenlage und einer angedrehten oder 90°-Seitenlage rechts und links.
  - Kritische Stellen, wie Fersen, Malleolen oder Femurkondylen, benötigen eventuell eine zusätzliche Unterlage oder Druckentlastung.

- Sitzende Patienten brauchen eine ausreichend breite und tiefe Sitzgelegenheit, die eine gleichmäßige und flächige Druckverteilung gewährleistet.
- Das Einklemmen von Körperteilen im Sitz, wie z. B. eines Fingers, bzw. ungeschütztes Aufeinanderliegen prominenter knöcherner Körperteile, z. B. der Femurkondylen, ist zu vermeiden.
- Matratzensysteme verschiedenster Technik bewirken, daß der Patient keine konstante Druckbelastung einzelner Körperstellen erhält.
  - Eine dauerhafte Lagerung in der Rückenlage ist möglich.
  - Patient und Helfer müssen nachts nicht geweckt werden.
  - Zum Teil arbeiten sie mit einem gewöhnungsbedürftigen Geräuschpegel.

➤ **Pneumonieprophylaxe:**
- Durch regelmäßigen Lagewechsel ändert sich die Durchblutungs- und Belüftungssituation der Lungen. Der bodennahe Teil der Lungen wird gravitationsbedingt stärker durchblutet und die darüberliegenden Schichten besser belüftet.
- Die zeitweilige Bauchlage (siehe Abb. 3.113) und der Sitz sind am effektivsten.
- *Bei der Bauchlage* ist folgendes zu beachten:
  - Kontraindiziert sind instabile Frakturen. Bei ausgeprägter Osteoporose mit deutlichen Kontrakturen und Fehlstellungen in der Sagittalebene ist auf eine gründliche Unterlagerung zu achten.
  - Ein Tracheostoma ist keine Kontraindikation. In diesem Fall kann ein auswechselbares Tuch untergelegt werden, da die Sekretdrainage in Bauchlage besonders gut funktioniert. Bei Bedarf sind Stirn und Thorax mit einem Kissen zu unterlagen.
  - Patienten mit einem suprapubischen Katheter wird ein kleines Kissen unter den Bauch gelegt, damit der freie Urinabfluß gewährleistet ist.
  - Der Kopf liegt flach auf der Seite, wobei die Kopfstellung häufiger zu wechseln ist.
  - Die Arme liegen verschränkt unter der Stirn, soweit die Schultermobilität dies erlaubt. Ansonsten liegen sie bei Schulterflexion und -außenrotation mit gebeugten Ellenbogen neben dem Kopf. Eine Unterlagerung des Thorax kann hilfreich sein. Das Ablegen der Arme neben dem Körper ist die dritte, wenn auch ungünstigste Möglichkeit.
  - Die Füße hängen am besten in Nullstellung über das Bettende hinaus oder werden unterlagert.
- Zusätzliche Maßnahmen, wie das Erhalten der Elastizität des thoraxumspannenden Gewebes, das Trainieren der maximalen Vitalkapazität und Hilfe beim Abhusten sind bei akuter Pneumoniegefahr notwendig.

➤ **Spastikreduzierung** nach dem Bobath-Konzept (gilt nicht nur für Hemiplegiepatienten!):
- Grundsätze der Lagerung im Bett:
  - Eine unnötig lange Lagerungsphase im Bett ist zu vermeiden. Wenn möglich, sollte der Patient außerhalb des Bettes in einem Stuhl gelagert werden.
  - Pathologische Reflexauslösungen müssen vermieden werden (S. 108 ff).
  - Eine fachlich fundierte Anleitung der Angehörigen und Pflegenden ist anzustreben.
  - Das Bett sollte flach und die Matratze nicht zu weich sein.

- Halbaufgerichtete Positionen im Bett sind zu vermeiden:
  a) Der Patient rutscht meist unkontrolliert fußwärts. Die ventrale Rumpf- und Kopfmuskulatur ist dauernd angenähert, eine fixierte kyphotische Fehlhaltung und eine Streckspastik der Beine oder Fluchtreaktionen werden provoziert.
  b) Sie sind gegenüber der in der Akutphase notwendigen Hochlagerung des Oberkörpers zur intrakraniellen Druckentlastung abzuwägen.
- Fußbretter zur Spitzfußprophylaxe provozieren oft eine Streckspastik.
- Gegenstände in der Hand können einen pathologischen Greifreflex provozieren. Sonderfälle sind Lagerungsschienen nach Bobath und Funktionshandschuhe für Tetraplegiker, die jedoch nur in der Akutphase eingesetzt werden (S. 225).
- Die Lagerungskissen sollten nicht zu weich sein, damit sie eine gewisse Stabilität aufweisen. Nicht benutzte Kissen sollten außerhalb des Bettes abgelegt werden.
- Tonuserhöhungen aufgrund von Wahrnehmungsstörungen erfordern eine besondere Lagerung (S. 282).

– *Die flache Rückenlage*:
- Diese Position kann einen tonischen Nacken- und Labyrinthreflex provozieren und ist in diesem Fall zu vermeiden.
- Der Kopf sollte in leichter Flexionsstellung der oberen Halswirbelsäule bei gerader Brustwirbelsäule liegen.
- Plegische und stark paretische Schultern und Arme sind leicht mit Kissen zu unterlagern, so daß die Schulter protrahiert, die Ellenbogen gestreckt und die Finger bei leichter Dorsalextension der Handgelenke gestreckt sind.
- Bei Querschnittverletzten werden die Schultern flach, die Ellenbogen abhängig vom Lähmungsbild gelagert, so daß eine Überdehnung der paretischen/plegischen Muskelgruppen vermieden wird. Die Finger sind locker abgelegt.
- Plegische und stark paretische Beine sind möglichst durch Unterlagerung des Beckens in Nullstellung zu positionieren.

– *In Seitlage – auf der paretischen/plegischen Seite* (Abb. 3.110):
- Vorteil dieser Lagerung ist eine vermehrte Wahrnehmung, wenn der Patient sich etwas bewegt, und eine Verlängerung der paretischen, meist verkürzten Rumpfseite. Beides hat tonusreduzierende Wirkung, außerdem ist bei Hemiplegikern die nichtbetroffene Seite handlungsfähig.
- Der Kopf liegt gut gestützt in leichter Flexionsstellung, ohne in die Lateralflexion abzuknicken.
- Der Rumpf ist gut abgestützt und leicht nach hinten rotiert.
- Die untere Skapula muß durch flächigen Zug am Schulterblatt leicht protrahiert werden. Der Patient darf weder axial auf dem Humeroglenoidalgelenk liegen, da dies eine schmerzhafte Schulter (S. 222 f) provoziert, noch darf die Skapula maximal protrahiert werden. Dies kann zu langfristigen zusätzlichen Funktionseinschränkungen der Schulter führen!
- Bei einer tetraparetischen Streckspastik ist eine Lagerung mit beidseits flektierten Beinen und vor dem Thorax verschränkten Armen sinnvoll.
- ***Beachte:*** Eine axiale Lagerung auf dem Schultergelenk bzw. ein Ziehen an Arm oder Hand ist strikt zu vermeiden, da dies sehr schmerzhafte Schulter-Arm-Syndrome provoziert.

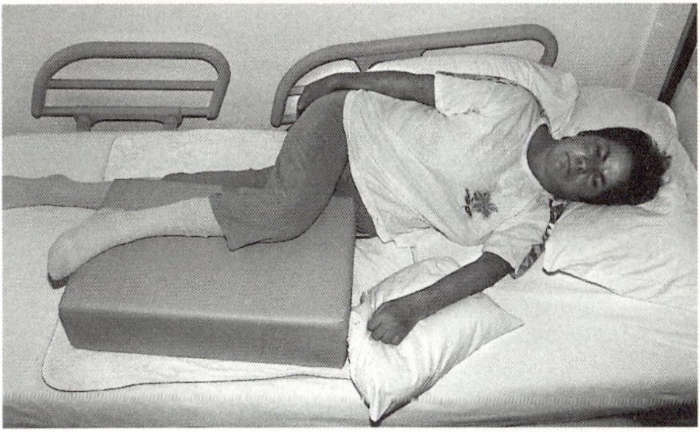

Abb. 3.110 Spastikhemmende Lagerung auf der paretischen Seite (die Hand ließ sich nicht öffnen).

- Der Unterarm ist supiniert, bei passiver Dorsalextension des Handgelenks.
- Der obere Arm ruht auf einem Kissen vor dem Patienten oder auf dessen Becken.
- Das untere Bein ist in der Hüfte in der Nullstellung, bei leichter Knieflexion.
- Das obere Bein ist in Hüft- und Kniegelenk deutlich flektiert und mit einem Kissen unterlagert.

– *In Seitlage – die paretische/plegische Seite oben:*
  - Der Kopf ist bequem in leichter Flexionsstellung gelagert.
  - Der Rumpf liegt symmetrisch auf der Seite.
  - Der spastische Arm wird in deutlicher Flexionsstellung, bei rotatorischer und abduktorischer Nullstellung positioniert. Unterarm und Finger sind leicht gebeugt und der Daumen möglichst abduziert.
  - Der untere Arm ist, wenn er nicht plegisch ist, bequem zu positionieren.
  - Das obere Bein lagert mit leichter Hüft- und Knieflexion auf einem Kissen. Der Fuß darf nicht in Supination überhängen.
  - Das untere Bein liegt in Hüftstreckung und leichter Knieflexion.

– *Im Sitzen:*
  - Rollstuhlanpassung: S. 343 ff.
  - Das Sitzen auf einem Stuhl oder Rollstuhl ist einem Langsitz im Bett immer vorzuziehen, weil der Patient im Langsitz fast immer fußwärts in eine unkontrollierte Stellung rutscht.
  - Der Kopf darf auf keinen Fall passiv nach vorne fallen. Dazu kann er in verschiedenen Positionen gelagert werden:
    a) Günstig ist die HWS-Nullstellung bei leicht flektierter oberer Halswirbelsäule.
    b) Er kann auch gut gepolstert auf einen Tisch abgelegt werden (Abb. 3.111).
    c) Alternativ läßt sich der ganze Sitz etwas nach dorsal kippen.

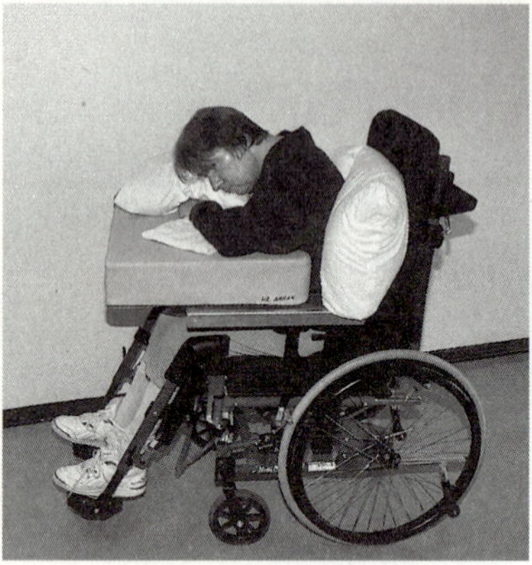

Abb. 3.111 Spastikhemmende Lagerung im Rollstuhl am Tisch.

- Der Rumpf ist gerade aufgerichtet. Es ist hilfreich, mit dem Gesäß weit nach hinten in der Stuhlkerbe zu sitzen. Ausgeleierte Rückenlehnen sind zu straffen. Aktivere Patienten können auch nach vorne geneigt am Tisch sitzen.
- Die Arme können auf einem (Rollstuhl-)Tisch leicht gestreckt gelagert werden. Dies erleichtert manchmal eine aufrechte Rumpfhaltung. Das Humeroglenoidalgelenk ist auf Luxationsstellungen zu kontrollieren.
- Vorteile des Rollstuhltisches:
  a) Der Patient hat eine mobile Ablagefläche.
  b) Eventuell kann der Oberkörper abgelegt werden.
  c) Eine sanfte Variante der Fixation, wobei ein Herausrutschen nicht sicher unterbunden wird.
- Nachteile des Rollstuhltisches:
  a) Er hemmt oft nicht die Subluxation nach kaudal.
  b) Eine Subluxation nach ventral kann provoziert werden.
  c) Teilmobile Patienten werden durch den Tisch mobilisiert.
- Fällt der Rumpf vornüber, kann ein Lagerungsblock auf dem (Rollstuhl-) Tisch plaziert werden.
- Die Oberschenkel liegen bis 5 cm vor der Kniekehle auf dem Sitz auf.
- Die Füße stehen bei rechtwinkliger Kniestellung plan auf dem Boden.
- Stehen die Füße auf den Fußrasten, kann dies zu einer ungünstigen Bekkenkippung nach dorsal führen. Dies gilt vor allem für Patienten, die ihren Rollstuhl mit den Füßen antreiben, z. B. Hemiplegiker.
- ***Beachte:*** Eine Klonusauslösung durch bloßen Vorfußkontakt mit der Fußraste oder dem Boden ist strikt zu vermeiden!

– *Pilotsitz* (Abb. 3.112):
  - Ist ein Wechsel aus dem Bett in den Sitz nicht möglich, stellt der Pilotsitz eine sinnvolle Alternative dar. Er ist sehr gut zum Essen im Bett geeignet.
  - Der Rücken wird in aufrechter Stellung zwischen 30° und 60° angewinkelt, die Hüftgelenke vom Oberschenkel auf fast 90° Flexion gebeugt, wodurch die Kniegelenke auch deutlich flektiert werden.

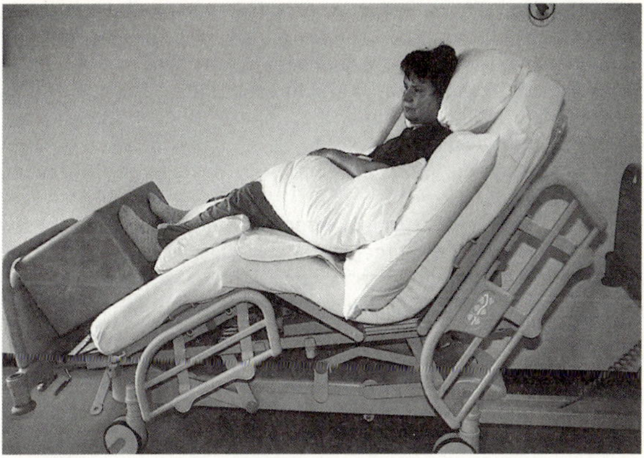

Abb. 3.112 Pilotsitz.

- Bei wahrnehmungsgestörten oder sehr rumpfinstabilen Patienten wird der Rumpf mit Lagerungskissen eingerahmt. Als Alternative kann eine längs zur „Wurst" gerollte Bettdecke um den Kopf und unter den Armen hindurch neben den Körper drapiert werden, so daß die Arme auf den Enden gelagert sind.

- *Der Langsitz im Bett* ist die schlechtere Alternative zum Pilotsitz. Dabei ist der Rücken des Patienten durch Hochstellen des Rückenteils oder durch stabile Kissen bei rechtwinklig flektierten Hüften möglichst senkrecht aufzurichten. Ein unkontrolliertes Vorrutschen des Patienten ist zu vermeiden. Hier hilft es oft, ein zusammengerolltes Handtuch unter die Gesäßfalten an den Tuber ischiadicum zu schieben. Rutscht der Patient fußwärts, muß die Position geändert werden.

➤ **Kontrakturprophylaxe:**

- Das tägliche fachgerechte Handling, Transferieren und Lagern des Patienten bewirkt meist eine ausreichende Mobilisation der Gelenke.
- Die Bedeutung einer fachgerechten Lagerung nimmt zu, je länger der Patient im Bett liegt.
- Konstante Tonuserhöhungen und bereits vorhandene Kontrakturen machen gezielte Lagerungsmaßnahmen zur Kontrakturbehandlung oder -prophylaxe erforderlich.
- Nachtlagerungsschienen nach Bobath sind bei konstanter, nicht zu starker Flexionsspastik in Hand und Fingern sinnvoll.
- Stabile Basketballschuhe sind als Lagerungshilfe zur Aufrechterhaltung freier Sprunggelenke meist nicht sinnvoll. Entweder sind sie unnötig oder die Spastik ist so stark, daß die Schuhe auch nichts bewirken.
- Hüft- und Kniekontrakturen können die Folge einer dauerhaft zu hohen Unterlagerung der Kniegelenke sein.

Patientenlagerung

- Hüftkontrakturen und kyphotisch fixierte Fehlhaltungen des Rumpfes drohen, wenn der Patient unsachgemäß und dauerhaft mit hochgestelltem Rückenteil gelagert wird oder fast ausschließlich im Rollstuhl sitzt.
- Liegen bereits Flexionskontrakturen in Hüften, Knien und Rumpf vor, ist die Bauchlage sinnvoll (Abb. 3.113).
  - Zum Transfer siehe S. 261 f.
  - Es gelten die gleichen Regeln wie bei der Lagerung zur Pneumonieprophylaxe.
  - Eine zusätzliche Unterlagerung des Rumpfes ist je nach Schweregrad der Kontrakturen erforderlich.

➤ **Massive Wahrnehmungsstörungen** (Abb. 3.114) (siehe auch S. 143 ff):
- Starke motorische Unruhe ist ein Zeichen dafür, daß der Patient unter Wahrnehmungsstörungen leidet, die jedoch meist keine Fixation des Patienten, sondern eine besondere Lagerung erfordern. Dies gilt auch für durch Wahrnehmungsstörungen bedingte Tonuserhöhungen.
- Hierzu wird der Patient in spastikhemmender Ausgangsstellung gelagert und zusätzlich mit stabilen, jedoch nicht harten Lagerungsblöcken „eingepackt".

➤ **Ödemprophylaxe:**
- Das unkontrollierte Herunterhängen, Abknicken oder Einklemmen von Extremitäten, vor allem der Hände, ist zu vermeiden. Besonders gefährdet sind Patienten mit massiven Wahrnehmungsstörungen.
- Die Extremitäten sind entsprechend hoch zu lagern, so daß der venöse Rückstau gemindert und der Rückfluß gefördert wird.

➤ Kardial-vaskuläre Entlastungslagerungen sind je nach Art der Störung fachgerecht vorzunehmen.

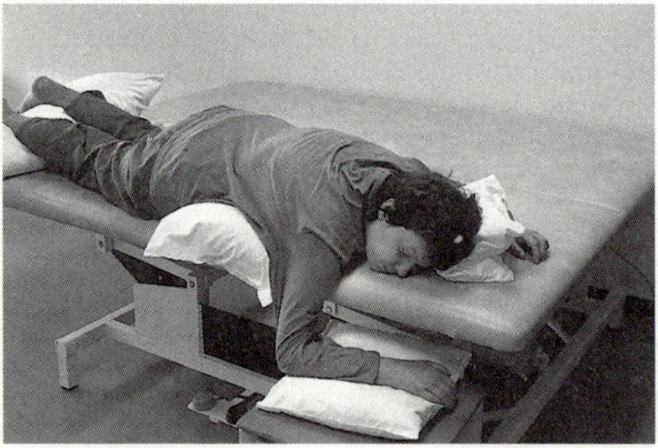

Abb. 3.113 Lagerung in der Bauchlage (hier bei einer Patientin mit Trachealkanüle und Blasenkatheter).

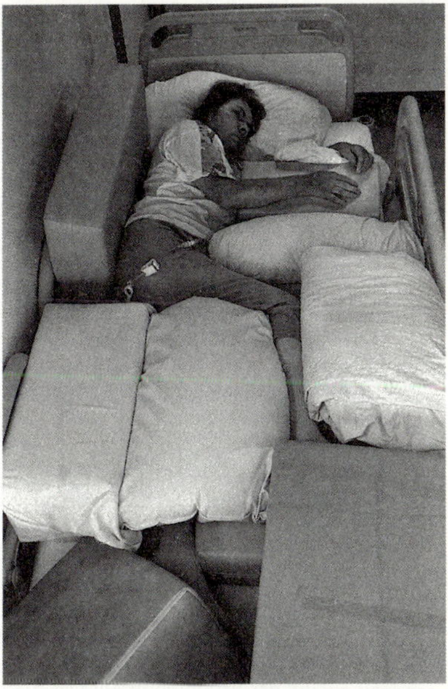

Abb. 3.114 Lagerung im Bett bei starker Wahrnehmungsstörung – der Patient wird „eingepackt".

Affolter-Konzept/Präaffolter nach Bouachba

- **Das Affolter-Konzept** beschreibt das Auftreten von Wahrnehmungsstörungen bei Schädelhirnverletzten bei der fehlerhaften Durchführung verschiedener Handlungen. Die Störung erklärt sich durch die mangelnde Möglichkeit, einen adäquaten taktil-kinästhetischen Input zu erhalten und zu verarbeiten.
- **Geschichte:**
  - Die schweizer Sonderpädagogin *Félicie Affolter* entwickelte nach mehrjähriger beruflicher Auseinandersetzung mit gehörlosen, sprachgestörten und lernbehinderten Kindern und Erwachsenen in Zusammenarbeit mit Walter Bischofberger ein umfassendes Konzept zur Behandlung wahrnehmungsgestörter Kinder und Erwachsener.
  - Der algerische Sportlehrer und Physiotherapeut *Farouk Bouachba* hat Ende der achtziger Jahre nach Abschluß der Affolter-Weiterbildung begonnen, ein Konzept für die Behandlung von Patienten mit schweren traumatischen zerebralen Schädigungen zu entwickeln.
- **Ziel** beider Konzepte ist, daß der Patient lernt, seine gegenständliche Umwelt zu spüren und wahrzunehmen.
- **Therapiekonzept:**
  - *Grundlagen*: S. 137 ff.
  - *Das Spüren*, die taktil-kinästhetische Informationsgewinnung, bildet in der frühesten Kindheit die Basis für die Verarbeitung aller anderen eintreffenden Informationen und das Erkennen von Zusammenhängen in der gegenständlichen Umwelt. Es ist damit Voraussetzung, um die Welt zu verstehen, in ihr zu agieren und für höhere Hirnleistungen.
  - *Das Führen* des Patienten in Alltagssituationen ist die Methode, mit der der Patient das Spüren seiner Umwelt wiedererlernt. Je nach Indikation gibt es verschiedene Arten des Führens.
- **Therapiekriterien** gelten angepaßt für beide Methoden:
  - *Sichere Ausgangsstellung*: Um eine optimale Ausgangslage für die Informationsverarbeitung und eine günstige Tonussituation für die Therapie zu schaffen, muß sich der Patient psychisch und physisch sicher fühlen. Voraussetzungen dafür sind:
    - Flächiger und stabiler Kontakt;
    - Ruhige Ausgangssituation.
  - *Langsames Tempo*: Spüren benötigt Zeit. Deshalb muß das Arbeitstempo erheblich langsamer sein, als sie normalerweise bei der Ausführung der Tätigkeit ist. Zeichen für das richtige Tempo sind:
    - Tonusminderung;
    - Zunehmende Wachheit und/oder Aufmerksamkeit des Patienten.
  - *Pausen*: In die Handlungsabläufe werden häufiger kleinere Pausen bzw. ein kurzes Innehalten eingebaut. Dies führt beim Patienten zu einer Orientierungsreaktion und damit zu einer verbesserten Aufmerksamkeit. Das konzentrierte Arbeiten kann für den Patienten sehr anstrengend und ermüdend sein, so daß für ihn eigentlich lösbare Aufgaben nicht bewältigt werden. In diesem Fall müssen längere Pausen bzw. eine Handlungsunterbrechung erfolgen. Dadurch können die letzten Handlungsschritte vor einem erneuten Einstieg verarbeitet werden.

- *Alternierendes Arbeiten*: Durch den permanenten Wechsel der zu führenden Hand wird erreicht, daß beide Hände und beide Körperhälften aktiviert bleiben, und das Gehirn in seiner Gesamtheit angesprochen wird. Die Wechsel werden im Abstand von 5 – 10 Sekunden durchgeführt. Es wird nicht mit beiden Händen gleichzeitig gearbeitet.
- *Physiologische Bewegungsabläufe*: Die Aktivitäten werden mit den Händen des Patienten durchgeführt, wobei die Therapeutenhände genau auf denen des Patienten liegen.
- *Alltagsorientiertheit*: Die durchgeführten Handlungen müssen dem Patienten bekannt sein, damit er sie nachvollziehen kann. Es ist oft günstiger, Gegenstände aus dem Besitz des Patienten miteinzubeziehen, da er sie leichter wiedererkennt. Eine zusätzliche Motivation gewinnt der Patient, wenn die Handlung zur Befriedigung seiner eigenen Bedürfnisse führt (Essen, Trinken etc.). Ziel bleibt jedoch das Spüren des Handelns und nicht die Problemlösung.
- *Angepaßtheit*: Komplexe Handlungsabläufe müssen bei Bedarf in Teilschritte zerlegt werden.

➤ **Verschiedene Formen des Führens:**
- *Pflegerisches Führen* für bettlägerige Schwersthirnverletzte während aller Pflegetätigkeiten:
  - Das Bewegen des Patienten durch den Therapeuten/Helfer wird so physiologisch wie möglich und unter dessen Mithilfe durchgeführt.
  - Die Bewegungen erfolgen mit viel flächigem Körperkontakt, in langsamem Tempo und mit ausreichend vielen Pausen.
  - Widerstände der räumlichen Umwelt werden intensiv spürbar gemacht.
- *Intensives Führen* bei schweren Störungsbildern:
  - Es vermittelt dem Patienten grundlegende Informationen über Widerstände und deren Veränderungen.
  - Die Handlungen sind einfach strukturiert und enthalten leichte problemlösende Strategien, um beispielsweise einen Apfel zu zerschneiden.
  - Der Patient hat mit seinem Körper sicheren Kontakt zur räumlichen Umwelt, z. B. Tisch, Stuhl, Boden und Therapeut.
  - Während der ganzen Handlung führt der Therapeut die Hände und den Körper des Patienten in normalen Bewegungen. Der Therapeut steht mit viel Körperkontakt direkt hinter dem Patienten.
  - Dabei steht im Vordergrund die aufmerksame Beteiligung des Patienten an der Handlung und nicht deren Ergebnis. Die Beteiligung zeigt sich durch Ruhe und Aufmerksamkeit des Patienten, durch eine Tonusnormalisierung und eventuell durch entsprechende Aussagen.
- *Beiläufiges Führen* bei mittelschweren Wahrnehmungsstörungen. In diesem Fall können die Patienten bereits selbst Teilhandlungen durchführen, scheitern aber noch an komplexeren Aufgabenstellungen.
  - Bei Aktivitäten des Patienten wird im Bedarfsfall, d. h. wenn er in Schwierigkeiten kommt, eingegriffen, indem seine Handlungen nonverbal zum Erfolg geführt werden.
  - Der Lösungsweg wird dem Patienten weder verbal erklärt, noch wird er ihm abgenommen.
  - Das Führen gibt dem Patienten die Möglichkeit, die Problemlösung körperlich zu spüren und damit wieder zunehmend komplexere Zusammenhänge zu verstehen und zu bewältigen.

Therapieformen und -konzepte

- **Präaffolter nach Bouachba:** Dies ist eine Behandlungsform für die Frühphase schwerster zerebraler Schädigungen.
  - *Ziel*: Vermittlung von Weckreizen zur Schaffung einer verbesserten Bewußtseinslage, die Voraussetzung für weitere Therapiemaßnahmen ist.
  - *Inhalt* des Konzepts sind mehrere wahrnehmungsorientierte Komponenten:
    - Stimulierung der Körperwahrnehmung durch langsamen, intermittierenden, strumpfförmigen Händedruck des Therapeuten auf den Extremitäten. Zwischen den Positionswechseln der Hände müssen kurze Pausen eingelegt werden.
    - Förderung der Eigenwahrnehmung durch geführtes Bewegen der Patientenhand entlang seines Kopfes, Rumpfes oder kontralateralen Armes.
    - Schaffung von Gleichgewichts- und Weckreizen durch das Hinstellen des Patienten. Bewußtlose oder stark hypotone Patienten werden mit dorsaler Schiene hingestellt (s. Abb. 3.94).
    - Wurden die Wachheit und die Tonussituation verbessert, folgen abschließend einige einfache geführte Alltagsbewegungen.
- **Indikation:** Zentralneurologische Erkrankungen mit dem Schwerpunkt einer Wahrnehmungsstörung oder einer Neglect- oder Apraxiesymptomatik.
- **Ausbildung:**
  - Das Affolter-Konzept wird in einer neunwöchigen Kursreihe vermittelt, die sich über drei Jahre erstreckt.
  - Das Präaffolter-Konzept ist Inhalt einer Kurswoche zum Thema Wahrnehmung bei Schädelhirnverletzten und Schlaganfallpatienten. Dazu gibt es mehrere Aufbaukurse.

Atemtherapie

- **Atemtherapie** umfaßt alle physiotherapeutischen Maßnahmen, die der Erhaltung bzw. Verbesserung der Atmung und der Atemform dienen und die bewußte Wahrnehmung der Atembewegung unterstützen.
- **Ziele:**
  - Verbesserung/Erhalt der Vitalkapazität;
  - Lösung und Auswurf des Bronchialsekrets;
  - Verbesserung/Erhalt des Exspirationsvolumens;
  - Vermeidung bzw. Linderung von Reizhusten;
  - Pneumonieprophylaxe;
  - Entspannung.
- **Indikation:**
  - Pneumonie bzw. Pneumoniegefahr, die immer bei Bettlägerigkeit und/oder einer zusätzlichen Erkrankung, z. B. Grippe oder Änderung des Lähmungsbildes, gegeben ist;
  - Verminderte Vitalkapazität;
  - Schmerzhafter Husten;
  - Streß und Verspannungen.
- **Befund:**
  - Welches Atemproblem besteht?
    - Fällt die exspiratorisch notwendige Bauchmuskulatur aus?
    - Bestehen mechanische Hindernisse, wie z. B. deutliche Fehlhaltungen oder die Atmung tangierende spastische Paresen?
    - Liegen lähmungsbedingte Störungen des Zwerchfells vor?

- **Grundsätze:**
  - Eine Vitalkapazität von ca. 800 – 1000 ml gilt als notwendiges Minimum. Die Vitalkapazität ist das maximal gemessene Exspirationsvolumen.
  - Die Inspiration sollte über die Nase erfolgen, da dadurch die eingeatmete Luft erwärmt und befeuchtet, das Atemzugvolumen gefördert und die Inspirationsmuskulatur (Diaphragma) gekräftigt werden.
  - Die kostoabdominale Atmung sorgt für eine optimale Inspiration.
- **Verbesserung/Erhalt der Vitalkapazität (VC)** durch physiotherapeutische Maßnahmen:
  - *Verbesserung der Exspiration*, die ihrerseits eine verbesserte reflektorische Inspiration nach sich zieht (s. u.).
  - *Spannungsabbau* des thoraxumfassenden Gewebes durch:
    - Packegriffe;
    - Ausstreichen der Interkostalräume;
    - Heiße Rolle;
    - Dehnlagerungen.
  - *Wahrnehmungsübungen* zur Förderung des Körpergefühls, für eine kostoabdominale Atmung.
  - *Thoraxmobilisation* durch Mobilisation der Brustwirbelsäule und aller kostospinalen und -sternalen Gelenke. Befundung durch Umfangmaße, aktive und/oder passive Gelenktests der genannten Gelenke.
  - *Kräftigung der inspiratorischen Muskulatur:*
    - Totraumverlängerung (Giebelrohr);
    - Einsetzen künstlicher Nasenstenosen.
- **Verbesserung/Erhalt der Exspirationsvolumens** durch physiotherapeutische Maßnahmen: Eine ausreichende Exspiration ist für die Entstehung eines Unterdrucks der Lungen notwendig, mit dessen Hilfe die reflektorische Inspiration verbessert werden kann.
  - *Kräftigung* der Exspirationsmuskulatur durch Ausatmung auf „f", „sch" oder „s" oder in Verbindung mit Explosivlauten wie „p", „t" oder „k".
  - Hilfsgeräte zur Ausatmung sind letztlich Inspirationshilfen, da die Inspiration proportional von der geleisteten Exspiration abhängt, die von den Geräten dargestellt wird. Die Meßbarkeit ist oft eine Motivationshilfe.
    - Spirometer: Mißt das Volumen der ausgeatmeten Luft des Patienten.
    - „Blubberflasche": Ein dünner, ca. 30 cm langer Schlauch (Leitung eines Katheterbeutels) hängt in einer mit etwas Wasser gefüllten Flasche. Der Patient bläst durch den Schlauch, so daß es in der Flasche blubbert. Dies ist motivierend, anschaulich, meßbar (Zeit), möglicherweise selbständig durch den Patienten durchführbar und kostengünstig. Mit der Höhe des Wasserspiegels steigt der notwendige Druck der Exspiration.
    - Hilfsgeräte, bei denen durch die Exspiration leichte Kugeln in einer Röhre oben gehalten werden.
  - Weitere Hilfsgeräte zur Inspiration sind beispielsweise Beatmungshilfen mit Maske.
  - *Lippenbremse* bei Atemwegsobstruktion oder Reizhusten.
  - Passiver Druck auf Thorax und/oder Bauchdecke durch einen Helfer vermehrt das Exspirationsvolumen.

Therapieformen und -konzepte

- **Lösung des Bronchialsekrets** durch physiotherapeutische Maßnahmen:
  - *Lagerungswechsel* (siehe Pneumonieprophylaxe);
  - *Vibrationen* auf dem Thorax, manuell oder apparativ;
  - *Exspirationstechniken* (s. o.);
  - *Heiße Rolle;*
  - *Luftbefeuchter;*
  - *Warme Getränke.*
- **Unterstützung des Sekrettransports** durch physiotherapeutische Maßnahmen:
  - *Drainagelagerungen*, jeweils an die betroffene Region angepaßt;
  - *Exspirationstechniken* (s. o.).
- **Vermeidung bzw. Linderung von Reizhusten** durch physiotherapeutische Maßnahmen: Dies ist vor allem nach Operationen hilfreich, wenn jeder Hustenstoß mitunter heftige Schmerzen auslöst.
  - Lippenbremse: Zwischen Zahnreihe und Lippen wird bei der Exspiration ein Luftpolster gebildet, das für einen Rückstau der Luftsäule sorgt, die Atemwege weit hält und so die Auslösung eines Hustenreizes vermindert.
  - *Husten in die Lippenbremse*: Läßt sich das Husten nicht vermeiden, mildert Husten in die Lippenbremse die Schmerzhaftigkeit.
- **Pneumonieprophylaxe** durch physiotherapeutische Maßnahmen:
  - *Lagewechsel*: Durch die Veränderung der Schwerkrafteinflüsse auf den Thorax ändern sich mit jedem Lagewechsel die Belüftungs- und Durchblutungsverhältnisse der Lunge. Dies ist mit die wirksamste Methode der Pneumonieprophylaxe. Besonders günstig sind der Sitz, auch im Rollstuhl und Pilotsitz (S. 280 f), und die Bauchlage:
  - *Sekretlösung und Förderung des Auswurfs* (s. o.);
  - *Verbesserung oder Erhalt der Vitalkapazität* (s. o.);
  - *Bewußtmachen der kostoabdominalen Atmung* bzw. der Atembewegung in die betroffene Region der Lungenflügel.
- **Ausbildung:** Sie erfolgt fast ausschließlich an Physiotherapieschulen.

Bindegewebsmassage

- **Die Bindegewebsmassage (BGM)** ist eine Methode, bei der durch kutiviszerale Reflexe eine vegetative Umschaltreaktion der inneren Organe und des Gefäßsystems ausgelöst wird.
  - ***Beachte:*** BGM ist keine Form der klassischen Weichteilmassage!
- **Geschichte:**
  - Die Therapieform wurde in den dreißiger Jahren von der Krankengymnastin Elisabeth Dicke begründet. Sie hatte durch Eigenerfahrung die positive Wirkung einer mechanischen Verschiebung von Ober- und Unterhaut erkannt und daraus eine eigenständige Therapieform entwickelt.
  - Die wissenschaftliche Bestätigung ihrer Thesen und Arbeitsgrundlagen erfolgte 1938 durch Prof. W. Kohlrausch und die Krankengymnastin und Ärztin Dr. Hede Teirich-Leube an der KG-Schule in Freiburg.
- **Ziel:**
  - Regulierung der Funktionsstörungen des Gefäßsystems und der inneren Organe mit Hilfe der kutiviszeralen Reflexauslösung.

- **Indikationen:**
  - *Neurologische Erkrankungen*:
    - Dysfunktionen des vegetativen Systems;
    - Sympathische Reflexdystrophien;
    - Vasomotorische Kopfschmerzen (versuchsweise).
  - *Funktionelle Erkrankungen* der inneren Organe.
- **Kontraindikationen:**
  - Akute Erkrankungszustände der inneren Organe;
  - Hauterkrankungen;
  - Erhöhte Blutungsneigung, z. B. bei marcumarisierten Patienten.
- **Therapiekonzept:**
  - *Bindegewebszonen* sind regional begrenzte Hautregionen, in denen bei Funktionsstörungen der inneren Organe und des Gefäßsystems eine von außen sichtbare Veränderung des Bindegewebes stattfindet. Jedes Organ hat seine spezifische Bindegewebszone auf der dorsalen Rumpfseite des Körpers. Charakteristisch sind:
    - Eine erhöhte Spannung zwischen der Haut und ihrer jeweiligen tiefer gelegenen Gewebeschicht, die durch Einziehungen und einer verminderten Verschiebbarkeit der Haut sichtbar wird.
    - Lokal begrenzte Quellungen.
    - Die Bindegewebszonen an sich sind nicht schmerzhaft.
  - *Stumme Zonen* sind Bindegewebszonen mit einem positiven Sicht- und Tastbefund, ohne daß die dazu korrelierende Erkrankung eines Organs vorliegt. Sie deuten auf eine entsprechende Krankheitsdisposition bzw. auf eine Labilität des vegetativen Nervensystems hin.
  - In der Subkutis des Bindegewebes befinden sich Rezeptoren des sympathischen und parasympathischen Nervensystems. Über Hautreizungen dieser Bereiche, die nicht identisch mit den Bindegewebszonen sind, können kutiviszerale Reflexe ausgelöst werden.
  - Die Hautreizung erfolgt über kurze Anhakstriche oder lange Strichführungen, die sich meist parallel oder rechtwinklig zu „Knochenleisten“ bewegen bzw. kreisförmig im rechten Winkel auf einen Körperpunkt zulaufen.
  - Für jedes Erfolgsorgan gibt es spezifische Abfolgen von Strichführungen.
  - Die therapeutisch erwünschten Reaktionen treten mit einer Latenzzeit von ein bis zwei oder mehr Stunden auf.
  - *Eine Nachruhezeit* von 60 – 120 Minuten ist bei einer vollständigen Behandlung meist sinnvoll.
  - Als *Nebenwirkungen*, die sich teilweise durch „Ausgleichsstriche“ lindern lassen, können auftreten:
    - Durch die Hautreizung können lokal begrenzte Hautrötungen und -schwellungen, in seltenen Fällen auch subkutane Blutungen entstehen.
    - Parasympathische Schweißreaktionen (reichlicher und geruchloser Schweiß) sind möglich.
    - Erhöhte Müdigkeit.
    - Organreaktionen, z. B. Herzklopfen, Blasendruck u. a. während der Behandlung.

- **Die Befundung** teilt sich in einen Sicht- und einen Tastbefund auf.
  - Beim *Sichtbefund* zeigen sich Einziehungen (Zonen erster Ordnung) und Quellungen (Zonen zweiter Ordnung).
  - Beim *Tastbefund* werden Hautfalten abgehoben und der Grad der Verhaftung zwischen Unterhaut und Faszie beschrieben.
  - *Klassifizierung der Befunde*:
    - eben noch sicht- oder tastbare Veränderung;
    - noch gut sicht- oder tastbare Veränderung;
    - noch sehr gut sicht- oder tastbare Veränderung;
    - Stumme Zone.
- **Technik:**
  - Durch einen manuellen Zugreiz auf das subkutane und interstitielle Bindegewebe, der einen scharfen brennenden Schmerz auslöst, wird über den kutiviszeralen Reflexweg Einfluß auf die Funktionsstörung genommen.
  - Die Verschiebung erfolgt zwischen der Haut und ihrer jeweiligen tiefer gelegenen Gewebeschicht (Muskelfaszie, Sehne oder Knochen). Je nach Aufsetzwinkel der Finger (flacher oder steiler) ergibt sich eine oberflächliche oder tiefe Wirkung im bearbeiteten Gebiet.
  - Die Ausführung erfolgt meist durch den Mittel- und Ringfinger.
  - Die Verschiebung erfolgt in den für jede Störung definierten Bereichen und Strichserien.
  - Ausgangsstellungen sind Sitz, Rücken- und Seitlage.
- **Ausbildung:**
  - Grundzüge der Bindegewebsmassage werden in der physiotherapeutische Ausbildung in unterschiedlicher Intensität vermittelt.
  - Zusätzlich werden gesonderte Ausbildungslehrgänge angeboten.

Bobath-Konzept

- **Das Bobath-Konzept** ist ein offenes Therapiekonzept zur Behandlung zentraler Paresen und Plegien. Der Patient soll möglichst aktiv seinen funktionellen Bewegungsablauf wiedererlernen bzw. so mit seiner Störung umgehen, daß er die Aufgaben des täglichen Leben bewältigen kann.
- **Geschichte:**
  - In den fünfziger Jahren entwickelte die Physiotherapeutin Berta Bobath durch die Beobachtung und Behandlung zerebral gestörter Säuglinge Therapiemethoden, um die motorische Entwicklung dieser Kinder zu fördern. Ihr Mann Karel (Neurophysiologe) bemühte sich um die wissenschaftliche Verifizierung ihrer Thesen. Recht bald wurde das Konzept auf erwachsene Zerebralgeschädigte und vor allem Hemiplegiepatienten übertragen.
  - Bis zu Beginn der neunziger Jahre dominierte ein hierarchisches Therapiemodell. Dabei sollten durch stetes Üben, bei gleichzeitiger Hemmung der Spastik unter Ausnutzung der Plastizität und Flexibilität des Gehirns, die physiologischen Bewegungsabläufe wiedererlernt werden. Anschließend setzte sich ein ganzheitliches Therapiemodell durch (s.u.).
- **Ziel** ist, durch das Wiedererlernen der posturalen Kontrolle und der selektiven Bewegungen optimale Bewegungsfunktionen zu erreichen.
- **Indikationen:** Alle zentralneurologischen Läsionen.

➤ **Das Therapiekonzept** setzt sich im wesentlichen aus dem Zusammenwirken folgender fünf Bereiche zusammen.

- Das *central set*: Die Gestaltung der für die Patienten therapeutisch günstigsten Rahmenbedingungen (central set) erleichtern es ihm, die notwendigen Informationen aufzunehmen, zu verarbeiten und Bewegungen neu bzw. erneut zu lernen. Hierzu gehören beispielsweise:
  - Die Gestaltung des Übungsaufbaus soll den Patienten motivieren und fördern und gleichzeitig einen Bezug zu funktionellen Problemen des Alltags aufweisen. So kann beispielsweise mit Hilfe von Musik oder alltagsorientierten Übungssituationen eine Bewegung oft leichter fazilitiert werden als in standardisierten Therapiesituationen.
  - Zur Reaktivierung verlorengegangener Bewegungsmöglichkeiten werden weitestgehend funktionelle, an Alltagshandlungen orientierte Therapiesituationen geschaffen. Der Patient hat dabei eine aktive Rolle.
  - Die Aufnahme und Verarbeitung sensorischer Reize ist oft gestört. Für Patienten mit Wahrnehmungsstörungen kann es sinnvoll sein, eine Therapiesituation so zu gestalten, daß möglichst wenige Reize aus dem räumlichen Umfeld auf den Patienten einwirken.
- Das *myoskeletale System*: Wesentliche Voraussetzungen für das Aufrichten gegen die Schwerkraft, das Bewegen und das (Wieder-) Erlernen von Bewegungen sind ein möglichst normaler Muskeltonus, eine ausreichende Dehnfähigkeit der Muskulatur und die Möglichkeit, Gelenke und Körperabschnitte in eine biomechanisch optimale Position zu bringen (alignment). Die verschiedenen Faktoren können sich wechselseitig beeinflussen (S. 173; Spastikwirkung auf Gelenke und S. 107; Gelenkwirkung auf Spastik). Therapeutische Konsequenzen:
  - Die Tonusregulation ist ein wesentliches Moment der Bobath-Therapie. Hierzu gehören:
    a) Senkung der Rumpf- und Extremitätenspastik;
    b) Regulation kompensatorischer Hyperaktivitäten der nichtbetroffenen Körperregionen;
    c) Anbahnung von Aktivitäten bei hypotonen Paresen.
  - Aktivierung funktioneller Gelenk- und Körperstellungen, wie z. B.:
    a) Aufrechte und dynamisch stabilisierte Rumpfaufrichtung;
    b) Kontrollierte Kniestreckung in der Standbeinphase;
    c) Dynamische Skapulafixation am Thorax.
  - Anbahnung von Bewegungen, wie Drehen, Transfers und Gehen, sowie stabiler Körperhaltung, wie Sitzen und Stehen bei gleichzeitiger Vermeidung von pathologischen Tonusstörungen. *Beispiele:*
    a) Anbahnung von Drehbewegungen aus der Rückenlage in die Seitlage unter Vermeidung eines Extensorstoßes;
    b) Fazilitieren eines aktiven aufrechten symmetrischen Sitzes.
- *Sensorik und Wahrnehmung* sind wichtige Voraussetzungen für eine ökonomische Bewegung. Die therapeutischen Konsequenzen sind vielfältig (S. 138 f und 143 ff).
  - *Beispiele:*
    a) Zusätzliche Reizsetzung, beispielsweise durch flächigen Kontakt mit dem Patienten beim Stehen oder Gehen oder durch festes Aufstoßen der Ferse auf dem Boden in einer Vorbereitung zum Gehen, kann den sensorischen Input verstärken und somit eine „suchende" Tonussteigerung reduzieren.

b) Andererseits läßt sich durch eine Minimierung der äußeren ablenkenden Reize bei sicher wahrnehmbarem direkten Umfeld (s. central set) eine deutliche Tonussenkung bewirken. Dies kann wiederum die entscheidende Voraussetzung für selektive Bewegungen des Patienten sein. In diesem Fall könnte, um unnötige optische Reize auszuschließen, mit dem Patienten in einer Ecke des Therapieraumes geübt werden.

- *Gleichgewicht und posturale Kontrolle* (S. 187 ff) sind weitere wichtige Bestandteile fast jeder Bewegung.
  - *Beispiele:*
    a) Wesentliche Voraussetzung für das Erlernen der posturalen Kontrolle ist die Auseinandersetzung mit der Schwerkraft. Dies bedeutet, daß der Therapeut den Patienten möglichst wenig auffängt bzw. ihm wenig Gewicht abnimmt, damit er sich mit der Schwerkraft auseinandersetzen muß.
    b) Dies darf jedoch nicht unkontrolliert geschehen. Werden durch Gleichgewichtsreaktionen unkontrollierbare Spastiken provoziert, ist ein „Handanlegen am Patienten" indiziert. Dies gilt vor allem in den Phasen der Rehabilitation, in denen sich die Spastik noch entwickelt.
    c) Die therapeutische Kunst liegt darin, diese beiden Aspekte möglichst widerspruchsfrei in der Therapiesituation zu vereinen.
- *24-Stunden-Management*: Die Therapie der zentralen Läsion nach dem Bobath-Konzept ist nicht isolierte Aufgabe des jeweiligen Physiotherapeuten.
  - Pflege, Ergotherapeuten, Logopäden und Angehörige sind in dieses Konzept miteingebunden. (Für die Pflege gibt es spezielle Bobath-Kurse, die anderen Berufsgruppen nehmen an der Ausbildung der Physiotherapeuten teil.)
  - Die Alltagsgestaltung, wie beispielsweise Zimmereinrichtung, Art der Kontaktaufnahme oder Essensdarreichung, sind auf das Krankheitsbild abzustimmen.
    Beispiele:
    a) Der Hemiplegiker soll überwiegend über seine weniger betroffene Seite angesprochen werden und dementsprechend ist auch das Zimmer zu gestalten.
    b) Das Essen sollte im Sitzen eingenommen werden und ein eventuell notwendiges Füttern über die plegische Seite erfolgen.
  - In der Therapie soll der Patient befähigt werden, das Erlernte in den Alltag umzusetzen.
- Die einzelnen therapeutischen Maßnahmen sind in diesem Rahmen nicht darstellbar. Eine Vielzahl der in dieser Checkliste aufgeführten Behandlungsansätze bei zentralen Läsionen sind Bestandteil des Bobath-Konzeptes. Sie reichen von der Lagerung über die Tonusregulation bis hin zur Fazilitation einzelner Bewegungen oder Bewegungsabläufe.

➤ **Organisation:**
- Das Bobath-Konzept für Erwachsene wird heute vom Weltverband der Bobath-Therapeuten für Erwachsene (I.B.I.T.A.H.) getragen und weiterentwickelt. Er überwacht und kontrolliert Inhalt und Qualität der Ausbildung der Bobath-Therapeuten ebenso wie die der Instruktoren.

➤ **Weiterbildung:**
- Die Weiterbildung zum Bobath-Therapeuten ist nach zweijähriger Berufspraxis möglich und umfaßt einen Grundkurs (120 Std.) sowie einen Aufbaukurs (40 Std.).

Kraniosakraltherapie

- **Geschichte:**
  - William G. Sutherland (Osteopath, Missouri/USA) begann Anfang des zwanzigsten Jahrhunderts Studien über die Form des Schädels und das Zusammenwachsen seiner Einzelteile zu forschen. Er ging davon aus, daß die Schädelknochen nicht verknöchert sind, was inzwischen durch Studien an Primatenschädeln bestätigt werden konnte.
  - Gleichzeitig begann er, den kraniosakralen Rhythmus zu ergründen.
  - Die Kraniosakraltherapie ist ein Bestandteil der Osteopathie. Dabei handelt es sich um eine manualtherapeutische Methode mit dem Ziel, Dysfunktionen der Gelenk- und Gewebemobilität zu diagnostizieren und zu therapieren. Die Osteopathie ist ein eigenständiger akademischer Studiengang.
  - Die Kraniosakraltherapie ist kein Bestandteil der Physiotherapieausbildung.
- **Therapiekonzept:**
  - Das kraniosakrale Therapiekonzept ist das Ergebnis von Beobachtungen und Theorien, die bislang noch keiner wissenschaftlichen Prüfung unterzogen wurden. Die zum Teil erstaunlichen Therapieerfolge und die inzwischen relativ weite Verbreitung unter den Physiotherapeuten rechtfertigt die Aufnahme in diese Checkliste.
  - *Grundannahme* ist die Existenz eines kraniosakralen Rhythmus, der unabhängig von Atem-, Herz- und Pulsrhythmen existiert.
    - Der Rhythmus besteht aus gleichmäßigen, stabilen Zyklen, die sich aus einer Ausdehnungs- (des Körpers) und einer Kontraktionsphase zusammensetzen. Beide Phasen verbindet eine Ruhephase.
    - Die physiologische Frequenz beträgt sechs bis zwölf Zyklen pro Minute.
    - Als auslösender Mechanismus des Rhythmus wird eine Druckausgleichsbewegung des Liquors diskutiert.
    - Bei pathologischen Zuständen ist der Rhythmus entweder verlangsamt oder erhöht.
    - Die Therapie ist sehr sanft. Dabei wird mit einem Druck der Finger gearbeitet, der zwischen 5 g und 10 g liegt.
  - *Das Kraniosakralsystem* ist ein funktionell physiologisches System, das sich aus folgenden Bestandteilen zusammensetzt:
    - Meningealmembranen mit Dura und Pia mater und Arachnoidalmembran;
    - Knochenstrukturen, an denen die Meningealmembran angeheftet ist, d. h. der Schädel und die gesamte Wirbelsäule einschließlich Sakrum;
    - Nichtknöcherne Gewebeteile, die mit der Meningealmembran verbunden sind;
    - Liquor;
    - Liquorbildende Strukturen.
  - Folgende Strukturen beeinflussen das Kraniosakralsystem und werden wiederum von ihm beeinflußt:
    - Nervensystem;
    - Quergestreifte Muskulatur und die Körperfaszien;
    - Lymph-, Atem-, und Gefäßsystem;
    - Endokrines System.

- *Indikationen* sind Abweichungen des kraniosakralen Rhythmus, der bei allen Störungen des Kraniosakralsystems auftreten kann.
  - *Beispiele:*
    a) Traumatische Verletzungen des Schädels und der Wirbelsäule;
    b) Verletzungen der intrakraniellen und intraspinalen Strukturen;
    c) Alle nichtakuten, entzündlichen neurologischen Erkrankungen;
    d) Verhaltensauffälligkeiten, wie Hyperaktivität und Lernstörungen;
    e) Dysbalancen, vor allem der an Schädel und Wirbelsäule angrenzenden Muskulatur, im Bauchbereich und im orofazialen Trakt.
- *Kontraindikationen:*
  - Akute kranielle und intrakranielle Traumen;
  - Akute Entzündungen des Zentralnervensystems.

➤ **Palpationstechniken:**

- Der kraniosakrale Rhythmus ist am einfachsten an Schädel und Sakrum zu palpieren. Geübte können diesen Rhythmus am ganzen Körper ertasten. Voraussetzung ist ein sehr gut ausgebildeter Tastsinn des Therapeuten.
  - Bei der Palpation des Schädels (Abb. 4.1) befindet sich der Patient in Rükkenlage. Die Hände liegen so unter dem Schädel, daß das Gewicht des Okziput auf Daumenballen, Ring- und Kleinfinger ruht. Es sind eine Flexionsbewegung, bei der sich der Schädel weitet, und eine Extensionsbewegung zu spüren, bei der sich der Schädel in anteriorer bzw. posteriorer Richtung verlängert.
  - Bei der Palpation des Sakrums in Seiten- oder Rückenlage ruht dieses auf der Handfläche des Therapeuten. Die Dornfortsätze liegen zwischen den Fingern II und III. Die Fingerspitzen reichen meist bis zum dritten oder vierten Lendenwirbel. Hier ist eine Flexions- und eine Extensionsbewegung zu palpieren.

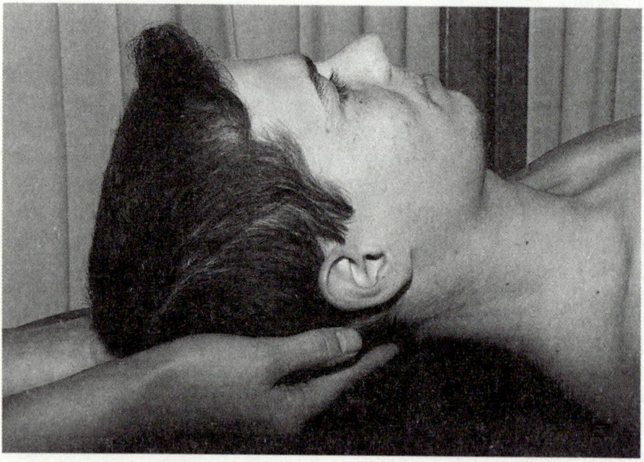

Abb. 4.1 Palpationstechnik am Schädel.

- Sakrum und Schädel können zur Feststellung der Synchronität der Bewegungen gleichzeitig palpiert werden. Der Patient liegt in Seitenlage.
- Bei der Palpation der paravertebralen Muskulatur liegen die Finger II/III und IV/V je paarweise gespreizt auf den paravertebralen Muskelsträngen.

➤ Die **Behandlungstechniken** lassen sich in indirekte und direkte Technik unterscheiden.
  - Bei der *indirekten Technik* folgt der Therapeut der eingeschränkten kraniosakralen Bewegung. Im Bereich ihrer größten Mobilität verharrt er mit seinen Fingern, während die Struktur versucht, sich zurückzubewegen. Läßt der Zug des Gewebes nach, erlaubt der Therapeut die Bewegung erneut, um sie anschließend wieder anzuhalten. Nach mehreren Wiederholungen wird die Wirkung auf die Bewegungsfreiheit des Gewebes getestet.
  - Bei der *direkten Technik* versucht der Therapeut, an der „Spitze" der Bewegungseinschränkung die Bewegung in die gewünschte Richtung zu erweitern. Sie wird sanft in die gewünschte Richtung unterstützt.

➤ **Spezielle Techniken** der Kraniosakraltherapie stehen in enger Verbindung mit dem jeweiligen Therapieziel.
  - *Beispiele:*
    - Befundung und Lösung von Störungen des Duralmembransystems;
    - Lösung transversaler Restriktionen, wie Diaphragma, Becken- und Mundboden;
    - Befundung und Lösung von Störungen der Schädelbasis;
    - Befundung und Behandlung von Störungen der Knochen und Knochennähte des Schädelgewölbes.

Eisanwendungen

➤ **Eisanwendungen** können zu therapeutischen Zwecken appliziert werden.

➤ **Ziele** bei neurologischen Erkrankungen:
  - Stimulierung muskulärer Aktivitäten;
  - Schmerzlinderung;
  - Tonusregulierung.

➤ **Indikationen:**
  - Schmerzzustände;
  - Zentrale Spastik;
  - Lokale reflektorische Spastik;
  - Paresen und Muskelschwächen;
  - Orofaziale Störungen.

➤ **Kontraindikationen:**
  - Kälteempfindlichkeit bzw. -allergie;
  - Trophische Störungen;
  - Periphere arterielle Verschlußkrankheit;
  - Offene Hautverletzungen;
  - Progressive systemische Sklerodermie;
  - Vorsicht bei Sensibilitätsstörungen, da auch das Kälteempfinden gestört sein kann.

➤ **Grundsätze:**
  - Die Temperaturregelung des Körpers ist Teil eines Regelkreises. Die zentrale Temperatursteuerung erfolgt im Hypothalamus.
  - Es gibt ein axiales (von zentral nach peripher) und ein radiales (von innen nach außen) Temperaturgefälle im Körper.

➤ **Wirkungen** der Kälte (sie werden z.T. kontrovers diskutiert):
- Vasokonstriktion in der Haut und Vasodilatation der Muskeln bei kurzer Anwendung;
- Verminderung der Leitfähigkeit der Temperatur- und Schmerzrezeptoren;
- Tonussenkung bei längerer Anwendung;
- Tonussteigernd und aktivierend bei kurzer Anwendung.

➤ **Anwendungsformen:**
- *Eistauchbäder:* Eine zu zwei Dritteln mit Splittereis gefüllte Wanne wird mit Wasser aufgefüllt, so daß das gesamte Eis schwimmt. Nun werden der Unterarm oder -schenkel dreimal fünf Sekunden lang durch das Eiswasser bewegt.
  • Ziel: Tonussenkung und Schmerzlinderung.
- *Eispackungen:* Es werden cool packs (mit Eis gefüllte Plastikbeutel) oder in Eiswasser oder sehr kaltem Wasser getränkte Tücher aufgelegt.
  • Ziel: Tonussenkung, Schmerzlinderung und Muskeldehnung.
- *Schnelles Eis:* Eislollis, -würfel oder -ballen werden drei- bis fünfmal über einen Muskel gerieben.
  • Ziel: Innervationsschulung und Aktivierung schwacher oder paretischer Muskeln. Dies gilt auch für Gesichts-, Mund- und Rachenbereich.
  • *Beachte:*
    a) Nicht abtrocknen, da dies die Wirkung nimmt!
    b) Es besteht eine hohe Kälteempfindlichkeit der Gesichtsregion. Daher wird hier höchstens dreimal kurz über die Haut gestrichen.

Elektrotherapie

➤ **Begriff:** In der Elektrotherapie werden elektrische Ladungen zu therapeutischen Zwecken genutzt. Je nach gewünschter Wirkung können verschiedene Anwendungsformen appliziert werden. Im folgenden werden nur die häufigsten und bei neurologischen Krankheitsbildern relevanten Therapieformen dargestellt.

➤ **Anwendungsformen:**
- Galvanisation/Gleichstromtherapie;
- Diadynamische Stromtherapie;
- Mittelfrequente Wechselstromtherapie;
- Hochfrequenztherapie;
- Transkutane elektrische Nervenstimulation (TENS);
- Biofeedback;
- Elektrostimulation.

➤ **Indikationen:**
- *Schmerz:* diadynamische Ströme, Mittelfrequenzstromverfahren, Iontophorese und TENS;
- *Periphere Paresen:* mittelfrequente Ströme und niederfrequente Elektrostimulation mit langen Impulsen;
- *Zentrale Paresen:* Biofeedback-Verfahren, EMG-getriggerte Elektrostimulation und funktionelle Elektrostimulation.
- Förderung der Durchblutung und des Stoffwechsels.

➤ **Kontraindikationen;**
- Angst des Patienten vor Elektrotherapie;
- Neurologische Erkrankungen, z.B. akute zerebrale Blutung, akuter MS-Schub, Parkinson-Syndrome, Amyotrophische Lateralsklerose, progressive Muskeldystrophien und spastische Spinalparalysen;

- Fortgeschrittene Arteriosklerose;
- Schwere Herzerkrankungen, Herzschrittmacher;
- Hautschäden direkt im elektrischen Feld;
- Akute Entzündungen, akut eitrige Prozesse und fieberhafte Erkrankungen;
- Blutungen oder erhöhte Blutungsneigung;
- Maligne Tumoren;
- Schwangerschaft;
- Metalle im Behandlungsbereich (Implantate, Granatsplitter, etc.);
- Thrombosen und Krampfadern im Behandlungsgebiet;
- Spastik, die durch die Elektrotherapie ansteigt;
- Bei Schwangerschaft und Katheterpatienten keine Durchströmung des Unterleibs.

➤ **Allgemeine Regeln zur Durchführung:**
- *Vorbereitung des Patienten:*
  - Entspannte Lagerung;
  - Ablegen von Schmuck;
  - Aufklärung des Patienten über mögliche Effekte und Nebenwirkungen, z. B. daß sich die Haut zwar erwärmen, aber keinesfalls brennen darf;
  - Sicherheitseinrichtungen zeigen, z. B. Ausschalter;
  - Bereitstellung geeigneter Elektroden und Schwämmchen.
- *Beachtung der Dosierungen:*
  - Beginn immer mit geringer Intensität;
  - Regulation der Intensität während der Behandlung.
- *Beaufsichtigung des Patienten;*
- *Nachkontrolle der Haut* und entsprechende Befragung.

➤ **Vorsichtsmaßnahmen:**
- Anpassung der Intensität an den Patienten und die Behandlungsart;
- Vermeiden von Ermüdung, vor allem bei der Elektrostimulation (allgemeine Trainingsprinzipien beachten);
- Vermeiden der Zunahme einer bestehenden Spastik;
- Ständige Beobachtung des Hautzustandes, um Verbrennungen bei hoher Stromdichte zu vermeiden.

➤ **Galvanisation/Gleichstromtherapie:** Bei gleichbleibender Stromstärke und Fließrichtung erfolgt eine Verschiebung des elektrochemischen Gleichgewichts. Das bedeutet, daß negativ geladene Anionen zur Anode und positiv geladene Kationen zur Kathode geleitet werden.
- *Indikationen*:
  - Durchblutungsförderung;
  - Iontophorese, d. h. elektrische Infiltration von Wirkstoffen.
- *Parameter:*
  - Dauer: 5 – 30 Minuten;
  - Stärke: Sensibel unterschwellig bis schwellig.
- *Durchführung*:
  - Direkte Elektrodentechnik: Die Anode liegt auf dem Schmerzgebiet.
  - Indirekte Elektrodentechnik: Die Anode liegt proximal und die Kathode distal des Schmerzgebiets, wenn es für die direkte Technik zu groß ist.
  - Die positiv geladenen Medikamente werden unter die Kathode, die negativ geladenen unter die Anode appliziert.

- **Diadynamische Stromtherapie:** Niederfrequente Ströme mit variablen Frequenzparametern.
  - *Indikationen:*
    - Schmerzlindernd, wenn Wärme nicht vertragen wird;
    - Resorption von Schwellungen und Ergüssen, Förderung des Plasmaflusses;
    - Durchblutungsfördernd.
  - *Parameter:*
    - Frequenz: 50 oder 100 Hz bzw. 50 und 100 Hz im Wechsel;
    - Impuls- und Pausendauer: jeweils 10 ms;
    - Intensität: sensibel überschwellig, deutlich spürbar;
    - Dauer: 5–10 Minuten.
  - *Durchführung:*
    - Direkte Elektrodentechnik: Die proximale Elektrode auf den Schmerzpunkt applizieren.
    - Indirekte Elektrodentechnik: Das Schmerzgebiet oder die dazugehörige Wurzelregion liegt interpolar.
- **Mittelfrequente Wechselstromtherapie:** Bei einer Grundfrequenz von unmoduliertem oder sinusförmig moduliertem Strom von 4000–5000 Hz wird mit Hilfe von Geräteverfahren oder der Applikation mit zwei getrennten Stromkreisen unterschiedlicher Frequenz eine neue therapeutisch wirksame Stromform erreicht. Durch die Überlagerung der zwei sich überkreuzenden Stromkreise entsteht eine therapeutisch wirksame Frequenz von 1 bis 100 Hz. Vorteil ist die gute Tiefenwirkung und die geringe Hautreizung.
  - *Indikationen:*
    - Schmerzlindernd;
    - Steigerung des Stoffwechsels.
  - *Parameter:*
    - Impulsdichte: Sie ist vorgegeben.
    - Frequenz: Die therapeutische Frequenz ist zwischen 1 (motorisch erregend) und 100 Hz (schmerzlindernd) einstellbar.
    - Intensität: Sensibel überschwellig.
    - Dauer: 5–10 Minuten.
  - *Durchführung*: Quadratische oder rechteckige Elektrodenanlage.
- **Transkutane elektrische Nervenstimulation:** Modifizierte Wechselströme reizen die Mechanorezeptoren der Haut. Es werden verschiedene Theorien zur Wirksamkeit diskutiert. Die Reizung wird über „schnelle" A-beta-Fasern zum Hinterhorn geleitet. Dort erfolgt eine Blockierung der Interneuronen, die die Weiterleitung von „langsamen" C-Fasern geleiteten, dumpfen, meist chronischen Schmerzen hemmt. Das bedeutet, daß durch die Stimulation der Mechanorezeptoren auf segmental spinaler Ebene ein körpereigenes Schmerzhemmsystem aktiviert wird.
  - *Indikation:* Hemmung dumpfer chronischer Schmerzzustände.
  - *Parameter:*
    - Impulsdauer: <1 ms; dies führt zu einer sehr geringen sensiblen Belastung.
    - Dauer: Ca. 10 Minuten täglich; eine mehrmalige tägliche Anwendung ist möglich.
  - *Anwendungsform:* Kontinuierlich oder als „burst".

- *Durchführung*: Wenn es die Größe erlaubt, wird die primäre Reizelektrode auf die Schmerzregion appliziert. Ansonsten kann sie über dem der Schmerzregion entsprechenden Nervenwurzelareal angelegt werden. Sowohl die Schmerzpunkt- oder die Nervenstammapplikation als auch die Durchführung beider Verfahren hintereinander sind möglich.

➤ **EMG-getriggerte Elektrostimulation:** Eine Willküraktivität des Patienten löst einen Reizstromimpuls über der aktivierten Muskelgruppe aus.
- *Indikation:* Innervationsschulung zentralgelähmter Muskelgruppen bei gleichzeitiger Tonusregulation der antagonistischen spastischen Muskeln.
- *Parameter:*
  - Zweiphasiger, asymmetrischer Rechteckimpuls;
  - Impulsdauer: 0,3 ms;
  - Impulsfrequenz: 20 – 100 Hz;
  - Intensität: Soweit verträglich, bis zur maximalen Muskelkontraktion.
- *Durchführung:* Die Oberflächenelektroden werden auf der gewünschten Muskelgruppe appliziert und je Muskelgruppe eine Serie von 15 Kontraktionen durchgeführt.

➤ **Biofeedback:** Je nach Krankheitsbild und Zielsetzung werden verschiedene Anwendungsweisen ausgewählt. Allen gemeinsam ist die Wahrnehmung einer Muskelstimulation über optische oder akustische Reize. Dies kann zur Stärkung bei geschwächter Muskulatur, um beispielsweise den „richtigen" Muskel zu trainieren, oder zur Verringerung des Krafteinsatzes bei Verspannungen genutzt werden. Die Kontrolle wird durch die Muskelarbeit ausgelöst, z. B. angenehme Töne oder das Leiserwerden eines Dauertones bei Erfolg.

➤ **Elektrostimulationen (Reizstrom) bei zentral geschädigter Muskulatur:**
- *Indikationen:*
  - Muskelmassenaufbau, z. B. zur Druckstellenprophylaxe, Durchblutungsförderung und Steigerung des lokalen Stoffwechsels;
  - Tonusregulation zur Therapievorbereitung, z. B. bei stark spastischem Lähmungsbild;
  - Konditionierung der Muskulatur und funktionelle Elektrostimulation, z. B. zur Verbesserung der Sitzposition bei Querschnittgelähmten oder Ermöglichung des Stehens oder Gehens mittels Elektrostimulation.
  - Verbesserung der Wahrnehmungssituation, z. B. im Sinne des Biofeedbacks.
- *Diagnostik:* Es wird geprüft, ob die Muskulatur auf kurze Stromimpulse reagiert, was bedeutet, daß eine zentrale Schädigung vorliegt.
- *Parameter:* Entsprechend der gewählten Therapieziele werden die Parameter auf Erfolg ausgetestet:
  - Zur Tonusregulierung: niedrige Frequenzen, längere Behandlungszeiten, jedoch nie Ermüdung;
  - Zum Muskelmassenaufbau: glatte Muskelspannung (ca. 20 Hz) mit zunächst kurzer Impulszeit und mindestens doppelt langer Pause;
  - Impulsdauer: 300 – 700 µs;
  - Impulsfrequenz: 1 – 20 Hz;
  - Intensität: Bis zur deutlich sichtbaren Muskelkontraktion;
- ***Beachte:*** Im Handel sind Leihgeräte mit zwei bis acht Kanälen erhältlich. Nach exakter Einweisung sollten die Patienten/Familienangehörigen die Therapie unter regelmäßiger Kontrolle selbständig zu Hause durchführen.

➤ **Elektrostimulation bei peripherer Schädigung:** Mit niederfrequentem Dreieckimpulsstrom werden meist unter der Kathode Muskelzuckungen provoziert. Bei denervierten Muskeln wird oft mit der Anode gereizt.
- *Indikationen:*
  - Muskelstimulation bei Nervenläsionen (strittig!). Es wird diskutiert, daß durch die Elektrostimulation die Bildung neuer neuromuskulärer Synapsen verhindert wird, wodurch die Regenerationschancen sinken.
  - Verzögerung von Muskelatrophien.
- *Diagnostik des Schweregrades* der Lähmung erfolgt über die IT-Kurve.
- *Parameter:*
  - Frequenz je nach Schweregrad der Lähmung: 1 – 20 Hz. Mit dem Schweregrad sinkt auch die Frequenz.
  - Impuls- und Pausendauer: Sie hängt vom Grad der Denervierung ab. Es gilt der Grundsatz: Bei schwerer Denervierung wird mit einer hohen Intensität und langer Impuls- (zwischen 1 – 300 ms) und Pausendauer (mindestens doppelte Impulsdauer) gearbeitet.
  - Intensität: Bis zur deutlich sichtbaren Muskelkontraktion.
- *Durchführung:* Die Elektroden werden auf die gewünscht Muskelgruppe plaziert. Das Ziel ist eine isolierte Muskelarbeit, d. h. im elektrischen Feld mitreagierende Muskeln dürfen nicht toleriert werden.

Funktionelle Bewegungslehre Klein-Vogelbach (FBL)

➤ **Die Funktionelle Bewegungslehre** befaßt sich mit Bewegungs- und Haltungsanalysen und bietet dem Therapeuten Mobilisationstechniken sowie spezifische therapeutische Übungen.

➤ **Geschichte:**
- *Frau Dr. med. h. c. Susanne Klein-Vogelbach*, eine schweizer Physiotherapeutin, entwickelte seit den fünfziger Jahren ein Konzept zur systematischen Bewegungs- und Haltungsanalyse.
- Es entstanden *Behandlungstechniken*, bei denen es sich vorwiegend um Mobilisationstechniken handelt, wie beispielsweise:
  - Mobilisierende Massage;
  - Hubfreie/hubarme Mobilisation der Wirbelsäule;
  - Widerlagernde Mobilisation der Gelenke.
- *Therapeutische Übungen*, die die Patienten zur Mobilisation und dynamischen Stabilisation der Wirbelsäulen- und Extremitätengelenke erlernen und eigenständig üben können, bilden einen zweiten Bereich der von Klein-Vogelbach entwickelten FBL. Ein Schwerpunkt liegt auf Übungen, die die Reaktivität eines großen Gymnastikballes ausnutzen.

➤ **Das FBL-Konzept** hat vier Säulen:
1. *Bewegungs- und Haltungsanalyse;*
2. *FBL-Behandlungstechniken;*
3. *Therapeutische Übungen;*
4. *Bewegungsanalyse des Ganges und Gangschulung.*

➤ **Bewegungs- und Haltungsanalyse** werden durch Beobachtung (S. 27 f) und Palpation vorgenommen.
- *Grundlagen* sind alle Beobachtungskiterien, die zur Haltungs- und Bewegungsanalyse notwendig sind.

- *Im funktionellen Status* wird der Einfluß folgender Punkte auf Bewegungsverhalten und subjektive Beschwerden des Patienten beschrieben:
  - Kondition;
  - Konstitution;
  - Beweglichkeit;
  - Statik (Haltung);
  - Belastendes Bewegungsverhalten;
  - Gang;
  - Atmung.

➤ **Behandlungstechniken:** Mobilisierende Massage, widerlagernde und hubfreie Mobilisation. Durch sie soll das Bewegungsverhalten ökonomisiert werden.

- *Widerlagernde Mobilisation*:
  - Ziel: Aktive, assistive oder passive Erarbeitung oder Erhaltung der Beweglichkeit der Gelenke.
  - Ausführung: Gegenläufiges Bewegen beider Gelenkhebel unter Ausschluß von Ausweichbewegungen.
  - *Beispiel* für die Abduktion/Adduktion im Humeroskapulargelenk: Abb. 4.2).
- *Mobilisierende Massage:*
  - Ziel: Gelenkmobilisation für Wirbelsäule und Extremitäten bei gleichzeitiger tonusregulierender Bearbeitung der periartikulären Strukturen, vor allem der der Muskulatur.
  - Ausführung: Während einer andauernden passiven oder assistiven Gelenkbewegung wird die jeweils angenäherte Muskulatur bearbeitet.
  - *Beispiel* für den LWS-Bereich: Abb. 4.3.

➤ **Therapeutische Übungen:**

- Inhalt ist eine Vielzahl an Übungen mit und ohne Pezziball, die für spezifische funktionelle Probleme ausgearbeitet wurden.
- Ausgangsstellungen sind Stand, Sitz, Vierfüßlerstand oder in der Horizontalen auf dem Boden oder dem Ball.
- Ziel ist die Verbesserung der befundeten funktionellen Probleme, wie beispielsweise:
  - Dynamische Stabilisation von Rumpf und/oder Extremitäten;
  - Mobilisation der Muskeln, Gelenke und anderer bindegewebiger Strukturen;
  - Schulung der Gleichgewichtsreaktion;
  - Koordinationsschulung.

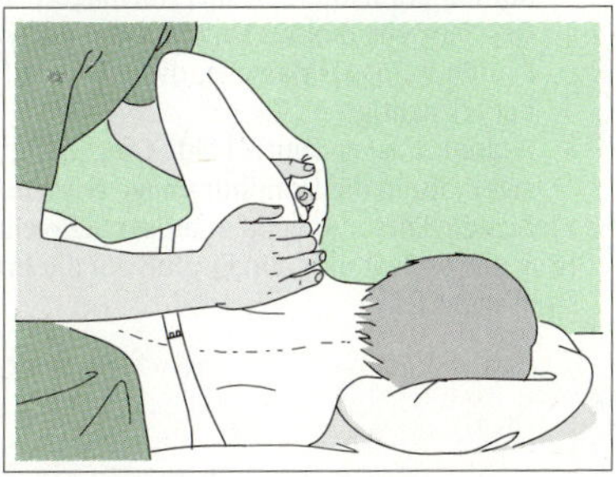

Abb. 4.2 Widerlagernde Mobilisation für die Abduktions-/Adduktionsbeweglichkeit im Humeroskapulargelenk.

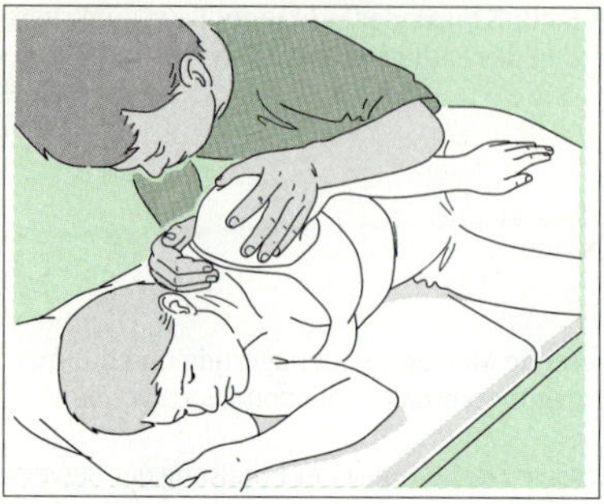

Abb. 4.3 Mobilisierende Massage des M. trapezius in Seitlage.

- **Ganganalyse und Gangschulung:** Inhalt ist die Analyse des Ganges mit Hilfe beobachtbarer Kriterien und Übungen zur Behandlung von Hinkmechanismen (S. 193 ff).
- **Organisation:** Die inhaltliche Ausgestaltung und Weiterentwicklung des Konzeptes liegt seit dem Tod von Dr. Klein-Vogelbach im Jahr 1996 bei der internationalen Arbeitsgemeinschaft der Instruktoren FBL Klein-Vogelbach. Das Gremium überwacht auch Inhalte, Qualität und Umfang der FBL-Fortbildungskurse sowie die Ausbildung der FBL-Instruktoren.

Therapeutische Lymphdrainage

- **Therapeutische Lymphdrainage** oder komplexe physikalische Entstauungstherapie (KPE) sind die fachlich korrekten Begriffe für die therapeutische Entstauung ödematöser Schwellungen. Sie umfaßt:
  - *Manuelle Lymphdrainage;*
  - *Kompressionsbehandlung;*
  - *Hautpflege;*
  - *Entstauungsgymnastik.*
- **Geschichte:**
  - Der englische Chirurg Winiwater entwickelte Ende des letzten Jahrhunderts ein Therapiekonzept für elefantöse Schwellungen der Beine. Er empfahl eine Kombinationstherapie aus Hochlagern, Kompression und Massage.
  - Der dänische Biologe Dr. E. Vodder entwickelte in den zwanziger Jahren eine Lymphdrainage-Massage, die die spezifische Anatomie des Lymphsystems berücksichtigt.
  - Asdonk, Casley-Smith, Földi, Gregel, Kuhnke und Mislin haben seit den sechziger Jahren die Lymphdrainage wissenschaftlich untermauert.
- **Ziel** ist die Entstauung ödematöser Schwellungen und die anschließende Erhaltung dieses Zustands. Ein Einfluß auf die Immunfunktion der Lymphknoten besteht nicht.

- **Physiologie und Anatomie:**
  - Das Lymphgefäßsystem ist kein Kreislauf. Der Lymphtransport erfolgt nur in eine Richtung, nämlich von peripher nach zentral. Er beginnt im Interstitium mit den initialen Lymphgefäßen und endet im rechten bzw. linken Venenwinkel.
  - Er transportiert 10% des Rückflusses zum Herzen.
  - Die Lymphe besteht aus Eiweiß, Wasser, Fetten und Zellen.
  - Die Lymphgefäße haben eine Eigenmotorik zum Transport der Lymphe, die durch die Muskelpumpe, die Atmung, aktive und passive Bewegungen und die Arterienpulsation unterstützt wird.
  - Die Lymphbahnen münden in den rechten bzw. linken Venenwinkel ein.
  - Das Lymphsystem liegt unter der Subkutis und verläuft sehr oberflächlich.
  - *Das Lymphsystem* ist durch lymphgefäßarme Streifen, sogenannte „Wasserscheiden", getrennt, die sich entlang der ventralen Körpermittellinie vom Scheitel bis zum Schambein, ungefähr parallel der Klavikula und horizontal auf Höhe des Bauchnabels/2. Lendenwirbels befinden.
  - *Verbindende Anastomosen* über die Wasserscheiden hinweg gibt es wenige. Die interaxillären, axilloinguinalen und interinguinalen Anastomosen können ausgebaut und somit therapeutisch genutzt werden.
- **Klassische Verlaufsstadien des Lymphödems:**
  - *1. Stadium* – reversibles Stadium:
    - Das Ödem ist reversibel und ohne Gewebeveränderungen.
    - Nach der Ödemausschwemmung bleiben keine Gewebeschäden zurück.
    - Die Schwellung ist weich, so daß sich eine „Delle" ins Gewebe drücken läßt.
    - Bei Hochlagerung verschwindet oder reduziert sich das Ödem.
  - *2. Stadium* – spontan irreversibles Stadium:
    - Zusätzlich zum Ödem liegt eine Bindegewebsproliferation vor.
    - Es läßt sich kaum noch eine „Delle" eindrücken.
    - Hochlagerung führt zu keinem Rückfluß.
  - *3. Stadium* – lymphostatische Elephantiasis.
    - Starke Volumenzunahme der erkrankten Region (Elefantenbein).
    - Die Haut hat sich verhärtet (fest wie bei einem Elefanten).
- **Wirkung der manuellen Lymphdrainage** als Teil der therapeutischen Lymphdrainage/komplexen Entstauungstherapie (KPE):
  - *Verbesserte Aufnahme* der Gewebeflüssigkeit in den initialen Lymphgefäßen;
  - *Steigerung der Lymphangiomotorik;*
  - *Verschiebung von Lymphe und Gewebeflüssigkeit;*
  - *Lockerung von profiliertem Bindegewebe.*
- **Indikationen:**
  - *Lymphatische Abflußstörungen* entweder aufgrund primärer Mißbildung des Lymphsystems oder sekundärer Schädigungen, z.B. nach einer operativen oder radiologischen Tumortherapie.
  - *Venöse Abflußstörungen.* Dabei ist das Lymphsystem zwar intakt, aber überlastet, weil durch die Venenklappeninsuffizienz der Rückstau gemindert ist. Dies führt zu einer Erhöhung der lymphpflichtigen Last und steigert die Gefahr einer Ödembildung, z.B. bei schlaffen Paresen nach einem Schlaganfall.
  - *Posttraumatische Zustände und Hämatome.* Die manuelle Lymphdrainage fördert die Wundheilung.

- Andere Ödemformen (Lipödeme, Schwangerschaftsödeme).
- Sonstige Indikationen, wie Migräne, dermatologische Erkrankungen.

➤ **Absolute Kontraindikationen:**
- *Akute Entzündungen*, die durch pathogene Keime verursacht wurden.
- *Dekompensierte Herzinsuffizienz.*
- Venenthrombosen und Thrombophlebitiden (wegen der Emboliegefahr).
- Maligne Tumore im Behandlungsgebiet. Hier sind die Prognose und der lebensqualitätssteigernde Effekt gegeneinander abzuwägen.

➤ **Weitere zahlreiche relative Kontraindikationen** ergeben sich aus der Art der Behandlung und der betroffenen Region.

➤ **Therapiekonzept:** Die therapeutische Lymphdrainage ist eine Therapiekombination aus:
- *Manuelle Lymphdrainage;*
- *Kompressionsbehandlung;*
- *Hautpflege;*
- *Zusätzlich flankierende Maßnahmen:*
  - Entstauungsgymnastik, wie Atemtherapie und Bewegungsübungen;
  - Schmerz- und Ulzerabehandlung.
- Die isolierte Anwendung der manuellen Lymphdrainage zeigt nur eine kurzfristige Symptomlinderung. Eine dauerhafte therapeutische Wirkung ist nur in Kombination mit den beiden anderen Bereichen zu erzielen.

➤ **Manuelle Lymphdrainage:** In Abwandlung der klassischen Massage wird die manuelle Lymphdrainage sehr langsam (Ein-Sekunden-Rhythmus) und sachte (Massagedruck von ungefähr 30 mm HG bzw. 4000 Pa) durchgeführt.
- *Die Handgriffe* sind schmerzfrei und orientieren sich am Verlauf des Lymphsystems und wirken auf das oberflächliche Lymphgefäßsystem. Einer Schubphase folgt immer eine Entspannungsphase.
  - In der Schubphase werden ein langsam anschwellender und ebenso langsam abschwellender Druck ausgeübt. Dabei wird immer in Richtung des lymphatischen Abflusses gearbeitet.
  - Die Haut wird in der Schubphase mitverschoben, jedoch das Gewebe nie über seine Elastizität hinaus verformt.
- *Bei Arm- und Beinödemen* wird mit der Behandlung der Achsel- bzw. Leistenlymphknoten begonnen. Bei Bedarf ist ein Beginn mit einer Hals-, Bauch- oder Bauchtiefendrainage erforderlich.
  - ***Beachte:*** Die Lymphe wird nicht von peripher nach proximal weggedrückt!
- *Anastomosen* können angeregt und trainiert werden, wenn durch eine Operation oder Strahlentherapie die Achsel- oder Leistenlymphknoten entfernt wurden.

➤ **Kompressionsbehandlung:** Wenn das Lymphsystem entstaut ist, muß sich zur Stabilisierung eine Kompressionsbehandlung mit Bandagen oder Kompressionsstrümpfen anschließen.
- *Wirkungen der Bandagen/Kompressionsstrümpfe:*
  - Anstieg des interstitiellen Drucks und Abnahme der Gewebeflüssigkeit;
  - Unterstützung der Wirkung der Muskel- und Gelenkpumpe;
  - Refluxverhinderung (Erhalt des Therapieerfolgs).

- *Kompressionsbandagen* werden mit Kurzzugbinden gewickelt, die den Ruhe- und den erhöhten Arbeitsdruck verringern.
  - Sie werden in der ersten Phase (Entstauung) der therapeutischen Lymphdrainage verwendet.
- *Kompressionsstrümpfe* der Kompressionsklasse 2 (selten 3 und 4) werden in der Phase der Konservierung und Optimierung (zweite Phase) eingesetzt. Sie dienen der:
  - Konservierung: Erhalt des erreichten Zustands.
  - Optimierung: Beseitigung bindegewebiger Veränderungen im Stadium 2 oder 3.
- *Tragedauer:*
  - Bandagen: Bis zur nächsten Lymphdrainage;
  - Kompressionsstrümpfe: Lebenslang.
- *Kontraindikationen:*
  - Arterielle Verschlußerkrankungen;
  - Rechtsherzinsuffizienzen mit kardialen Ödemen;
  - Morbus Sudeck;
  - Sklerodermie.

➤ **Hautpflege:** Die Haut einer ödematösen Körperregion ist sehr dünn, wenig elastisch und extrem anfällig für Infektionen. Daher ist eine intensive Hautpflege zur Erhaltung der Elastizität und Reißfestigkeit wichtig.

Klassische Massagen

➤ **Klassische Massagen** umfassen die manuelle Behandlung der Haut und der oberflächlichen Gewebeschichten. Sie eignen sich vor allem zur Vorbereitung weiterer physiotherapeutischer Maßnahmen, während sie als Alleinbehandlung meist nicht geeignet sind.

➤ **Sonderformen** der Massage bewirken meist reflektorische Veränderungen an anderen Organen oder Strukturen. Dazu gehören u.a. Bindegewebsmassage, Fußreflexzonentherapie, Massagen nach Marnitz und Shiatsu.

➤ **Ziele** der klassischen Massage:
- *Lösung von Adhäsionen* zwischen Haut, Unterhaut, Faszien und Muskeln;
- Stoffwechselanregung im Gewebe;
- Detonisierung verspannter Muskeln;
- Tonisierung hypotoner Muskulatur;
- Psychische Entspannung.

➤ **Indikationen:**
- Vorbereitung für andere physiotherapeutische Maßnahmen durch Detonisierung und Lockerung bzw. Tonisierung der Muskulatur, meist als Teilmassage, selten als Ganzbehandlung;
- Schlechte Verschieblichkeit im subkutanen Gewebe;
- Muskulärer Hartspann;
- Narbige Strukturveränderungen.

➤ **Kontraindikation:**
- Frische Verletzungen von Haut und Weichteilen, Pilze, Infekte der Haut und sonstige Hauterkrankungen im Massagegebiet;
- Entzündungen und sympathische Reflexdystrophien (Morbus Sudeck);
- Herzerkrankungen und Blutgerinnungsstörungen einschließlich Marcumareinnahme;

- Akute Thrombose und Thrombophlebitis; arterielle Verschlußkrankheiten;
- Aktive Ossifikationen und Frakturen;
- Tumoren.

➤ **Techniken:**
- *Streichungen*: Großflächige Griffe von proximal nach distal zu Beginn, zur Überleitung oder zum Abschluß einer Behandlung. Sie bewirken eine Entstauung im Venen- und Lymphbereich.
- *Reibungen*: Hobel-, Harke- oder Sägegriffe verbessern die Verschieblichkeit zwischen Haut, Unterhaut, Faszien und Muskeln.
- *Knetungen*: Weiche Knetungen bewirken eine Detonisierung, feste eine Tonisierung.
- *Hautfaltenverschiebungen*: Paravertebral wird eine Hautfalte ergriffen und anschließend nach lateral/ventral weitergerollt.
- *Klopfungen* (Hacken, Klatschen, Klopfen) haben eine tonusregulierende und durchblutungsfördernde Wirkung.
- *Vibrationen* wirken je nach Intensität dämpfend oder tonisierend.

➤ **Durchführung:**
- *Umgebung*: Der Patient wird bequem und locker liegend in einem warmen Raum auf einer höhenverstellbaren Bank gelagert.
- *Öle* werden bei trockener oder stark behaarter Haut verwendet.
- *Dauer:* zwischen zehn und dreißig Minuten, eine Nachruhe sollte eingehalten werden.

Manualtherapeutische Konzepte

➤ **Manuelle Therapie** umfaßt die nichtapparativen, diagnostischen und therapeutischen Techniken an der Wirbelsäule, den Extremitäten und dem Kiefergelenk.

➤ **Manualtherapeutische Konzepte** von Cyriax, Kaltenborn und Maitland sind die in Deutschland geläufigsten.

➤ **Die Zuordnung** der Manuellen Therapie zur Orthopädie ist zu einseitig.

➤ **Die Relevanz der Manualtherapie für neurologische Krankheitsbilder** ergibt sich aus der strukturellen Nähe von Wirbelsäule und Nervensystem und der häufig engen Verflechtung beider Fachrichtungen.
- *Beispiele:*
  - Fast alle Wirbelsäulenerkrankungen oder Verletzungen haben direkten oder indirekten Einfluß auf das Nervensystem, vor allem auf das Rückenmark und die Nervenwurzeln.
  - Bei Kompressionssyndromen, wie z. B. Thoracic outlet syndrome, Karpaltunnelsyndrom oder Bandscheibenvorfälle, engen „orthopädische" Strukturen Nerven ein.
  - Das Alignment, d.h. die biomechanisch physiologische Stellung der Gelenke zueinander, hat wesentlichen Einfluß auf die Tonusverhältnisse.
  - Lange Ruhigstellungen, gleichgültig ob neurologischen oder orthopädischen Ursprungs, können neben der allgemeinen Erhaltung der Gelenkbeweglichkeit eine gezielte Mobilisierung von Wirbelsäulen- und Extremitätengelenken sowie Weichteilen erfordern.
  - Ruhigstellungen oder Traumen bzw. operative Eingriffe nahe an nervalen Strukturen führen häufig zu Adhäsionen der Nerven mit ihrer Umgebung, was wiederum erhebliche Schmerzen, reflektorische Bewegungseinschränkungen oder neurologische Ausfälle nach sich ziehen kann.

- Viele sensomotorische Störungen werden durch Fehlstellungen bzw. Blockierungen der Wirbelsäulengelenke beeinflußt. In diesem Zusammenhang ist unter anderem an die überproportional hohe Anzahl der Mechanorezeptoren im Bereich der Kopfgelenke zu denken.
- Jede ökonomische Gleichgewichtsreaktion setzt eine freie Beweglichkeit der Gelenke und der Wirbelsäule voraus.

➤ **Organisation:**
- In Deutschland gibt es drei Verbände, die die Ausbildung der Manualtherapeuten organisieren und auch Inhalt und Ausbildung der Instruktoren kontrollieren:
  - AGMT im ZVK: Arbeitsgemeinschaft Manuelle Therapie im ZVK;
  - DGOMT: Deutsche Gesellschaft für orthopädische Manuelle Therapie e.V. (OMT Kaltenborn-Evjenth-Konzept);
  - DVMT: Deutscher Verband für Manuelle Therapie (Maitland-Konzept).
- Sie haben eine gemeinsame Dachorganisation, die Deutsche Föderative Arbeitsgemeinschaft für Manuelle Therapie (DFAMT).

➤ **Die Ausbildung zum Manualtherapeuten** umfaßt für die Anerkennung durch die Kassenverbände ca. 340 Unterrichtsstunden mit einer abschließenden Zertifikatsprüfung, die von den Kassenverbänden anerkannt ist.

Mobilisation des Nervensystems

➤ **Die Mobilisation des Nervengewebes** ist ein Grundlagenkonzept zur Schmerzbehandlung und Tonusregulierung im neuroorthopädischen Bereich. Sie erfolgt durch dynamische Bewegungen, die einen mechanischen und physiologischen Einfluß auf das neurale Gewebe und die umliegenden Strukturen haben (S. 178 ff).

➤ **Geschichte:**
- In den achtziger Jahren entwickelten Goeffrey Maitland und B. Elvey (australische Physiotherapeuten) neurodynamische Tests für die Nerven der oberen (Elvey) und unteren Extremität (Maitland).
- David Butler (Australien) griff diese Erkenntnisse auf und erforschte eingehend die Dynamik des Nervensystems, dessen Einschränkungen und therapeutische Möglichkeiten. Seine Erkenntnisse wurden im Konzept der Mobilisation des Nervensystems zusammengefaßt.

➤ **Ziele:** Vor allem bei neurologischen Erkrankungen die Verbesserung bzw. der Erhalt der Mobilität des Nervengewebes zur:
  - Schmerzreduzierung;
  - Beeinflussung der Muskelinnervation zur Verbesserung bzw. Erhalt der Kraft und/oder koordinativen Fähigkeiten;
  - Reduzierung bzw. Prophylaxe von spastischem Hypertonus.

➤ **Indikationen:**
- Nervenkompressionssyndrome aller Art;
- Prophylaxe bei langanhaltender Immobilisation;
- Postoperative Adhäsionsprophylaxe;
- Spastische Paresen;
- Periphere Schmerzzustände;
- Zeichen neurogener Störungen;
- Zustände nach entzündlichen Erkrankungen des Nervensystems.

- **Kontraindikationen bzw. Vorsichtsmaßnahmen:**
  - Kurzfristig auftretende neurologische Symptome oder ihre deutliche Verschlechterung;
  - Verletzungen, die zu deutlichen neurologischen Defiziten führen können;
  - Ausgeprägte Verletzungen oder Abnormitäten des Interfacegewebes, z. B. spinale Instabilitäten;
  - Akute entzündliche oder toxische Zustände, wie z. B. Meningitis, Neuritiden, Multiple Sklerose im Schub;
  - Verwachsungen des Rückenmarks im Wirbelkanal;
  - Heftige Schmerzen bei der Untersuchung verlangen ein sehr behutsames Vorgehen (S. 165 f).
- **Organisation:** Die Arbeit am Konzept der Nervenmobilisation wird im Neuroorthopädischen Institut (N.O.I.) mit Niederlassungen in Europa, USA und Australien gebündelt. Das N.O.I. kontrolliert Inhalte, Umfang und Qualität der entsprechenden Fortbildungsangebote und die Ausbildung der jeweiligen Instruktoren.
- **Ausbildung:**
  - Grund- und Aufbaukurse werden in dreitägigen Seminaren angeboten.
  - Das Therapiekonzept ist in Auszügen Teil der manualtherapeutischen Ausbildungen.

Perfetti-Konzept

- **Das Perfetti-Konzept** ist ein neurophysiologisches Therapiekonzept zur Behandlung zerebraler Erkrankungen, vor allem hemiplegischer Patienten. Die von Perfetti ausgearbeiteten „kognitiv-therapeutischen" Übungen betonen die Bedeutung der Wahrnehmung (S. 143 ff) sowie der kognitiven Leistungsbereitschaft und -fähigkeit des Patienten für den Rehabilitationsprozeß.
- **Geschichte:**
  - In den achtziger Jahren begann der italienische Neuropsychiater Prof. Carlos Perfetti mit der Entwicklung des Therapiekonzeptes.
  - Seit Beginn der neunziger Jahren gewinnt die Therapieform auch in Deutschland zunehmend an Popularität.
  - Durch die Betonung der Arbeit mit der Hand und die Verwendung von Arbeitsmaterialien hat das Perfetti-Konzept eine starke Verbreitung unter den Ergotherapeuten gefunden. Es ist jedoch für alle Rehabilitationsmaßnahmen bei Zerebralgeschädigten geeignet, die auf eine Wiederherstellung der motorischen Fähigkeiten abzielen.
- **Ziele** mit Hilfe sensomotorischer Übungen:
  - Förderung der kognitiven Leistungsbereitschaft;
  - Betonte Schulung der differenzierten Wahrnehmung der distalen Extremitäten;
  - Verbesserte bzw. differenziertere motorische Leistungen.
- **Indikation:** Zerebral bedingte Bewegungsstörungen, vor allem Hemiplegien mit Störungen der Sensibilität und/oder der Wahrnehmung.
- **Therapiekonzept:**
  - *Perzeptionsübungen*: Ein rein motorisches Training ist für die Rehabilitation zentralneurologischer und vor allem hemiplegischer Patienten nicht ausreichend. Weitere wesentliche Aspekte, die in entsprechenden rehabilitativen Übungen bzw. Therapiekonzepten Berücksichtigung finden müssen:

- Sensorik/Wahrnehmung bilden die Grundlage für jede zielgerichtete Bewegung.
- Der sich bewegende Körper steht ständig in einer sensomotorischen Interaktion mit der Umwelt.
- Kognitive Leistungen und Strategien sind für die Raumerfahrung des Patienten notwendig und daher Voraussetzung für eine optimale Rehabilitation.
- Zur Raumerfahrung gehört, daß der Patient lernt, die verschiedenen Qualitäten des Raumes, wie beispielsweise seine dreidimensionale Ausdehnung sowie die Oberflächenbeschaffenheit und Neigungen des Bodens zu erfassen und nach der Bildung perzeptorischer Hypothesen diese gegebenenfalls in entsprechende motorische Reaktionen umzuwandeln.
- Perzeptive Aufgabenstellungen mit verschiedenen Schweregraden fördern die kognitiven Fähigkeiten.

– *Bildung perzeptorischer Hypothesen:*
  - Erfahrene Wahrnehmung und durchgeführte Bewegungen bilden einen Erfahrungshintergrund für zukünftige Bewegungen und Sinneswahrnehmungen.
  - Die Erfahrungen bilden die Grundlage für eine Hypothesenbildung in bezug auf den sensorischen Input, der bei zukünftigen Aktivitäten bzw. Berührungen zu erwarten ist.
  - Dies führt zu der Möglichkeit, auf neue Situationen mit antizipatorischen Aktivierung (S. 187) zu reagieren.
  - Eine Störung der perzeptorischen Hypothesenbildung führt aus Unsicherheit über das zu Erwartende zu einem Tonusanstieg und unökonomischen Bewegungen.
    Beispiel: Plötzlicher Lichtausfall im Keller oder die erste Fahrstunde im Auto.

– *Konsequenzen* einer verbesserten kognitiven Verarbeitung afferenter Informationen:
  - Verbesserte Kontrolle über spastische Reaktionen auf einen Dehnungswiderstand und über die Ausbreitung assoziierter Reaktionen.
  - Ökonomisches Bewegungsverhalten.

➤ **Dreistufiges Übungsmodell:** Die oben dargestellten Überlegungen führten Perfetti zu einem dreistufigen Übungsaufbau:

– *Übungen ersten Grades:*
  - Therapieziel ist das aktive Vermeiden von Spastik und/oder assoziierten Reaktionen sowie das Wiedererkennen von Formen seitens des Patienten. Es gibt „segmentale" und „umfassende" Übungen ersten Grades (s. u.).
  - Der Patient muß vom Therapeuten vorgegebene Eigenschaften bestimmter Figuren (Formen bzw. Oberflächenqualitäten) oder Verlagerungen seiner eigenen Körperteile mit geschlossenen Augen wiedererkennen.
    Beispiel: Der Finger des Patienten wird entlang einer vorgegebenen Form geführt, ohne daß er willkürmotorisch aktiv wird.
  - Diese Übungen werden gewählt, wenn der Patient keine willkürlichen motorischen Aktivitäten entwickeln kann, über keine ausreichende Stabilisationsfähigkeit verfügt oder durch willkürliche Bewegungen sofort spastische oder assoziierte Reaktionen provoziert.

  - Bei „segmentalen" Übungen ersten Grades wird die Konzentration des Patienten auf das für ihn relevante Gelenk fokussiert. Dabei soll er die Gelenkstellungen wiedererkennen, in die er zuvor durch den Therapeuten geführt wurde. Ebenso soll er jeglichen Tonusanstieg im beübten Gelenk beachten und vermeiden lernen.
  - Bei „umfassenden" Übungen ersten Grades werden mehrere Gelenke bewegt. So bewegt der Therapeut beispielsweise eine Extremität in einem von ihm vorgegebenen Tempo. Der Patient konzentriert sich auf die Lösung einer perzeptorischen Aufgabe, wie z. B. das Wiedererkennen einer Figur in einem bestimmten Feld bei gleichzeitiger Vermeidung einer spastischen oder assoziierten Reaktion.
- *Übungen zweiten Grades:*
  - Therapieziel ist, daß der Patient erlernt, bei eigenen Willkürbewegungen die Ausbreitung einer Spastik zu verhindern.
  - Voraussetzung dafür ist, daß der Patient seine Spastik willkürlich beeinflussen bzw. hemmen kann.
  - Eine Aktivitätssteigerung erfolgt, wenn dies zu keinem Anstieg der Spastik führt. Der Therapeut unterstützt die Aktivitäten nur so weit, daß sie jeweils unter der Schwelle der Spastikauslösung bleibt.
  - Die Übungen sind in allen Ausgangsstellungen möglich. Regelmäßig wird in Rücken- oder Bauchlage begonnen, später kann zum Sitz oder Stand gesteigert werden.
- *Übungen dritten Grades:*
  - Therapieziel ist, daß der Patient seine mehrgelenkigen Bewegungen an von ihm gestellte perzeptive Hypothesen anpassen kann. Er soll in der Lage sein, seine Bewegungen und Aktivitäten an verschiedene zeitliche und räumliche Gegebenheiten anzupassen.
  - Voraussetzung ist die Durchführbarkeit der Übungen ersten und zweiten Grades.

PNF

➤ **PNF** steht für propriozeptive neuromuskuläre Fazilitation. Durch Stimulierung der Propriozeptoren (Rezeptoren der Tiefensensibilität) wird das System von Nerven und Muskeln derart aktiviert, daß Bewegungsmuster angebahnt bzw. unterstützt werden.

➤ **Geschichte:**
- Die PNF-Behandlungsmethode wurde in den vierziger Jahren nach einer Polioepidemie von dem Neurologen und Neurophysiologen Dr. Herman Kabat in den USA begründet.
- 1946 gründete er ein Institut für neuromuskuläre Rehabilitation. Zusammen mit der Physiotherapeutin Margaret Knott suchte er einen therapeutischen Weg zur Behandlung der vielen Polioerkrankungen.
- 1948 wurde das Kabat-Kaiser-Institut in Vallejo/Kalifornien gegründet, wo das PNF-Konzept weiterentwickelt und an Studierende und künftige Instruktoren weitergegeben wurde.

➤ **Ziele** einer PNF-Behandlung bei neurologischen Krankheitsbildern:
- Innervationsschulung bei Paresen und/oder sensorischen Störungen;
- Fazilitation neuer bzw. verlorengegangener Bewegungsmuster nach zentralen und/oder peripheren Läsionen;

- Muskelkräftigung nach Immobilität;
- Stabilisierung der Gelenke und Körperabschnitte bei sensorischen und motorischen Paresen sowie Ataxien;
- Verbesserung der Koordination bei sensorischen und motorischen Paresen sowie Ataxien;
- Muskuläre Entspannung, Dehnung und Dekontraktion;
- Tonusregulierung;
- Verbesserung der Kraft und Kraftausdauer.

➤ **Grundlagen:**
- *Ganzheitlichkeit*: Der Patient wird als Ganzes gesehen, d. h. es wird nicht nur ein Gelenk oder Körperabschnitt behandelt. Vielmehr werden durch die aktive Arbeit mit einem Körperteil Aktivitäten im ganzen Bewegungsapparat erzeugt.
- *Irradiation*: Dabei handelt es sich um die reaktive Stimulierung von Aktivitäten fern des bewegten Körperteils.
  - *Beispiele:*
    a) Eine Extension, Adduktion und Innenrotation des gestreckten Armes gegen einen entsprechenden Widerstand erzeugt eine Aktivierung der schrägen Bauchmuskeln und der kontralateralen Hüftflexoren und -adduktoren sowie der medialen Knieextensoren.
    b) Eine Flexion, Abduktion und Innenrotation des gestreckten Beines bewirkt eine Aktivität der Extensoren, Abduktoren und Innenrotatoren des anderen Beines.
- *Funktionalität*: Die angestrebten Behandlungsziele orientieren sich an den jeweiligen Funktionsdefiziten im Alltag, von denen wiederum die Wahl der Bewegungsmuster und Techniken abhängt.
- *„Positive approach"*: Dies beschreibt das Arbeiten mit den Funktionen, die der Patient beherrscht. Es wird, zumindest initial, problemfern mit Hilfe der Irradiation zielgerichtet gearbeitet.
- *Positive Grundeinstellung*: Der Patient ist sowohl physisch als auch psychosozial adäquat zu behandeln, da dies seine Motivation fördert.
- *Schmerzfreiheit*: Schmerzen sind ein Warnsignal für eine morphologische Schädigung. Therapien nach dem PNF-Konzept sollen schmerzfrei sein.

➤ **Grundprinzipien:**
- *Pattern/Bewegungsmuster*:
  - Physiologische Bewegungen erfolgen in Bewegungsmustern, bei denen immer Muskelketten aktiviert werden. Eine optimale Aktivierung der Muskeln ist möglich, wenn sie in spiralförmiger diagonaler Richtung erfolgt.
  - PNF-Pattern verlaufen in Diagonalen bzw. in Parallelverschiebungen zu diesen. Die Diagonalen verlaufen durch einen Hüftkopf und den kontralateralen Humeruskopf.
  - Alle Pattern beinhalten eine Rotationskomponente, die das Spiralförmige einer optimalen muskulären Aktivierung repräsentiert. Gleichzeitig hat jedes Pattern zusätzlich eine Adduktions-/Abduktions- und eine Flexions-/Extensionskomponente.
  - Es gibt PNF-Pattern für Rumpf, Becken, Skapula, Nacken/Kopf und die Extremitäten.
  - Die Benennung der Pattern erfolgt nach ihrer jeweiligen Endstellung.
  - Die Muskelaktivierung ergibt sich aus der Wahl der Technik.

- *Taktile Stimulation*: Sie erfolgt durch den Kontakt der Therapeutenhände auf der Haut und ist richtungweisend für die Bewegung des Patienten. Der lumbrikale Griff ermöglicht, bei stabilisierten Finger- und Handgelenken des Therapeuten ökonomische und schmerzfreie Widerstände zu setzen.
- *Optimaler Widerstand*: Dieser richtet sich nach den biomechanischen Gegebenheiten, der Kraft des Patienten und dem therapeutischen Ziel.
- *Gelenkstimulation*: Sie erfolgt durch Zug (Traktion) oder Druck (Approximation) und führt zur Reizung der peri- bzw. intraartikulären Strukturen. Durch die Gelenkstimulation sollen keine Schmerzen reproduziert werden.
- *Stretchreflexe*: Es handelt sich um kurze dreidimensionale Verlängerungen der Muskelketten, die gegen das intendierte Pattern erfolgen und einen Dehnreiz für die Muskelspindeln darstellen. Der Stretch wird auf die vorgedehnte Muskulatur am Bewegungsanfang (Initialstretch) oder auf die bereits aktivierte Muskulatur (Restretch) gesetzt und vereinfacht die Muskelkontraktion.
  - Kontraindiziert ist der Stretch bei Gelenkinstabilität, Frakturen, Frakturgefahr, Schmerzen beim Stretch, etc.
- *Visuelle Stimulation*: Der Patient folgt mit dem Blick seinem Pattern, wodurch meist zusätzlich die Rumpf- und HWS-Muskulatur stimuliert werden. Bei sensorischen Defiziten ist die optische Kontrolle meist hilfreich.
- *Verbale Stimulation*: Durch ein dem Pattern und der Technik angepaßtes Kommando wird die Aktivität des Patienten gefördert.
- *Körpermechanik*: Sie umfaßt die Körperstellung des Therapeuten im Raum und zum Patienten sowie die Position der Hände am Patienten. Der Therapeut steht oder bewegt sich in der gleichen Diagonalen wie der Patient. Dadurch werden der zu setzende Widerstand, die Führung und Kontrolle des Patterns optimiert und gleichzeitig die physische Belastung des Therapeuten während des Patterns minimiert.
- *Timing* beschreibt die zeitliche Abfolge einer Bewegung. Beim Erlernen erfolgt das Timing meist von proximal nach distal und bei bereits erlernten Bewegungen sowie bei PNF-Pattern von distal nach proximal.

➤ **Techniken des PNF-Konzeptes:**
- *Rhythmische Bewegungseinleitung:*
  - Sie umfaßt die wiederholte Durchführung eines Patterns, zunächst passiv und anschließend zunehmend assistiv, bis es aktiv gegen einen Widerstand ausgeführt wird. Zum Abschluß führt der Patient die Bewegung frei, d.h. ohne die Führung des Therapeuten aus.
  - Ziele: Koordinationsschulung, Einübung eines Patterns und Entspannung.
- *„Combination of isotonics“* (agonistische Umkehr):
  - Bei dieser Technik erfolgt die Muskelarbeit der Agonisten eines Patterns konzentrisch, exzentrisch und stabilisierend und ohne zwischenzeitlichen Verlust der Muskelspannung.
  - Ziele: Muskelkräftigung, Einübung eines Patterns, Koordinationsverbesserung, Hemmung der Antagonisten und/oder Vergrößerung der Beweglichkeit.

- *Dynamische Umkehr*:
  - Hier wechselt die konzentrische Aktivität zwischen Agonisten und Antagonisten eines Patterns ohne Verlust der Muskelspannung. Die Anzahl der Wiederholungen und der Kraftaufwand hängen vom Ziel ab. Der Wechsel des Patterns beginnt immer mit der distalen Komponente.
  - Ziele: Kräftigung, Koordinationsverbesserung, Entspannung und/oder Erweiterung des Bewegungsausmaßes.
- *Stabilisierende Umkehr*:
  - Hier wechseln die Aktivitäten von Agonisten und Antagonisten mit einem sehr geringen Bewegungsumfang. Bei den Extremitätenpattern wird die distale Komponente vollständig ausgeführt.
  - Ziele sind Kräftigung, Entspannung, Erweiterung des Bewegungsausmaßes, Gelenkstabilisation und/oder Koordinationsschulung.
- *Rhythmische Stabilisation*:
  - Hier werden, ohne zwischenzeitliche Entspannung, Widerstände sowohl für die agonistischen als auch für die antagonistischen Muskelketten eines PNF-Patterns gesetzt.
  - Ziele: Kräftigung, Verbesserung der Gelenkstabilität und der Balance sowie Schmerzlinderung.
- *Wiederholter Stretch am Bewegungsanfang*:
  - Setzen eines Stretches auf die in der Ausgangsstellung bereits vorgedehnte Muskulatur.
  - Bei der Ausführung wird durch Rotation und Traktion ein zusätzlicher Dehnimpuls auf die verlängerte Muskulatur ausgeübt, wodurch ein Stretchreflex ausgelöst wird.
  - Ziele: Bewegungsfazilitation und/oder Muskelkräftigung.
  - Kontraindikationen: Schmerzen und Traumen in den gestreßten Strukturen und Instabilität der Gelenk- und Knochenstrukturen.
- *Wiederholter Stretch während der Bewegung*:
  - Bei nachlassender Muskelspannung während eines Patterns wird ein dreidimensionaler Stretch gegen die Patternkomponenten auf die konzentrisch arbeitende Muskulatur gesetzt.
  - Ziele: Betonung der Kräftigung an einer bestimmten Stelle eines Patterns, antagonistische Entspannung und/oder die Korrektur des Weges eines Patterns.
- *Anspannen – Entspannen:*
  - Hier spannt die agonistische Muskelkette in der aktuellen Endstellung eines Patterns für die Dauer von sieben bis zehn Sekunden maximal an. Der Therapeut gibt so viel Widerstand, daß keine Bewegung entsteht. Nach einer Phase der völligen Entspannung von einigen Sekunden Dauer kann versucht werden, das Bewegungsausmaß zu vergrößern.
  - Ziele: Entspannung/Dekontraktion/Dehnung verkürzter Muskeln und/oder die Verbesserung der Mobilität.
- *Hold – Relax:*
  - In der Endstellung bzw. an der Schmerzgrenze eines Patterns setzt der Therapeut einen Widerstand. Der Patient spannt derart an, daß keine Bewegung entsteht. Nach sieben bis zehn Sekunden entspannt der Patient in dieser Stellung. Anschließend wird das Bewegungsausmaß passiv oder assistiv bis zur neuen Schmerzgrenze erweitert.
  - Ziele: Erweiterung der Beweglichkeit und/oder Schmerzlinderung.

Therapieformen und -konzepte

- **Organisation:** Das Konzept wird von der I.P.N.F.A. (International PNF-Association) getragen. Der Weltverband wacht über Inhalte, Qualität und Dauer der PNF-Weiterbildungskurse.
- **Weiterbildung:**
  - PNF-Therapeuten werden nach den Richtlinien der I.P.N.F.A. ausgebildet (maximal 300 Unterrichtsstunden und Prüfungen).
  - Die Weiterbildung in PNF (120 Unterrichtsstunden und Prüfung) ist von den Kostenträgern/Krankenkassen anerkannt.

Schlingentischtherapie

- **Die Schlingentischtherapie** wird mit Hilfe einer Rahmenkonstruktion (Abb. 4.4) oder eines Deckengitters (Abb. 4.5) durchgeführt, in die der Patient über Seilzüge bzw. Expander und entsprechende Körperschlingen ganz oder teilweise aufgehängt wird. In dieser Aufhängung finden entsprechende therapeutische Anwendungen statt.
- **Ziele** bei der Behandlung neurologischer Patienten unter Abnahme des Patientenkörpergewichtes:
  - Dehnung der Muskeln durch den Therapeuten oder in Dehnstellungen;
  - Aktive oder passive Mobilisation;
  - Koordinationsschulung;
  - Kräftigung mittels Expander oder bei Muskelwerten unter 3 durch Bewegungen mit der Schwerkraft;
  - Schmerzlinderung durch Traktionen und/oder hubfreies Bewegen.
- **Indikationen:**
  - HWS-Syndrome mit und ohne radikuläre Symptomatik;
  - LWS-Syndrome mit und ohne radikuläre Symptomatik;
  - Zervikobrachialgien;
  - Periphere Läsionen;

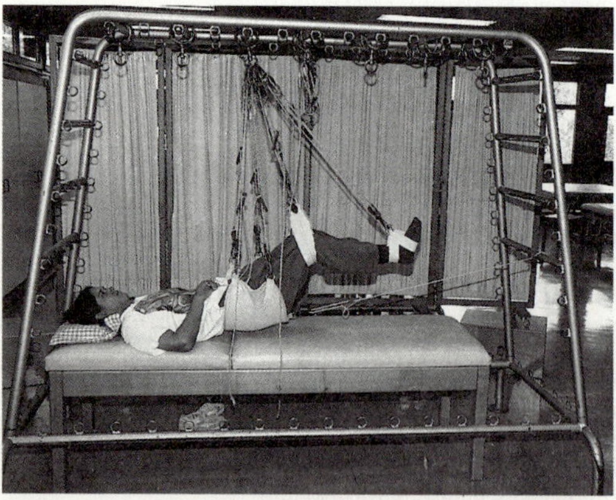

Abb. 4.4 Becken-Bein-Aufhängung mit Traktion im Rahmen.

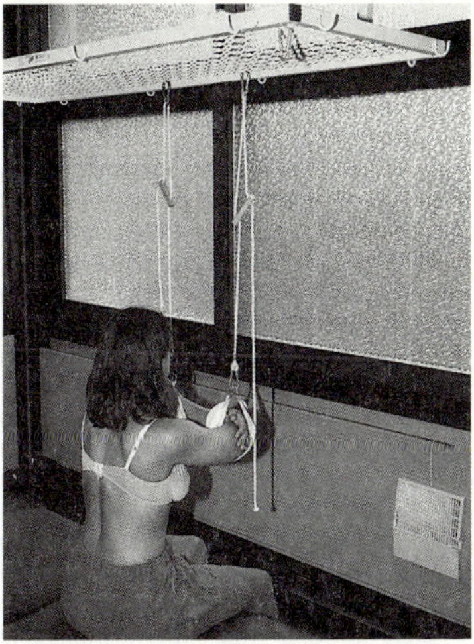

Abb. 4.5 Armaufhängung im Sitzen mit Deckenapparat.

- Muskeldystrophien und -atrophien;
- Morbus Parkinson;
- Eine Vielzahl orthopädischer Krankheitsbilder.

➤ **Kontraindikationen:**
- Hautverletzungen;
- Klaustrophobien;
- Mangelnde Compliance/Mitarbeit des Patienten.

➤ **Ausgangsstellungen:** Je nach Indikation und Ziel variierend:
- Bauchlage;
- Rückenlage;
- Seitlage;
- Sitz.

➤ **Aufhängungspunkte:** Von der Wahl des Aufhängungspunktes hängt die Stabilität/Labilität einer Aufhängung und die Leichtigkeit der Bewegungsausführung ab. Es werden zwei Formen unterschieden:

1. *Einpunktaufhängung*: Alle Schlingen werden an einem Punkt des Gerätes befestigt, wodurch eine größere Mobilität bewirkt wird.
   - Liegt der Aufhängungspunkt lotrecht über der Bewegungsachse der gewünschten Gelenkbewegung, ist diese ohne Schwerkrafteinfluß, horizontal und fast ohne Druck für das Gelenk möglich.
   - Abweichungen von der lotrechten Aufhängung verstärken den Schwerkrafteinfluß, den Bewegungsweg und den Druck/Zug auf das Gelenk.
2. *Mehrpunktaufhängung:* Die Schlingen werden an verschiedenen Punkten des Gerätes jeweils lotrecht über den Gelenken befestigt, was eine stabile und zug- und druckfreie Aufhängung bewirkt.

Vojta-Therapie

- **Das Vojta-Prinzip** ist ein in sich geschlossenes Therapiekonzept zur Behandlung neurologisch und neuroorthopädisch bedingter Erkrankungen.
- **Geschichte:**
  - Gründer der Therapieform ist der tschechoslowakische Arzt Dr. Václav Vojta, der seit 1968 im Kinderzentrum München arbeitet.
  - Ausgangspunkt der Therapie waren Vojtas Beobachtungen Ende der fünfziger Jahre, daß bestimmte Manipulationen an zentralparetischen Kindern zu positiven Veränderungen der Muskelspiele und auch zu vegetativen Veränderungen führten.
    - Die herbeigeführten Veränderungen wirkten sich umfassend auf den Körper aus und hatten bleibenden Charakter.
    - Die erzielten motorischen Veränderungen wurden von den Patienten unbewußt in ihr Bewegungsprogramm übernommen.
  - Anschließend erfolgte eine Übertragung der gemachten Beobachtungen auf Säuglinge mit zentralneurologischen Störungen und Erwachsene.
  - Nach seiner Emigration aus der Tschechoslowakei konnte Vojta seine Forschung in München intensivieren. Gleichzeitig fand die Vojta-Methode Verbreitung in Westeuropa, Japan und Südkorea.
- **Ziele** des Vojta-Prinzips bei Koordinationsstörungen und bei zentralen und peripheren Paresen:
  - Lösung sensomotorischer Blockaden bzw. Wecken „schlummernder" motorischer Fähigkeiten auf reflektorischem Weg;
  - Aktivierung folgender Voraussetzungen für eine freie Bewegung:
    - Fähigkeit der Schwerpunktverlagerung;
    - Aufrichtung gegen die Schwerkraft;
    - Gleichgewichtssteuerung;
    - Koordinierte Körperbewegungen.
  - Integration der gewonnenen Fähigkeiten ins unbewußte Bewegungsverhalten.
- **Indikationen:**
  - Alle Tonusregulationsstörungen;
  - Zentrale und periphere Paresen;
  - Koordinationsstörungen/Ataxien;
  - Störungen der posturalen Kontrolle;
  - Orofaziale Regulationsstörungen, wie Dysphagien und -arthrien;
  - Aktivierung der Atemkapazität;
  - Störungen der gnostischen Fähigkeiten;
  - Strabismus convergens alternans mit zentralen Prozessen;
  - Alle orthopädischen Krankheitsbilder, die Folge einer neurogenen Dysregulationsstörung sind, wie z. B. Skoliosen.
- **Kontraindikationen:**
  - Schwangerschaft, da ungeklärt;
  - Fieber.

- **Therapiekonzept:**
  - *Das „Reflexkriechen" und das „Reflexumdrehen"* (Abb. 4.6 – 4.8) sind zwei „globale", d. h. den ganzen Körper umfassende Bewegungsmuster, die zuerst an Kindern später an Säuglingen gefunden wurden. Diese Reflexbewegungsmuster haben u. a. folgende Merkmale:
    - Sie lassen sich auch beim Erwachsenen durch spezifische Druckreize in Bauch-, Rücken- und Seitlage reproduzieren.
    - Sie haben eine reziproke Fortbewegungstendenz. Beispielsweise kann beim Reflexkriechen ein Reiz an der Ferse eine physiologische, in Muskelketten integrierte Aktivität am M. erector trunci oder dem kontralateralen M. triceps brachii auslösen. Bei diesen Muskelreaktionen handelt es sich um Reflexaktivitäten.
    - Sie zeigen Parallelen bzw. Ähnlichkeiten zu physiologischen Bewegungsaktivitäten, wie sie beim Kriechen, der Rumpfaufrichtung und dem freien Gang zu beobachten sind. Sie sind jedoch kein Teil der spontanen Fortbewegung.
    - Während der Therapie sind beim Erwachsenen trotz zu „globaler" Muskelaktivierung selten Bewegungsmuster als phasische Bewegungen zu erkennen.
  - Infolge einer Pathologie oder eines allgemeinen Haltungsverfalls, gleichgültig welcher Ursache, reduziert sich die muskuläre Haltearbeit des Patienten auf ein rudimentäres Maß. Dadurch entstehen Ersatzmuster, die einerseits das Nötigste leisten, andererseits aber auch physiologische Bewegungsaktivitäten und -muster blockieren.
  - Durch das Auslösen der Reflexmuster können die Blockierungen aufgehoben bzw. verlorengegangene Bewegungsmuster stimuliert und/oder aktiviert werden.
- **Behandlung:**
  - Der Patient wird in eine exakt eingestellte Ausgangsstellung positioniert, in der der Therapeut an definierten Zonen durch dreidimensionalen Druck in festgelegte Richtungen komplexe Bewegungsmuster auslöst.
  - *Drei exemplarische Ausgangsstellungen und ihre Reizzonen*:
    - Reflexkriechen in Bauchlage (Abb. 4.6);
    - 1. Phase Reflexumdrehen in der Rückenlage (Abb. 4.7);
    - 2. Phase Reflexumdrehen in Seitlage (Abb. 4.8).
  - Die Reizauslösung erfolgt durch einen dreidimensionalen Druck in eine genau vorgegebene Richtung.
    - Die Druckreize stellen einen Periostreiz und einen Dehnreiz auf die Muskelspindeln dar.
    - Bei Erwachsenen wird in seltenen Fällen mit zusätzlichen Kommandos gearbeitet.
  - Die Reflexantworten auf die Reizauslösung entsprechen den physiologischen Muskelaktivitäten beim Drehen, Kriechen oder dem Aufrichten aus der Horizontalen.
    - Die dabei gewonnenen Bewegungs- und Aktivierungsfähigkeiten werden vom Patienten in „höhere" Ausgangsstellungen, wie dem Sitzen, Stehen oder Gehen übernommen.

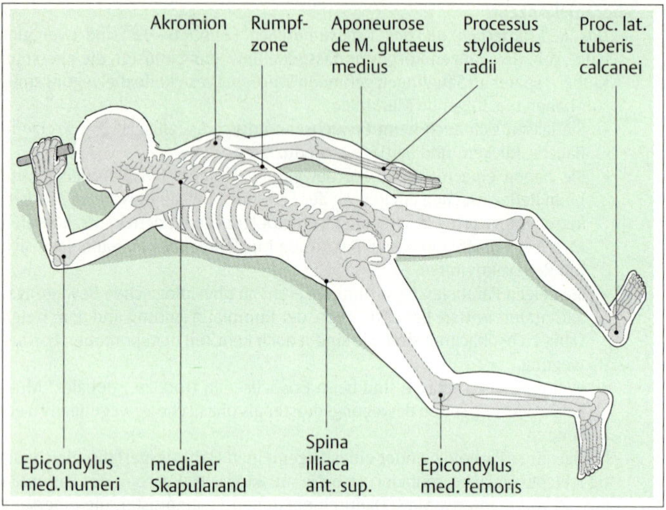

Abb. 4.6 Reflexkriechen in Bauchlage mit Auslösezone(n).

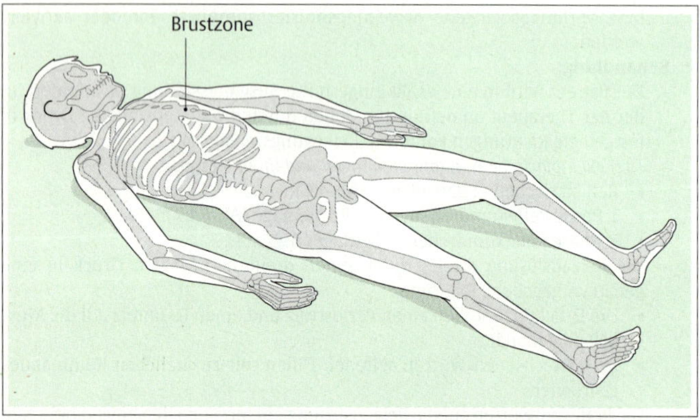

Abb. 4.7 1. Phase – Reflexumdrehen in der Rückenlage.

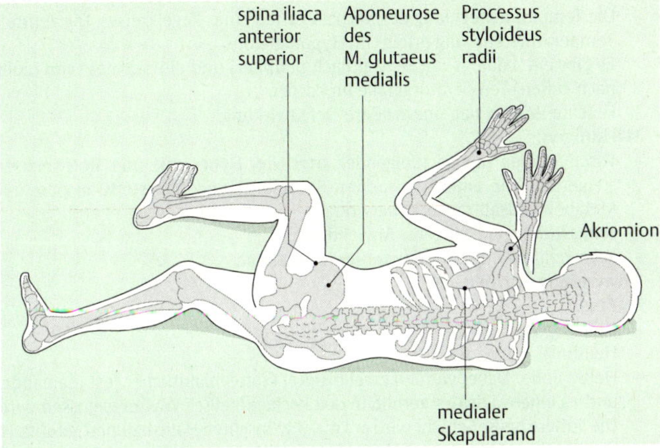

Abb. 4.8 2. Phase – Reflexumdrehen in Seitlage mit Auslösezone(n).

- **Organisation:**
  - Die Václav-Vojta-Gesellschaft in München koordiniert und kontrolliert die kontinuierlich Arbeit am Vojta-Prinzip. Sie sichert Inhalte, Qualität und Umfang der Ausbildung zum Vojta-Therapeuten. Die Therapie für Kinder und Erwachsene wird in zwei völlig getrennten Ausbildungsgängen gelehrt.
- **Weiterbildung:**
  - Die Weiterbildung zum Vojta-Therapeuten für Erwachsene umfaßt 240 Stunden, eine Hausarbeit und eine abschließende Prüfung.
  - An Physiotherapieschulen ist die Vojta-Therapie kein Bestandteil der Ausbildung, es werden lediglich vereinzelt Grundzüge vermittelt.

Wärme- und Hitzeanwendungen

- **Wärme- und Hitzeanwendungen** finden bei neurologischen Krankheitsbildern in verschieden Formen Anwendung.
- **Ziel** bei neurologischen Erkrankungen ist die lokale Tonusreduzierung.
- **Indikationen:**
  - Muskelverspannungen;
  - Vorbereitende, lokale detonisierende Therapiemaßnahme.
- **Kontraindikationen:**
  - Akute Entzündungen;
  - Fiebrige Infekte;
  - Venöse und lymphatische Abflußstörungen;
  - Herz- und Kreislaufinsuffizienz.

Therapieformen und -konzepte

➤ **Grundsätze:**
- Die Temperaturregelung des Körpers ist Teil eines Regelkreises. Die zentrale Temperatursteuerung erfolgt im Hypothalamus.
- Es gibt ein axiales (von zentral nach peripher) und ein radiales (von innen nach außen) Temperaturgefälle im Körper.
- Feuchte Wärme hat eine größere Tiefenwirkung.

➤ **Wirkungen:**
- *Vasodilatation* mit nachfolgender arterieller Hyperämie und Stoffwechselsteigerung, die einen verstärkten Sauerstoff- und Nährstofftransport und Metabolismusabtransport bewirkt;
- *Tonussenkung* bei längerer Anwendung;
- *Schmerzlinderung* bei verspannter Muskulatur.

➤ **Anwendungsformen:**
- Fango;
- Wärmepackungen;
- Heißluft;
- Heiße Rolle: Dabei werden zwei bis drei Frotteehandtücher fest ineinander und zu einem Trichter gerollt, in den kochendheißes Wasser gegossen wird. Die äußere heiße Schicht wird auf die gewünschten Hautregionen getupft. Ist die Handtuchstelle abgekühlt, wird sie etwas abgerollt, und eine weitere heiße Handtuchstelle steht zur Verfügung. Abschließend wird das Handtuch so lange auf die applizierte Stelle gelegt, wie es noch Wärme abgibt.
- Infrarotlicht;
- Ultraschall.

Allgemeines

- **Auf Verordnungsfähigkeit und Preise** kann wegen der individuellen und regionalen Unterschiede nicht eingegangen werden.
- **Rechtliche Grundlagen:** Die Verordnung von Hilfsmitteln unterliegt auf verschiedenen Ebenen mehreren Regelungswerken. Dazu gehören:
  - *Gesetzliche Grundlagen*: Im Sozialgesetzbuch (SGB) Band V für den Kassenbereich und Band XI für die Pflegeversicherung ist niedergelegt, welche Leistungen von den Kassen zu ersetzen sind. § 33 regelt, daß alle Leistungen ersetzt werden müssen, die einer drohenden Behinderung vorbeugen, Behandlungsergebnisse sichern oder eine Behinderung ausgleichen, soweit es sich nicht um Gegenstände des täglichen Lebens handelt. Dieser Text ist seit Jahren unverändert, erfährt jedoch ständig an die aktuelle Marktlage angepaßte Auslegungen.
  - *Die Gemeinsame Verlautbarung der Spitzenverbände*: Sie enthält die Interpretation und Auslegung des § 33 SGB, die sich meist an die jeweilige Marktlage anpaßt und im Hilfsmittelverzeichnis konkretisiert wird.
  - *Hilfsmittelverzeichnis*: Dieses ständig aktualisierte Verzeichnis hat gleichartige oder gleichwertige Hilfsmittel in insgesamt 34 Produktgruppen eingeteilt und ist eine Arbeitshilfe für die Kostenträger. Auch nicht im Verzeichnis aufgeführte Hilfsmittel sind verordnungsfähig, d. h. es besteht keine Ausschließlichkeit.
  - *Technische Hilfen*, wie z. B. Orthesen, Gehhilfen, Lifter, Kommunikationshilfen etc., sind verordnungsfähig. Für Schuhe gilt dies insoweit, als es sich um orthopädische Schuhe oder krankheitsbildbezogene Spezialschuhe bei spastischem Gangbild handelt. Dem häuslichen Umfeld zuzuordnende Produkte werden meist nicht von den Krankenkassen übernommen.
  - *Höchstpreisregelung*: Dabei handelt es sich um Höchstpreise, die zwischen Kostenträgern und Leistungserbringern auf regionaler Ebene vereinbart werden. Die Regelung legt fest, wieviel von den Kassen höchstens für ein Produkt ausgegeben werden darf. Gibt es unter mehreren Anbietern ein billigeres Angebot, sind die Kassen gesetzlich verpflichtet, nur den Preis des billigeren Anbieters zu zahlen.
  - *Die Verordnung* des einzelnen Hilfsmittels obliegt dem behandelnden Arzt.
  - *Physiotherapeuten* können meist durch ihre besondere Vertrautheit mit den spezifischen funktionellen Problemen und ihrer engmaschigen Beobachtung der Impairments konkrete Hinweise für das effektivste Hilfsmittel geben.
- **Ablauf der Hilfsmittelversorgung:** Beratung – Verordnung – Bestandsprüfung der Kassen – Kostenvoranschlag – Genehmigung – Auslieferung.
- **Das geeignete Hilfsmittel** läßt sich oft nicht auf den ersten Blick auswählen. Folgende Überlegungen helfen bei der Auswahl:
  - *Welche Vorteile/Nutzen* bringt das Hilfsmittel?
    - Welcher Behinderung ist vorzubeugen?
    - Welches Therapieergebnis ist zu sichern?
    - Welche Behinderung ist auszugleichen?
  - *Welche funktionellen Nachteile* hat das Hilfsmittel?
    - *Beispiele:*
      a) Eine Peronäusschiene ist so schwer, daß der Patient früher ermüdet.
      b) Der Handstock für den Hemiplegiepatienten stabilisiert und steigert seine Spastik und behindert ihn funktionell, so daß die brauchbare Hand „belegt" ist.

- *Nimmt der Patient das Hilfsmittel an?* Wird es auch eingesetzt?
- *Ist ausreichend Raumkapazität zur Lagerung vorhanden?*
- *Sind die eventuell notwendigen neurophysiologischen Voraussetzungen* zur Nutzung des Hilfsmittels gegeben, z.B. bei E-Rollstühlen oder Rädern?
- *Benötigt der Patient Hilfe beim Benutzen* des Hilfsmittels und steht sie ihm zur Verfügung?
- Eine Überversorgung ist zu vermeiden. Die vielleicht begründete Ablehnung eines Hilfsmittels ist dann kritisch zu überdenken, wenn sicher ist, daß sich der Patient über den Rat hinwegsetzen und auf eigene Faust und unkontrolliert versorgen wird.

Auto

➤ **Grundsätze:**
- In Bezug auf die konstruktiven Änderungsmöglichkeiten erfolgt keine genauere Darstellung, da dies je nach Einzelfall und den örtlichen Möglichkeiten bezüglich des Händlernetzes zu klären ist.
- Es sei darauf hingewiesen, daß zum Führen eines Autos u.a. gewisse gesetzliche Vorschriften einzuhalten sind. Dies gilt auch für den Bereich der neuropsychologischen Voraussetzungen.

➤ **Konstruktive Veränderungen** an „normalen" Autos ermöglichen eine Umstellung von Normalbetrieb auf:
- Einhandbetrieb rechts/links;
- Einfußbetrieb rechts/links;
- Ausschließlich Handsteuerung.

➤ **Spezialfahrzeuge** bieten Fahrer und/oder Beifahrer die Möglichkeit, mit dem Rollstuhl hineinzufahren.

➤ **Einstieghilfen** speziell für das Auto gibt es nicht. Die Transfers erfolgen analog dem Transfer Rollstuhl – Bett (S. 264 ff). Als Hilfen kommen in erster Linie Rutschbretter oder entsprechende Hebehilfen in Frage.

Büro, Schreibhilfen, Computer und Freizeit

➤ **Griffverdickungen** für Kugelschreiber und Stifte.
- *Funktion*: Ein grobmotorisches Zugreifen des Stiftes wird ermöglicht.

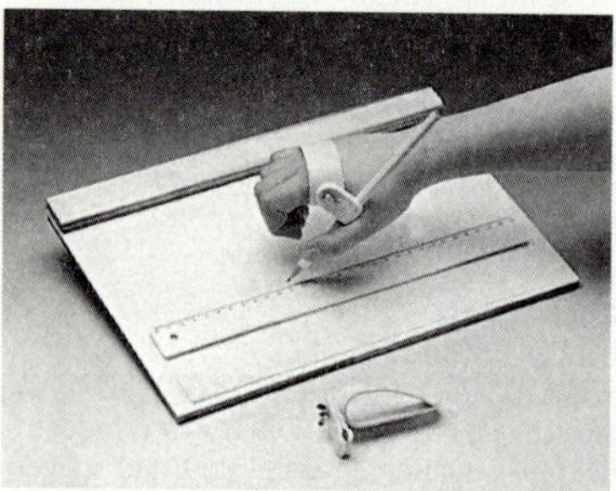

Abb. 4.9 Stifthalterungen.

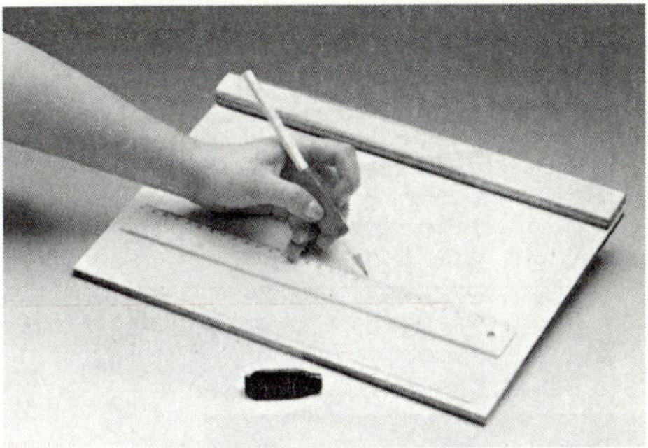

Abb. 4.10 Stifthalterungen.

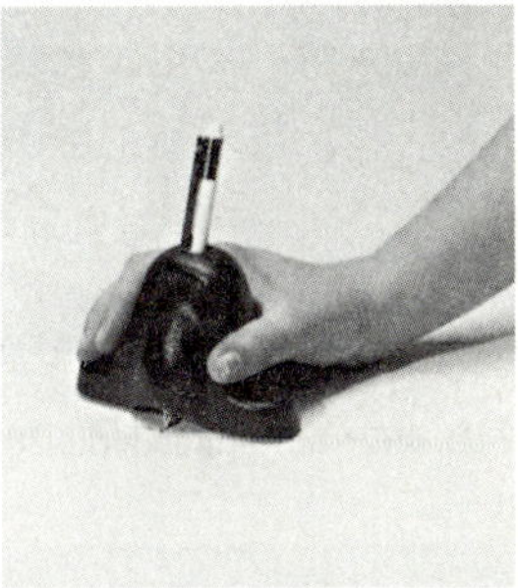

Abb. 4.11 Stifthalterungen.

- **Stifthalterungen**, die in der Hand gehalten oder an ihr fixiert werden (Abb. 4.9 – Abb. 4.11).
  - *Funktion*: Eine Stiftführung aus dem Handgelenk oder dem Arm heraus.
- **Schreibunterlagen**, rutschfest.
  - *Funktion*: Erleichterung bei der Blattfixierung für Einhänder.
- **Tastaturanpassungen** bei Computer oder elektrischen Schreibmaschinen, die die Druckintensität des Anschlags variieren oder Verzögerungszeiten zwischen Anschlag und Befehlsausführung ermöglichen.
  - *Funktion*: Bei feinmotorischen Störungen lösen ungewollte Mehrfachberührungen der Tastatur keine Schriftzeichen aus.
- **Tastaturabdeckplatten**, die nur ein zielgenaues Treffen der Tasten erlauben (Abb. 4.12).
  - *Funktion*: Ein unkontrolliertes Überstreifen des Tastaturfeldes wird verhindert.
- **Zeitungs- und Buchhalter sowie Blattwender** für Hand und Kopf (Abb. 4.13 u. Abb. 4.14).
  - *Funktion*: Hilfe bei feinmotorischen Störungen der Hand oder Kraftdefiziten der oberen Extremität.
- **Strick- und Nähhilfen, Kartenhalter und -mischer** (Abb. 4.15 – Abb. 4.17).

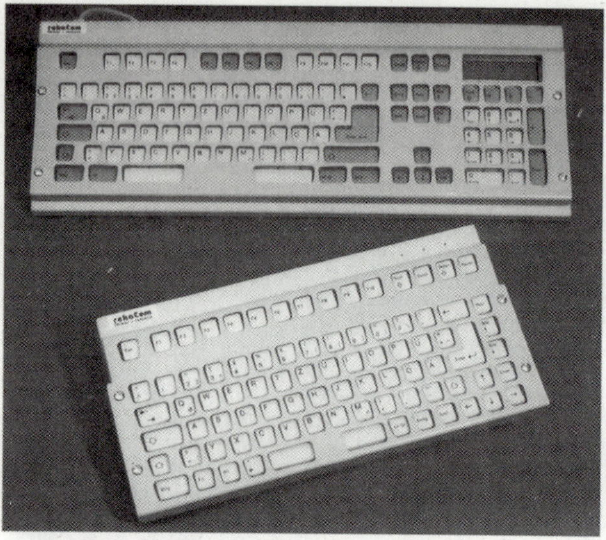

Abb. 4.12 Tastaturabdeckplatte.

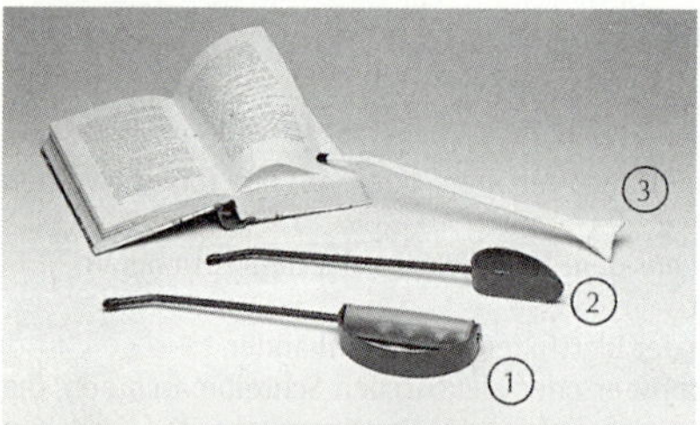

Abb. 4.13 Blattwender.

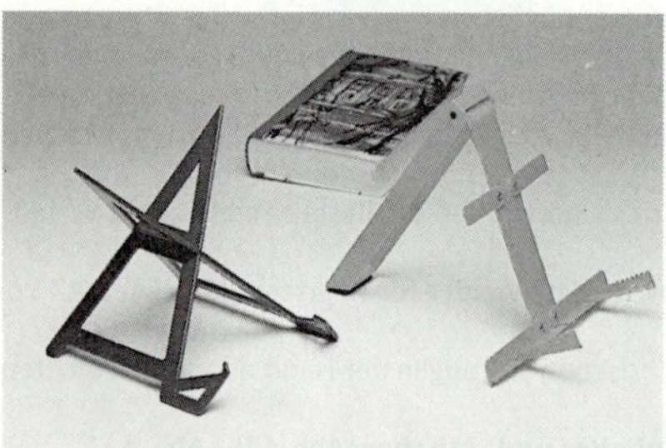

Abb. 4.14 Zeitungs- und Buchhalter.

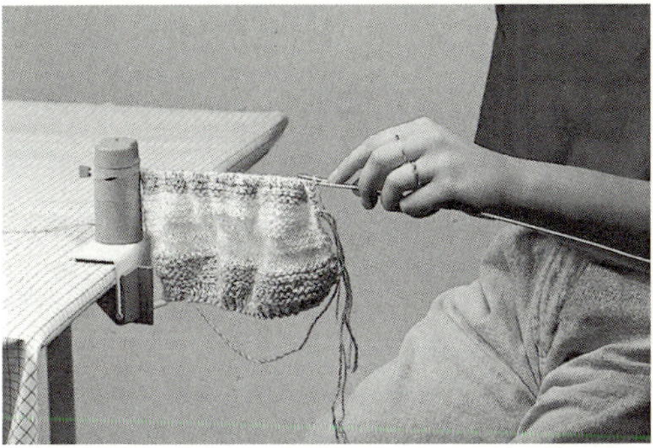

Abb. 4.15 Strick- und Nähhilfen.

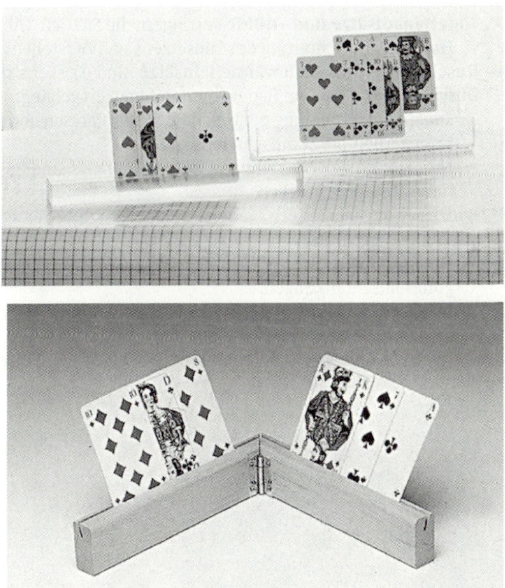

Abb. 4.16 Kartenhalter.

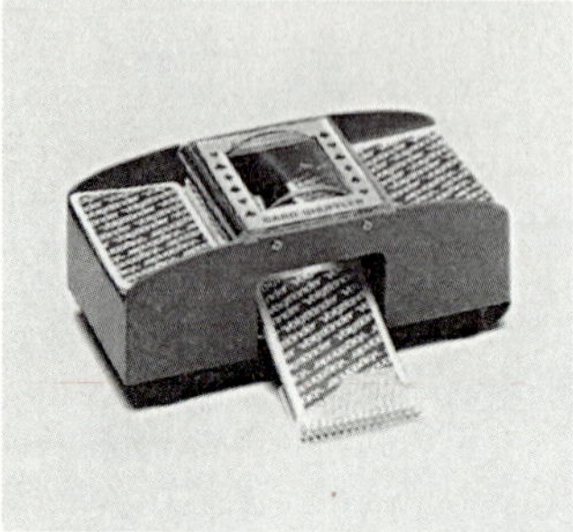

Abb. 4.17 Kartenmischer.

Dusche, Bad, Toilette und Anziehhilfen

- **Toilettenaufsätze und -stühle** verringern die Sitztiefe (Abb. 4.18).
  - *Funktion*: Erleichterung des Hinsetzens und Aufstehens.
- **Duschstühle und Badewanneneinsätze** sind Sitzkonstruktionen, die in die Dusche gestellt oder am Badewannenrahmen eingehängt werden.
  - *Funktion:* Vermeidung der tiefen Hocke bei Paresen und Plegien sowie erhöhte Sicherheit bei Standschwierigkeiten.
  - *Nachteil*: Wegen des teilweise großen Umfangs sind bei Duschstühlen Lagerungsprobleme möglich.
- **Badzubehör** umfaßt verschiedene Geräte zur Körperreinigung und -pflege, wie Bürsten, Scheren, etc.
  - *Funktion*: Verbesserte Griffmöglichkeiten und Überwindung der Bewegungseinschränkungen.
- **Badgriffe:** Es gibt eine Vielzahl von Griffvarianten für Wand, Boden und Decke.
  - *Funktion:* Sicherung des Standes und Transfers.
  - *Nachteil:* Teilweise problematische Montage in Altbauten.

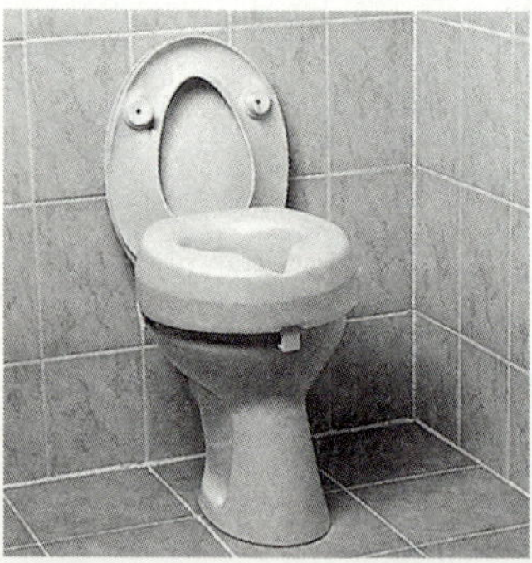

Abb. 4.18 Toilettenaufsatz.

- **Pflegelifter:**
  - *Funktion*: Transferhilfe vom Rollstuhl in die Badewanne oder auf die Toilette (auch ins Bett), vor allem bei sehr schweren oder massiv gelähmten Patienten. Körperlich schwache Helfer können mit wenig Kraftaufwand jeden Patienten transferieren. Stationäre Varianten sind möglich.
  - *Nachteile*: Der Transfer wird sehr zeitaufwendig und für die Patienten eher unangenehm. Die mobilen Geräte nehmen relativ viel Platz in Anspruch (ca. 2 m^2).
- **Badewannenlifter** (Abb. 4.19) gibt es teilweise auch mit Drehsitz, so daß der Einstieg in die Badewanne nicht stehend erfolgen muß.
  - *Funktion*: Der Patient wird auf dem in der Wanne stehenden Sitz langsam in das Wasser hinunter- und wieder hinaufgehoben.
- **Anziehhilfen** bestehen meist in Knöpfhilfen, Strumpf(hosen)- und Schuhanziehern. Vielfach sind Klettverschlüsse und weite, nichthaftende Kleidung, die gut über den Körper gleitet, die praktischere Lösung.

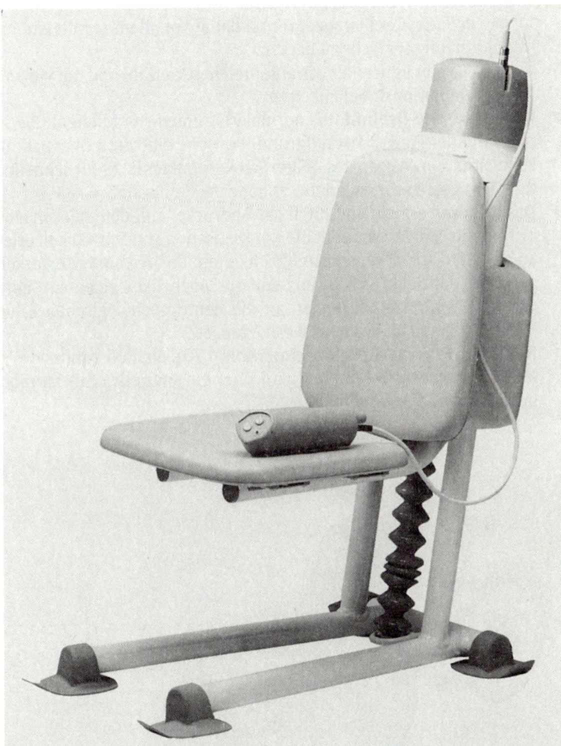

Abb. 4.19 Badewannenlifter.

Fahrräder

- **Grundsätze:** Das Hauptproblem des Fahrrades, seine Instabilität und die damit verbundene erhöhte Sturzgefahr, kann durch ein drittes Rad mehr als kompensiert werden. Die Verkehrstauglichkeit des Patienten muß jedoch gesichert sein.
  - *Funktion*: Transportfunktion für den Patienten und sonstige Lasten.
  - *Vorteile*:
    - Tonussenkung durch reziproke Bewegungen.
    - Kraft- und Ausdauertraining.
    - Lasten, wie z. B. Einkäufe und/oder kleine Kinder lassen sich transportieren. Für behinderte Hausfrauen stellen sie eine große Hilfe zur Unabhängigkeit dar.
    - Größere Schnelligkeit als zu Fuß oder mit dem Rollstuhl.
    - Bessere räumliche Unabhängigkeit.
    - Gangschaltungen mit großer Übersetzung lassen auch bei Einschränkungen Steigungen überwinden.
    - Sportliche und soziale Aspekte.
  - *Nachteil*: Großer Platzbedarf und daher vor allem in Mietwohnungen in der Stadt häufig schlecht zu parken.
  - *Modelle* gibt es in einer variantenreichen Vielzahl und mit vielen spezialisierten Adaptationsmöglichkeiten.
- **Das klassische Dreirad** mit normaler Rahmen- und Reifenhöhe steht sehr sicher, und der Patient hat aufgrund der Höhe eine gute Übersicht über die Verkehrssituation. Wegen des hohen Schwerpunktes ist es für schnelle Kurvenfahrten nicht geeignet, es sei denn es hat zwei Fronträder.
- **Das Liegerad** ermöglicht durch das Abdrücken mit dem Rücken einen stärkeren Tritt in die Pedale, wodurch die Kompensation von Schwächen erleichtert wird. Es bestehen auch Transportmöglichkeiten. Die verminderte Verkehrsübersicht aufgrund der tiefen Sitzhaltung und die Möglichkeit zu einem sehr hohen Tempo stellt hohe Anforderungen an die neuropsychologischen Fähigkeiten, wie Verkehrsübersicht, Reaktionsvermögen, etc.
- **Rollstuhl-Fahrrad-Kombination** (Abb. 4.20): Ein Rollstuhlmodul mit Sitzschale oder stoffbespanntem Sitz wird über ein spezielles Fahrradmodul angetrieben. Hilfsmotoren sind möglich.

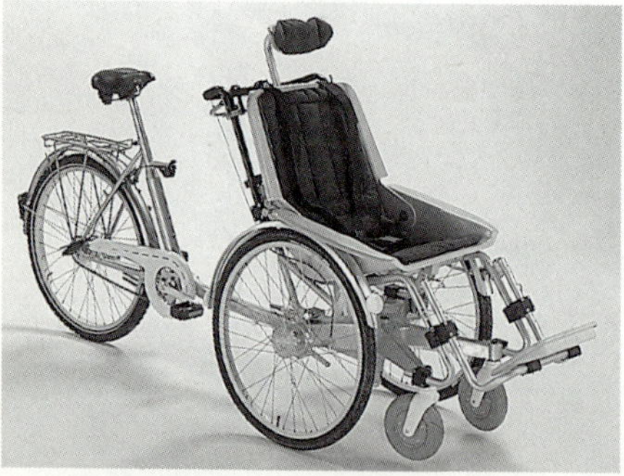

Abb. 4.20 Rollstuhl-Fahrrad-Kombination.

- **Tandemräder** (Abb. 4.21) ermöglichen auch schwerer Behinderten das Fahrradfahren mit Hilfe eines Begleiters. Der Patient sitzt auf einem normalen Sattel oder in speziellen Sitzschalen.
- **Rollstuhl-Bikes** (Abb. 4.22) sind an den Rollstuhl ankoppelbare Konstruktionen, die dem Patienten erlauben, den Rollstuhl über eine armbetriebene Kurbel vorwärtszubewegen. Der Krafteinsatz ist ein anderer als beim normalen Rollstuhlantrieb.
- **Motorisierte Räder** sind meist die oben bereits beschriebenen Dreiräder oder Rollstuhl-Bikes mit einem kleinem Hilfsmotor.

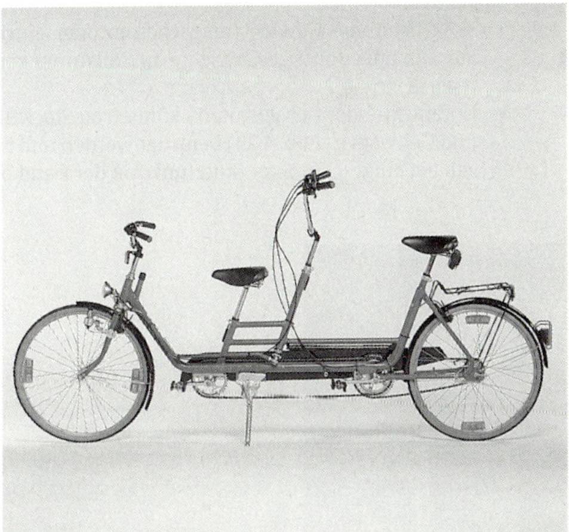

Abb. 4.21 Tandemrad.

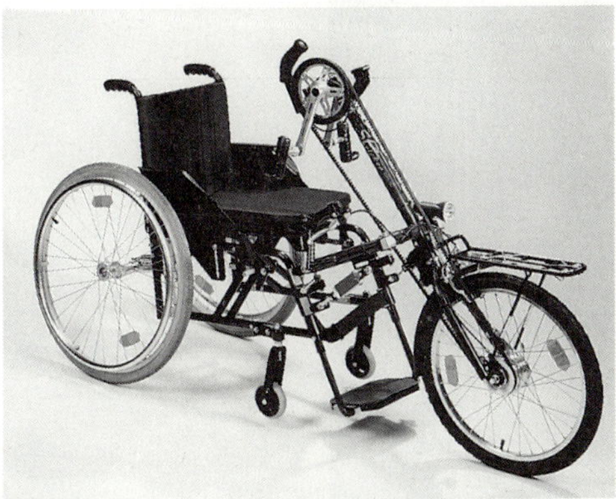

Abb. 4.22 Rollstuhl-Bike.

Gehhilfen

➤ **Grundsätze:** Bei den Gehhilfen ist zu bedenken, in welchen Bereichen sie eingesetzt werden sollen (z. B. Wohnung, Straße, Garten) und ob bzw. wie sie vom Patienten über Hindernisse, wie Treppen, Bordsteine und Bodenschwellen bewegt werden können.

- *Funktion*:
  - Verbesserung der Gleichgewichtssituation durch die Vergrößerung der Unterstützungsfläche;
  - Hilfe bei der Aufrichtung des Körpers gegen die Schwerkraft im Stand;
  - Entlastung der gewichttragenden Gelenke.
- *Sonderadaptationen:*
  - Anbringen von Gewichtsmanschetten oder eingelassene Bleikugeln an Stöcken oder sonstige Gewichte an Rollatoren können für Ataktiker hilfreich sein.
  - Unterarm- oder Achselstützen können an Stöcken (Abb. 4.23), Rollatoren und Gehwagen (Abb. 4.24) befestigt werden und ermöglichen das Abstützen bei eingeschränkter Stützfunktion der Hand oder des Armes.

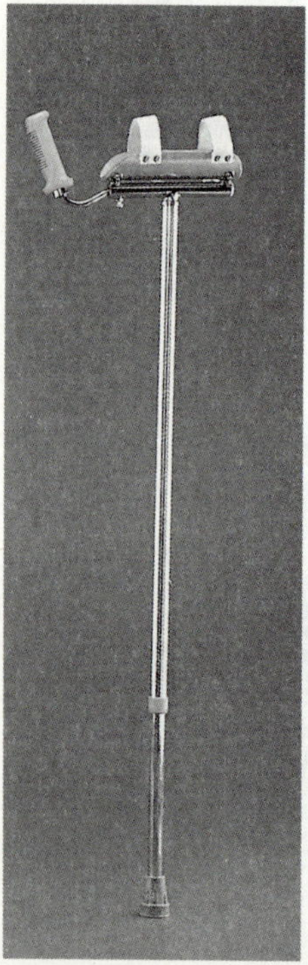

Abb. 4.23 Unterarmstützen an Stöcken.

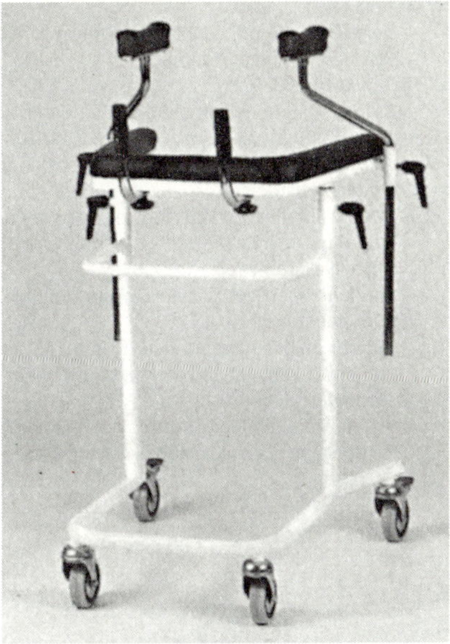

Abb. 4.24 Unterarmstützen am Gehwagen.

- Anatomische Handgriffe erleichtern das Abstützen.
- Sicherheitskappen und Eispickel (Abb. 4.25 u. Abb. 4.26) erhöhen die Rutschfestigkeit von Stöcken auf rutschigem bzw. eisigem Untergrund.
- Klemmhalterungen erleichtern das Abstellen der Stöcke beispielsweise in Bad und Küche sowie den Transport des Stockes im Rollstuhl.

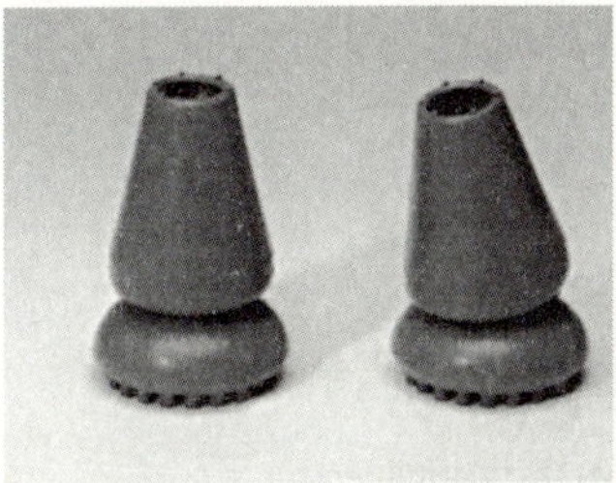

Abb. 4.25 Sicherheitskappen.

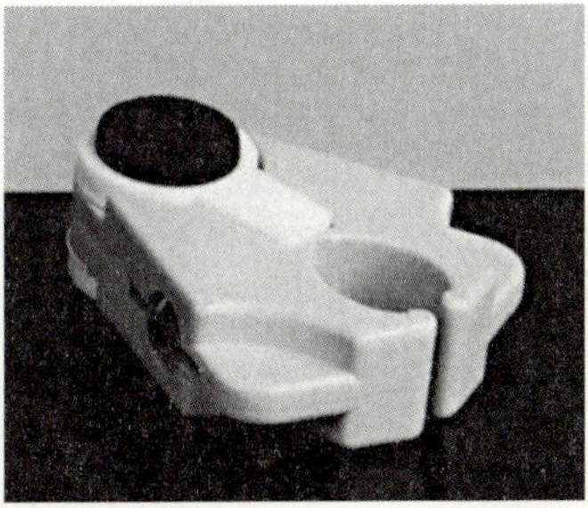

Abb. 4.26 Eispickel.

- **Handstöcke:**
  - *Vorteil*: Leicht und handlich im Umgang.
  - *Nachteil*: Geringere Stabilität.
- **Hirtenstab** (s. S. 202):
  - *Vorteil*: Funktionell sinnvoll bei Patienten mit einseitiger hyper- oder hypotoner Rumpfmuskulatur.
  - *Nachteil*: Sehr auffällig, eher für die Wohnung geeignet.
- **Unterarmgehstock:**
  - *Vorteil*: Stabiler als ein Handstock. Das gebückte Gehen ist schwieriger möglich. Kann sich der Patient jedoch nicht aufrichten, stellt es möglicherweise einen Nachteil dar.
  - *Nachteil*: Sperriger als ein Handstock und labiler als ein Vier-Punkte-Stock.
- **Vierfußgehstütze** (Abb. 4.27):
  - *Vorteil*: Stabiler als Handstock und Unterarmgehstützen; sie kann alleine stehen und eher auch von Ataktikern benutzt werden.
  - *Nachteile*:
    - Die Stolpergefahr ist durch die im Raum stehenden Standfüße größer.
    - Es ist ein sperriges Möbel und die Anbringung am Rollstuhl kann schwierig sein.
    - Es passen nicht alle auf jede Treppenstufe. Dies ist vorher auszuprobieren.

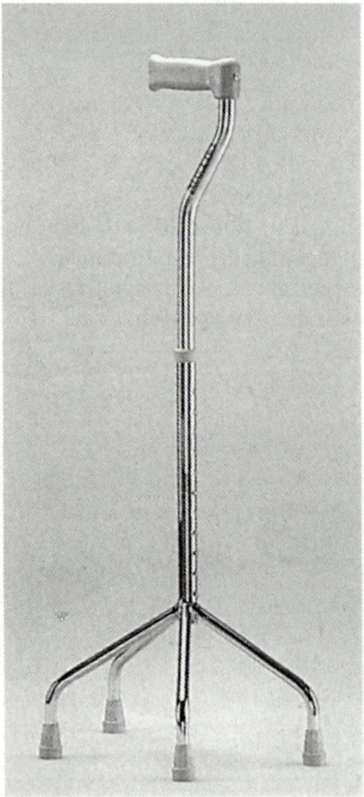

Abb. 4.27 Vierfußgehstütze.

- **Gehgestelle** (Abb. 4.28) gibt es mit starrem oder beweglichem Rahmen. Letztere ermöglichen einen annähernd reziproken Gang und den ständigen Bodenkontakt einer Seite. Es gibt auch zusammenklappbare Modelle.
  - *Vorteil*: Gehgestelle verleihen mehr Stabilität als Stöcke und können nicht nach vorne wegrollen (Rollator). Sie sind sehr leicht.
  - *Nachteil*: Ein flüssiges Gehen ist nicht möglich. Es besteht keine Möglichkeit, Gegenstände zu transportieren. Sitzpausen sind nicht möglich.
- **Delta-Gehwagen** (Abb. 4.29):
  - *Vorteil*: Leichter und kleiner zusammenklappbar als Rollatoren.
  - *Nachteil*: Instabiler als Rollatoren und keine Sitz- und Transportmöglichkeit.
- **Rollatoren** (Abb. 4.30):
  - *Vorteile*:
    - Möglichkeit, jederzeit Sitzpausen einzulegen.
    - Ein flüssiger Gehrhythmus ist leichter einzuhalten.
    - Transportmöglichkeiten durch die standardisierte Ausrüstung mit einem Tablettaufsatz und einhängbarem Korb. Zur Stabilisation können auch schwerere Gewichte am Rollator befestigt werden (Ataktiker).
    - Mögliche Seilzugbremsen sind bei manchen Handfunktionsstörungen einfacher zu bedienen. Dies gilt vor allem für das Feststellen der Bremsen.
  - *Nachteil*: Manchen Patienten, meist denen mit einer Propulsionstendenz, rollt der Rollator noch vorne weg. Außerdem ist der Rollator recht sperrig und schwer. Letzteres ist besonders bei Treppenstufen ein Problem.

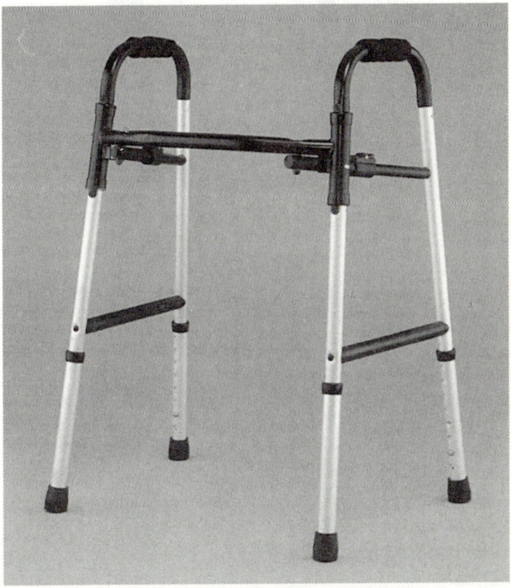

Abb. 4.28 Gehgestelle mit starrem oder beweglichem Rahmen.

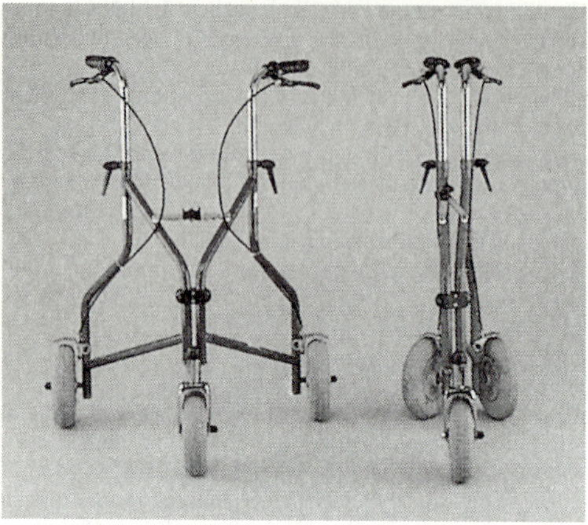

Abb. 4.29 Delta-Gehwagen.

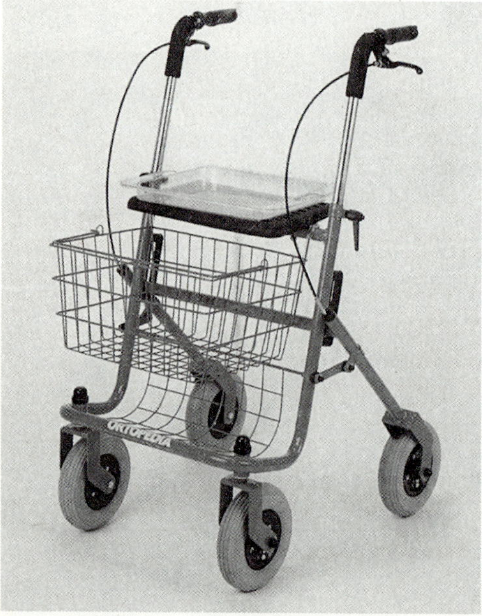

Abb. 4.30 Rollator.

Küche, Essen und Haushalt

- **Grundsätze:** Es geht meist um Griffadaptationen bei eingeschränkter Hand- und Armfunktion.
- **Rollstuhlgerechte Küchen** sind so gebaut, daß die Schränke teilweise mit dem Rollstuhl unterfahrbar sind und sich die Arbeitsflächen in rollstuhlgerechter Höhe befinden. Eine weitere Möglichkeit besteht in Hängeschränken, die auf das Höhenniveau eines Rollstuhlfahrers herunterzuziehen sind. Spezialisierte Hersteller beraten individuell.
- **Stehhilfen** ermöglichen die Ausführung der Küchenarbeiten in halbsitzender bzw. halbstehender Position.
- **Spezialbesteck** mit Griffverdickungen, in Sonderformen und mit Schnallen (Abb. 4.31 u. Abb. 4.32):

  Funktion:
  - Kompensationshilfen bei Greifstörungen und Bewegungseinschränkungen im Hand- und proximalen bzw. Radioulnargelenk.
  - Stielverlängerungen helfen, Defizite in der Ellenbogenflexion und/oder Schultergelenksabduktion und/oder -außenrotation auszugleichen.

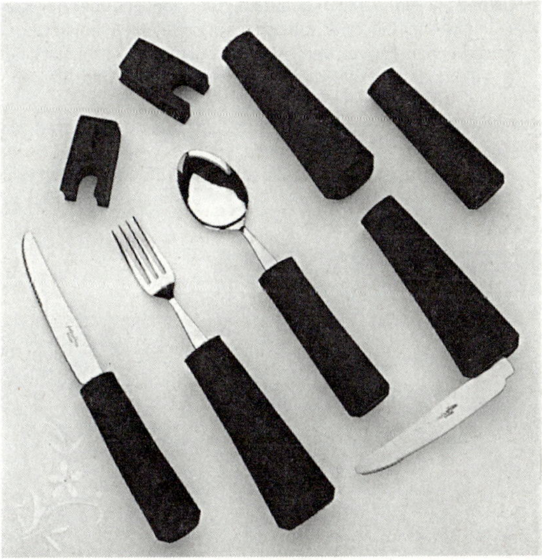

Abb. 4.31 Spezialbesteck mit Griffverdickungen in Sonderformen und mit Schnallen.

Hilfsmittel und Hilfen

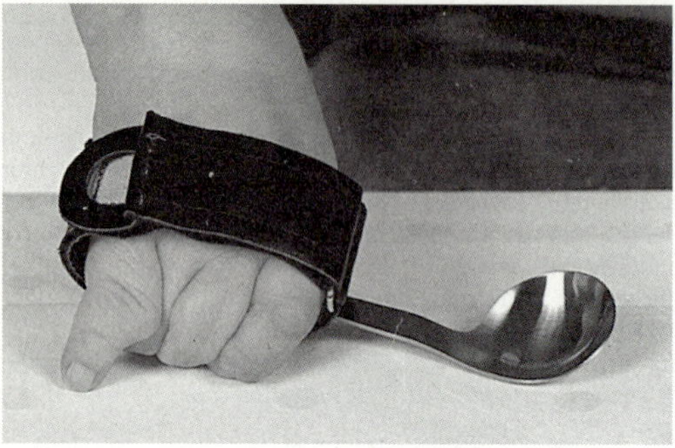

Abb. 4.32 Sonderform mit Besteckhalter.

- **Schneidehilfen und Einhandbretter** ermöglichen einhändiges Schneiden. Antirutschfolien sind eine zusätzliche Hilfe (Abb. 4.33 u. Abb. 4.34).
- **Öffner** zur einhändigen Benutzung oder bei geminderter Kraft gibt es für Flaschen, Dosen, Gläser, Schubladen, Türgriffe und Schlüssel.
- **Trinkbecher** sind mit verschiedenen Griffmodulationen erhältlich.
  - *Funktion*: Hilfe bei Handfunktionsstörungen und Ataxien. (Besonderheiten bei Schluckstörungen: S. 247 f.)
- **Eßgeschirr** gibt es mit verschiedenen Randerhöhungen, damit die Speisen leichter auf das Besteck gelangen.
- **Kochgeschirr** ist mit unterschiedlichen Griffadaptationen erhältlich.

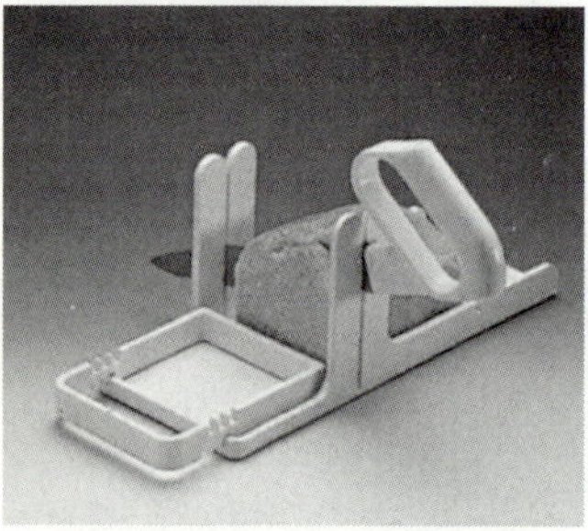

Abb. 4.33 Schneidehilfen.

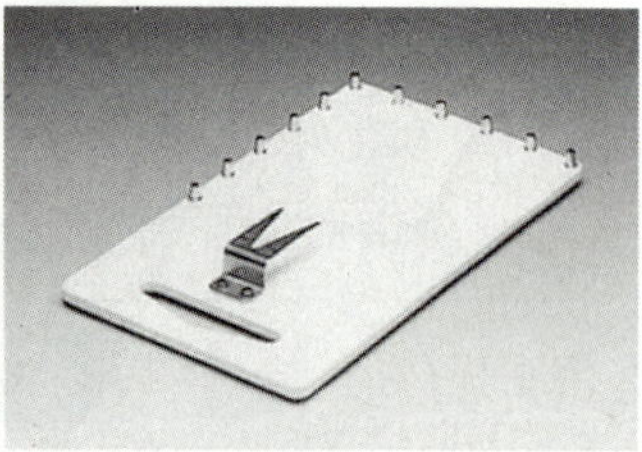

Abb. 4.34 Schneidebrett mit Gabelhalter.

Orthesen

➤ **Grundsätze:**

- *Begriff*: Orthesen sind gelenkstabilisierende Stützapparate, die es für fast jedes Gelenk bzw. jeden Körperabschnitt einschließlich der Wirbelsäule gibt. Im folgenden werden ausschließlich Orthesen für Knie, Sprunggelenk und Hand vorgestellt.
- *Funktionen*:
  - Äußere Gelenkstabilisation;
  - Fixation in einer funktionellen Gelenkstellung;
  - Verbesserte Wahrnehmung durch den flächigen Druck der Orthese;
  - Verbesserte Muskelaktivität durch die von der Orthese erzeugte muskuläre Vorspannung, beispielsweise bei der Knieorthese, die einen Druck auf den M. femoris oberhalb der Patella ausüben kann.
  - Erhöhtes Sicherheitsgefühl des Patienten.

➤ **Handorthesen:**

- *Funktionen:*
  - Entstauung bei Handödemen, z. B. bei Hemiplegikern;
  - Gelenkstabilisation des Handgelenks, z. B. bei Tetraplegikern;
  - Schutz bzw. Funktionsverbesserung bei sensomotorischen Ausfällen, z. B. bei Rollstuhlfahrern.
- *Lagerungsschiene:*
  - Sie wird besonders für Hemiplegiker aus Gips oder Schienenmaterial hergestellt.
  - Sie besteht aus einer schalenförmigen Unterstützung am Unterarm volarseits mit schmaler Führung, die im Bereich des Daumens und der Innenhand löffelförmig ausläuft und das Handgelenk in ca. 30° Dorsalextension hält.
  - Daumen und Grundgelenke bleiben frei beweglich.
  - Die Fixation erfolgt je nach Nutzung als Lagerungsschiene oder angewikkelt.
  - ***Beachte:*** Ein Einschnüren ist zu vermeiden!
- *Handlagerungshilfen:*
  - Sie werden besonders bei hochgradig gelähmten Rollstuhlfahrern zusätzlich an einem Arbeitstisch befestigt, um dessen Sicherheit verleihende sowie entstauende und entlastende Wirkung zu unterstützen.
- Handelsübliche *Fahrradhandschuhe* können den Rollstuhlfahrern Schutz geben.
- Tetraplegiker benötigen *individuell angefertigte Rollstuhlhandschuhe* (Abb. 4.35), die durch eine angepaßte Oberfläche die Antriebkraft verbessern.
  - ***Beachte:*** Die Fläche in der Innenhand sollte gut angeformt sein und eine Behinderung der Dorsalextension durch Leder oder Verschlüsse ist unbedingt zu vermeiden.
- *Eine Orthese mit fester Dorsalextension* aus Leder verleiht Tetraplegikern ohne Handgelenk- und Fingerfunktion erhöhte Sicherheit beim Fahren und Greifen.

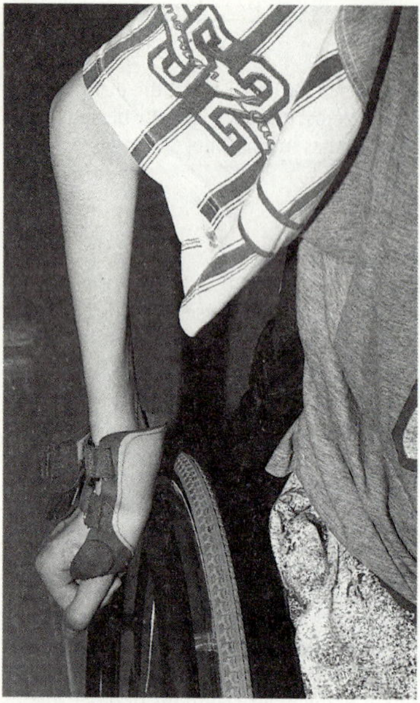

Abb. 4.35 Rollstuhlhandschuhe für Tetraplegiepatienten.

- **Becken-/Bein- und Fußorthesen** verleihen durch die Beckenführung zusätzliche Gelenkstabilisation. Die Vorwärtsbewegung wird durch eine seitliche Gewichtsverlagerung oder einen Gasfederzug ausgelöst. Voraussetzung ist eine stabile Rumpffunktion. Bei instabilem Rumpf kann das Gehen mit Orthesen zu massiven statischen Problemen führen.
  - *Funktion*: Ermöglichung einer langsamen Gehbewegung bei hoher Instabilität in den Knie- und Hüftgelenken. Von einem physiologischen Gehen ist dieses jedoch weit entfernt.
- **Kniegelenkorthesen:** Bei der Modellauswahl sind die auf die Orthese einwirkenden Kräfte zu beachten. Bei sehr schweren Patienten reichen Kunststoffmodelle nicht aus. In diesen Fällen sind Konstruktionen aus Metall und/oder mit sehr langen Hebeln notwendig. Lange Hebel an der Orthese sind zwar unhandlicher, erhöhen jedoch die Stabilität.
  - *Integrierte Peronäusschienen* sind möglich (Abb. 4.36);
  - *Funktionen:*
    - Schutz vor Gelenkdestruktion bei ständiger Kniegelenkrekurvation.
    - Schutz vor übermäßiger Beugung, die in einer Belastungsphase nicht gehalten werden kann und dann zum Sturz führt.

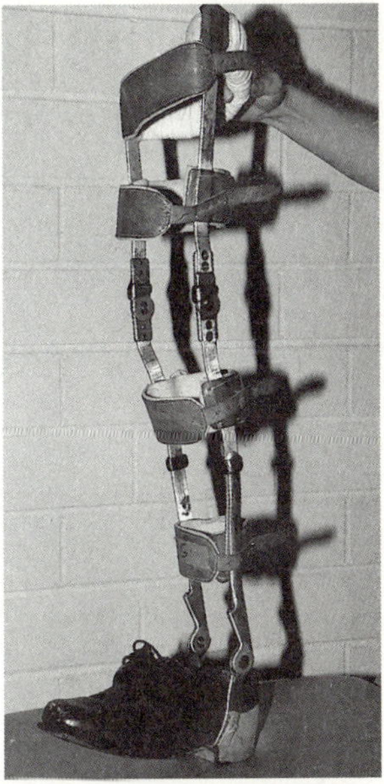

Abb. 4.36 Knieorthesen – integrierte Peronäusschiene.

- **Sprunggelenkorthesen** gibt es in vielen Ausführungen, deren Auswahl im Einzelfall gut zu überlegen ist.
  - *Funktionen:*
    - Stabilisation der Sprunggelenke;
    - Unterstützung bzw. Ersatz der Fußheberfunktion.
  - *Aircast* (Abb. 4.37): Dabei handelt es sich um eine zweischalige Orthese, die mit Klettverschlüssen verbunden das Sprunggelenk stabilisieren. Das Hilfsmittel zeigt bei zentralneurologischen Störungen mit diskreten Fußheberschwächen häufig eine beeindruckende Wirkung, auch hinsichtlich der Fußheberfunktion, was auf das Sicherheitsempfinden des Patienten und/oder auf die Beeinflussung der Wahrnehmung zurückzuführen ist. Diesen Effekt gilt es auszuprobieren.
    - Vorteil: Leicht, einfache Handhabung, unauffällig zu tragen, paßt in fast jeden Schuh und ist kostengünstig.
  - *„Heidelberger Winkel"* (Abb. 4.38): Eine dorsale Schiene für das Sprunggelenk, die aus einem Rohling individuell zugeschnitten wird. Sie hält den Fuß in der Nullstellung fixiert, wird im Schuh getragen und am Ende, ca. 10 cm distal der Kniekehle, mit einem Klettverschluß an der Wade gehalten. Wichtig ist, daß der proximale Schenkel der Orthese nicht zu kurz ist. Mit der Stabilität des Materials steigt die fußhebende Funktion und sinkt der Tragekomfort.

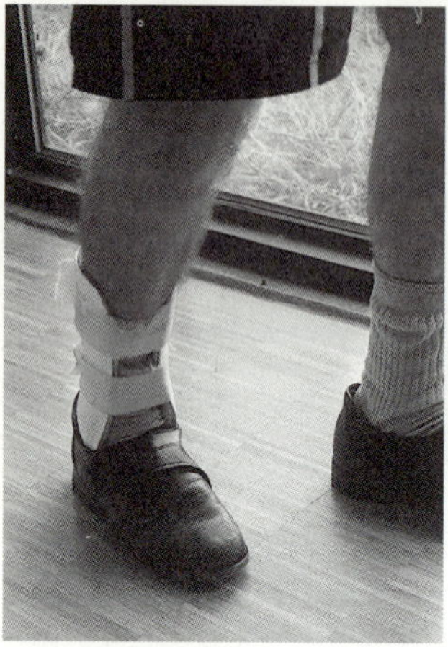

Abb. 4.37 Aircast.

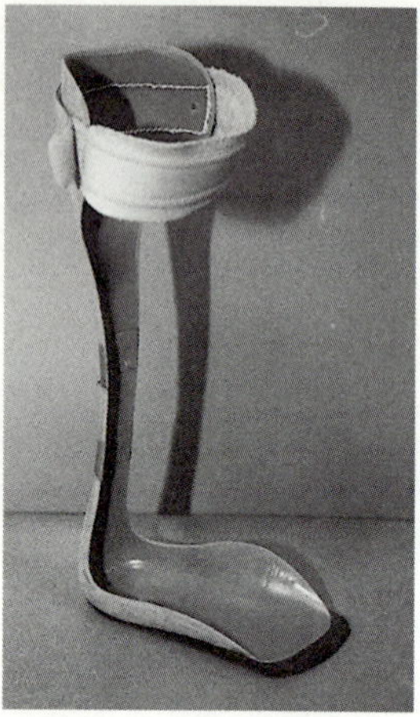

Abb. 4.38 „Heidelberger Winkel“.

- Vorteil: Die Schiene ist leicht und kann in verschiedenen Schuhen getragen werden.
- Nachteil: Die Schiene ist ein Fremdkörper im Schuh, häufig paßt einer der beiden Schuhe nicht mehr. Das distale Ende kann einen Klonus oder einen Extensorstoß provozieren. Dies läßt sich jedoch manchmal durch eine Lederüberlappung ausgleichen. Bei stärkeren Spastiken reicht ein „Heidelberger Winkel“ meist nicht aus.

– *Peronäusschiene mit Glenzakgelenk und Einlegesohle* (Abb. 4.39): Dies ist eine Metallschiene, die medial, lateral oder bilateral zum Unterschenkel verläuft. Ein breites Wadenband fixiert die Schiene mit einem Klettverschluß am Unterschenkel. An ihrem Ende befindet sich eine stabile lederbezogene Einlage, die dem Fußbett nachgeformt ist. Über einen Federzug des mechanischen Gelenks wird der Fuß in die Dorsalextension gezogen.

- **Gelenkdrehpunkte:**
  a) In Höhe der Malleoli befindet sich ein Gelenk mit einem Federzug, der den distalen Teil in die Nullstellung zurückzieht.
  b) Bei medialer Schienenführung liegt der Drehpunkt des Gelenks ca. 1 cm unterhalb der prominentesten Malleolusstelle.
  c) Bei lateraler Führung liegt der Gelenkdrehpunkt je ca. 1 cm zehen- und sohlenwärts von der prominentesten Malleolusstelle.
- Vorteil: Die Abrollphase ist besser möglich als beim Heidelberger Winkel, und es kann leicht zwischen verschiedenen Schuhen gewechselt werden.
- Nachteil: siehe „Heidelberger Winkel“.

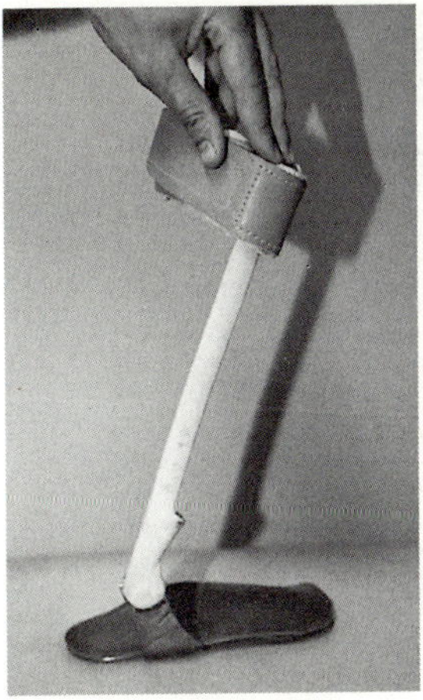

Abb. 4.39 Peronäusschiene mit Glenzakgelenk und Einlegesohle.

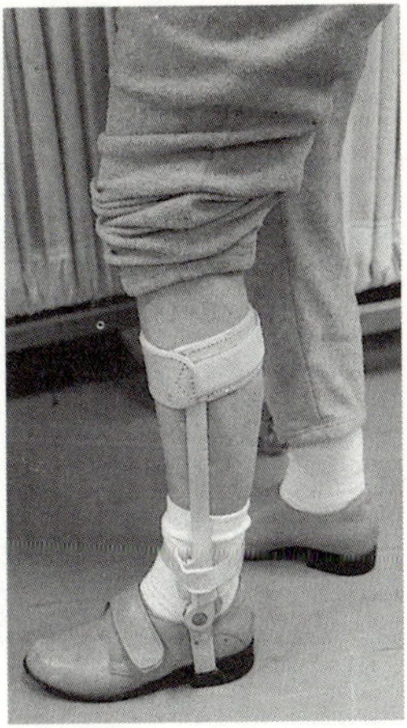

Abb. 4.40 Peronäusschiene mit Glenzakgelenk und Außenbefestigung.

- *Peronäusschiene mit Glenzakgelenk und Außenbefestigung* (Abb. 4.40): Es handelt sich um die gleiche Konstruktion wie zuvor, die Schiene wird jedoch unter der Schuhsohle in Höhe des Os naviculare befestigt.
  - Vorteil: Es können starke Spastiken überwunden werden, weil durch die Position der Fixierung an der Sohle meist ein günstigerer Hebel entsteht. Es ist kein störender Fremdkörper im Schuh. Zur Lage des Gelenkdrehpunktes: s.o.
  - Nachteil: Beschränkte Schuhauswahl, da es eines Halbschuhes mit stabiler Sohle bedarf. Ein Wechsel zwischen verschiedenen Schuhen ist aufwendiger. Es besteht jedoch die Möglichkeit, an anderen Schuhen weitere Fixationsplatten auf der Sohle zu montieren.
- *Peronäuswickel* (Bobath-Bandage, Abb. 4.41 u. Abb. 4.42): Mit einer 8 oder 10 cm breiten Binde wird der Fuß in Dorsalextension hochgebunden. Die Standsicherheit wird durch die Binde nicht beeinträchtigt, da in der kritischen Phase der Standbeinphase des plegischen Fußes das überwiegende Gewicht auf die Ferse wirkt. Das Tragen über mehrere Stunden ist unbedenklich, wenn anfangs engmaschig auf Druckstellen geachtet wird.
  - Funktion: Provisorium zur Stabilisation des Fußes und zur Kompensation einer Fußheberschwäche während der Remissionsphase, für die Therapieeinheit oder um die Wirkung einer Peronäusschiene abzuschätzen. Bei einer Streckspastik des Fußes verhindert die Binde das „Kleben" der Sohle am Fußboden.

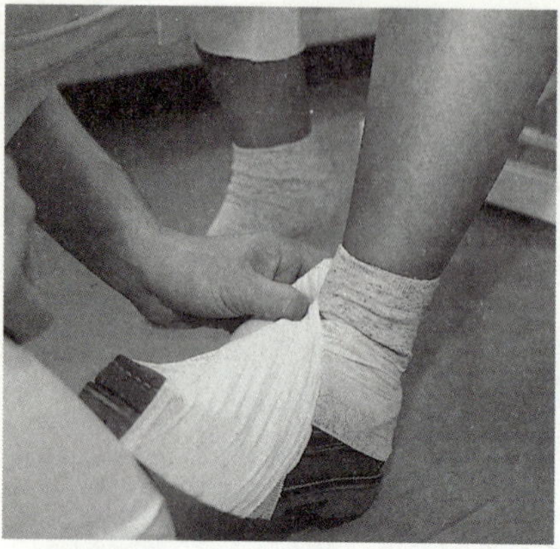

Abb. 4.41 Peronäuswickel (Bobath-Bandage).

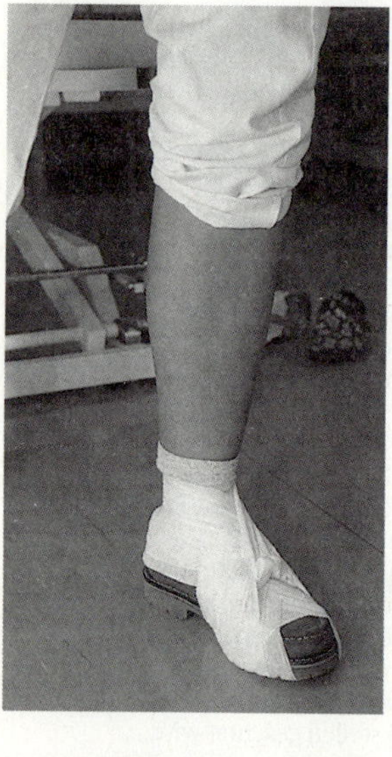

Abb. 4.42 Peronäuswickel.

- *Schuheinlagen* sind auch eine Form der Orthese, da sie den Fuß in seiner physiologischen Stellung halten.
  - Eine Fehlstellung des Fußgewölbes kann statische Auswirkungen bis hin zur Halswirbelsäule nach sich ziehen. Ein instabiles Fußgewölbe und die daraus resultierende Fehlstatik kann u. a. Auswirkungen auf Spastik, Kompressionssyndrome in der Wirbelsäule und die posturale Kontrolle haben.

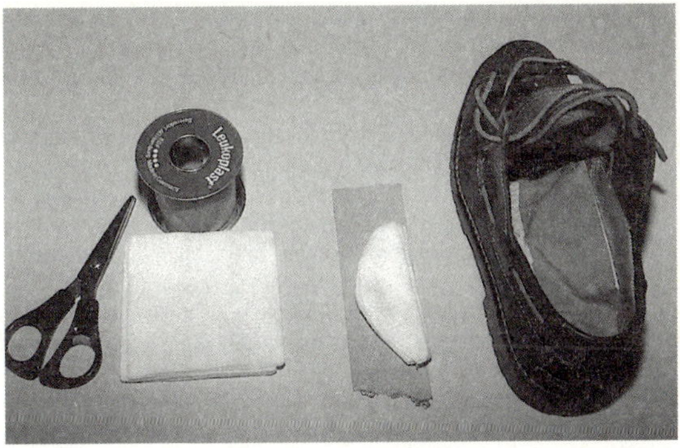

Abb. 4.43 Provisorische Schuheinlage aus Mullkompressen.

- Ein Provisorium (Abb. 4.43) läßt sich aus zwei bis vier Mullkompressen herstellen, die einmal gefaltet, an einer Seite mit einer Schere abgerundet und mit breitem Klebeband im Schuh eingeklebt werden. Die Auswirkung der Maßnahme auf die physiotherapeutische Problemstellung ist zu überprüfen.
- Zehenspreizer oder als Provisorium eine eingeklebte Rolle aus Mullkompressen können die Hemmung einer dauernden Flexionsstellung der Zehen bewirken. Dadurch können die Spastik des Fußes reduziert und die Standfestigkeit und somit auch die posturale Kontrolle gesteigert werden.

Rollstühle

➤ **Grundsätze:** Für die Versorgung mit dem entsprechenden Rollstuhl (RS) sind folgende Fragen von Bedeutung:
- *Eine exakte Anpassung* des Rollstuhls sollte mit Unterstützung von Fachleuten vorgenommen werden.
- Über welche *Restfunktionen* (Lähmungsbild, Kondition) verfügt der Rollstuhlfahrer?
- Welche *funktionellen Ziele* werden angestrebt und wie kann der RS genutzt werden?
  - *Beispiele:*
    a) Soll der RS dem Schwerstbehinderten das Sitzen, ohne eigenen RS-Antrieb, ermöglichen?
    b) Dient er als Hilfe bei noch vorhandener Gehfähigkeit?
    c) Wird er als Transporthilfe benötigt?
    d) Soll er vom Benutzer selbständig im Auto verladbar sein?
- *Rollstuhleinweisung und -training* für den geschickten Umgang mit dem Rollstuhl sind notwendig, z. B. an Bordsteinkanten oder die Überwindung von Treppen oder beim Geradeausfahren bei Patienten mit einem Neglect.
- *Funktionelles Training* mit dem RS, wie z. B. Transfers (Bett – Toilette – Boden, etc.) oder Aufstehen, ist in der Anfangsphase notwendig.

- Welche *Rollstuhltypen* sind für die jeweils festgestellte Situation derzeit im Handel?
- *Abklärung der unterschiedlichen Anforderungen* aller an der Versorgung Beteiligten:
  - Für den Patienten soll der RS ein geringes Gewicht haben, bequem, stabil und exakt anpaßbar sein.
  - Der Therapeut/Arzt achtet auf eine vielfältige Anpaßbarkeit für verschiedene Nutzungssituationen und auf eine korrekte Sitzposition.
  - Die Kostenträger wünschen langlebige, stabile und kostengünstige Modelle.
- *Zusatzausstattungen*, wie z. B. Sitzkissen, Sitzschale, Rückenpolster, Haltegurte, Arbeitstisch etc., und die Adaptationsfähigkeit für Treppen- und Antriebshilfen sind einzuplanen.
- Regelmäßige *Anpassung* bzw. *Korrektur* entsprechend der eventuell wechselnden Situation (Lähmungsbild, Lebenssituation, Körperproportionen).
- Für ständige Rollstuhlfahrer muß der RS wie ein gut sitzender Schuh passen!
- Ständige *Überprüfung der Fahrtüchtigkeit*, z. B. ausreichender Druck bei Luftreifen (!), Achsen sauber halten, etc.

➤ **Rollstuhltechnik:** Einzelteile im Baukastensystem gewährleisten eine individuelle Anpassung an den Benutzer.
- *Bestandteile* des RS:
  - Rahmen:
    a) Materialien, wie Aluminium, Stahl, Karbonfaser, Titan;
    b) Bauweise: S. 345 f;
    c) Konstruktion: Rahmenform, Sitztiefe, Sitzbreite, Vorder- und Hinterradaufhängung;
    d) Verbindung zwischen Sitz und Rückenlehne: Der Sitzwinkel kann fest oder verstellbar sein;
    e) Form und Lage der Rückenrohre.
  - Antriebsräder: Sie sind in der Regel hinten. Unterschiede bestehen im Durchmesser, Material und Anordnung der Speichen, Qualität der Radlager, der Art der Verbindung zum Rahmen (fest verschraubt oder mit Schnellverschluß) und im Reifen sowie Mantelmaterial.
  - Die Lenkräder sind vorn. Mögliche Varianten sind eine feste Verbindung zum Rahmen, anpaßbarer Gabelblock, Schnellverschluß, unterschiedliche Gabellängen und/oder Unterschiede in Reifenmaterial und -größe.
  - Die Seitenteile können unterschiedlich gestaltet sein, z. B. mit Kleiderschutz, Armauflage und/oder Adaptationsfähigkeit für Rollstuhltische. Die Unterfahrbarkeit von Tischen sollte gewährleistet sein.
  - Fußrasten können in den Rahmen integriert, Extraeinhängung haben, geteilt und hochstellbar sein und/oder ein Fußbrett aufweisen.
  - Die Bespannung von Sitz/Rücken ist meist aus Kunststoffgewebe. Die Befestigung kann fest oder mit Klettverschlüssen erfolgen. Daneben gibt es starre Sitze/Rücken oder Sitzschalen.
  - Die Bremsen können mechanische Hebelbremsen in unterschiedlicher Gestaltung oder Trommelbremsen sein. Letztere sind bei Bedarf vom Schiebegriff aus bedienbar. Bremshebelverlängerungen helfen bei einer verkürzten Reichweite oder Kraftminderung.

- *Zusatzteile:*
  - Kippsicherung;
  - Transitrollen;
  - Stockhalter;
  - Fahrhilfen, wie Greifreifenauflage, Radschutz;
  - Individuelle Hilfen, z.B. Schlaufen zum Verladen ins Auto, „Tetra-Clip" zum Radein- und -ausbau bei fehlender Fingerfunktion.
- *Die Ausstattung* mit Sitz- und/oder Rückenkissen, entsprechend dem Brügger-Konzept, Fellauflagen, etc. ist zu prüfen.

➤ **Technische Parameter** (Abb. 4.44): Die Grundelemente eines Rollstuhls sind meist einem Baukastensystem entsprechend aufgebaut und können damit den jeweiligen Bedürfnissen des Nutzers exakt angepaßt werden. Die wichtigsten Parameter sind:
- *Sitzbreite:* Mit Alltagskleidung sollten zum Seitenschutz beidseits ca. 2 cm frei sein.
  - Bei einem eng angepaßten RS überträgt sich eine Oberkörperbewegung leicht auf den RS, wodurch eine gute Mobilität gewährleistet ist. Die Seitenabweichungen der WS sind geringer, es besteht jedoch die Gefahr, daß Druckstellen am Trochanter major entstehen.
  - Bei einem zu breiten RS entsteht eine instabile Sitzsituation, und das Rollstuhlfahren ist wegen der abstehenden Arme schwieriger.

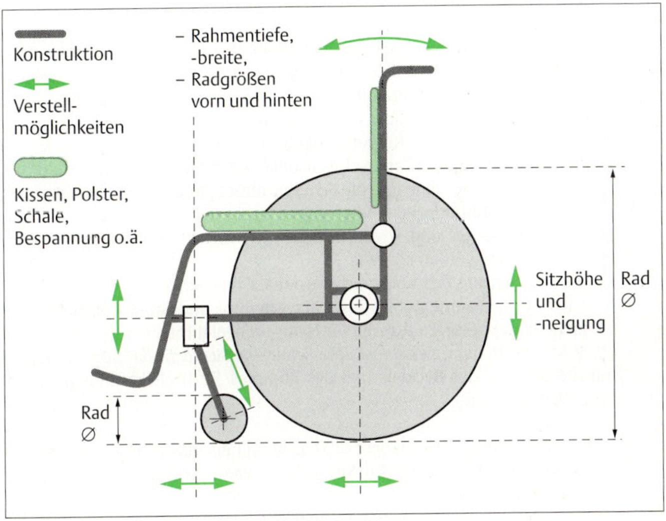

Abb. 4.44 Technische Parameter bei Rollstühlen.

- *Sitztiefe:* Dies ist der Abstand von der Sitzvorderkante bis zur Rückenlehne.
  - Der Betroffene sitzt mit der gewünschten Kniewinkelstellung im RS, der Oberkörper ist aufgerichtet oder nach vorne geneigt. Die Sitztiefe entspricht dem Abstand zwischen Gesäßrand und ca. 3 cm vor der Wade.
  - Zu beachten ist folgendes:
    a) Klettverschlüsse, die zur LWS-Anpassung genutzt werden, verlängern die Sitztiefe.
    b) Zusätzliche Rückenpolster, die bis zur Sitzfläche reichen, verkürzen die Sitzfläche.
    c) Die Sitzposition in LWS-Flexion läßt die Sitztiefe größer erscheinen.
- *Sitzflächenneigung:* Die Sitzflächenneigung läßt sich am Rahmen, über Achsen, Vorder- und Hinterräder und/oder Sitzkissen einstellen.
  - Die übliche Einstellung ist eine horizontale Sitzfläche.
  - Die gering nach vorne geneigte Sitzfläche hat folgende Konsequenzen:
    a) Eine Beckenkippung;
    b) Bei intakter Rumpfmuskulatur eine aufrichtende Wirkung, wodurch möglicherweise der Antrieb mit den Beinen erleichtert wird.
    c) Sie bedeutet jedoch auch eine Mehrbelastung auf die Vorderräder, die die Fahreigenschaften, insbesondere das Drehen verschlechtert.
    d) Ein Vorrutschen ist zu vermeiden!
  - Die in einem Winkel von $< 90°$ zur Rückenlehne nach hinten geneigte Sitzfläche bringt eine Sitzstabilität bei Rumpfschwäche und verändert die Sichtachse. Die nach vorne-oben gerichtete Sitzfläche bewirkt eine erleichterte Kippsituation (mehr Gewicht hinter der Radachse).
- *Sitzflächenverteilung:*
  - Liegt der Körperschwerpunkt innerhalb der Bodenberührungspunkte (Räder) mit großem Radabstand, bedeutet dies eine hohe Kippsicherheit und einen großen Drehradius, während ein kleiner Radabstand zwar einen kleineren Drehradius, aber je nach Verteilung des Oberkörpergewichts auch leichteres Kippen zur Folge haben kann.
  - Die Verlagerung des Körperschwerpunkts nach hinten-unten verleiht einen günstigen Armantrieb (die Schulter hinter der Radachse bringt einen großen Greifradius) und eine geringere Vorderradbelastung, wodurch der RS drehfreudiger und leichter zu kippen ist, und Hindernisse leichter überwunden werden können.
  - Die Verlagerung des Körperschwerpunkts über oder vor die Hinterradachse bedeutet eine stabile Gewichtsverteilung und damit Kippsicherheit sowie einen besseren Antrieb für Halbseitengelähmte.
- *Die Winkelverstellung zwischen Rückenlehne und Sitzfläche* hat Auswirkungen auf die Stellung des Beckens und des Rumpfes. Zu berücksichtigen ist die Rumpfmuskulatur.
  - *Beispiele:*
    a) Eine nach hinten geneigte Sitzfläche und ein verkleinerter Sitzwinkel erleichtern eine aufrechte Sitzposition, wenn eine gute Rumpfkontrolle gegeben ist.
    b) Dieselbe Situation wie oben, aber mit lockerer Rückenlehne führt zu einer Art Schalensitz mit guter Seitenführung, jedoch u.U. zu einer hohen Druckbelastung an den Rippen. Die Schiebegriffe können beim Fahren zum Hindernis für die Arme werden.

c) Ein vergrößerter Sitzwinkel erhöht die Sitzsicherheit, bei schwacher Rumpfmuskulatur ist ein beidhändiges Arbeiten möglich.
d) Es gibt Modelle, bei denen der Rollstuhlfahrer die Winkelstellung während des Sitzens selbständig verändern kann.

- *Rückenlehne:*
  - Sie kann unterschiedlich gestaltet sein: feste Bespannung, Klettverschluß, Rückensysteme.
  - Sie hat Auswirkung auf die WS in der Frontal- und Sagittalachse, Sitztiefe, Sitzstabilität und damit auf die Beeinflussung der Gewichtsbelastung über die Antriebsachse (Kippverhalten).
  - Eine zu lockere bzw. stark ausgeleierte Rückenbespannung kann zu Druckstellen an der Skapula führen.
  - Die Höhe der Lehne richtet sich nach der individuellen Situation, wobei die Schulterblätter für die Armbewegung frei bleiben sollten. Eine kurze Lehne wirkt sportlich und ist vor allem bei jungen Betroffenen beliebt, sie erfordert aber eine ständige muskuläre Sicherung.
- *Fußrasten:* Je nach Konstruktion sind folgende Ausführungen erhältlich:
  - In den Rahmen integriert und mit durchgehendem Fußbrett. Sie stabilisieren die Rahmenkonstruktion.
  - Extra eingehängte Einzelrasten ermöglichen einen einseitigen Antrieb, z.B. für Hemiplegiker, und erleichtern u.U. den Transfer und das Aufstehen.
  - Höhenverstellbare Rasten ermöglichen ein Hochlagern des Beines.
  - Bei der Höheneinstellung sind die korrekte Sitzposition und eine gleichmäßige Druckverteilung an den Oberschenkeln und am Fuß von Bedeutung.
- *Radaufhängung.* Die räumliche Lage der Vorder- und/oder Hinterradaufhängung ist für Sitzhöhe, Sitzneigung, Radabstand und Fahrverhalten verantwortlich.
  - *Beispiel:* Ein leichter negativer Sturz, d.h. nach unten-außen eingestelltes Rad, sieht sportlich aus, macht den RS drehfreudig und seitenkippsicher, bedeutet aber auch eine breitere Standfläche (Türbreite beachten).
  - Zur Optimierung der Fahreigenschaften ist eine exakt symmetrische Einstellung erforderlich.
- *Reifen:* Materialunterschiede, Reifendichte und -oberfläche bestimmen die Rolleigenschaften.
  - *Beispiele:*
    a) Luftreifen mit unterschiedlichem maximalen Druck. Hart gefüllte Reifen haben gute Rolleigenschaften und wenig Federung, während weniger Reifendruck zwar eine bessere Federung bedeutet, aber sehr viel mehr Kraftaufwand zum Antrieb des RS erfordert.
    b) Vollgummireifen sind pannensicher, aber ihre Fahreigenschaften sind teilweise noch nicht optimal.
    c) Glatte Oberfläche bei Hallenreifen zeigen optimale Fahreigenschaften, sind aber im freien Gelände sehr empfindlich.
- *Sitzkissen:*
  - Funktion:
    a) Bequemes Sitzen;
    b) Druckstellenprophylaxe;
    c) Ausgleich von Asymmetrien.

  - Die Auswahl des Materials und der Kissendicke hängt von der gewünschten Funktion ab.
  - Am bekanntesten sind Schaumstoff- oder Latexkissen, eventuell im Sandwichaufbau. Sie sind preiswert, individuell herstellbar, jedoch zur Druckstellenprophylaxe bei empfindlichen Menschen ungeeignet.
  - Zur Druckstellenprophylaxe sind verschiedene Arten im Handel, z. B. Würfel-, Luftkammer- und Wabenkissen oder mit Gelauflagen. Sie sollten jeweils beim Händler getestet werden.
- *Sitzhöhe:* Sie läßt sich über die Achseneinstellung zum Antriebsrad, die Gabellänge am Vorderrad, die Größe von Vorder- und Hinterrad oder mit Hilfe von Kissen individuell variieren.
  - Das gewählte Kissen muß wegen seiner Wirkung auf die Lehnen- und Sitzhöhe beim Ausmessen immer mitberücksichtigt werden.
  - Bei der Einstellung der Sitzhöhe ist auf die Auswirkungen auf Tischhöhe und/oder Arbeitsplatzhöhe zu achten.
  - Je dicker das Sitzkissen ist, desto mehr „schwebt" der Betroffene über dem RS; Sitzhöhe, Kippverhalten und Sitzstabilität werden beeinflußt.
  - Der Beinantrieb gelingt bei tiefer Sitzhöhe besser, erfordert jedoch eine entsprechend tiefe Einstellung der Fußrasten, die wiederum bei unebenem Gelände behindern kann.
  - Je stärker die Sitzbespannung durchhängt, desto weniger stabil sind Kissen und Sitzposition.
  - Bei Rückenlehnen mit Klettverschlüssen sollten die hinteren Kissenecken ausgeschnitten werden, um die gesamte Sitztiefe zu nutzen.

➤ **Rollstuhltypen:**
- *Mechanischer Rollstuhl* – „Faltfahrer":
  - Dies ist der am häufigsten verwendete RS. Er besitzt Kreuzstreben in der Rahmenkonstruktion und wird zum Zusammenklappen an der Sitzfläche über die gesamte Länge zusammengezogen.
  - Vorteile:
    a) Gewisse Sitzelastizität, z. T. bequemer als ein RS mit starrem Rahmen.
    b) Je nach Modell mit abnehmbaren Fußrasten ausgestattet, wodurch das Aufstehen erleichtert wird. Derzeit noch selten ist eine Sitzwinkelverstellung am Übergang von der Rückenlehne zur Sitzfläche.
    c) Teilweise günstigere Verlademöglichkeit als beim starren RS, vor allem wenn die Antriebsräder mit Steckachsen versehen sind.
  - Nachteil: Bei starker mechanischer Belastung im Vergleich zum RS mit starrem Rahmen weniger langlebig.
- *RS mit starrem Rahmen:*
  - Er hat eine geschlossene Rahmenkonstruktion, d. h. es besteht eine feste Querverbindung am Rahmen einschließlich Fußrasten und Rückenlehne.
  - Die Verlademöglichkeit wird durch Vorklappen der Rückenlehne und Entfernen der Antriebsräder ermöglicht.
  - Die Rahmengeometrie entscheidet über die Sitzposition, z. B. beeinflußt die jeweilige Winkelstellung im Knie die Sitzposition in Becken und Wirbelsäule.
  - Vorteile:
    a) Gute Sitzwinkelverstellung und damit gute Anpassungsmöglichkeiten für das Becken und die Wirbelsäulenstatik;
    b) Stabile Fahreigenschaften, besonders im Freien.

- Nachteile:
  a) Die weniger elastische Konstruktion im Sitzen zeigt möglicherweise spürbare Auswirkungen auf die Wirbelsäule beim Fahren im Gelände.
  b) Bei vielen Modellen ist das Aufstehen schwierig, da die Fußrasten im Weg sind.
  c) Schwierigere Verlademöglichkeit.

– *RS für Schwerstbehinderte* (Abb. 4.45):
  - Dieses Konzept geht von Patienten mit einem hohen Grad an Inaktivität und Instabilität aus. Feste, aufwendig gestaltete und gut gepolsterte Sitz- und Rückenflächen stellen die Stabilität und Bequemlichkeit der Sitzposition in den Vordergrund.
  - Die Aktivitäten des Patienten liegen – wenn überhaupt – im Bereich der Sitzbalance, der Kopfkontrolle und der Haltungsstabilität.
  - Der Transport wird überwiegend von Hilfspersonen gewährleistet. Bei ausreichenden Aktivitäten der Hände bzw. der Zunge und entsprechenden kognitiven Fähigkeiten kommt eventuell ein angepaßter Elektrorollstuhl in Frage.

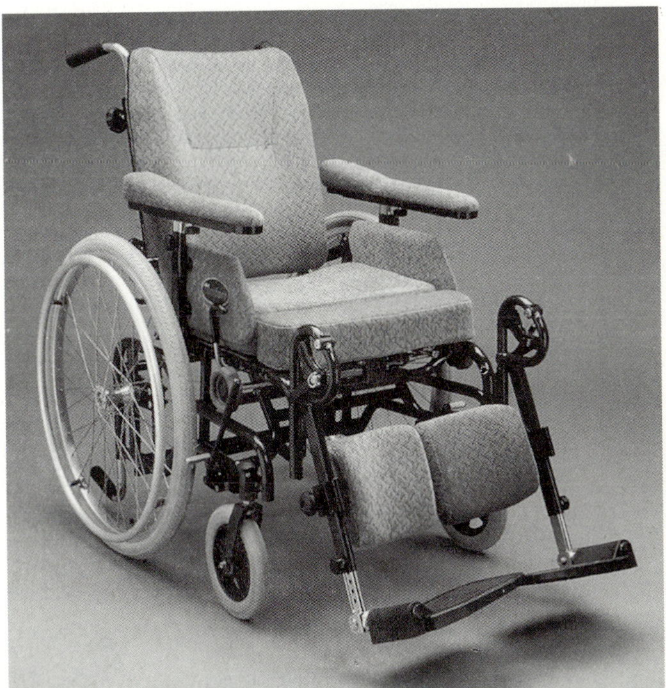

Abb. 4.45 Rollstuhl für Schwerstbehinderte.

   - Vorteile:
     a) Variabilität zwischen Sitz- und Liegeposition durch Verstellmöglichkeit der Rückenlehne;
     b) Der Sitz als Ganzes kann nach hinten gekippt werden.
     c) Die Fußrasten sind höhenverstellbar.
     d) Kopfstützen und seitliche Pelotten bei entsprechender Kopf- bzw. Rumpfinstabilität sind möglich, ebenso Abduktionskeile.
     e) Die Bremsen sind vom Schiebegriff aus zu bedienen.
     f) „Schiebesitz": Häufig kann der Sitz zur Transfererleichterung und besseren Positionierung in der Transversalebene verschoben werden.
     g) Lagerungsmöglichkeiten für die oberen Extremitäten mit Arbeitstisch und/oder Kissen.
   - Nachteile:
     a) Großer Drehradius;
     b) Ungünstige Rolleigenschaften, d.h. die Hilfsperson benötigt Kraft.
- *Sonderformen mechanischer Rollstühle:*
   - Stehrollstühle dienen der mechanischen Aufrichtung des Patienten in den Stand, zur besseren Erreichbarkeit von hochgestellten Objekten, z.B. in der Küche oder im Büro.
     a) Das Aufrichten in den Stand wird mechanisch oder über Gasfedern ermöglicht.
     b) Die Fixation erfolgt an den Knien und am Rumpf.
     c) Vorteil: Das Aufrichten/Stehen kann z.B. mit Büroarbeit verbunden werden, wodurch kein zusätzlicher Zeitaufwand erforderlich ist.
     d) Nachteil: Die Fahreigenschaften und häufig auch die Sitzposition sind im Vergleich zum normalen RS meist schlechter.
   - Einhandrollstuhl: Der Antrieb für beide Räder befindet sich nur auf einer Seite. Halbseitengelähmte, für die dieser Rollstuhltyp geplant ist, fahren meist schneller mit je einem Arm und einem Bein.
- *Antriebshilfen für mechanische Rollstühle:* Ein zusätzlicher *elektrischer Antrieb* vergrößert den Bewegungsradius und hilft, Geländeunebenheiten zu überwinden. Damit ist eine Versorgung mit einem Elektrorollstuhl nicht zwingend notwendig.
   - *Beispiele:*
     a) Minitrac: Eine Motorzughilfe, die bei Bedarf selbst angekuppelt werden kann;
     b) E-fix, Pavertec: Ein Umrüstsatz mit Steckachsenantriebsrädern und Akku, der einem Elektrorollstuhl ähnliche Möglichkeiten bietet;
     c) Rollstuhl-Bikes, die auch mit elektrischem Antrieb erhältlich sind (s.S. 229).
- *Elektrorollstühle* dienen der selbständigen Fortbewegung für Schwerbehinderte, auch im Gelände, und erhöhen deren *Bewegungsradius* erheblich.
- Der Antrieb erfolgt über einen Elektromotor, der über einen wiederaufladbaren Akku betrieben wird. Motor, Akku und die Steuereinheit sind fest mit dem Rahmen und dem Sitz verbunden.
- *Die Fahr- und Verkehrstauglichkeit* des Patienten ist eine wichtige Voraussetzung.
- *Die Steuereinheit:* Am häufigsten werden Handsteuerungen unterschiedlichster Ausführung genutzt. Besondere Adaptationen, wie z.B. die Mundsteuerung, sind individuell anzupassen.

- *Die Rollstuhleinheit* kann aus einem System mit Schalensitz bestehen oder einem mechanischen RS ähnlich sein.
- *Zusatzfunktionen*, z.B. zum Stehen, sind im Handel erhältlich.
- Bei der Auswahl sollten zunächst Nutzen, Sitzvoraussetzungen und Steuermöglichkeiten erforscht werden. Entsprechend der jeweiligen Situation können Modelle verschiedener Hersteller ausgewählt werden.

➤ **Rollstuhlgerechte Kleidung:**
- *Rollstuhlgerechte Kleidung* zeichnet sich durch einen besonderen Schnitt, wie z.B. mit einem hinten hochgezogenen Hosenbund und behindertengerechten Kleidungsöffnungen und -verschlüssen aus.
- *Witterungsbedingtes Zubehör* gibt es in Form von Winterfußsäcken und Regenausrüstungen, die die Rollstuhlbenutzung wetterunabhängiger machen.

Rollstuhlfahrradergometer

➤ **Grundsätze:** Viele Rollstuhlfahrer leiden aufgrund ihrer Behinderung unter Bewegungsmangel. Dies gilt vor allem für die schwerer behinderten Rollstuhlfahrer, die sich selbständig nur kurze Strecken mit Hilfe des Rollstuhls fortbewegen können. Hier können Rollstuhlfahrradergometer mögliche Abhilfe schaffen, da der Patient die Beine passiv bewegen kann. Oder er fährt selbst aktiv oder assistiv vom Gerät unterstützt auf dem standortkonstanten Fahrrad (Abb. 4.46).

➤ **Funktion:**
- *Spastikhemmend* durch die reziproke Beinbewegung;
- *Kraft- und ausdauerfördernd* bei aktiver/assistiver Betätigung;
- *Stoffwechselanregend*, was z.B. bei diabetischen Begleiterkrankungen wichtig ist.

➤ **Vorsichtsmaßnahmen:**
- *Der Kippschutz* ist obligatorisch anzubringen.
- *Eine physiologische Kniegelenkbewegung* ist durch einen entsprechenden Abstand zwischen Ergometer und Rollstuhl zu gewährleisten. Eine Hyperextension des Knies ist zu vermeiden.
- Durch guten Sohlenkontakt in der Fußschale läßt sich bei spastischen Patienten die Auslösung eines Klonus oder eines Extensorstoßes meist vermeiden.

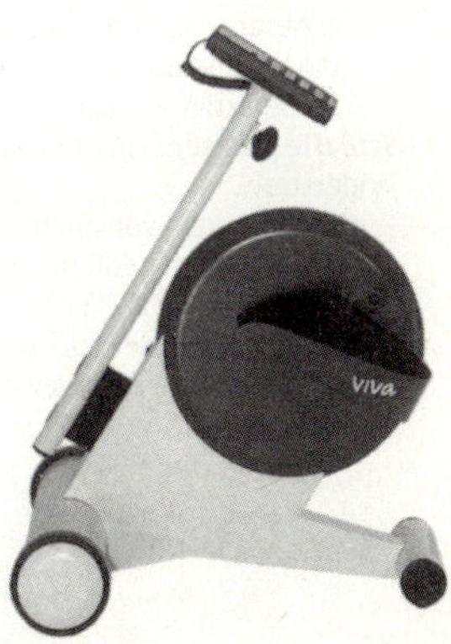

Abb. 4.46 Rollstuhlfahrradergometer.

Schuhe

- **Grundsätze:**
  - Bei akuten Verletzungen werden von den Angehörigen häufig bald neue und meist teuere Sportschuhe, vor allem Basketballschuhe, gekauft. Diese sind jedoch aufgrund ihrer rutschfesten Sohle und des teilweise hohen Gewichts eher ungeeignet. Die Gummisohle „klebt" am Boden und erhöht die Sturzgefahr.
  - Je nach Krankheitsbild ist beim Kauf von Schuhen auf folgende Kriterien zu achten:
    - Gewicht;
    - Stabilität;
    - Flexibilität des Obermaterials;
    - Einfache Handhabung beim An- und Ausziehen sowie Verschließen; die Schuhe müssen weit zu öffnen sein;
    - Gleitfähigkeit der Sohle, vor allem im Vorfußbereich;
    - Akzeptanz, d. h. der Schuh muß auch getragen werden.
- **Spastische Paresen:** Hier besteht häufig die Möglichkeit von Sondermodellen, die normalen Straßenschuhen sehr ähnlich sind (s. Abb. 4.40 u. Abb. 4.37). Auf folgende Punkte ist zu achten:
  - Der Vorfuß ist leicht nach oben gebogen und mit Leder besohlt.
  - Der Absatz besteht aus Gummi und ist ca. 1 cm erhöht.
  - Der Schuh ist weit zu öffnen und mit Klettverschlüssen zu verschließen.
  - Der Vorfußbereich ist ausreichend weit und in einem Stück gefertigt, so daß keine Druckstellen durch Nähte entstehen können.
  - Im Fersenbereich ist der Schuh etwas hochgezogen, die Malleoli bleiben jedoch frei.
  - *Eine Vorfußlederbesohlung* kann bei leichten Paresen ausreichend sein. Als Provisorium eignet sich das Bekleben der Sohle mit breiten Klebestreifen.
  - *Bei starken Beugespastiken* der Zehen, die der Patient nicht im Schuh lösen kann, ist die Möglichkeit einer zu öffnenden Schuhspitze zu erwägen, damit die Zehen manuell vorgezogen werden können. Zuvor ist eine Unterlagerung der Zehen mit einer Rolle oder mit Zehenspreizer auszuprobieren (S. 343).
  - Einschränkungen in der Dorsalextension sind eventuell durch eine beidseitige Absatzerhöhung auszugleichen. Provisorisch kann eine zugeschnittene Korkscheibe mit ausreichend festem und breitem Klebeband unter dem Absatz befestigt werden.
- **Schlaffe Paresen:** Hier liegen die Forderung nach Stabilität und Leichtigkeit im Widerstreit.
  - *Orthesen* sind vor allem bei einer Parese des gesamten Beines oft derart schwer, daß der Fuß nicht mehr vorgebracht werden kann.
  - Die Lösung bietet häufig ein leichter Schuh mit rutschender Vorfußsohle einerseits und einer leichten Orthese für das Sprunggelenk und einer Einlage zur Stützung des Fußgewölbes andererseits.

- **Sensibilitätsstörungen:**
  - *Bei schmerzhaften Parästhesien* sind stabile und feste Sohlen für die Patienten meist angenehmer. Zusätzliche schmerzauslösende Reize über den Boden werden dadurch vermieden.
  - *Bei Sensibilitätsausfällen* sind weiche, dünne Sohlen beim Erspüren des Bodens hilfreich. Der durch die Sensibilitätsminderung gestiegenen Distorsionsgefährdung ist durch eine ausreichende Stabilisierung des Sprunggelenks Rechnung zu tragen.

Treppenhilfen

- **Das Geländer,** beidseits montiert, ist häufig die beste Hilfe beim Auf- und Absteigen der Treppe.
- **Treppenlifte** sind stationäre Konstruktionen, die entweder mit oder ohne Rollstuhl benutzt werden können. Eine individuelle Fachberatung des Händlers und das Prüfen der bautechnischen Voraussetzungen sind sehr wichtig.
- **Mobile Treppensteighilfen** sind ebenso im Haus wie im Freien einsetzbar. Fragen der Handhabbarkeit, der Abstellmöglichkeit und des Transports im Auto sind mit dem Händler zu klären.
  - Sie haben teilweise einen großen Drehradius, was bei Treppenabsätzen zu beachten ist.
  - Eigennutzung ist teilweise möglich.
  - Sie passen nicht an jeden Rollstuhl.
  - Häufig ist eine Probenutzung möglich.

24-Stunden-Management **292**

A

Abduktionsschwäche **74**
Achillessehnenreflex **21**
Adhäsionen 173
Adson-Manöver **70**
Affolter-Konzept 145, **284**
Akinese **45**
Aktionsmyoklonien **148**
Alignment **173**
Allodynie **154**
ALS s. *Amyotrophische Lateralsklerose*
Amyotrophische Lateralsklerose **58**
Anfall, tetanischer **105**
Anfälle **104 ff**
– fokale **104**
– generalisierte **104**
– – „Grand mal"-Anfälle **104**
– – „Petit mal"-Anfälle **104**
– nichtepileptische **105**
Angstfreiheit 11, **254**
Antriebsstörungen **139**
Anwendungen **319 f**
Anziehilfen **326 f**
Aphasie **139**
– amnestische **139**
– globale **140**
– motorische **139**
– sensorische **140**
Aphasien **139**
Aphaxie **140**
– ideomotorische **140**
– ideatorische **141**
Apraxie 286
Apraxien **140**
Armaktivität, Steigerung **217 f**
Armfunktion **212 f**
Armfunktionsstörung, neurogen bedingt **212 ff**
– Befundung **214 f**
– Hilfsmittel **226**
– physiotherapeutische Behandlung **215 f**
Armpendel **195, 199**
– Änderungen **199**
– fehlender **209**
Armschlinge **224**
Ashworth-Skala **18**
Aspiration **227 f**
Ataxie **150**
– Befundung **150**
– Erscheinungsbild **149**
– Funktionstests **150**
– Koordinationstests **150**
– degenerative 60
– physiotherapeutische Behandlung **151**
– spinale **149**
– zerebellare **149**
Ataxien **148 ff,** 311, 316
Atemtherapie **286 ff**
Athetosen **149**
Atypische Bewegungen **7**

B

Ballismus **149**
Bandscheibenprotrusionen 56
Bauchhautreflex **18**
Beckenfrakuren 88
Befunderhebung, physiotherapeutische **13** ff
Behandlungsexterne Einflußfaktoren **11**
Behandlungsgrundsätze **1 ff**
Behandlungsinterne Einflußfaktoren **10**
Behandlungsplanung **3**
Behinderung **9**
Beinachsentraining **251**
Bettlägerigkeit **33** f
Bewegungen, choreatische **149**
Bewegungsanomalien **7**
– Befundung **27 f**
Bewegungseinschränkungen **7**
Bewegungsstörungen, zerebral bedingte 308
Beweisführung, klinische **1** f.
Bindegewebsmassage **288 ff**, 305
Biofeetback **299**
Bizepsaponeurose 81
Bizepssehnenreflex **19**
Bobath-Bandage **341**
Bobath-Konzept 190, **290 ff**
Broca-Aphasie **139**

C

Cauda, Erkrankungen **53 ff**
Central set **291**
Chorea chronica progressiva **48**
Chorea Huntington **48**, 148
Chorea major **48**
Collum chirurgicum humeri, Frakturen 74
Curschmann-Steinert-Batten-Syndrom **100**
Cyriax-Konzept **306**

D

Dauerkontrakturen, hypertone 175
Daumenadduktion 81
Daumenopposition 81
Déjerine-Klumke-Lähmung **68**
Dekubitusprophylaxe **276**
Dermatomyositis 102
Diadochokinese **25**, 150
Diagnose **31**
Disability **8** f.
Diskushernie **65**
– lumbale **65**
– zervikale **65**
Double-Crush-Syndrom **62 f**
Droop shoulder syndrome **70**
Druckgradient 62
Druckläsionen 73, 84, 85
Druckparesen 92, 94
Druckschäden 62
Druckstellenprophylaxe 299
Duchenne-Hinken 89
Dura, Erkrankungen **53 ff**
Durchblutungsförderung 298, 299
Dysarthrie **140**
Dysarthrien **227**, 316
Dysästhesie **154**
Dysphagien **227**, 316
Dystonien **148**
Dystrophia musculorum progressiva **100**

E

Eigenreflexe **18, 19**
Eigenübungsprogramm **4**
Eigenverantwortung 10
Einflüsse, therapierelevante **1**
Einschlafmyoklonien **148**
Einschlußkörpermyositis 102
Eisanwendungen **295 f**
Elektrostimulation **299, 300**
– EMG-getiggerte **299**

Halbfette Seitenzahlen = Haupttextstelle.

Elektrotherapie **296 ff**
Empfindungsstörungen, dissoziierte **137**
Encephalomyelitis disseminata **50 f**
Engpaßsyndrom 62 f, 74, 77
Engpaßsyndrome 85
Entstauungstherapie, komplexe physikalische **302**
Enzephalitis **52**
Enzephalomeningitits **52**
Enzephalomeningomyelitis **52**
Enzephalomyelitis **52**
Epilepsie **104 ff**
Erb-Duchenne-Lähmung **68**
Ergüsse 290
Erkrankungen **49**
- dementielle **49**
- neurologische 289
- zerebrale 308
Eß- und Schreibwerkzeug 152
Exspirationsvolumen 287

F

Fahrräder **328 ff**
Fallhand 79
Fazialisparese **229**
Fazial-orale Trakt-Therapie nach Kyay Coobes **238**
Fazilitation, propriozeptive neuromuskuläre **310 ff**
FBL **300 ff**
Fibularkopffrakturen 94
Finger-Nase-Versuch **25**, 150
Flaschenzeichen, positives 81
Frakturen 84
Fremdreflexe **18**
Frontalhirnsyndrome **149**
Führen **285**
Funktionelle Bewegungslehre Klein-Vogelbach **300 ff**
Funktionelle Störungen 8 f
Funktionshand **224 f**
Funktionshandschuh **225**
Funktionsstörung **8** f.
- auslösende Faktoren **8** f.
Funktionsstörungen, Befundung **28 f**
Fußreflexzonentherapie 305

G

Galvanisation **297**
Ganganalyse 302
Gangbeobachtung 150
Gangprüfung **25**
Gangrhythmus **194, 196**
- veränderter **196**
Gangschulung 302
Gangstörung 44
- Hilfsmittel **203**
Gangstörungen, neurogene **192**
- physiotherapeutische Behandlung **199 ff**
Gangtempo **194**
- verändertes **196**
Gedächtnisstörungen **141**
Gefäßsystem, Funktionsstörung 288
Gehen
- Abweichungen der Beckenbewegungen **198 f**
- Abweichungen der Beinbewegungen **198 f**
- Beckenbewegungen **194 f**
- Beobachtungskriterien **193 ff**
- aufgerichteter Rumpf **194**
- ökonomisches 192
Gehhilfen 153, **330 ff**
Gehirn **45 ff**
- degenerative Erkrankungen **45 ff**
- entzündliche Erkrankungen **50**
Gelenkbeweglichkeit, Einschränkungen **173**
- Befundung **175**
- physiotherapeutische Behandlung **176**
- Prophylaxe **176**
Gelenkbeweglichkeit, Untersuchung **26**
Gelenke, synoviale **173**
Gelenkmobilität 293
- Dysfunktion 293
Gelenkverbindungen, nichtsynoviale **173**
Gesichtslähmungen **227 ff**
- Hilfsmittel **247 f**
- Erste-Hilfe-Maßnahmen **228**
Gesichtsmuskulatur
- Behandlung **240 ff**
- Innervation, motorische **229 f**
- - sensorische **229 f**
- Tonusregulationsstörungen **237**
Gewebemobilität 293
- Dysfunktion 293
Gipsbehandlungen 176
Gleichgewicht **292**
- Störungen **187 ff**
- - Befundung **188**
- - Kompensationsübungen **189**
- - physiotherapeutische Behandlung **189**
Gleichstromtherapie **297**
Greiffunktion **213 f**
Greifreflex **110**
Guillain-Barré-Syndrom **97**

H

Hacke-Knie-Versuch **25**, 150
Halbseitenlähmung **209**
Handfunktionsstörung, neurogen bedingt **212 ff**
- Befundung **214 f**
- Hilfsmittel **226**
- physiotherapeutische Behandlung **215 f**
Handicap **9**
Handödem **220 ff**
Hautpflege **305**
Hautreize 134
Heimlich-Handgriff **228**
Hektik **144**
Hemianopsie 142
Hemiparese **40 f**, 265
- Zimmergestaltung **41**
Hemiplegie **254**
Hemiplegien 308
Hernia obturatoria 88
Hilfsmittel **9, 321 ff**
- Rechtliche Grundlagen **321**
- Auswahl **321 f**
- Überversorgung **9**
- Unterversorung **9**
Hinkmechanismen **192, 196 ff**
Hinterhornschmerz **160**
Hirnleistungen **40**
Hirnnerven, Untersuchung **26**
Hitzeanwendungen **319 f**
Humerusluxation 74
Humerusschaftfrakturen 79

Halbfette Seitenzahlen = Haupttextstelle.

Husten 286
HWS-Syndrome 314
Hyperabduktionssyndrom **70**
Hyperalgesie **154**
Hyperästhesie **154**
Hyperpathie **154**
Hypertonus 6, **106**, 173, 192
Hypoalgesie **154**
Hypokinese **45**
Hypotonus 113, 127
– zerebraler, Besonderheiten **135**

I

Impairment **6**
Impairments
– Befundung **16 f**
– primäre **6**
– sekundäre **6**
Incisura scapulae, Engpaßsyndrom 74
Innervationsfelder **23, 24**
Innervationsschulung **64**, 299
Insulte, zerebrale **32**
Intentionstremor **148**
Irradiation **311**

J

Jendrassik-Handgriff **19**

K

Kaltenborn-Konzept **306**
Karpaltunnelsyndrom 63, 81
Kaumuskulatur, Tonusregulationsstörungen **237**
Kausalgie **154**
Kiefer, Übungen **246**
Klinische Tests **25**
Klonus **106**
Kniegelenkluxationen, traumatische 94
Knips-Reflex **20**
Kompensation 7 f
Kompensationsbewegungen **7**
Kompressionen 68
Kompressionsbehandlung **304**
Kompressionssyndrom 88
Kontrakturprophylaxe **281**
Konzentrationsstörungen **141**
Kooperation 12
Koordinationsprüfungen **25**
Koordinationsstörungen 316
Körpertabelle **162 f**
Kostoklavikuläres Syndrom **71**
KPE **302**
Kraftprüfung **21**
– Bewertungsskala **21**
Krampfanfall **104**
Kraniosakralsystem, Störungen 294
Kraniosakraltherapie **293 f**
Krankheitsbedingte Einschränkungen, Ebenen **5** ff.
Krankheitsbilder, neurologische 306, 310, 319
Kremasterreflex **18**

L

Labyrinthreflex, tonischer **110**
Lagerung **276 ff**
Lagerungsschwindel, paroxysmale **170**
Larynxmobilisation
– adduktorische **247**
– elevatorische **247**
Läsion, inkomplette **53**
Läsionen 310
– periphere 314
– zentrale **216 f**
– zentralneurologische 290
Laufbandtraining **210 f**
LWS-Syndrome 314
Lymphatische Abflußstörungen 303
Lymphdrainage
– manuelle **303 f**
– therapeutische **302 ff**
Lymphödem **303**
Lymphödeme 177

M

M. quadriceps, Insuffizienz **205**
Maitland-Konzept **306**
Manualtherapeutische Konzepte **306 f**
Massage, mobilisierende **300 f**
Massagen, klassische **305 f**
Massensynergien **106**
Mechanical Interface **62, 178**
Mendelson-Manöver **247**
Meningitis **52**
Meningomyelitis **52**
Meralgia paraesthetica 88
Mobilisation, widerlagernde **300 f**
Morbus Alzheimer **49**
Morbus Binswanger **49**
Morbus Friedreich **60**
Morbus Parkinson 315
Morbus Wilson 148
Multiple Sklerose **50 f**
Mundhygiene **239**
Mundmuskulatur, Innervation, motorische **229 f**
– – sensorische **229 f**
Musculus pronator teres-Syndrom 81
Muskelatrophie 74
– spinale **58 f**
Muskelatrophien 300, 315
Muskeldehnungsreflexe **18**
Muskeldystrophie, progressive **100**
Muskeldystrophien 315
Muskelerkrankungen **100 ff**
Muskeln, Detonisierung 305
Muskelschwäche 295
Muskelschwächen 127
Muskelverkürzungen 175, 177
Muskelverspannungen 319
Muskulatur, hypotone 305
Myasthenia gravis **103**
Myelitis **52**
Myoklonien **148**
Myositiden **102**
Myositis ossificans **102**
Myotomdiagramm **156**
Myotonia dystrophica **100**
Myotonie, dystrophische **100**

N

Nackenflexion, passive **179 f**
Nackenreflex
– asymmetrisch tonischer **109**
– symmetrisch tonischer **108**
Neglect-Syndrome **142**
Neglekt 286
Nervenendschmerz **158**
Nervengewebe, Adaptionsfähigkeit **178**
Nervenmobilität, Störungen **178**

Halbfette Seitenzahlen = Haupttextstelle.

Nervensystem, Mobilisation **307 f**
Nervenverletzungen
- ischämische **62**
- isolierte periphere **72**
- - Nervus ischiadicus **91 f**
- - - axillaris **73 f**
- - - cutaneus femoris lateralis **87 f**
- - - femoralis **85 f**
- - - glutaeus inferior **90**
- - - glutaeus superior **88 f**
- - - medianus **79 f**
- - - musculocutaneus **75 f**
- - - obturatorius **88**
- - - peronaeus (fibularis) **93 f**
- - - radialis **77**
- - - suprascapularis **74 f**
- - - thoracicus longus **72 f**
- - - tibialis **95 f**
- - - ulnaris **82 f**
- periphere **61 ff**
Nervus cutaneus femoris lateralis **87 f**
Nervus femoralis **85 f**
Nervus glutaeus
- inferior **90**
- superior **88 f**
Nervus ischiadicus **91 f**
Nervus obturatorius **88**
Nervus peronaeus (fibularis) **93 f**
Nervus tibialis **95 f**
Nervus ulnaris **82 f**
Neurodynamische Störungen **178 ff**
- physiotherapeutische Behandlung **186**
Neurodynamische Tests **179** ff
- Butler-Basistests **179**
Neuromeningeale Störungen **178**
Neuropsychologische Leistungen, Störungen **137 ff**
Neuropsychologische Syndrome **137, 139 ff**
Neuropsychologische Syndrome **139 ff**

O

Ödeme, lymphatische 173
Ödemprophylaxe **282**
Orale Stimulation **145**
Orofaziale Behandlung **238**
Orofaziale Störungen, neurogene: Erste-Hilfe-Maßnahmen **228**
Orthesen **337 ff**
Ösophagus, Verschluß **228**
Ossifikationen 173 ff, 176
Osteopathie 293

P

Palpation **294**
- des Sakrums **294**
- des Schädels **294**
Paralysie des amoureux 81
Paralysis agitans **45**
Paraplegie **53**
Parästhesie **154**
Parese 85, 295, 296
Parese, hypotone
- Behandlungsansätze **204**
- Hilfsmittel **206 f**
Parese, spastische **201,** 264
- Behandlungsansätze **201 ff**
Parese, zentrale 290
Paresen **61, 106,** 127,173, 310, 316, 352
- hypotone **127 ff**
- - Befundung **128**
- - Funktionstests **129 ff**
- Hilfsmittel **136**
- - physiotherapeutische Behandlung **133 ff**
- periphere **61**
- spastische **106 ff**
- zentrale **61**
Parkbanklähmung 79
Passagesyndrom, neurovaskuläres **69**
Patellarsehnenreflex **20**
Pathologie **31**
- Befundung **16**
Patienteninstruktion **4**
Patienteninstruktionen **11**
Patientenmotivation **10**
Perfetti-Konzept **308 ff**
- Übungsmodell **309 f**
Peronäusschiene **340 f**
Peronäuswickel **341**
Pfötchenstellung 105
Pillendreherphänomen **45**
Pilotsitz **280**
Plegien **106,** 127, 173
Plexus-cervicobrachialis-Schädigung **67**
Plexusläsionen **67 ff**
Plexusschädigungen
- lumbosakrale **68**
- obere zervikale **68**
- untere zervikale **68**
Pneumonie 286
Pneumonieprophylaxe **277,** 288
PNF **310 ff**
- Gesichts- und Mundbehandlung **238**
- Konzept 190
- - Techniken **312**
- Pattern **311**
- Techniken **240**
Polymyositis **102**
Polyneuritis **97 f**
Polyneuropathien **99**
Polyradikuloneuropathie, idiopathische **97**
Positive approach **311**
Posttraumatische Zustände und Hämatome 303
Posturale Kontrolle 290, **292**
- Störungen **187 ff**, 316
- - Befundung **188**
- - Kompensationsübungen **189**
- - physiotherapeutische Behandlung **189**
Präaffolter nach Bouachba **284 ff**
Präaffolter-Konzept 145
Profaziale Störungen, neurogene **227 ff**
- Hilfsmittel **247 f**
Prone Knee Bend **179 ff**
Propriozeptive Reflexe **18**
Psychosoziale Faktoren **12**
Pusher-Syndrom **42 ff**
- Behandlung **42 f**

Q

Querschnittslähmung **53 ff,** 224
Quick Stretch **240**

Halbfette Seitenzahlen = Haupttextstelle.

R

Radialdeviation 79
Reflexantwort 18
Reflexe **18**
- pathologische **18,** 113
Reflexkriechen **317** f.
Reflexumdrehen **317** f.
Regulationstherapie, orofaziale nach Morales **238**
Reizhusten 288
Reizstrom **299**
Restretch **240**
Rhomberg-Stehversuch **25,** 150
Rigor 17, **46**
Rollstühle **343 ff**
Rollstuhlfahrerergometer **351**
Rollstuhltechnik **344 f**
Rollstuhltypen **348 ff**
Rollstuhlversorgung 152
Rückenmark
- Erkrankungen **53 ff**
- - degenerative **58**
Ruhetremor **148**
Rumpfaufrichtung **204**
Rumpfhaltung, Abweichung **197**

S

Schädelhirntrauma **32 ff**
Schlaganfall **32**
Schlagverletzungen 84
Schlingentisch **314 f**
- Armaufhängung **315**
- Becken-Bein-Aufhängung **314**
Schlucken, pysiologisches **229**
Schluckmuskulatur, Innervation
- motorische **229 f**
- sensorische **229 f**
Schluckphasen **230 ff**
Schluckstörungen **227 ff**
- Befundung **234 ff**
- Erste-Hilfe-Maßnahmen **228**
- Hilfsmittel **247 f**
- Ursachen **234 ff**
Schmerz 296
- Discus intervertebralis 67
- Dura 67
- physiologischer **158**
- pseudoradikulärer 66
- Wirbelgelenk 67
- zentraler **159**
Schmerzausbreitung **161**
Schmerzauslöser **158**
Schmerzausstrahlung **155**
Schmerzbahnung **154**
Schmerzbehandlung 307
Schmerzbewertung **162**
Schmerzen **154 ff**
- chronische **162**
- entzündliche **158**
- ischämische **158**
- neurogene **159**
- nozizeptive **158**
- peripher neuropathische **159**
- physiotherapeutische Behandlung **165**
- psychogene **162**
- Tagestabelle **164**
- vegetative **160**
Schmerzlinderung 295, 298, **320**
Schmerzmuster **155, 164, 166 f**
Schmerzprognose **168**
Schmerzverarbeitung **154**
Schmerzzunahme **166**
Schmerzzustände, chronische 298
Schnittverletzungen 77, 81, 84
Schock, hypoglykämischer **105**
Schreckhaftigkeit **145**
Schreibhilfen 152, **322 ff**
Schrittfolge, Phasen **193**
Schrittlänge **194**
Schuhe **352**
Schulter
- schmerzhafte **220 f**
- subluxierte **220**
Schultergürtel, Funktionseinheit **213 f**
Schulter-Hand-Syndrom **220 ff**
Schüttellähmung **45**
Schwellungen 298
- ödematöse 302
Schwindel **169 ff**
- Kompensationsübungen 170 ff
- physiotherapeutische Behandlung **170**
- Provokationstests **170**
Schwurhand 81
Seiltänzergang **25,** 150
Selbständigkeit
- fehlende, Befundung **29 f**
- Funktionsdefizite 38
- Stufen **29**
Selbstverliebtheit **147**
Sensibilität
- Störungen **137 ff**
- Untersuchung **22**
Sensibilitätsausfälle **137**
Sensibilitätsqualitäten, Prüfung **22**
Sensibilitätsstörungen **138,** 353
- Behandlung **246**
Sensibilitätssyndrome **137**
Sensorik **291**
Sensorische Störungen 310
Skalenuslücke **69**
Sklerotomdiagramm **157**
Slump-Test **179 ff**
Spastik 6, 17, **106 ff**, 295
- Ausgangsstellungen **114**
- Befundung **111 ff**
- Funktionsgebrauch **118**
- Medikamente **126**
- physiotherapeutische Behandlung **119**
- Tests **114 ff**
- Ursache **117**
Spastikmuster **108**
Spastikprovokation **117**
Spastikreduzierung nach dem Bobath-Konzept **277**
Spastikregulation **119 ff**
Spastiksteigerung **117**
Spastikverstärkende Faktoren **107,** 112
Spielbeinphase **193**
Spinalkanalstenose **56**
Spirometer **287**
Spondylolisthesis 56, 90
Sprechapparat, Störungen **227**
Sprechapraxie **140**
Spritzenlähmung 94
Sprunggelenkdistorsionen 94
Spurbreite **194, 196**
- veränderte **196**
Stehbett **252**
Stehen **249 ff**
Stehgerät **250 ff**
Stehtisch **250 ff**
Stehübungen **249 f**
Steppergang 94
Stichverletzungen 77
Stimmstörungen **140**

Halbfette Seitenzahlen = Haupttextstelle.

Stimulation **312**
Stoffwechsel, Steigerung 298, 299
Stoffwechselanregung 305
Störungen, orofaziale 295
Strahlenschäden 68
Straight Leg Raise **179 f**
Stromtherapie, diadynamische **298**
Stützreflex, positiver **110**
Subluxationen, neurogene **222 ff**
Supinatorsyndrom 79
Suppinationsschwäche 76
Sympathalgie **160**
Synkope **105**
System, myoskeletales **291**

T

T4-Syndrom **160**
Tapping 134
Tarsaltunnelsyndrom 97
TENS **298**
Tetraplegie **53**
Thalamusschmerz **159**
Therapieeinflüsse 10
Therapieexterne Faktoren, Befundung **30**
Therapieformen **284 ff**
Therapiekonzepte **284 ff**
Therapiemaßnahmen, Intensität **3** f.
Therapieressourcen 11
Thoracic inlet syndrome **69**
Thoracic outlet syndrome **69 ff**
Tonus **17**
Tonusanomalien **17**
Tonusanstieg **144**
Tonusprüfung **17**
Tonusreduzierung 319 f
Tonusregulation 299
Tonusregulationsstörungen 316
Tonusregulierung 295, 307, 311
Torsionsdystonie **148**
Transfer
- Bettkante – (Roll-)Stuhl **264**
- Boden – Rollstuhl **273, 274**
- Boden – Rollstuhl (Hocker) – Stand **272**
- Boden – Sitz **274, 275**
- Boden – Stand **273**
- Rollstuhl – Bett **271**
- Rollstuhl – Toilette **271**
- Seitlage – Sitz **263 f**
- – bei Paraplegikern **264**
- – bei Tetraplegikern **264**
- – Stand **271**
- Rückenlage – Langsitz **262**
- – bei Paraplegikern **262**
- – bei Tetraplegikern **262**

Transfers **259 ff**
- Bauchlage **261 f**
- bei Paraplegikern **260**
- bei Tetraplegikern **260**
- Rückenlage – Seitlage **260 f**
- Hilfsmittel **275**

Transkutane elektrische Nervenstimulation **298**
Traumen 68, 74, 77, 90, 92
- zerebrovaskuläre **32 ff**

Tremor **45, 148**
Trendelenburg-Zeichen 89
Treppenhilfen **353**
Treppensteigen **253 ff**
- im Rollstuhl **257**
- Kompensationsformen **257**

Trizepssehnenreflex **19**
Trömner-Reflex **20**
Tumoren 88

U

Überaktivität **144**
Uneinsichtigkeit **147**
Unterberger-Tretversuch **25,** 150
Upper Limb Tension Test **181 ff**

V

Vasodilatation **320**
Vegetative Funktionen, Prüfung **26**
Venöse Abflußstörungen 303
Vitalkapazität 287
Vojta-Prinzip **316 ff**

W

Wahrnehmung **291**
- Störungen **137 ff**

Wahrnehmungsstörung, Behandlung **208**
Wahrnehmungsstörungen **137, 143 ff,** 173, 230, **282,** 284, 286
Wärmeanwendungen **319 f**
Wechselstromtherapie, mittelfrequente **298**
Wernicke-Aphasie **140**
Wright, Probe **71**
Wurzelläsionen **65 ff**
Zahnradphänomen **17,** 46

Z

Zehen, Krallenstellung 96
Zerebrale Störungen **33 ff, 220 ff**
Zervikobrachialgien 314
Zugschädigungen 68
Zunge
- Tonusregulationsstörungen **238**
- Übungen **246**

Zurückgezogenheit **147**

Halbfette Seitenzahlen = Haupttextstelle.

Notizen